临床医疗护理常规（2019 年版）

妇产科诊疗常规

王建六　主　　编

魏丽惠　乔　杰　主　　审

北京医师协会　组织编写

中国健康传媒集团

中国医药科技出版社

内 容 提 要

　　本书是妇产科临床工作规范指南，是根据原卫生部《医师定期考核管理办法》的要求，由北京医师协会组织全市妇产科专家、学科带头人及中青年业务骨干共同编写而成，介绍了妇产科医师日常工作的基本理论、基本知识和基本技能。体例清晰、明确，内容具有基础性、专业性、指导性及可操作等特点，既是妇产科医师应知应会的基本知识和技能的指导用书，也是北京市妇产科领域执业医师定期考核业务水平的唯一指定用书。本书适合广大执业医师、在校师生参考学习。

图书在版编目（CIP）数据

　　妇产科诊疗常规/王建六主编 . —北京：中国医药科技出版社，2020. 12
　　（临床医疗护理常规：2019 年版）
　　ISBN 978 – 7 – 5214 – 2203 – 0

　　Ⅰ. ①妇…　Ⅱ. ①王…　Ⅲ. ①妇产科病 – 诊疗　Ⅳ. ①R71

　　中国版本图书馆 CIP 数据核字（2020）第 256902 号

美术编辑　陈君杞
版式设计　易维鑫

出版　**中国健康传媒集团**｜中国医药科技出版社
地址　北京市海淀区文慧园北路甲 22 号
邮编　100082
电话　发行：010 – 62227427　邮购：010 – 62236938
网址　www. cmstp. com
规格　787 × 1092mm $\frac{1}{16}$
印张　28
字数　642 千字
版次　2020 年 12 月第 1 版
印次　2020 年 12 月第 1 次印刷
印刷　三河市万龙印装有限公司
经销　全国各地新华书店
书号　ISBN 978 – 7 – 5214 – 2203 – 0
定价　99. 00 元

获取新书信息、投稿、
为图书纠错，请扫码
联系我们。

《临床医疗护理常规（2019年版）》
编委会

《妇产科诊疗常规（2019 年版）》
编委会

张　毅（北京医院）　　　　　　　张为远（首都医科大学附属北京妇产
　　　　　　　　　　　　　　　　　　　医院）

张运平（北京市海淀区妇幼保健院）张晓红（北京大学人民医院）

张震宇（首都医科大学附属朝阳　　范　玲（首都医科大学附属北京妇产
　　　　医院）　　　　　　　　　　　　医院）

林　华（中日友好医院）　　　　　孟元光（中国人民解放军总医院第一
　　　　　　　　　　　　　　　　　　　医学中心）

段　华（首都医科大学附属北京　　凌　斌（中日友好医院）
　　　　妇产医院）

鹿　群（北京大学人民医院）　　　梁梅英（北京大学人民医院）

蔺　莉（北京大学国际医院）　　　廖秦平（北京大学第一医院）

魏丽惠（北京大学人民医院）

编写秘书　谢　冰（北京大学人民医院）

Foreword

序 言

　　为适应现代医疗卫生事业的发展需要，及时更新医学知识，北京医师协会 2018 年 10 月决定对北京市《临床医疗护理常规（2012 年版）》的内容进行补充修订。北京医师协会与北京地区 52 个专科医师分会组织医学专家和业务骨干，以现代医学理论为指导，致力于促进北京地区医疗质量与患者安全的持续改进和提高。经过有关专科医师分会和专家的共同努力，修编后的《临床医疗护理常规（2019 年版）》内容更加丰富，相关知识、技能更加先进，更能满足北京地区临床一线医师的需求。作为北京市各级各类医疗机构医务人员日常医疗护理工作规范，各类专科医师应知应会的基本知识与技能，北京市执业医师定期考核唯一指定用书，《临床医疗护理常规（2019 年版）》必将有效地帮助医疗机构提高工作质量，规范医疗行为，维护医务人员合法权益，推动北京地区临床医疗护理工作的持续改进和提高，为实现健康中国的宏伟目标做出积极的贡献。

　　在此，也向积极参与《临床医疗护理常规（2019 年版）》修编工作的各位专家和业务骨干表示衷心地感谢。

郭积勇

2019 年 12 月

《临床医疗护理常规（2019 年版）》
修 编 说 明

2012 年 3 月北京医师协会受北京市原卫生局委托，组织北京地区 35 个专科医师分会的医学专家和业务骨干，以现代医学理论为指导，结合北京地区临床实践经验，对《临床医疗护理常规（2002 年版）》进行了认真修编，推出了《临床医疗护理常规（2012 年版）》。

《临床医疗护理常规（2012 年版）》是按照北京医师协会已经成立的各专科医师分会所涉及的医疗专业类别进行编写的。推出 7 年来，对提高各级各类医疗机构医疗质量，规范医护人员医疗行为，保障医务人员及患者安全方面发挥了重要作用。

随着我国医疗卫生事业的快速发展，涌现出许多新的医疗技术手段，北京医师协会的专科医师分会也由 2012 年的 35 个发展到目前的 59 个。为了更好地规范医疗服务行为，适应现代医疗卫生工作的需要，借鉴、吸收国内外先进经验，紧跟医学发展步伐，自 2018 年 10 月开始，北京医师协会组织专科医师分会对《临床医疗护理常规（2012 年版）》有关内容进行补充修编，现共计推出 33 个专科的《临床医疗护理常规（2019 年版）》。《临床医疗护理常规（2019 年版）》凝聚着有关专家和业务骨干的心血，是北京地区临床医疗护理工作的一份宝贵财富。

尚需说明：

1. 关于《临床医疗护理常规（2019 年版）》的修编，内科医师分会、康复医学科医师分会、泌尿外科医师分会、烧伤科医师分会、耳鼻咽喉科医师分会认为本专科技术变化不大，未进行修编。原《儿科诊疗常规》分为《儿内科诊疗常规》和《儿外科诊疗常规》两册。由于北京医师协会近期成立了重症专科医师分会和疼痛专科医师分会，故本次修订增加了《重症医学科诊疗常规》和《疼痛科诊疗常规》。全科医学医师分会提前对《全科医学科诊疗常规》进行了修订，已于 2018 年 7 月出版。老年专科医师分会于 2017 年成立后即出版了本专科的《老年医学诊疗常规》。

2. 为进一步完善北京市医师定期考核工作，保证医师定期考核工作取得实效，修编后的《临床医疗护理常规（2019 年版）》旨在积极配合专科医师制度的建设，各专科分册独立程度高、专业性强，为各专科医师提供了应知应会的基本知识和技能。《临床医疗护理常规（2019 年版）》将成为各专科执业临床医师定期考核业务水平测试的重要内容。

3.《临床医疗护理常规（2019 年版）》的修编仍然是一项基础性工作，目的在于为各级医护人员在临床医疗护理工作中提供应参照的基本程序和方法，以利于临床路径工作的开展，促进医学进展的学术探讨和技术改进。

4. 本次修编仍不含中医专业。

北京医师协会
2019 年 10 月

Preface
前 言

　　为了提高北京地区临床诊疗水平，规范医疗工作，北京医师协会组织各个专业的专家编写了相关专业的诊疗常规。2002 年北京医师协会妇产科专科医师分会魏丽惠会长组织北京地区妇产科专家编写出版了第一版《妇产科与计划生育诊疗常规》分册，得到了广大妇产科专业工作者的好评和认可，特别是为基层医院妇产科医务人员提供了一本具较强参考性和实用性的工具书，有力地推动和提高了临床妇产科医师的诊治水平。随着临床医学的快速发展，妇产科专科理论和技术不断发展和更新，在魏丽惠会长领导下的专家团队 2012 年对《妇产科与计划生育诊疗常规》进行修订再版。2012 年版在原来基础上进行了系统的更新，增加了生殖内分泌及人工辅助生育技术的内容，并更名为《妇产科诊疗常规》（以下简称《常规》），对持续推动北京地区妇产科诊疗工作规范化发挥了重要作用。

　　随着世界医学发展以及我国医疗改革进程，临床诊疗理念不断更新，诊疗模式也发生了变化，新的诊疗技术不断推出，为了适应新的形势和临床医疗服务，北京医师协会妇产科专科医师分会按照要求启动《常规》2019 年版的修订工作。多次召开北京地区妇产科专家工作会议，明确修订的主导思想，达成共识。新版《常规》体现新进展，强调规范性，增加实用性，提出具体要求：在原来基础上更新内容，充分引用国内外专业指南和具权威性的专家共识；为了提高效率，实行主审把关，主编总责，邀请该领域权威专家担任篇长，具体负责的原则。具体分工：段华教授负责第一篇妇科疾病诊疗常规中的普通妇科部分内容，向阳教授和孟元光教授负责第一篇妇科疾病诊疗常规中的妇科肿瘤部分内容，杨慧霞教授和蔺莉教授负责第二篇产科诊疗常规，李坚教授负责第三篇计划生育诊疗常规，李蓉教授和鹿群教授负责第四篇辅助生殖技术诊疗常规，各位篇长组织相应专家形成编写小组，秉承科学严谨的工作态度，进行修订工作。

本次修订工作共有近 50 位专家参加《常规》的修订工作，该项工作自去年启动以来，经过各位专家的努力，特别是在 2020 年初新冠肺炎疫情防控严峻形势下，各位专家克服困难，认真负责，严格把关，顺利完成任务。在此，真诚感谢两位主审魏丽惠教授和乔杰院士的指导和帮助，感谢所有参加修订工作的专家学者，感谢本书的秘书谢冰副主任医师协助主编所做的大量工作，感谢叶明侠（中国人民解放军总医院第一医学中心）、袁静（首都医科大学附属北京妇产医院）、罗岚蓉（首都医科大学附属北京妇产医院）、韩彤妍（北京大学第三医院）及潘维伟（北京大学第三医院）分别协助各位篇长完成相应的任务。

随着学科不断发展、对临床医学认知渐深，《常规》将会在实践中不断得到完善，以更好满足临床服务需求和促进医疗质量的提高。敬请妇产科同仁在临床应用中批评指正。

编　者

2020 年 11 月

Preface

前 言（2012年版）

2002 年北京市临床医疗护理常规《妇产科与计划生育诊疗常规》分册问世，多年来推动和提高了临床妇产科医师的诊治水平。随着临床医学的快速发展，广大群众对医疗卫生服务的需求不断增加，临床妇产科医师需要不断进行知识更新，一些医疗技术常规也需要进行修订。北京医师协会组织全市有关妇产科专家在原妇产科诊疗常规的基础上进行了修编。为适应当前临床的需要，在本版《妇产科诊疗常规》中除了在妇科、产科、计划生育方面更新了部分内容外，还增加了生殖内分泌及人工辅助生育技术的内容。

为了适应各级医院以及各级医师应用，在 2012 年版的《妇产科诊疗常规》编写过程中，注重实用性和可操作性，尽可能将诊断标准及治疗原则进行简明扼要的介绍。

由于时间仓促和学科不断进展，难免有不足之处，敬请在应用中指正。

编 者
2012 年 6 月

Contents

目 录

第二篇 产科诊疗常规 / 201

第三篇 计划生育诊疗常规 / 385

第四篇 辅助生殖技术诊疗常规 / 413

第 一 篇

妇科疾病诊疗常规

第一章 女性生殖系统炎症

第一节 外阴炎

一、非特异性外阴炎

各种病原体侵犯外阴均可引起外阴炎，以非特异性外阴炎多见。

【诊断标准】

1. 病史

糖尿病、尿瘘、粪瘘、阴道灌洗史等。

2. 临床表现

（1）症状 外阴部瘙痒、疼痛及灼热感，阴道分泌物增多。

（2）妇科检查 急性炎症时小阴唇内外侧红肿，可呈片状湿疹，严重时可见脓疱形成或浅表小溃疡。慢性炎症时外阴皮肤粗糙增厚，可出现皲裂以及腹股沟淋巴结肿大。

3. 辅助检查

需除外特异性外阴炎。

（1）阴道分泌物生理盐水悬液检查滴虫、真菌，除外特异性阴道炎引起的外阴炎。

（2）阴道分泌物检查清洁度、pH（一般清洁度多为Ⅲ度，pH > 4.5）最好行阴道分泌物微生态检测；宫颈分泌物检查衣原体、淋病奈瑟菌。必要时行阴道分泌物细菌培养及药物敏感试验。

（3）外阴部溃疡必要时做活体组织病理检查及梅毒血清学检查。

（4）检查尿糖及血糖。

【治疗原则】

1. 一般治疗

（1）保持外阴干燥，避免搔抓。

（2）0.02%高锰酸钾溶液坐浴，每日2~3次；或3%~5%硼酸水坐浴，每日1~2次。

2. 药物治疗

应针对病原体选择抗生素治疗。

二、尿道旁腺炎

尿道旁腺开口位于尿道口后壁两侧，当尿道发生感染时，致病菌可潜伏于尿道旁腺而致尿道旁腺炎。致病菌主要为淋球菌、葡萄球菌、大肠埃希菌和链球菌等。

【诊断标准】

1. 病史

有尿道炎病史。

2. 临床表现

（1）症状　尿频、尿急、尿痛及排尿后尿道灼热感和疼痛。

（2）妇科检查　尿道口后壁两侧腺管开口处充血、水肿，用手指按压有脓性分泌物溢出。

3. 辅助检查

（1）在腺管开口处取脓性分泌物做涂片及细菌培养，如涂片及培养有淋球菌或其他致病菌生长即可明确诊断。

（2）中段尿镜检，尿液中有较多的白细胞，表示存在泌尿系感染。

【治疗原则】

（1）抗生素治疗　为淋病奈瑟菌感染按淋病奈瑟菌性尿道炎治疗，可用第三代头孢类药物。如对头孢类药物过敏可应用大观霉素 2g，一次肌内注射。性伴同时治疗。其他细菌感染时可按细菌培养及药敏试验结果用药。

（2）治疗结束后需继续随访，在感染部位再取分泌物做涂片及细菌培养，以评估疗效。

三、前庭大腺炎、前庭大腺脓肿、前庭大腺囊肿

前庭大腺炎多发生于生育年龄妇女及婴幼儿。急性炎症期因腺管口肿胀或渗出物凝聚而阻塞，脓液不能外流，积存而形成脓肿，称前庭大腺脓肿。慢性期脓液逐渐吸收而成为清晰透明黏液，称为前庭大腺囊肿。主要病原体为淋球菌及其他细菌。

（一）急性前庭大腺炎及前庭大腺脓肿

【诊断标准】

1. 临床表现

（1）症状　一侧外阴局部疼痛、肿胀，当脓肿形成时疼痛加剧。

（2）妇科检查　大阴唇下 1/3 处有硬块，表面红肿，压痛明显。当脓肿形成，可有波动感，当脓肿增大，表皮可自行破溃。

2. 辅助检查

前庭大腺开口处或破溃处取脓液做涂片及细菌培养。

【治疗原则】

1. 急性前庭大腺炎

（1）卧床休息，保持局部清洁。

（2）局部用药。

（3）针对病原体应用抗生素。

2. 前庭大腺脓肿

当脓肿局限、边界清晰、有波动感时应及时切开引流。脓液引流后放置引流条，24 小时后取出，局部坐浴。

（二）前庭大腺囊肿

【诊断标准】

1. 病史

有前庭大腺急性炎症史或有淋病史。

2. 临床表现

（1）症状　外阴部坠胀感，性交不适。

（2）妇科检查　在一侧大阴唇后部下方有囊性包块，常向大阴唇外侧突出，无触痛，边界清楚。

3. 辅助检查

诊断困难时，可做局部穿刺，抽出的黏液送细菌培养和做药物敏感试验。

【治疗原则】

囊肿较小且无症状者可随访。囊肿较大或反复急性发作者宜行囊肿造口术，术后仍可保持腺体功能。

四、外阴溃疡

外阴溃疡可因外阴炎症（如特异性外阴炎、单纯疱疹病毒感染、外阴结核、梅毒、软下疳等）、贝赫切特综合征、外阴癌等引起。

【诊断标准】

1. 临床表现

（1）非特异性外阴炎　搔抓后，局部疼痛，可伴低热、乏力等，溃疡周围有明显炎症。

（2）疱疹病毒感染　起病急，疱疹破后形成溃疡，可伴或不伴发热、腹股沟淋巴结肿大及全身不适。溃疡基底灰黄色，多伴疼痛，明显充血水肿，可自愈，但常复发。

（3）贝赫切特综合征　其发展中的一个阶段可为急性外阴溃疡，与眼、口腔病变先后出现，可分为坏疽、下疳粟粒型。

（4）梅毒、软下疳见性病。

（5）外阴结核及外阴癌可表现为慢性溃疡。

2. 辅助检查

（1）分泌物做细菌培养、血清学检测。

（2）久治不愈者应做活组织检查，除外结核与癌。

【治疗原则】

（1）保持外阴干燥、清洁，避免摩擦搔抓。

（2）0.02%高锰酸钾坐浴。

（3）非特异性外阴炎引起的溃疡局部用抗生素软膏。贝赫切特综合征需注意改善全身情况，急性期可用皮质类固醇激素缓解症状。局部用复方新霉素软膏，1%～2%硝酸银软膏。其他原因引起的溃疡按不同的病因采取不同的治疗。

第二节　阴道炎

一、滴虫性阴道炎

滴虫性阴道炎是由阴道毛滴虫感染引起的生殖道炎症。主要经性接触直接传播，也可间接传播。

【诊断标准】

1. 临床表现

（1）阴道分泌物增多，多呈泡状、黄绿色。

（2）外阴瘙痒，有灼热感。

（3）部分患者有尿频等症状。

（4）少数患者症状轻微，甚至没有症状。

（5）妇科检查　可见外阴阴道黏膜充血，甚至宫颈有出血斑点，形成"草莓样"宫颈，阴道分泌物多呈黄绿色、泡状。

2. 辅助检查

下列方法任何一项阳性即可确诊。

（1）悬滴法　在阴道分泌物中找到阴道毛滴虫，但其敏感性仅为 60% ~ 70%，且需要立即检查湿片以获得最佳效果。

（2）培养法　最为敏感及特异的诊断方法，准确率达 98%。对于临床可疑而悬滴法结果阴性的女性，可做滴虫培养。

（3）染色法　在染色的片子中找到滴虫，准确率可达 80% ~ 90%。

【鉴别诊断】

滴虫性阴道炎需要与细菌性阴道病、外阴阴道假丝酵母菌病相鉴别。

【治疗原则】

1. 治疗方案

滴虫阴道炎经常合并其他部位的滴虫感染，局部用药疗效欠佳，故不推荐局部用药。治疗主要是全身使用硝基咪唑类药物。

（1）推荐方案　全身用药：甲硝唑，2g，单次口服；或替硝唑，2g，单次口服。

（2）替代方案　全身用药可用甲硝唑，400mg，口服，2 次/天，共 7 天。

对于不能耐受口服药物或不适宜全身用药者，可选择阴道局部用药，但疗效低于口服用药。

（3）注意事项　患者服用甲硝唑 24 小时内或服用替硝唑 72 小时内应禁酒。

2. 性伴的治疗

对性伴应及时同步进行治疗，并告知患者及其性伴治愈前应避免无保护性交。

3. 随访

治疗后无临床症状者不需随访。

【预后与预防】

（1）固定性伴侣，性交中使用避孕套。

（2）加强公共设施卫生管理，避免交叉感染。

（3）患者内裤及洗涤毛巾需煮沸 5 ~ 10 分钟以消灭病原体。

二、外阴阴道假丝酵母菌病

外阴阴道假丝酵母菌病（VVC）是由假丝酵母菌感染引起的阴道炎症。VVC 分为单纯性 VVC 和复杂性 VVC。单纯性 VVC 是指正常非孕宿主发生的散发性由白色念珠菌所致的轻中度 VVC。复杂性 VVC 包括复发性 VVC、重度 VVC、妊娠期 VVC、非白念珠菌所致的 VVC 或宿主为未控制的糖尿病、免疫低下者所患的 VVC。重度 VVC 是指临床症状严重，外阴或阴道皮肤黏膜有破损的 VVC，按 VVC 评分标准（表 1-1），评分≥7 分为重度 VVC。复发性外阴阴道假丝酵母菌病（RVVC）是指一年内有症状性 VVC 发作≥4 次。

表 1-1　VVC 的评分标准

评分项目	0	1	2	3
瘙痒	无	偶有发作，可被忽略	能引起重视	持续发作，坐立不安
疼痛	无	轻	中	重
充血、水肿	无	<1/3 阴道充血	1/3 ~2/3 阴道壁充血	>2/3 阴道壁充血
抓痕、皲裂、糜烂	无			有
分泌物量	无	较正常稍多	量多，无溢出	量多，有溢出

【诊断标准】

1. 临床表现

（1）外阴瘙痒，可伴外阴、阴道烧灼感。

（2）白带增多，呈白色豆渣样或凝乳样。

（3）妇科检查　外阴局部充血、肿胀，小阴唇内侧及阴道黏膜表面有白色片状薄膜或凝乳状物覆盖。

2. 辅助检查

（1）悬滴法　10% 的 KOH 镜检，菌丝阳性率为 70% ~80%。生理盐水法阳性率低，不推荐。

（2）涂片法　革兰染色法镜检，菌丝阳性率为 80% ~90%。

（3）培养法　RVVC 或有症状但多次显微镜检查阴性者，应采用培养法，同时进行药物敏感试验。

【鉴别诊断】

需与细菌性阴道病和滴虫性阴道炎、过敏性外阴炎、外阴白色病变和外阴前庭炎综合征等鉴别。pH 测定有一定的鉴别意义，若 pH <4.5，可能为单纯假丝酵母菌感染，若 pH >4.5，并且涂片中有多量白细胞，可能存在混合感染。

【治疗原则】

1. 基本原则

（1）积极去除 VVC 的诱因。

（2）规范化应用抗真菌药物，首次发作或首次就诊是规范化治疗的关键时期。

（3）性伴无须常规治疗；RVVC 患者的性伴应同时检查，必要时给予治疗。

（4）不常规进行阴道冲洗，初治可阴道冲洗以减轻症状。

（5）VVC 急性期间避免性生活或性交时使用安全套。

（6）同时治疗其他性传播疾病。

（7）强调治疗的个体化。

（8）长期口服抗真菌药物要注意监测肝、肾功能及其他相关不良反应。

2. 抗真菌治疗

（1）治疗方法包括阴道用药和口服用药两种。

（2）治疗方案

1）单纯性 VVC 下列方案任选一种，具体方案如下。

①阴道用药

咪康唑软胶囊 1200mg，单次用药。

咪康唑栓（软胶囊）400mg，每晚 1 次，共 3 日。

咪康唑栓 200mg，每晚 1 次，共 7 日。

克霉唑栓（片）500mg，单次用药。

克霉唑栓 100mg，每晚 1 次，共 7 日。

制霉菌素泡腾片 10 万 U，每晚 1 次，共 14 日。

制霉菌素片 50 万 U，每晚 1 次，共 14 日。

②口服用药：氟康唑，150mg，顿服，共 1 次。

2）重度 VVC 应在治疗单纯性 VVC 方案的基础上，延长疗程。症状严重者，局部应用低浓度糖皮质激素软膏或唑类霜剂。氟康唑：150mg，顿服，第 1、4 天应用。其他可以选择的药物还有伊曲康唑等，但在治疗重度 VVC 时，建议 5 ~ 7 天的疗程。0.4g，一次 2 次。

3）妊娠期 VVC 早孕期权衡利弊慎用药物。选择对胎儿无害的唑类阴道用药，而不选用口服抗真菌药物治疗。具体方案根据其轻中重程度，采用小剂量长疗程方案为宜。

4）复发性 VVC 治疗原则包括强化治疗和巩固治疗。根据培养和药物敏感试验选择药物。在强化治疗达到真菌学治愈后，给予巩固治疗半年。下述方案仅供参考。

①强化治疗 治疗至真菌转阴。具体方案如下。

口服用药，氟康唑 150mg，顿服，第 1、4、7 天应用。

阴道用药，咪康唑栓（软胶囊）400mg，每晚 1 次，共 6 日。咪康唑栓 1200mg，第 1、4、7 天应用。克霉唑片 500mg，第 1、4、7 天应用。克霉唑栓 100mg，每晚 1 次，7 ~ 14 日。

②巩固治疗 目前国内、外没有较为成熟的方案，建议对每月规律性发作一次者，可在每次发作前预防用药一疗程，连续 6 个月。对无规律发作者，可采用每周用药一次，预防发作，连续 6 个月。对于长期应用抗真菌药物者，应监测肝、肾功能。

3. 随访

治疗结束后 7 ~ 14 天进行第一次随访，治疗结束后 28 ~ 60 天进行第二次随访。对 RVVC 在治疗结束后 7 ~ 14 天、1 个月、3 个月和 6 个月各随访一次，3 个月及 6 个月时建议同时进行真菌培养。

【预后与预防】

（1）糖尿病患者积极控制血糖。

（2）复发型外阴阴道假丝酵母菌病患者避免口服避孕药。

（3）对应用抗生素后易发生外阴阴道假丝酵母菌病患者尽量避免使用局部和全身广谱抗生素。

三、细菌性阴道病

细菌性阴道病（BV）是以阴道乳杆菌减少或消失，厌氧菌微生物增多为特征的临床综合征。

【诊断标准】

（1）大约半数 BV 患者无临床症状，有症状者可表现为白带增多伴腥臭味。

（2）体检见外阴阴道黏膜无明显充血等炎性反应，阴道分泌物均质稀薄。

BV 主要根据临床诊断（Amsel 标准），下列 4 项临床特征中至少 3 项阳性可诊断为 BV：①线索细胞阳性；②氨试验阳性；③阴道 pH 大于 4.5；④阴道均质稀薄分泌物。其中线索细胞阳性是必备条件。

有条件者可采用阴道涂片革兰染色的 Nugent 评分诊断。Nugent 0～3 分正常，7～10 分诊断 BV，4～6 分为 BV 中间型。

【治疗原则】

1. 治疗指征

有症状患者、妇科和产科手术前患者、无症状孕妇。

2. 具体方案

（1）首选方案　甲硝唑 400mg，口服，每日 2 次，共 7 天；或甲硝唑阴道栓（片）200mg，每日 1 次，共 5～7 天；或克林霉素乳膏 5g/d，治疗 7 天。

（2）可选用恢复阴道正常菌群的微生态制剂。

3. 性伴的治疗

无须常规治疗性伴。

4. 随访

治疗后若症状消失，无须随访。对妊娠合并 BV 患者需要随访治疗效果。

四、幼女性阴道炎

幼女性阴道炎常与外阴炎并存，多见于 1～5 岁幼女。常见病原体有葡萄球菌、链球菌、大肠埃希菌、变形杆菌等。可因外阴不洁或直接接触污物引起，也可由阴道异物所致。

【诊断标准】

1. 病史　有接触污物史或有阴道异物史。

2. 临床表现

（1）症状　阴道分泌物增多，呈脓性。患儿因外阴痒痛而哭闹不安，常用手抓外阴。部分患儿伴有泌尿系统感染表现。

（2）妇科检查　外阴红肿，前庭黏膜充血，有脓性分泌物自阴道口流出。有时可见小阴唇相互粘连，严重者甚至可致阴道闭锁。用小指做肛诊或用鼻镜、宫腔镜、B超检查，注意有无阴道异物，如有血性分泌物时应排除生殖道恶性肿瘤。任何阴道排出物应送病理检查。对有小阴唇粘连者，应注意与外生殖器畸形鉴别。

3. 辅助检查

（1）取分泌物找滴虫、真菌、蛲虫卵。

（2）分泌物涂片染色找致病菌。

（3）必要时取分泌物做细菌、衣原体、淋病奈瑟菌等培养，并做药敏试验。

【治疗原则】

（1）去除病因，如有阴道异物应取出。

（2）根据致病菌及药敏试验，选用敏感抗生素口服或肌内注射或用吸管将抗生素溶液滴入阴道。

（3）对症处理，对有蛲虫者，给予驱虫治疗；若阴道有异物，应及时取出；小阴唇粘连者外涂雌激素软膏后，多可松解，严重者应分离粘连，并涂以抗生素软膏。

【预后与预防】

（1）保持外阴清洁、干燥。

（2）尽早穿封裆裤。

（3）大小便后清洁外阴。

（4）婴幼儿的毛巾、浴盆专人专用。

五、老年性阴道炎

老年性阴道炎是由于卵巢功能衰退，雌激素水平降低，阴道黏膜抵抗力减弱，致病菌易于侵入而引起的阴道炎。

【诊断标准】

1. 病史

月经史、绝经时间、卵巢手术史、有关疾病史或盆腔放射治疗史。

2. 临床表现

（1）白带增多，多为黄水状，感染严重时白带可呈脓性或脓血性，有臭味。

（2）外阴瘙痒、灼热感，可伴盆腔腹胀不适。

（3）妇科检查阴道黏膜皱襞消失，上皮菲薄，黏膜充血，表面有散在小出血点或点斑状出血。

3. 辅助检查

（1）阴道涂片底层细胞多，清洁度差。

（2）取阴道分泌物查细菌、滴虫及真菌。

【鉴别诊断】

对有血性白带者，应与子宫恶性肿瘤鉴别。阴道壁肉芽组织及溃疡患者需与阴道结核、阴道癌相鉴别，必要时可行局部活组织检查。

【治疗原则】

1. 全身用药

可考虑激素替代治疗。

2. 局部用药

（1）增加阴道抵抗力给予雌三醇制剂，可局部给药。

（2）针对致病微生物治疗，使用局部阴道抗生素治疗。

【注意事项】

（1）有血性白带或少量不规则阴道流血的患者，应除外子宫恶性肿瘤。

（2）若行激素治疗，应除外生殖器肿瘤，有乳腺癌病史者，应咨询乳腺科医师，治疗期间应严密监测，定期复查。

第三节　黏液脓性宫颈炎

黏液脓性宫颈炎是常见的女性下生殖道感染。最常见的原因是淋病奈瑟菌及沙眼衣原体感染，其他病原体为链球菌、葡萄球菌、病毒等。

【诊断标准】

1. 临床表现

大部分患者无典型症状。有症状者主要表现为阴道分泌物增多，呈黏液脓性，可出现经间期出血、性交后出血等症状。

2. 妇科检查

妇科检查见宫颈充血、水肿、黏膜外翻，有黏液脓性分泌物附着甚至从宫颈管流出，易伴接触性出血。

3. 体征

出现如下两个特征性体征之一，且显微镜检查阴道分泌物白细胞增多，即可做出宫颈炎症的初步诊断。宫颈炎症诊断后，需进一步做衣原体及淋病奈瑟菌的检测。

两个特征性体征　①于宫颈管或宫颈管棉拭子标本上，肉眼见到脓性或黏液脓性分泌物。②用棉拭子擦拭宫颈管时，容易诱发宫颈管内出血。

4. 辅助检查

（1）白细胞检测　检测宫颈管分泌物或阴道分泌物中的白细胞，后者需排除引起白细胞增高的阴道炎症。宫颈管脓性分泌物涂片做革兰染色，中性粒细胞＞30个/高倍视野或阴道分泌物湿片检查白细胞＞10个/高倍视野。

（2）应做衣原体及淋病奈瑟菌的检测，并排除细菌性阴道病及滴虫性阴道炎。可以同时做宫颈管分泌物的细菌培养，包括需氧菌及厌氧菌。

【治疗原则】

1. 治疗策略

主要为抗生素药物治疗。对于获得病原体者，针对病原体选择抗生素。对病原体不明的患者可采用广谱经验性抗生素治疗，抗菌谱应覆盖需氧菌、厌氧菌、衣原体［和（或）淋病奈瑟菌］、支原体等。

2. 用药方案

（1）淋病奈瑟菌性宫颈炎详见"性传播疾病"。

（2）沙眼衣原体性宫颈炎详见"性传播疾病"。

（3）对于合并细菌性阴道病者，同时治疗细菌性阴道病。

3. 随访

治疗后症状持续存在者，应随诊。对持续性宫颈炎症，需了解有无再次感染性传播疾病，性伙伴是否已进行治疗，阴道菌群失调是否持续存在。

第四节　盆腔炎性疾病

女性内生殖器及其周围的结缔组织、盆腔腹膜发生炎症时，称为盆腔炎性疾病（pelvic inflammatory disease，PID）。主要包括子宫内膜炎（endometritis）、输卵管炎（salpingitis）、输卵管卵巢脓肿（tubo - ovarian abscess，TOA）、盆腔腹膜炎（peritonitis）。延误对 PID 的诊断和有效治疗都可能导致上生殖道感染后遗症的发生。

半数以上的 PID 是由阴道、宫颈病原体上行发生的，且多为混合感染。主要由三类微生物引起：

（1）性传播感染（sexually transmitted infection，STI）致病微生物性传播感染（sexually transmitted infection，STI）的病原体如淋病奈瑟菌、沙眼衣原体是主要的致病原。

（2）需氧菌。

（3）厌氧菌。

【诊断标准】

PID 的临床表现各异，因此其诊断通常依据临床症状、体征和实验室检查。性活跃女性及其他患性传播疾病概率较高的患者，如满足最低诊断标准又无其他病因，应开始 PID 经验治疗。

1. 最低诊断标准

子宫压痛或附件压痛或宫颈举痛。

2. 支持 PID 诊断的附加条件

（1）口腔温度≥38.3℃。

（2）宫颈或阴道黏液脓性分泌物。

（3）阴道分泌物显微镜检查有大量白细胞。

（4）红细胞沉降率加快。

（5）C - 反应蛋白水平升高。

（6）实验室检查证实有宫颈淋病奈瑟菌或沙眼衣原体感染。

如有条件应积极寻找致病微生物。

大多数 PID 患者都有宫颈黏液脓性分泌物或阴道分泌物镜检有白细胞增多。如果宫颈分泌物外观正常并且阴道分泌物镜检无白细胞，则 PID 诊断成立的可能性不大，需要考虑其他可能引起下腹痛的病因。

3. PID 的最特异诊断标准

（1）子宫内膜活检显示有子宫内膜炎的病理组织学证据。

（2）经阴道超声检查或磁共振显像技术显示输卵管管壁增厚、管腔积液，可伴有盆腔游离液体或输卵管卵巢包块。

（3）腹腔镜检查结果符合 PID 表现。

【鉴别诊断】

（1）急性阑尾炎。

（2）异位妊娠。

（3）卵巢囊肿破裂或蒂扭转。

（4）盆腔子宫内膜异位症。

【治疗原则】

1. 原则

以抗菌药物治疗为主，必要时行手术治疗。

（1）治疗时应注意根据经验选择广谱抗菌药物覆盖可能的病原体，包括淋病奈瑟菌、沙眼衣原体、支原体、厌氧菌和需氧菌等。

（2）诊断后应及时开始治疗，因合理地应用抗菌药物与远期预后直接相关。

（3）选择治疗方案时，应综合考虑安全、有效、经济以及患者依从性等因素。

（4）给药方法：根据 PID 的严重程度决定静脉给药或非静脉给药以及是否需要住院治疗。以下情况可以考虑住院治疗：不除外需急诊手术者，输卵管卵巢脓肿者，妊娠者，眩晕、呕吐、高热者，依从性差、药物耐受性差者。

抗菌药物足量治疗至少持续 14 天（以下方案中无特别注明者，均为 14 天的疗程）。

2. 具体方案

（1）静脉给药 见表 1-1。

表 1-1　PID 静脉给药方案

方案	应用药物
A	β-内酰胺类抗菌药物：二代头孢菌素或三代头孢菌素类、头霉素类、氧头孢烯类抗菌药物，静脉滴注
	头孢替坦 2g，静脉滴注，1 次/12 小时
	或头孢西丁 2g，静脉滴注，1 次/6 小时
	或头孢曲松 1g，静脉滴注，1 次/24 小时
	为覆盖厌氧菌，需加用硝基咪唑类药物
	甲硝唑 0.5g，静脉滴注，1 次/12 小时
	为覆盖非典型病原微生物，需加用
	多西环素 0.1g，口服，1 次/12 小时
	或米诺环素 0.1g，口服，1 次/12 小时
	或阿奇霉素 0.5g，静脉滴注，1 次/天，1~2 天后改为口服 0.25g，1 次/天，5~7 天
B	喹诺酮类抗菌药物
	氧氟沙星 0.4g，静脉滴注，1 次/12 小时
	或左氧氟沙星 0.5g，静脉滴注，1 次/天
	为覆盖厌氧菌，需加用硝基咪唑类药物
	甲硝唑 0.5g，静脉滴注，1 次/12 小时
C	β-内酰胺类+酶制剂类联合抗菌药物
	氨苄西林-舒巴坦 3g，静脉滴注，1 次/6 小时
	或阿莫西林-克拉维酸 1.2g，静脉滴注，1 次/6~8 小时
	或哌拉西林-他唑巴坦 4.5g，静脉滴注，1 次/8 小时
	为覆盖厌氧菌，需加用硝基咪唑类药物
	甲硝唑 0.5g，静脉滴注，1 次/12 小时

方案	应用药物
C	为覆盖非典型病原微生物，需加用 多西环素 0.1g，口服，1 次/12 小时，至少 14 天 或米诺环素 0.1g，口服，1 次/12 小时，至少 14 天 或阿奇霉素 0.5g，静脉滴注，1 次/天，1 ~ 2 天后改为口服 0.25g，1 次/天，5 ~ 7 天
D	克林霉素 0.9g，静脉滴注，1 次/8 小时，加用 庆大霉素，首次负荷剂量 2mg/kg，静脉滴注或肌注，维持剂量 1.5mg/kg，1 次/8 小时

（2）非静脉给药　见表 1 - 2。

表 1 - 2　PID 非静脉给药方案

方案	应用药物
A	β - 内酰胺类抗菌药物 头孢曲松 250mg，肌内注射，单次给药 或头孢西丁 2g，肌内注射，单次给药 之后改为其他二代或三代头孢菌素类药物（如头孢唑肟、头孢噻肟），口服给药，至少 14 天 为覆盖厌氧菌，需加用硝基咪唑类药物 　甲硝唑 0.4g，口服，1 次/12 小时 为覆盖非典型病原微生物，需加用 　多西环素 0.1g，口服，1 次/12 小时，至少 14 天 　或米诺环素 0.1g，口服，1 次/12 小时，至少 14 天 　或阿奇霉素 0.5g，口服，1 次/天，1 ~ 2 天后改为口服 0.25g，1 次/天，5 ~ 7 天
B	氧氟沙星 0.4g，口服，2 次/天 　或左氧氟沙星 0.5g，口服，1 次/天 　加用　甲硝唑 0.4g，口服，2 次/天 莫西沙星 0.4g，口服，1 次/天

（3）给药注意事项

①静脉给药治疗者应在临床症状改善后继续静脉给药至少 24 小时，然后转为口服药物治疗，总治疗时间至少持续 14 日。

②如确诊为淋病奈瑟菌感染，首选静脉给药 A 方案或非静脉给药 A 方案，对于选择非三代头孢菌素类药物者应加用针对淋病奈瑟菌的药物。

③选择静脉给药 D 方案者，应密切注意药物的耳、肾毒性。此外，有报告克林霉素和庆大霉素联用偶出现严重神经系统不良事件。

④药物治疗持续 72 小时无明显改善者应重新评估，确认诊断并调整治疗方案。

⑤PID 治疗的同时可加用不同的中药制剂治疗 2 ~ 3 月，以减少其后遗症状的发生。

（3）手术治疗指征

①药物治疗无效　输卵管卵巢脓肿或盆腔脓肿经药物治疗 48 ~ 72 小时，体温持续不降，患者中毒症状加重或包块增大者。

②脓肿持续存在　经药物治疗病情有好转，继续控制炎症数日（2 ~ 3 周），包块仍未消失但已局限化。

③脓肿破裂　突然腹痛加剧，寒战、高热、恶心、呕吐、腹胀，检查腹部拒按或有中毒性休克表现者，应怀疑脓肿破裂。

手术可根据情况选择经腹手术或腹腔镜手术。手术范围应根据病变范围、患者年龄、一般状态等因素全面考虑。原则以切除病灶、脓肿充分引流为主。

3. 随访

患者应在开始治疗 3 天内临床情况出现改善，如发热好转、腹部压痛或反跳痛减轻、子宫及附件压痛减轻、宫颈举痛减轻等。在此期间病情无好转的患者应进一步检查、接受更换抗菌药物或手术治疗等处理。

单纯药物治疗，治疗 2 周后复查，复查病原微生物是否去除。建议对于沙眼衣原体和淋病奈瑟菌感染的 PID 患者，应在治疗结束后 4~6 周时重新筛查上述病原体。

4. 性伴的治疗

对 PID 患者出现症状前 60 日内接触过的性伴进行检查和治疗。由淋病或沙眼衣原体感染引起 PID 患者的性伴，应该同时接受治疗。在女性 PID 患者治疗期间应避免无保护屏障（避孕套）的性交。

【预后与预防】

（1）注意健康、卫生的性生活，避免无保护性交，杜绝性传播感染。

（2）做好经期、孕期及产褥期的卫生保健。

（3）治疗 PID 时，应做到及时、彻底，防止转为慢性感染，减少后遗症的出现。

（4）严格掌握产科、妇科手术指征，做好术前准备；术时注意无菌操作；术后做好护理，预防感染。

第五节　女性生殖器结核

女性生殖器结核好发于 20~40 岁妇女，常继发于肺结核、肠结核或腹膜结核。盆腔结核中以输卵管结核为最多见，占 85%~95%。子宫内膜结核常由输卵管结核蔓延而来。宫颈结核很少见，常由子宫内膜结核蔓延，或经淋巴或血循环传播。卵巢结核可由血行传播或输卵管结核蔓延而来。

【诊断标准】

1. 临床表现

（1）不孕　多数生殖器结核患者因不孕而就诊。在原发性不孕患者中生殖器结核为常见原因之一。

（2）月经不调　发病初期月经量过多，以后月经过少或闭经、痛经。

（3）下腹疼痛。

（4）全身症状　结核中毒症状。

2. 全身检查及妇科检查

由于病变程度与范围不同而有差异，部分患者无明显体征和其他自觉症状。较严重患者若有腹膜结核，检查时腹部有柔韧感或腹腔积液征，形成包裹性积液时，可触及囊性肿块，边界不清，不活动。子宫一般发育较差，因周围有粘连使活动受限。若附件受累，在子宫两侧可触及条索状的输卵管或输卵管与卵巢等粘连形成的大小不等及形状不规则的肿块。

3. 辅助检查

（1）子宫内膜病理检查 是诊断子宫内膜结核最可靠的依据。由于经前子宫内膜较厚，若有结核菌，此时阳性率高，故应选择在经前 1 周或月经来潮 6 小时内行刮宫术。术前 3 日及术后 4 日应每日肌注射链霉素 0.75g 及口服异烟肼 0.3g，以预防刮宫引起的结核病灶扩散。刮宫时应注意刮取子宫角部内膜，将刮出物送病理检查。遇有宫腔小而坚硬，无组织物刮出时，结合临床病史及症状，也应考虑为子宫内膜结核，并作进一步检查。若宫颈可疑结核，应进行活组织检查确诊。

（2）X 线检查

①应行胸部 X 线片检查，必要时行消化道或泌尿系统 X 线检查，以便发现原发病灶。

②盆腔 X 线片发现孤立钙化点，提示曾有盆腔淋巴结结核病灶。

③子宫输卵管碘油造影，造影前后应肌内注射链霉素及口服异烟肼等抗结核药物。

（3）腹腔镜检查 取腹腔液行结核菌检查或在病变处进行活组织检查。

（4）结核菌检查 取月经血或宫腔刮出物或腹腔液做结核菌检查。

（5）结核菌素试验 结核菌素试验阳性说明体内曾有结核分枝杆菌感染；若为强阳性说明目前仍有活动性病灶；若为阴性，一般情况下表示未有过结核分枝杆菌感染。

【鉴别诊断】

结核性盆腔炎应与非特异性盆腔炎、子宫内膜异位症、卵巢肿瘤，尤其是卵巢癌鉴别，诊断困难时，可做腹腔镜检查或剖腹探查取病理确诊。

【治疗原则】

在有经验的医生严密监督下进行，遵循早期、联合、规律、适量、全程的"十字方针"进行治疗。

1. 治疗地点的选择

（1）在非结核病定点医疗机构确诊的结核患者，应当转诊到当地结核病定点医疗机构进行门诊或住院治疗。

（2）在定点医疗机构确诊的结核患者，可在确诊机构治疗，或将患者转诊到其居住地定点医疗机构继续治疗。

2. 治疗方案选择

（1）抗结核药物治疗 采用多药联合治疗，使用利福平、异烟肼、吡嗪酰胺、乙胺丁醇、链霉素等药物，疗程需 1 年以上。包括两个不同的治疗阶段。

①强化治疗阶段 以 3~4 种药物联用 8~12 周。

②巩固治疗阶段 以 2~4 种药物联用。

（2）支持疗法 急性患者应至少休息 3 个月，慢性患者可以从事部分工作和学习。

（3）手术治疗指征

①盆腔包块经药物治疗后有缩小，但不能完全消退者。

②抗结核治疗无效或治疗后又有反复发作者。

③子宫内膜抗结核药物治疗无效者。

④久治不愈的结核性瘘管患者。

术前、术后抗结核治疗：术前应用抗结核药物 1~2 个月，术后根据结核活动情况，病灶是否切净，继续用药6~12个月。手术以全子宫及双附件切除为宜，年轻妇女尽量保留卵巢功能，对病变局限于输卵管，而又迫切希望生育者，可行双侧输卵管切除术。由于生殖器结核所致的粘连常较广泛而紧密，术前应口服肠道消毒药物并做清洁灌肠。

（4）孕妇用药　按孕妇用药等级，乙氨丁醇属B；异烟肼属C；利福平属C，而链霉素属D。考虑到早孕期未治疗结核对孕妇及胎儿危害大于药物危害时，应考虑药物治疗。

【预防】

预防措施与肺结核相同。

第六节　女性性传播疾病

一、淋病

淋病是由淋病奈瑟菌感染所致。淋病奈瑟菌为革兰阴性双球菌，侵犯柱状上皮及移行上皮导致泌尿生殖系统化脓性感染。

【诊断标准】

1. 病史

有无保护性交或性伴有淋病感染史。

2. 临床表现

（1）症状　潜伏期一般为3~7日，发病初期女性常无明显症状。首先出现的症状有尿频、尿急、尿痛、排尿困难、黄色脓性白带等。

（2）妇科检查　尿道口充血、流脓。大阴唇后部前庭大腺部位扪及硬块，局部红肿、触痛，轻挤压即可挤出少许脓液。宫颈感染后，宫口见脓性分泌物，宫颈充血、糜烂，与一般宫颈炎的体征相似。

3. 辅助检查

（1）播散性淋病时，外周血白细胞及中性粒细胞增多。

（2）分泌物涂片检查　长无菌棉签插入尿道口内和宫颈管内旋转两圈，并停留半分钟，取出棉签做涂片，染色后在多核白细胞内找到6对以上肾形革兰阴性双球菌。急性感染时在多核白细胞内、外都可见革兰阴性双球菌。

（3）有条件者可行分泌物培养，即取宫颈管或阴道分泌物做淋病奈瑟菌培养。

【治疗原则】

1. 下生殖道淋病（包括宫颈内膜或直肠淋病奈瑟菌感染）

（1）首选治疗（选择以下方案之一）　鉴于耐青霉素淋病奈瑟菌日益增多，现青霉素已不作首选。

①头孢三嗪250mg，肌内注射，共1次。

②环丙沙星500mg，口服，共1次。

③氧氟沙星400mg，口服，共1次。

④头孢克肟400mg，口服，共1次。

（2）替换治疗（用于不能应用头孢三嗪的患者，选择以下方案之一）。

①壮观霉素 2g，肌内注射，共 1 次。

②诺氟沙星 800mg，口服，共 1 次。鉴于亚洲地区淋球菌对喹诺酮类药物多耐药，故尽量不选用。

以上几种方案治疗同时均应行抗沙眼衣原体治疗，如：①强力霉素 100mg，口服，每日 2 次，连用 7 日；②阿奇霉素 1g，顿服。

（3）注意事项

①治疗淋病，多考虑有效的单次剂量治疗。

②对所有淋病患者，均应做有关梅毒及 HIV 血清学试验。

③对所有淋病患者的性伴均应进行检查，并选用针对淋病奈瑟菌和沙眼衣原体两种病原体的药物进行治疗。

④如有 IUD 影响疗效时可取出。

2. 成人播散性淋病奈瑟菌感染

（1）首选治疗 选择以下方案之一。

①头孢三嗪 1g，肌内注射或静脉注射，每 24 小时一次。

②头孢唑肟 1g，静脉注射，每 8 小时一次。

③头孢噻肟 1g，静脉注射，每 8 小时一次。

以上三种方案治疗同时均需抗沙眼衣原体治疗。

（2）注意事项

①对 β-内酰胺类抗生素过敏的患者，改用大观霉素 2g，肌内注射，每 12 小时一次。

②建议住院治疗，特别是对服从治疗不可靠、诊断未肯定、有化脓性关节积液或其他并发症的患者。同时检查是否合并有心内膜炎或脑膜炎。

③鉴于 40% 以上的患者合并沙眼衣原体感染，故应同时抗沙眼衣原体治疗。

④确实无并发症患者，在所有症状消退 24～48 小时后，可以出院，并继以口服疗法，以完成疗程（抗菌治疗总时间为 1 周），可采用头孢呋辛酯 500mg，口服，每日 2 次；或阿莫西林（羟氨苄西林）500mg，口服，每日 3 次。加棒酸 250mg，口服，每日 3 次；或环丙沙星 500mg，口服，每日 2 次。

⑤淋病奈瑟菌所致脑膜炎和心内膜炎，需应用对致病菌株敏感的有效药物，大剂量静脉给药进行治疗。如头孢三嗪 1～2g，静脉滴注，每 12 小时一次。治疗必须在专家指导下进行。大多数学者认为淋病奈瑟菌性脑膜炎的疗程为 10～14 日，而治疗淋病奈瑟菌性心内膜炎的疗程至少 4 周。

3. 妊娠合并单纯泌尿系统、宫颈内膜或直肠淋病奈瑟菌感染

（1）对 STI 高危孕妇首次围生期检查时，均应做宫颈淋病奈瑟菌涂片及培养；并同时做沙眼衣原体、梅毒与 HIV 检测。即便治疗后，仍应在妊娠末期再做淋病奈瑟菌、沙眼衣原体、梅毒检测试验。

（2）首选头孢三嗪治疗，对 β-内酰胺类药物过敏者，用大观霉素。

（3）孕妇禁用四环素族（如强力霉素等）和喹诺酮类药物（如氧氟沙星等）。

（4）同时治疗沙眼衣原体感染，选择红霉素或阿莫西林进行治疗，如不耐受可选用阿奇霉素 1g，顿服。

（5）治疗结束后 7 日，采集宫颈和直肠标本进行淋病奈瑟菌培养。

（6）未治疗淋病非剖宫产指征，可在产时、产后立即治疗。

4. 新生儿淋病奈瑟菌感染

患淋病经或未经治疗母亲的婴儿，为高危感染对象，需要常规进行检查和治疗。局部 1% $AgNO_3$ 或 0.5% 红霉素眼药膏或 1% 四环素眼药膏可预防新生儿眼炎，但不能治疗其他部位感染，故提倡全身用药。

（1）首选治疗 头孢三嗪 25～50mg/kg（勿超过 125mg），单次静脉滴注或肌内注射。

（2）注意事项

①应使用生理盐水或眼用缓冲溶液冲洗双眼。

②单独局部应用抗生素治疗无效。

③父母双方均应检查和治疗。

④凡治疗效果不能令人满意的患者，均应考虑本病同时并存沙眼衣原体感染。

5. 较大儿童淋病奈瑟菌感染

（1）单纯尿道、外阴阴道或直肠淋病奈瑟菌感染

①首选治疗 头孢三嗪 125mg，单次静脉注射或肌内注射。

②替换治疗 适用于不能应用头孢三嗪的患者，大观霉素 40mg/kg（最大量 2g），单次肌内注射。

（2）淋病并发症的处理

1）体重 <45kg

①菌血症和关节炎 头孢三嗪 50mg/kg（最大量 1g），静脉注射，每日 1 次，连用 7 日。

②脑膜炎 头孢三嗪 50mg/kg（最大量 2g），静脉注射，每日 1 次，连用 10～14 日。

2）体重 ≥45kg

①应接受成人的治疗剂量。

②对直肠炎和咽炎，应使用头孢三嗪。

③对 β-内酰胺类药物过敏的儿童，应予使用壮观霉素。

④应检测患儿是否存在梅毒和沙眼衣原体重叠感染。

⑤不用喹诺酮类药治疗。

⑥对年龄达 8 岁或更大的患童，应给予强力霉素 100mg，口服，每日 2 次，连用 7 日，以增加抗共同存在的衣原体感染的作用。

二、尖锐湿疣

尖锐湿疣是女性性传播性疾病之一，由人乳头瘤病毒引起，通过破损的皮肤、黏膜感染而致。

【诊断标准】

1. 临床表现

（1）潜伏期 1～8 个月，平均 3 个月。

（2）早期时无明显症状。

（3）病灶主要发生在外阴舟状窝附近、大小阴唇、肛门周围、阴道前庭、尿道口，可累及阴道和宫颈；由于口交，部分人可发生在口唇。

（4）病灶初起为单个或多个淡红色小丘疹，顶端尖锐，之后逐渐增大、增多；可呈乳头状，菜花状、鸡冠状或团块状；疣体呈粉红色、灰白色或棕褐色；柔软，质脆，表面可有破溃或感染。

（5）局部瘙痒，破溃后有渗出液，并伴继发感染。

（6）妊娠期患病，疣体迅速增大，分娩后病灶即明显萎缩。

2. 辅助检查

常规不需要辅助检查。

（1）阴道脱落细胞涂片巴氏染色后见挖空细胞、角化不良细胞。

（2）阴道镜检查见泡状、山峰状、结节状指样隆起、白色斑块等。

（3）PCR 检测 HPV – DNA。

（4）病理检查　必要时行病变活检，应注意与假性湿疣鉴别。

【治疗原则】

患者及其性伴应同时治疗。外阴、宫颈的尖锐湿疣，基本属良性病变，因此治疗的目的为美观及防止性传播，治疗手段以不给患者带来危害为原则。尚无确切根治 HPV 的药物治疗方法，目前治疗手段仅为去除外生疣体，以改善症状和体征。应嘱患者健康生活，提高免疫力。

1. 局部药物治疗

（1）0.5% 足叶草毒素酊外用，每日 2 次，连用 3 日，停药 4 日为 1 疗程，可用 1～4 个疗程，一般每天用量不超过 0.5ml。此药刺激性小，患者可自行用药。

（2）50% 三氯醋酸外涂，每周 1 次，一般应用 1～3 次后病灶可消退，用药 6 次未愈应改用其他方法。

（3）5% 咪喹莫特霜，每周 3 次，用药 6～10 小时后洗掉，可连用 16 周。多在用药后 8～10 周疣体脱落。

2. 物理治疗

（1）电灼　用高频电针或电刀烧灼，适用于较小的宫颈或阴道疣块。

（2）冷冻　液氮治疗 1～3 次，治愈率达 90%。适用于较平坦的湿疣。

（3）激光　常用 CO_2 激光，一次即可治愈，治愈率达 95%。适用于表浅性尖锐湿疣。

3. 手术治疗

较大的带蒂疣块可考虑手术治疗。为防止复发，术后需配合其他治疗。

4. 免疫治疗

少数顽固病例，若上述各方法效果不明显，可用以下方法治疗。

（1）α – 干扰素，外用，每次 1 粒，隔日 1 次，共 6～10 次。

（2）α – 干扰素 2b 500 万 IU 疣灶局部注射。

（3）α – 干扰素 2a 300 万 IU，皮下注射，每周 3 次，共 4 周。

5. 注意事项

（1）避免无保护性交。

（2）在治疗后的 3 个月内每 2 周随访 1 次。对反复发作的顽固性尖锐湿疣，应及时取活检排除恶变。

（3）推荐性伴侣同时进行尖锐湿疣的相关检查，并告知患者尖锐湿疣具有传染性，治愈之前避免性生活。坚持正确使用避孕套能降低发生尖锐湿疣的风险，但避孕套不能覆盖的地方仍有 HPV 感染的可能。

三、生殖器疱疹

生殖器疱疹是由单纯疱疹病毒引起的一种女性生殖道性病。约 90% 的患者是由疱疹病毒 Ⅱ 型引起，10% 由 Ⅰ 型病毒引起。其传染途径是：与生殖器疱疹患者有性接触（包括口唇接触）。

【诊断标准】

1. 病史

曾有不洁性交史，患者曾有疱疹感染史或为带病毒者，或性伴有疱疹或其感染史。

2. 临床表现

（1）原发性生殖器疱疹　①局部瘙痒、灼热、疼痛等。②外阴、大小阴唇、阴道黏膜、宫颈等处出现大小不等的水疱，破溃后形成表浅溃疡、疼痛，病损融合成大片，明显压痛。③在发病前后，患者有头痛、低热、寒战、腹痛、恶心、腹股沟淋巴结肿大等。④病损可累及口、唇、咽喉、尿道、膀胱甚至直肠等黏膜。⑤症状一般持续 6～7 天逐渐缓解，病损 3～6 周完全消除。

（2）复发性生殖器疱疹　原发感染疱疹消退后，约半数患者在 1～4 个月复发，症状较初发时为轻，水疱较小，溃疡较少，愈合时间短，一般 7～10 日消退，亦可无病灶，但排毒。

（3）孕妇感染后，胎儿同时感染者，其中复发性疱疹的围生期传播率低。①孕早期生殖器疱疹经胎盘传播率低，主要是妊娠末期尤其是分娩期生殖器仍有疱疹病灶，或虽无病灶但有排毒者，胎儿经产道传染率高，如感染可导致新生儿疱疹病毒感染。②孕后期出现病毒血症或播散性疱疹病毒感染，除口、眼、皮肤黏膜疱疹外，可并发脑炎、肝脾大，致死胎或致残。

（4）病损部位混合感染合并葡萄球菌、真菌、链球菌等。疱疹病毒也可侵入骶前感觉神经鞘内，引起腰骶部神经炎、横贯性脊髓炎导致患者背部、会阴部及下肢放射性疼痛。

3. 辅助检查

实验室检查帮助不大，主要靠患者典型病史及临床表现诊断，必要时可采用以下方法确诊，但一般实验室均不能做。

（1）脱落细胞学检查　于病损基底部取材做涂片，巴氏染色；查嗜酸性包涵体，阳性率为 38%～50%。

（2）病毒培养　水疱期病毒培养阳性率可达 80%。

（3）酶联吸附试验或放射免疫测定检测病毒抗原。

（4）核酸杂交技术检测病毒类型等。

（5）电镜检查病毒类型等。

【治疗原则】

1. 一般治疗

（1）保持病损部位清洁及疱疹壁完整、干燥，每日用生理盐水清洗 2 ~ 3 次，用卫生巾吸干水分。

（2）合并细菌感染时，应用敏感抗生素对症治疗。

（3）局部疼痛者可用5%盐酸利多卡因软膏或口服止痛片或用磺苷软膏涂抹或溶液湿敷。

（4）3% ~ 5%阿昔洛韦软膏或溶液，每 3 ~ 4 小时涂 1 次。

2. 抗病毒治疗

（1）严重患者，口服阿昔洛韦片每次 200mg，每日 5 次，连服 7 ~ 10 日。

（2）复发患者的治疗，可选用以下方案之一。

①阿昔洛韦　400mg，每日 3 次，连服 5 日，或200mg，每日 5 次，连服 5 日。

②伐昔洛韦　300mg，每日 2 次，连服 5 日。

③复发≥6 次/年，阿昔洛韦　400mg，每日 2 次，连服 6 月；或伐昔洛韦 300mg，每日 2 次，连服 1 年。

【预防】

（1）避免不洁性交。

（2）避免与疱疹病毒患者或带病毒者有性接触，避孕套不能完全防止病毒传播。

（3）复发性患者在前驱症状期口服阿昔洛韦，可能对患者有部分或完全性的保护作用。

（4）孕妇患疱疹病毒感染，早期需区别原发及复发，因早期胎儿感染率低，晚期如生殖器有病灶应行剖宫产。但如破膜时间达 4 小时以上者，不必行剖宫产。对生殖器无病灶者，产程中也要尽量避免有创性操作，如人工破膜及产钳等。

四、梅毒

梅毒是由梅毒螺旋体引起的性传播性疾病。

【诊断标准】

1. 病史

有不洁性交史、梅毒感染史、配偶感染史及生母患梅毒等。

2. 临床表现

（1）一期梅毒

①妇女一旦被感染，潜伏期为 6 ~ 8 周。

②初起时见患处有单个结节称硬下疳，无痛、不痒，伴局部淋巴结肿大。腹股沟淋巴结一侧或双侧肿大，常为数个、大小不等、质硬、不粘连、不融合、无痛感，可自行消退。

③妇科检查　大小阴唇、阴阜、阴道口、阴道、宫颈、会阴等处见硬下疳，为无痛性红色炎性丘疱疹，圆形，直径为 0.5 ~ 1cm，边缘整齐，表面色红或暗红，略隆起，表面破损，渗出液结成黄色或灰色痂，如生橡胶样硬，无压痛。如不予治疗，在 3 ~ 8

周内硬下疳即自然消失。

（2）二期梅毒

①初次感染后 7～10 周或硬下疳出现后 3 周出现流感样综合征（60%～90%）及全身淋巴结肿大（50%～85%）。

②皮肤及黏膜病灶可出现斑疹、丘疹、鳞屑性皮疹、脓疱疹等。常呈对称性，掌跖易见暗红斑及脱屑性斑丘疹；外阴及肛周多见湿丘疹及扁平湿疣；口腔可见黏膜斑；浅表淋巴结肿大。

③病损在 2～6 周自然消失。进入早期潜伏梅毒期，常无明显症状及体征，也可反复发作出现二期梅毒的症状、体征。

（3）三期梅毒（或晚期梅毒）

①结节性梅毒疹　呈结节状、暗红色、稍隆起、浸润性、坚硬结节。结节消退留有萎缩性瘢痕。

②树胶肿　呈单发、不对称皮下硬结，逐渐增大，中心坏死，形成深溃疡，分泌黏稠脓液，状如树胶。

③黏膜梅毒　表现为黏膜白斑、树胶肿、穿孔等。

④骨梅毒　形成骨膜炎。

⑤内脏梅毒　形成肝、心血管及神经系统等内脏梅毒。

（4）潜伏梅毒（隐性梅毒）　1 年内为早期潜伏梅毒，超过 1 年即为晚期潜伏梅毒。潜伏梅毒无临床症状和体征，仅梅毒血清学检查阳性。

（5）妊娠合并梅毒　孕妇发现活动性或潜伏性梅毒称为妊娠合并梅毒。

（6）胎传梅毒（先天梅毒）

①早期先天梅毒（2 岁以内）　与成人二期梅毒相似。皮损表现为红斑、丘疹、糜烂、水疱、大疱等。可表现为梅毒性鼻炎和喉炎、骨软骨炎、淋巴结肿大、肝脾大、贫血等。

②晚期先天梅毒（2 岁以上）　与成人三期梅毒相似。其特征为间质性角膜炎、郝秦生（Hutchinson）齿、神经性耳聋等，也可表现皮肤黏膜树胶肿及骨膜炎。

3. 辅助检查

（1）暗视野显微镜检查　刮取皮损组织液或淋巴结穿刺液滴在玻片上，盖上载玻片暗视野显微镜检查，见梅毒螺旋体，即可明确诊断。一期、二期、胎传梅毒时均可找到梅毒螺旋体。

（2）梅毒血清学试验　如感染不足 2～3 周，非梅毒螺旋体抗原试验呈阴性，4 周复查呈阳性。二期、三期、胎传梅毒妊娠合并梅毒患者梅毒血清学检查为阳性。

（3）脑脊液检查　神经梅毒时脑积液白细胞 $>5×10^6$/L，蛋白质 >50mg/L，性病研究实验室试验（VDRL）阳性。

（4）组织病理检查取病损送病理检查即可明确诊断。

【治疗原则】

（1）及时、及早、规范化的足量治疗，并应在治疗后进行足够长时间的追踪观察。

（2）对在前 3 个月内接触过有传染性梅毒患者的性伴进行检查、确诊及治疗，早期梅毒患者在治疗期间禁止性生活。

（3）早期梅毒患者在治疗后1年内每3个月复查1次，此后每半年复查1次，共连续随诊2～3年，随诊期间不应妊娠。如发现RPR滴度上升或复发应及时增加剂量治疗。晚期梅毒患者在治疗后应延长随诊时间，神经梅毒患者和心脏梅毒患者常常需要终生随访。

（4）抗梅毒药物治疗　首选青霉素。应用的制剂、剂量和疗程随梅毒的病期而有所不同。

【药物治疗】

1. 一期、二期梅毒以及病程不到1年的潜伏梅毒患者

（1）首选治疗　苄星青霉素240万U，单次肌内注射。

（2）青霉素过敏者　可选用：①强力霉素100mg，口服，每日2次，连用14日；②四环素500mg，口服，每日4次，连用14日；③红霉素500mg，口服，每日4次，连用14日。

2. 晚期梅毒、病程超过1年或病程不明者

（1）首选治疗　苄星青霉素240万U，肌内注射，每周1次，连用3周（共720万U）。

（2）青霉素过敏者　①强力霉素100mg，口服，每日2次，连用14日；②四环素500mg，口服，每日4次，连用28日；③红霉素500mg，口服，每日4次，连用28日。

3. 神经梅毒患者

任何病期的梅毒，均可引起中枢神经系统病变。神经系统损害的临床迹象（如视觉、听觉症状及脑神经受损）可通过脑脊液（CSF）检查而确诊。

（1）首选治疗　水剂结晶青霉素总量1800万～2400万U/d，分200万～400万U，静脉注射，每4小时1次，连用10～14日。

（2）替换治疗　水剂普鲁卡因青霉素240万U，肌内注射，每日1次，加丙磺舒500mg，口服，每日4次，两药合用，连用10～14日。

4. 妊娠期梅毒

（1）在孕前6～12个月感染而未经治疗的梅毒，常引起晚期流产或死胎。

（2）虽经治疗但不彻底或治疗后血清RPR未转阴性者妊娠后可出现低出生体重儿、早产儿及先天梅毒新生儿。

（3）当潜伏晚期患者妊娠时，新生儿可能外表正常，血清学试验阴性，表现为潜伏期先天性梅毒，在儿童后期或成人早期发现临床症状及血清学阳性。

（4）梅毒感染治疗5年后就可能生出健康新生儿，治疗年数愈长，生出健康新生儿机会愈多。所有孕妇，均应做梅毒血清学筛选，最好于早孕期首次产前检查时进行。对梅毒高危孕妇，在妊娠末3个月时应再次筛查，并于临产时重复一次。

（5）妊娠任何阶段，凡青霉素不过敏的梅毒孕妇，均应首选青霉素治疗，方案与非妊娠患者相同。

（6）青霉素过敏孕妇应采取脱敏后青霉素治疗。孕妇忌用红霉素、四环素和强力霉素，因其不能防治胎儿先天梅毒，故不用作妊娠期梅毒的治疗。头孢类药物对先天梅毒的防治效果尚不确切，故亦不用于妊娠期梅毒的治疗。

（7）妊娠期接受治疗的梅毒患者因 J－H 反应及（或）早产、胎儿窘迫危险增加，故需住院。治疗前给予地塞米松，治疗过程如果发现有任何胎动异常或宫缩现象，应及时处理。

（8）已接受梅毒治疗的孕妇　每个月应做一次定量非梅毒螺旋体性血清学试验，如持续升高 3 个月，或滴度增加 4 倍，或再现一期、二期病灶，应给予复治。产后随诊复查同非妊娠患者。

5. 先天性梅毒

先天性梅毒（胎传梅毒）主要是母亲早期梅毒，通过胎盘传染胎儿。

（1）非梅毒螺旋体性血清学阳性母亲（经血清螺旋体抗原试验证实）所生的婴儿，若母亲符合下列情况，则其婴儿应进行有关梅毒的检测估价。

①患梅毒而未经治疗者。

②产前不到 1 个月时间内开始进行梅毒治疗者。

③妊娠期曾应用红霉素、青霉素或其他抗生素进行梅毒治疗者。

④经抗梅毒治疗后，非梅毒螺旋体性抗体滴度未获预期降低者。

⑤缺乏充分抗梅毒治疗证据者。

⑥已进行治疗，但在妊娠期疗程与剂量不足或不明，随诊复查的血清学检测不清者。在母亲的血清学情况未查清以前，婴儿不应让其出院。

（2）符合上述条件婴儿，有关临床和实验室的检测评估应包括以下几方面。

①全面体检　脐血（必要时取婴儿静脉血检查）血清学检查将抗体滴度与母血比较，血常规、血小板、肝功能等，查找先天性梅毒的迹象。

②非梅毒螺旋体性抗体滴度检测。

③脑脊液检查　包括细胞计数、蛋白分析及 VDRL 试验。

④长骨 X 线检查。

⑤临床需要进行的其他检查（如胸部 X 线检查）。

⑥行梅毒螺旋体抗体吸收试验（FTA – ABS 试验）或梅毒螺旋体血凝试验（TPHA 试验）。

（3）婴儿若具有下列情况则应予以治疗

①任何活动性梅毒表现（体检或 X 线检查）。

②脑脊液性病研究试验（CSF – RPR 试验）阳性。

③不论脑脊液的血清学检查结果如何，而呈现脑脊液检查异常（如白细胞计数 > $5 \times 10^6/L$，或蛋白 >500g/L）者。

④非梅毒螺旋体性血清抗体滴度较其母亲的滴度增高 4 倍及以上。

⑤经 FTA – ABS 试验或 TPHA 试验检测为阳性者。

⑥即使有关检测均属正常，若其母亲的梅毒未经治疗，或者经治疗后有复发或再感染依据者。

（4）首选治疗方案

①水剂结晶青霉素　10 万 ~15 万 U/（kg·d），静脉注射；或 5 万 U/kg，每日 2 次 ×7 天，以后每日 3 次 ×3 天。

②水剂普鲁卡因青霉素　肌内注射，5 万 U/kg，每日 1 次，连用 10 日。

（5）注意事项

①若治疗曾中断 1 日以上，则整个疗程必须重新从头开始。

②所有显症梅毒患儿，均应进行眼科检查。

③凡需做检测评估的婴儿，经评估后未发现任何需进行治疗指标者，则属于先天性梅毒低危对象。若不能确保密切随诊复查，则婴儿应予苄星青霉素 5 万 U/kg，单次肌内注射治疗。

④血清阳性未加治疗的婴儿，于生后 1、2、3、6 和 12 个月时进行严密追踪复查。未获感染者，则非梅毒螺旋抗体滴度从 3 个月龄应逐渐下降，至半岁时应消失。若发现其滴度保持稳定或增高，则应对患婴重新检测评估，并彻底治疗。此外，未获感染者，梅毒螺旋体抗体可能存在长达 1 年之久，若超过 1 年仍然存在，则该婴儿应按先天性梅毒治疗。

⑤必须随诊已予治疗的婴儿，亦应注意观察非梅毒螺旋体抗体滴度逐步下降情况；该抗体滴度至 6 个月龄时应已消失。不选用梅毒螺旋体试验监测，因该试验可终身阳性。已经证实脑脊液细胞数增高的婴儿，应每 6 个月复查一次，直至脑脊液细胞计数正常为止。如果 2 年后细胞计数仍不正常或每次复查无下降趋势，则该婴儿应予复治，亦应 6 个月检查一次，若脑脊液性病研究试验反应仍呈阳性，应予复治。

⑥新生儿期以后，凡发现有梅毒的患儿，均应做脑脊液检查，以排除先天性梅毒。凡考虑有先天性梅毒或病变已累及神经系统者，应采用水剂结晶青霉素 5 万 U/kg，静脉注射，每 4～6 小时一次，连用 10～14 日。年龄较大的儿童，经肯定为获得性梅毒且神经系统检查正常者，可应用苄星青霉素 5 万 U/kg，单剂（最大剂量 240 万 U）肌内注射治疗。有青霉素过敏史的儿童，应做皮肤试验，必要时进行脱敏。追踪复查应按前述要求进行。

五、沙眼衣原体感染

沙眼衣原体引起的女性生殖道感染是一种性传播性疾病。衣原体大多只感染黏膜柱状上皮及移形上皮，不向深层侵犯。本病以性传播为主。

【诊断标准】

1. 临床表现

（1）有不孕史及衣原体感染史。

（2）宫颈感染后，宫颈肥大、充血，并有黏液性白带。

（3）急性尿路感染可有尿频、尿痛、无菌尿等。

（4）前庭大腺红肿、压痛等。

（5）感染上行蔓延以致发生子宫内膜炎，伴持续性发热、月经过多、阴道不规则流血、下腹痛。

（6）急性输卵管炎的症状，不如淋病奈瑟菌及厌氧菌感染者明显。无发热，但持续时间较长。黏膜破坏可引起异位妊娠及不孕等，也可导致盆腔炎、盆腔炎性包块或脓肿等。

（7）向上腹部侵犯可造成竖琴样的粘连带——肝周围炎综合征。

（8）新生儿经阴道分娩感染衣原体后可发生衣原体结膜炎及肺炎。

2. 辅助检查

（1）培养法　为沙眼衣原体感染诊断的金标准，但该检测方法复杂，出结果时间长，一般医院缺乏检测设备。

（2）核酸检测　主要包括核酸扩增技术（nucleic acid amplification testing，NAAT）和直接检测核酸的技术（基因探针技术）。是目前诊断沙眼衣原体感染敏感性和特异性最高的方法，但对实验室条件要求高，所以基层医院常不能进行，仅在大医院开展。

（3）抗原检测　包括直接免疫荧光法和酶联免疫吸附试验（ELISA），是目前国内临床最常用的方法，但敏感度及特异度较低，漏诊率高。

（4）抗体检测　抗体检测很难判断是既往感染还是新发感染。

（5）涂片姬姆萨染色、碘染色或帕氏染色直接镜检　此方法可发现沙眼衣原体包涵体，但敏感性及特异性低，不推荐作为宫颈沙眼衣原体感染的诊断手段，只适用于新生儿眼结膜刮片检查。

【治疗原则】

选用以下药物治疗，并应在停药后 4~6 周再进行复查。

（1）阿奇霉素 1g，单次口服。

（2）多西环素 100mg，每日 2 次，口服，共 7~10 日。

（3）红霉素 500mg，每日 4 次，口服，共 7 日。如不耐受，可半量口服，共 14 日。

（4）氧氟沙星 300mg，每日 2 次，口服，共 7 日。妊娠期禁用。

（5）性伴同时治疗。

（廖秦平）

第二章 外阴上皮内非瘤样病变

外阴非上皮内瘤变是指外阴部位的非肿瘤性皮肤病变，是常见的妇科疾病之一，症状多样，病因复杂，疾病名称不统一。2006 年国际外阴阴道疾病研究学会（International Society for the Study of Vulvovaginal Disease，ISSVD）采用全新的、基于组织病理学的分类方法取代了 1987 年的分类，为了使临床医生更准确的诊断病变，2011 年 ISSVD 又发布了基于临床表现的分类，使两种分类互相补充，方便临床诊断和处理（表 2-1、表 2-2）。

表 2-1 2006 年 ISSVD 外阴皮肤疾病病理学分类

棘层细胞水肿型	spongiotic pattern
棘层细胞增生型	acanthotic pattern
苔藓样型	lichenoid pattern
均质化或硬化型	dermal homogenization/sclerosis pattern
囊状水泡型	vesiculobullous pattern
肉芽肿型	granulomatous pattern
脉管源性	vasculopathic pattern

表 2-2 2011 年 ISSVD 外阴皮肤疾病临床分类

多彩皮损	skin-colored lesions
红色病变：斑和块	red lesions：patches and plaques
红色病变：丘疹和结节	red lesions：papules and nodules
白色病变	white lesions
深色病变（棕色、蓝色、灰色、黑色）	dark colored lesions
水疱	blisters
糜烂和溃疡	erosions and ulcers
水肿（弥漫性肿胀）	edema（diffuse genital swelling）

第一节 外阴单纯性苔藓

外阴单纯性苔藓（lichen simplex chronicus）为 ISSVD 2006 年病理学分类中的棘层细胞增生型，取代了原 1987 年分类中的外阴鳞状上皮增生或外阴营养不良。以外阴瘙痒为主要症状，病因不明。分为原发性（特发性）和继发性（继发于硬化性苔藓、扁平苔藓），和慢性刺激有关。多见于 30~60 岁妇女，恶变率为 2%~5%。

【诊断标准】

1. 临床表现

（1）外阴瘙痒为主要症状，由于长期搔抓，局部皮肤受损。

（2）检查可见病变范围主要累及大阴唇、阴唇间沟、阴蒂、后联合。病变早期可呈暗红色或粉红色，伴随着棘层细胞增生和表层细胞的过度角化，可过渡到白色。晚期皮肤增厚成皮革样、粗糙、隆起，有色素沉着，皮肤纹理明显，而表现为苔藓样改变，反复搔抓可呈溃疡样。

（3）如溃疡反复不愈合，应注意有无癌变，需及时取活检行病理学检查。

2. 辅助检查

取活检进行病理学检查。

取活检部位：在色素减退区、皲裂、溃疡以及隆起处取活检，注意选择不同部位多点取材。活检前可先用1%甲苯胺蓝涂抹局部皮肤，干燥后用1%醋酸液擦洗脱色，在不脱色区取活检。

【治疗原则】

1. 一般治疗

保持外阴皮肤清洁干燥。禁用刺激性大的药物或肥皂清洗外阴，忌穿不透气的化纤内裤，不食辛辣或过敏食物。对于瘙痒症状严重，影响睡眠者可加用镇静、安眠、抗过敏药物。

2. 药物治疗

药物治疗主要是控制局部瘙痒，多采用糖皮质激素软膏治疗。可用0.025%氟轻松软膏或0.1%曲安奈德乳膏每日涂抹3~4次。长期使用可导致外阴萎缩，止痒后即可停药。

3. 物理治疗

适用于药物治疗无效者。常用的方法有：聚焦超声治疗（HI-FU）、CO_2激光治疗、液氮冷冻、ALA光动力治疗等局部物理治疗。局部物理治疗的原理：去除局部异常的上皮组织和破坏真皮层神经末梢，缓解瘙痒症状。

4. 手术治疗

手术治疗仍有远期复发可能，故一般不推荐手术治疗。对于可疑不典型增生或癌变者，反复药物治疗、物理治疗无效者，可考虑手术治疗，切除表浅外阴病灶。

第二节　外阴硬化性苔藓

【概述】

外阴硬化性苔藓（lichen sclerosus）为ISSVD 2006年病理学分类中的苔藓样型或硬化型，ISSVD 2011年临床分类中的白色病变，以外阴、肛周皮肤变薄、色素减退成白色病变、皮肤异常瘙痒为主要特征的疾病，也常被称为外阴色素减退疾病、外阴白斑。病因不清，可能与自身免疫、遗传、感染、性激素缺乏（但临床应用雌激素无效）、睾酮偏低等因素有关。

【诊断标准】

1. 临床表现

硬化型苔藓可发生于任何年龄，但以40~50岁妇女多见，其次为幼女。

（1）症状　主要为外阴病变区瘙痒（夜间瘙痒加重）、性交痛及外阴烧灼感，晚期可出现外阴萎缩、粘连，从而出现性交困难甚至排尿困难。幼女患者瘙痒症状不明显，多表现为排尿后外阴或肛周不适。

（2）妇科检查　病损区多位于大阴唇、小阴唇、阴蒂、阴唇后联合和肛周，多呈对称性，一般不累及阴道黏膜。检查可见外阴及肛周皮肤变薄，早期病变较轻，皮肤红肿，出现粉红色丘疹，角化过度呈现白色，皮肤皱缩、弹性差，常伴有皲裂及脱皮。晚期病变皮肤菲薄、皱缩似卷烟纸或羊皮纸样，阴道口挛缩狭窄。由于幼女病变过度角化不似成年人明显，检查见局部皮肤呈珠黄色或与色素沉着点相间形成花斑样。

2. 辅助检查

取活检进行病理学检查，活检应在皲裂、溃疡、挛缩处进行。注意多点活检。

【诊断标准】

根据临床表现可做出初步诊断，确诊需行病理学检查。

【鉴别诊断】

硬化型苔藓应与白癜风、白化病及老年性生理性萎缩相鉴别。白癜风的特点是外阴皮肤出现界限分明的发白区，表面光滑润泽，质地正常，无瘙痒症状。白化病患者则身体的其他部位也会出现皮肤变白。老年生理性萎缩仅见于老年女性，其外阴皮肤萎缩症情况与身体其他部位皮肤相同，阴唇扁平，小阴唇退化，但没有皮肤色素改变。

【治疗原则】

1. 一般治疗

保持外阴皮肤清洁干燥。禁用刺激性大的药物或肥皂清洗外阴，忌穿不透气的化纤内裤，不食辛辣或过敏食物。对于瘙痒症状严重、影响睡眠者可加用镇静、安眠、抗过敏药物。

2. 局部药物治疗

（1）丙酸睾酮油膏　丙酸睾酮有促进蛋白质合成的作用，能促使萎缩皮肤恢复正常。2%的丙酸睾酮油膏，每日3～4次。如瘙痒症状重，还可以加用1%～2.5%氢化可的松软膏混合涂擦。在丙酸睾酮使用期间，一旦出现毛发增多，阴蒂增大时应立即停药，改为黄体酮油膏。

（2）瘙痒严重、表面用药无效者，可用曲安奈德混悬液皮下注射。

（3）免疫治疗　免疫抑制剂可通过刺激皮肤局部的免疫因子产生治疗作用。他克莫司软膏是一种新型的局部炎症细胞因子抑制剂，对T细胞具有选择性抑制作用，局部作用不产生系统免疫抑制作用，不良反应小。

（4）幼女硬化性苔藓　到青春期可能自愈，不可采用丙酸睾酮油膏治疗，以免出现男性化，可局部使用黄体酮油膏。

3. 物理治疗

适用于药物治疗无效者。常用的方法有：聚焦超声治疗（HI-FU）、CO_2激光治疗、液氮冷冻、ALA光动力治疗等局部物理治疗。局部物理治疗的原理：通过去除局部异常的上皮组织和破坏真皮层神经末梢，阻断瘙痒和搔抓引起的恶性循环。

4. 手术治疗

对病情严重、药物治疗无效、有恶变可能者，可行表浅外阴切除，但手术切除仍有复发可能，故一般不采用手术治疗。

【预后与预防】

无论哪种治疗方法，仍有复发可能。在瘙痒时须就医治疗，切忌用手搔抓，反复破溃有癌变可能。

（吕秋波　张　毅）

第三章　宫颈病变

【概述】

宫颈鳞状上皮内病变（SIL）是与子宫颈癌密切相关的一组子宫颈病变，其发生发展与 HPV 持续感染密切有关。

2003 年 WHO 分类中将宫颈癌前鳞状上皮病变命名为子宫颈上皮内瘤变（CIN），并分为三级，根据异型细胞的程度以及占鳞状上皮的下 1/3、2/3 和超过 2/3，分别为轻度、中度和重度鳞状上皮内非典型增生（CIN 1、CIN2、CIN3）。

2014 年 WHO 分类将其命名更新为鳞状上皮内病变（SIL），根据向癌发展的风险，将三级分类变为两级分类，即低级别鳞状上皮内病变（LSIL）和高级别鳞状上皮内病变（HSIL）。低级别病变包括 CIN1 和单纯 HPV 感染所致的扁平湿疣以及挖空细胞病等。高级别病变包括大部分 CIN2 和 CIN3。原位腺癌（AIS）是子宫颈腺性肿瘤癌前病变，属于腺上皮高级别病变。

下生殖道的阴道、外阴以及肛周等也均相应将鳞状上皮内瘤变改为 LSIL 和 HSIL。

有性生活的女性，80% 都有过 HPV 感染，绝大部分在 9~15 个月被自身免疫清除，只有少数被高危型 HPV 持续感染，经过 5~10 年，甚至更长的时间，有可能从 LSIL 向 HSIL 发展，再向子宫颈癌发展。在刺激并进展过程中，如果及时筛查，及时治疗，是可以避免发生子宫颈癌。

【诊断标准】

1. 病史　有性生活女性，除 HPV 感染外，性生活过早（＜16 岁）、多个性伴侣、吸烟、性传播疾病、经济状况低下、口服避孕药、免疫缺陷疾病或长期口服免疫抑制剂也是宫颈病变发生的高危因素，有上述高危因素者属于 SIL 的高危人群。

2. 临床表现

（1）症状　一般无症状，部分患者可有类似慢性宫颈炎的非特异性症状，如分泌物增多，伴或不伴异味，接触性出血或分泌物夹杂有血丝，有时伴有低危型 HPV（6、11 型）感染，可以出现外阴瘙痒。

（2）妇科检查　肉眼观察部分患者子宫颈光滑，另有部分患者体征表现为柱状上皮外移、子宫颈充血、上皮缺失等，与慢性子宫颈炎体征无明显区别。如合并有低危型 HPV 感染，可在下生殖道发现湿疣，局部呈疣状突起。

2. 辅助检查

（1）子宫颈细胞学检查　可见细胞呈异型性，可表现为不典型鳞状细胞（ASC - US）、高度可疑异常细胞（ASC - H）、子宫颈低级别病变（LSIL）、子宫颈高级别病变（HSIL）和腺细胞异常（AGC）。

（2）高危型 HPV 检测　有多种检测方法，主要有以下两种方法：①13 种高危型 HPV 检测；②HPV 16 和 18 分型以及其他 12 种高危型 HPV 检测。

（3）阴道镜检查　对于细胞学异常或高危型 HPV 阳性者需要做阴道镜检查（详见

阴道镜检查），在阴道镜下异常部位取材或颈管搔刮，送病理学检查。

（4）子宫颈管内膜搔刮术（ECC）　由于原位腺癌（AIS）病变主要位于子宫颈管，难以通过阴道镜发现病变。多数 AIS 是局灶性的，但大约有 13% ~ 17% 的病例为弥漫多灶性，少数病例可以呈跳跃性。因此，临床活检时 ECC 对于诊断 AIS 非常重要。

（5）病理学检查　是子宫颈病变诊断的金标准。根据病理学检查结果决定下一步选择治疗方法。

（6）细胞或病理学　应用 p16 免疫组化可以进一步分类为低级别病变（LSIL）和高级别病变（HSIL）。

【鉴别诊断】

1. 炎症或低级别病变

主要通过细胞学检查、HPV 检测，需要通过病理学检查鉴别。

2. 子宫颈癌

有时高级别病变伴有宫颈癌时，需要通过阴道镜检查和病理学检查除外宫颈癌。对高度可疑子宫颈癌患者需要经过 LEEP 或锥切后病理学检查鉴别。

3. 子宫颈腺性肿瘤

早期子宫颈腺癌不易发现，通过子宫颈癌常规筛查甚至阴道镜往往难以确诊，ECC 对于诊断非常重要。如果 ECC 阳性，表明病灶可能位于子宫颈管，为明确有无子宫颈管腺癌或原位腺癌（AIS）应行子宫颈锥切术。

如果高度可疑子宫内膜癌，需要做诊断性刮宫病理学检查确诊。

【治疗原则】

1. 宫颈低级别病变（LSIL）

自然进展为癌的风险仅为 1% ~ 2%，约 40% 可以自然消退，因此临床上可以随访观察（每年一次）或物理治疗。

2. 宫颈高级别病变（HSIL）

自然进展为癌的风险较高，CIN2 为 5%，CIN3 为 10% ~ 12%，需要进行治疗，主要为局部手术，可行 LEEP 或锥切。应注意有无同时存在子宫颈癌。

3. 宫颈原位腺癌（AIS）

是子宫颈腺性肿瘤癌前病变，应行锥切治疗。

【预后与预防】

（1）宫颈低级别病变自然进展为癌的风险较低，需要每年筛查一次，即使经过治疗也需要随访。

（2）宫颈高级别病变可有病变持续存在、复发、进展为子宫颈浸润癌的风险，尤其是治疗后的 2 年内，其 20 年内子宫颈浸润癌的风险明显高于普通人群，所以应强调长期随访 20 ~ 30 年。

（3）AIS 治疗后随访　因病灶位于子宫颈管，需要高度重视，以防病灶未切净，出现漏诊以及复发。

（李明珠　魏丽惠）

第四章 异位妊娠

第一节 输卵管妊娠

输卵管妊娠系指受精卵在输卵管内着床发育，是最常见的异位妊娠，约占异位妊娠的90%～95%。发病部位以壶腹部最多，约占75%～80%；其次为峡部，再次为伞部，间质部最少。施行辅助生育技术后输卵管妊娠发生率约为5%。

【诊断标准】

1. 病史

有慢性输卵管炎、子宫内膜异位症、不孕史或以往有过输卵管妊娠史者。

2. 临床表现

（1）停经　80%的患者主诉有停经史，除输卵管间质部妊娠停经时间较长外，大都有6～8周的停经史。有少数患者因有不规则阴道流血，误认为月经来潮而自诉无停经史。

（2）阴道流血　常表现为短暂停经后不规则阴道流血，量少，呈点滴状，一般不超过月经量，色暗红或深褐色，淋漓不净，并可有宫腔管型组织物排出。只有5%的患者表现为大量出血。

（3）腹痛　95%以上的输卵管妊娠患者以腹痛为主诉就诊。早期时常表现为患侧下腹隐痛或酸胀感，当输卵管妊娠流产或破裂时，患者突感下腹一侧撕裂样疼痛，常伴恶心、呕吐。当血液局限于患部，主要为下腹痛；出血多时可引起全腹疼痛，血液刺激横膈，出现肩胛部放射痛。血液积聚在子宫直肠凹陷处时，出现肛门坠胀感。

（4）晕厥和休克　部分患者由于腹腔内急性出血及剧烈腹痛，入院时即处于休克状态，面色苍白、四肢厥冷、脉搏快而细弱、血压下降。休克程度取决于内出血速度及出血量，与阴道流血量不成比例。间质部妊娠一旦破裂，常因出血量多而发生严重休克。

3. 妇科检查

可见阴道内少量血液，穹窿饱满，触痛，宫颈有举痛，子宫体稍大，子宫一侧或后方可触及包块，质如湿面团，边界不清楚，触痛明显。

腹部检查　有腹腔内出血时，腹部有明显压痛，反跳痛，患侧为重，可以有轻度肌紧张，出血多时叩诊有移动性浊音。

4. 辅助检查

（1）尿妊娠试验　如阳性，可辅助诊断，但阴性不能排除输卵管妊娠。

（2）血β－hCG测定　是早期诊断异位妊娠的常用手段，β－hCG在停经3～4周时即可显示阳性。胚胎存活或滋养细胞尚有活力时，β－hCG明显升高呈阳性，但异位妊娠时往往低于正常宫内妊娠。

（3）B 型超声检查　已成为诊断输卵管妊娠的主要方法之一。输卵管妊娠的超声特征如下：①子宫腔内不见妊娠囊，内膜增厚；②宫旁一侧见边界不清、回声不均的混合性包块，有时宫旁包块内可见妊娠囊、胚芽及原始心管搏动，是输卵管妊娠的直接证据；③直肠子宫陷凹处有积液。

文献报道超声检查输卵管妊娠的准确率为 77% ～ 92%。彩色超声、阴道超声可提高诊断的准确率。

（4）后穹窿穿刺或腹腔穿刺　疑有腹腔内出血者，可用 18 号长针自阴道后穹窿刺入子宫直肠陷凹，如抽出暗红色不凝血为阳性结果。内出血量多，腹部有移动性浊音时，可做腹腔穿刺。若抽出的血液较红，放置 10 分钟内凝固，表明误入血管；当有血肿形成或粘连时，抽不出血液也不能除外异位妊娠。

（5）腹腔镜检查　腹腔镜有创伤小、可直视下检查、可同时手术以及术后恢复快的特点。适用于早期病例及诊断不明确的病例，当出血量多或严重休克时不宜做腹腔镜检查。

（6）子宫内膜病理检查　适用于阴道出血较多的患者，目的是排除宫内妊娠，病理切片中仅见蜕膜而无绒毛，或呈 A－S 反应；但如内膜为分泌反应或增生期并不能除外输卵管妊娠。

4. 鉴别诊断

应与流产、黄体破裂、急性输卵管炎、卵巢囊肿蒂扭转、卵巢异位囊肿破裂及急性阑尾炎相鉴别。

【治疗原则】

1. 手术治疗

（1）输卵管妊娠治疗原则　以手术为主，一般确诊后即行手术，可根据患者的情况和医院的条件进行开腹手术或腹腔镜手术。

（2）手术方式　一般采用输卵管切除术，适用于出血量多或休克的患者。对有生育要求的年轻妇女可行保守性手术，保留输卵管及其功能。术后 3 ～ 7 天内应复查血 β－hCG，如血 β－hCG 下降不显著，应考虑持续性异位妊娠可能。

（3）术后应在切除的输卵管或血液中查找绒毛，如未见，应于术后测定血 β－hCG，可疑持续妊娠时，应采用相应治疗。

（4）自体输血　缺乏血源的情况下可采用自体血回输。

2. 药物治疗

一般认为符合下列条件者可采用药物治疗。

（1）患者一般情况好，无活动性腹腔内出血表现。

（2）盆腔包块最大直径 <3cm。

（3）血 β－hCG <2000IU/L。

（4）B 超检查未见胚胎原始心管搏动。

（5）肝肾功能及血红细胞、白细胞、血小板计数正常。

（6）无 MTX 禁忌证。

3. 用药方法

（1）全身用药　常用甲氨蝶呤（MTX）。

①单次给药　MTX 剂量为 $50mg/m^2$，肌内注射 1 次，可不加用四氢叶酸，成功率达 87% 以上。

②分次给药　MTX 1mg/kg，肌内注射，第 1、3、5、7 天，隔日一次。同时用四氢叶酸 0.1mg/kg，肌内注射，第 2、4、6、8 天，隔日一次。给药期间应测定血 β-hCG 及 B 超检查。

（2）局部用药　在 B 超引导下或经腹腔镜直视下将 MTX 直接注入孕囊或输卵管内。

4. 用药后随访

（1）单次或分次用药后 2 周内，宜每隔 3 日复查血 β-hCG 及 B 型超声检查。

（2）血 β-hCG 呈下降趋势并转阴性，症状缓解或消失，包块缩小为有效。

（3）若用药后第 7 日血 β-hCG 下降，15% < β-hCG ≤ 25%、B 型超声检查无变化，可考虑再次用药（方案同前）。此类患者约占 20%。

（4）血 β-hCG 下降 < 15%，症状不缓解或反而加重，或有内出血，应考虑手术治疗。

（5）用药后应每周复查血 β-hCG，直至 β-hCG 值达正常范围。

【注意事项】

（1）手术应保留卵巢，除非卵巢有病变如肿瘤等必须切除者。同时需仔细检查对侧附件。

（2）治疗期间需密切观察一般情况，定期测体温、血压、脉搏、腹部体征及妇科阳性体征变化以及 B 超和尿 hCG 转阴状况，如效果不佳，β-hCG 持续上升，急性腹痛、输卵管破裂时，应及早手术。保守治疗 3 个月后可随访输卵管碘油造影，了解患侧输卵管情况。

第二节　卵巢妊娠

卵巢妊娠指受精卵在卵巢内着床和发育，发病率占异位妊娠的 0.36% ~ 2.74%。卵巢妊娠术前诊断困难，一般在术时才得到明确诊断。

【诊断标准】

1. 临床表现

（1）临床表现与输卵管妊娠极相似，常被诊断为输卵管妊娠或卵巢黄体破裂。常有宫内节育器避孕史、停经史或不伴早孕现象。

（2）腹痛　常表现为下腹隐痛，破裂时往往有剧烈腹痛。

（3）破裂后若伴大量腹腔出血，可出现休克等征象，与输卵管妊娠破裂相同。

（4）腹部检查　有腹腔内出血者，腹部有明显压痛、反跳痛，可以有轻度肌紧张，出血多时叩诊有移动性浊音。

（5）妇科检查　宫体正常或稍大，子宫一侧或后方可触及块物，质囊性偏实，边界不清楚，触痛明显。

2. 辅助检查

（1）尿妊娠试验阳性，但阴性不能除外妊娠。

（2）血 β–hCG 放射免疫测定灵敏度高，有助于早期诊断卵巢妊娠。

（3）超声诊断见子宫增大，宫腔内空虚，宫旁有低回声区，如见妊娠囊位于卵巢更可确诊，如已破裂可见盆腔内有积液。

（4）后穹窿穿刺及腹腔穿刺适用于疑有腹腔内出血者，抽出不凝血为阳性。

（5）腹腔镜检查有助于早期诊断，已有腹腔内出血及休克者一般禁忌做腹腔镜检查。

（6）诊断性刮宫排除宫内妊娠，内膜病理应结合病情作出诊断。

3. 诊断依据

（1）双侧输卵管完整，并与卵巢分开。

（2）囊胚位于卵巢组织内。

（3）卵巢与囊胚必须以卵巢固有韧带与子宫相连。

（4）囊胚壁上有卵巢组织。

【治疗原则】

（1）疑卵巢妊娠者应立即收住院，密切观察病情变化。

（2）一经诊断应立即手术治疗，可根据病灶范围、情况做卵巢楔形切除、卵巢切除或患侧附件切除。可行开腹手术也可行腹腔镜手术。

第三节　宫颈妊娠

宫颈妊娠系指受精卵在子宫颈管内着床和发育，是一种极为罕见的异位妊娠，多见于经产妇，是严重的病理妊娠情况，不但影响患者的健康，还可危及生命。

【诊断标准】

1. 临床表现

（1）停经史伴早孕反应。

（2）持续性阴道流血，量由少到多，也可为间歇性阴道大量出血以致休克。

（3）无急性腹痛。

（4）伴有感染者出现腹痛，体温升高。

（5）妇科检查　宫颈变软，呈紫蓝色，不成比例增大，宫颈可大于或等于子宫体的大小，宫颈外口部分扩张，边缘薄，内口紧闭。宫体可增大且硬度可正常。

2. 辅助检查

（1）尿妊娠试验阳性。

（2）B 超检查显示子宫增大但宫腔内未见妊娠囊，宫颈管增大，颈管内见妊娠囊。

【鉴别诊断】

易误诊为流产，应注意宫颈特异性改变。

【治疗原则】

（1）可疑宫颈妊娠应即入院治疗。

（2）无出血时可用保守疗法　MTX 为最常用药物，用法同输卵管妊娠保守治疗。

（3）刮宫加宫颈填塞　宫颈妊娠出血或药物治疗中出血，应在备血后做刮宫术清除妊娠产物，刮宫后可用纱条填塞宫颈止血。

（4）有条件者可选用宫腔镜下吸取胚胎组织，创面以电凝止血，有条件的医院可采用子宫动脉栓塞止血。

（5）在患者出现失血性休克的紧急情况下，也可以切除子宫以挽救患者生命。

第四节　腹腔妊娠

腹腔妊娠是指妊娠位于输卵管、卵巢及阔韧带以外的腹腔内。分原发性及继发性两种，前者系指孕卵直接种植于腹膜、肠系膜、大网膜等处，极为少见，而后者大部分为输卵管妊娠流产或破裂后胚胎落入腹腔，部分绒毛组织继发植入盆腔腹膜或邻近脏器表面，继续发育。腹腔妊娠由于胎盘附着位置异常，血液供应不足，故胎儿不易存活至足月，围生儿病死率高达90%。

【诊断标准】

1. 病史

大多数患者病史中有输卵管妊娠流产或破裂的症状，即停经、腹痛及阴道流血。以后阴道出血停止，腹部逐渐增大。

2. 临床表现

（1）孕妇一般无特殊主诉。随着妊娠月份增多腹部逐渐增大，腹痛也日益加重。

（2）有时可有恶心呕吐、嗳气、便秘、腹痛等症状。

（3）患者自感此次妊娠和以往妊娠不同。自感胎动明显，由于胎动孕妇常感腹部极度不适。

（4）如胎儿死亡，妊娠征象消失，月经恢复来潮，腹部随着死胎缩小而相应缩小。

3. 体检

子宫轮廓不清，胎儿肢体甚易触及，胎位多异常以横位或臀位为多；胎心音异常清晰，胎盘杂音响亮；宫颈位置上移，子宫比妊娠月份小，偏于一侧，胎儿位于另一侧。

4. 辅助检查

（1）尿妊娠试验阳性。

（2）B型超声检查宫腔空虚，其旁有一囊性块物，内有胎儿。

（3）X线检查正位片显示胎儿位置较高，胎体贴近母体腹壁，肢体伸展，有时可见钙化石胎。侧位片如见胎儿骨骼与母体脊柱重叠，对诊断甚有帮助。

【治疗原则】

（1）一旦确诊后应立即手术，术前必须做好输血准备。

（2）胎盘剥离有困难时可仅取出胎儿，以肠线在靠近胎盘处结扎脐带，让胎盘留在腹腔内，经过一段时间后，多可逐渐吸收。

（3）如胎盘附着在输卵管、阔韧带和子宫、大网膜等处可连同附着脏器一并切除。

（4）术后应加用抗生素，控制感染，特别是胎盘未取出者。

第五节　剖宫产瘢痕部位妊娠

剖宫产瘢痕部位妊娠（cesarean scar pregnancy，CSP）是剖宫产术后的一种并发症。属特殊部位的异位妊娠。1978 年 Larsen 报道第 1 例剖宫产瘢痕部位妊娠，近年来随着我国剖宫产率的上升，CSP 发生率明显上升，目前发生率已达 1/1800 ~ 1/2216，已超过宫颈妊娠的发生率。

【诊断标准】

1. 病史

有剖宫产史，发生瘢痕部位妊娠的原因虽然尚未完全清楚，但显然与剖宫产切口愈合不良有关。

发病相关因素有多次剖宫产史及瘢痕部位愈合不良。

2. 临床表现

（1）有停经史，发病一般在 5 ~ 6 孕周。

（2）早期症状不明显，约 1/3 患者可无症状，少数在常规做 B 超检查时发现为 CSP。

（3）阴道流血　大部分患者于停经后有少量阴道流血，亦有少数患者一开始即有大量阴道流血，部分阴道少量流血的患者尚伴有轻度至中度的下腹痛。

（4）少数 CSP 患者可能持续到妊娠中期，甚至妊娠晚期，妊娠中期以后的 CSP 可能突发剧烈腹痛及大量出血，预示子宫即将破裂或已经发生了子宫破裂。

3. 辅助检查

（1）尿妊娠试验阳性，因为子宫切口瘢痕妊娠血运较差。比宫内妊娠 hCG 量低，CSP 时 hCG 测定量一般在 100 ~ 10000U/L 间，这一特征有助于 CSP 的诊断。

（2）超声检查　阴道超声是对可疑病例首选的有效辅助检查方法。CSP 的超声诊断标准：宫腔内及宫颈管内未见孕囊，孕囊在子宫峡部前壁，孕囊与膀胱之间缺乏子宫肌层或肌层有缺陷，孕囊与膀胱之间的距离 <5mm，最薄者仅 1 ~ 2mm 厚。

（3）磁共振成像（MRI）　MRI 具有无损伤、多平面成像、组织分辨率高等优点，能清晰显示孕囊在子宫峡部前壁着床，无完整肌层及内膜覆盖，但一般很少应用，仅仅用于超声检查不能准确诊断时。

（4）内镜诊断　宫腔镜与腹腔镜均可用于诊断，但目前大多数用于治疗，在 CSP 已确诊或高度怀疑 CSP 时，可以选择应用宫腔镜或腹腔镜进行诊断与治疗。

【治疗原则】

1. 药物治疗

MTX 治疗较为有效。MTX 治疗可分全身治疗与局部治疗。

（1）全身治疗　MTX 单次肌内注射，剂量为 50mg/m²，若效果不明显，可于 1 周后再一次给药；MTX 与四氢叶酸交替使用，MTX 1mg/kg 于 1、3、5、7 天各肌内注射 1 次，四氢叶酸 0.1mg/kg 于 2、4、6、8 天各肌内注射 1 次。

（2）局部注射　在 B 超引导下可以局部孕囊注入 MTX 20 ~ 50mg/次。

（3）联合方法　全身与局部注射联合应用，治疗时以 hCG 测定来进行监测。

2. 刮宫术

试图用刮宫术刮除孕囊的方法会导致子宫穿孔及大出血。因此，当确认 CSP 后切不可盲目行刮宫术。当 CSP 被误诊为早孕或流产不全进行人工流产或清宫，发生大出血时，应立即终止刮宫，用缩宫药物，仍出血不止可用纱条填塞，同时给予 MTX。如有条件可行子宫动脉栓塞，并同时用 MTX 等处理。

3. 子宫动脉栓塞

子宫动脉栓塞用于 CSP 发生大出血时，止血效果好。在 CSP 治疗上目前除用于止血外，对 CSP 治疗也有很重要的作用。子宫动脉栓塞联合 MTX 药物治疗是目前认为有效的方法。

4. 宫腔镜下孕囊去除术

适用于孕囊向宫腔方面生长者，宫腔镜下去除孕囊后，可直视下电凝植入部位的出血点，防止去除孕囊后出血。

5. 腹腔镜手术

适用于孕囊向膀胱和腹腔方向生长者，腹腔镜下可切开 CSP 包块，取出孕囊组织，或局部切除，电凝止血并行缝合。

6. 经腹行瘢痕部位妊娠物切除或子宫切除术（包括次全切或全切）

中期或晚期 CSP 破裂，可根据具体情况行瘢痕切除术，或情况紧急时行子宫切除术。

【预后与预防】

1. 预后

CSP 保守治疗后可再次妊娠。值得注意的是，处理上应在妊娠 36 周左右行选择性剖宫产，以防子宫下段过分伸展而导致子宫破裂，除子宫破裂外，尚应注意的是胎盘粘连与植入。

2. 预防

首先要降低剖宫产率及人工流产率，其次是要重视剖宫产手术的技术，特别是切口缝合技术。

第五章   妇科急腹症

第一节   黄体破裂

黄体破裂是指排卵后卵巢囊性黄体持续存在或增大，或黄体血肿破裂，而引起腹痛及腹腔内出血，严重者可发生出血性休克。应注意与异位妊娠相鉴别。

【诊断标准】

1. 病史

询问月经史，有无停经史及早孕反应，有无不规则阴道流血。黄体破裂常发生在月经后期，在基础体温上升的第 7～14 日左右。发病前常有性交、剧烈运动等诱因。

2. 临床表现

（1）症状

①腹痛　未破裂前常有下腹隐痛，一旦破裂，即出现剧烈腹痛。

②内出血　出血少可无症状，出血多时面色苍白、出冷汗，甚至晕厥。

③阴道出血　阴道可无出血，也有阴道出血如月经量者。

（2）体征

①一般情况　出血多时患者呈现贫血貌、被动体位，痛苦面容脉搏增速、血压下降、四肢厥冷等休克表现。

②腹部检查　下腹局限性压痛及反跳痛，内出血多者腹部移动性浊音阳性。

③妇科检查　宫颈有举痛，后穹窿饱满有触痛，宫体正常大小，患侧可触及边界不清的块状物，压痛明显。

3. 辅助检查

（1）血常规　白细胞计数正常或稍升高，血红蛋白下降。

（2）尿妊娠试验　阴性，血 hCG 在正常范围，但若是妊娠黄体破裂，hCG 可阳性。

（3）后穹窿穿刺　抽出新鲜或陈旧血，可含小血块，抽出的血液不凝，内出血多时可行腹腔穿刺。

（4）B 超检查　可显示盆腔积血多少，有无肿块及其位置、大小、形状。

（5）诊断不清时腹腔镜检查或开腹探查，可见卵巢破裂有活动性出血。

【治疗原则】

1. 保守治疗

内出血少、血流动力学稳定者，可保守治疗。卧床休息，应用止血药物和抗感染药物，严密观察。

2. 手术治疗

（1）急腹痛、内出血症状明显或伴休克者，在积极抗休克的同时行剖腹手术，有条件者可行腹腔镜手术。

（2）手术行卵巢部分切除或修补术，切除组织送病理。

【预后与预防】

（1）预后　绝大多数黄体破裂患者预后良好，保守治疗者由于盆腹腔积血，遗留一定程度的盆腔粘连。部分患者短期内反复发生黄体破裂。

（2）预防　黄体破裂多发生在黄体高峰期，这个时期避免粗暴性生活或外力作用。

第二节　卵巢囊肿蒂扭转

卵巢囊肿蒂扭转常发生于蒂较长、活动度大、中等大小的不均质卵巢肿瘤，如卵巢成熟性畸胎瘤。患者体位发生改变或妊娠期、产褥期子宫位置改变时，易发生扭转。

【诊断标准】

1. 病史

患者可有盆腔包块病史。

2. 临床表现

（1）症状　下腹疼痛，突然发生下腹一侧剧烈疼痛，呈阵发性，疼痛与体位变动有关。可伴有恶心、呕吐等胃肠道不适，疼痛发生一段时间后可伴有体温轻度升高。

（2）体征

①腹部检查　下腹压痛、反跳痛、肌紧张。

②妇科检查　在子宫一侧扪及张力较大触痛性肿块，与子宫相连的蒂部有固定压痛点。

3. 辅助检查

（1）血常规　白细胞计数升高，但白细胞分类多正常。

（2）B超检查　可提示盆腔肿块部位、大小和质地。

（3）必要时可以通过腹腔镜检查或剖腹探查确诊。

【鉴别诊断】

（1）异位妊娠　有停经史或无明确的停经史，突发下腹一侧疼痛或下坠、阴道出血，尿或血hCG阳性，超声可见一侧附件双环征等。排除异位妊娠时需要与妊娠黄体破裂鉴别。

（2）出血性输卵管炎　下腹痛伴发热、下坠，可以发生在月经周期的任何时期，无停经史，腹部压痛、反跳痛、肌紧张（＋），WBC总数升高、中性粒细胞比例升高、血红蛋白下降，血或尿hCG（－）。超声提示：盆腔积液。

（3）卵巢肿物破裂　既往有盆腔肿物的病史，突发下腹一侧的疼痛，下坠，伴腹膜刺激征，体征如黄体破裂，既往附件包块缩小或消失。辅助检查：超声可见盆腔积液、盆腔肿物消失或缩小，血红蛋白正常或略降低。尿或血hCG（－）。

【治疗原则】

（1）一旦明确诊断，应立即剖腹探查，有条件者可行腹腔镜探查。

（2）术中切除患侧附件。个别情况下，肿瘤良性，扭转程度较轻，肿瘤表面尚未变色，卵巢尚未梗死，也可考虑剔除肿瘤，保留患侧卵巢。如疑有恶性病变应做冷冻切片病理检查，根据患者年龄、肿瘤性质等决定进一步手术方案。

【预后与预防】

（1）预后　确诊后积极手术治疗良性患者预后良好。不能及时诊断，患侧卵巢缺血坏死，可继发感染、败血症等。

（2）预防　诊断盆腔肿物后具备手术指征时积极手术，尤其是卵巢畸胎瘤。

第三节　卵巢囊肿破裂

卵巢囊肿破裂可分为自发性破裂和外伤性破裂两种。前者是由于肿瘤生长迅速而致包膜破裂；后者可因腹部受撞击、分娩时胎头压迫、腹腔穿刺、性交或妇科检查用力不当引起。

【诊断标准】

1. 病史

患者以往有卵巢囊肿、腹部撞击、腹腔穿刺等病史。

2. 临床表现

（1）症状

①突然发生下腹一侧剧烈疼痛，阵发性加剧。腹痛常起于破裂一侧，继而蔓延至全腹。

②可伴恶心、呕吐，部分病例可伴内出血症状。

（2）体征

①患者呈痛苦面容，体温升高，心率快，病程短未继发感染者，很少发生休克。血管破裂者短期内甚至出现休克表现。下腹压痛，腹肌紧张，移动性浊音阳性或阴性。

②妇科检查　宫颈举痛，盆腔原有囊肿缩小、消失或轮廓不清，子宫和肿物有漂浮感。

3. 辅助检查

（1）B超检查显示盆腔肿块，并可见后陷凹有积液。

（2）后穹窿穿刺可抽出淡血性液体，抽出物可以有囊肿内容物的特征。

（3）诊断不明时可做开腹探查或腹腔镜检查。

【鉴别诊断】

（1）卵巢肿物蒂扭转　既往盆腔肿物病史，突发一侧下腹部疼痛，改变体位疼痛可减轻，呈持续性疼痛，不能得到及时诊断，可继发发热、恶心等。查体一侧附件区固定性压痛点。超声可见一侧附件肿物。

（2）卵巢黄体破裂。

（3）异位妊娠　有停经、腹痛、阴道出血病史，晕厥史，查体：有贫血或休克表现，有出血性腹膜炎的体征。血或尿 hCG（＋）。

【治疗原则】

（1）一旦明确诊断立即剖腹探查，有条件者可行腹腔镜手术。

（2）术中应尽量吸净囊液，并做细胞学检查，疑为恶性肿瘤应做快速切片检查。根据囊肿性质决定手术方案，可以剥除囊肿修复卵巢，也可行单侧附件切除术。手术中对盆、腹腔进行充分冲洗。

第四节 子宫浆膜下肌瘤蒂扭转

子宫浆膜下肌瘤可发生蒂扭转而引起急腹症。

【诊断标准】

1. 病史

原有子宫肌瘤病史，并可有子宫肌瘤的其他症状。

2. 临床表现

（1）症状 突然发生下腹一侧持续性疼痛，甚至呈绞痛样，伴恶心、呕吐等症状。若发生坏死感染，则有腹膜刺激症状。

（2）体征

①腹部检查 下腹触及实质性肿块伴压痛。下腹压痛及反跳痛。

②妇科检查 可见子宫旁实质性肿块，与子宫相连部分明显压痛，有的患者可伴子宫不规则增大。

3. 辅助检查

（1）B超检查提示浆膜下子宫肌瘤。

（2）诊断困难时可做腹腔镜检查，明确诊断。

【鉴别诊断】

卵巢囊肿蒂扭转：既往卵巢肿物病史，突发一侧下腹痛，症状与子宫肌瘤蒂扭转相似，有一侧盆腔肿物和固定性压痛点。超声可以协助诊断。

【治疗原则】

（1）一经诊断，应立即手术，切除扭转之浆膜下肌瘤。

（2）妊娠合并浆膜下肌瘤蒂扭转者，术后应给予镇静剂及保胎治疗。

（3）有条件者可行腹腔镜手术。

【预后与预防】

（1）预后 诊断后积极手术治疗，大部分患者预后良好。

（2）预防 浆膜下带蒂子宫肌瘤患者及时手术切除。

第五节 子宫肌瘤红色变性

红色变性是子宫肌瘤的一种特殊形态的变性，多见于妊娠及产褥期，少数可发生于月经期和绝经后期。发生在妊娠期和产褥期者，症状较非孕期严重。

【诊断标准】

1. 病史

原有子宫肌瘤病史，并可有子宫肌瘤的其他症状（如压迫症状）。

2. 临床表现

（1）症状　突然发生的剧烈下腹疼痛，呈持续性，伴恶心、呕吐、高热、脉搏增快。

（2）体征

①腹部检查　下腹相当于肌瘤部位有明显压痛及反跳痛。

②妇科检查　子宫呈不规则增大，肌瘤部位触痛明显。

3. 辅助检查

（1）白细胞计数升高。

（2）B超检查提示子宫肌瘤。

【治疗原则】

1. 妊娠期

（1）保守治疗　妊娠期子宫肌瘤红色变性多采取保守治疗。适量采用抗生素预防感染，应用止血药防止进一步渗血和出血，以应用镇静剂和休息为主。

（2）手术治疗　如保守治疗无效，临床症状加剧、高热不退、疼痛剧烈难以控制或肌瘤嵌顿影响继续妊娠者，均应手术治疗。

①孕早期　原则上行人工流产术。

②孕中期　剖腹行肌瘤切除术，术后应用宫缩抑制剂。

③孕晚期　若估计胎儿已成熟，可行剖宫产术。

2. 非妊娠期

非妊娠期子宫肌瘤红色变性的处理原则基本同上。保守治疗症状不缓解者应及时手术，根据病情及患者对生育的要求，切除子宫或行肌瘤切除术。

第六节　残角子宫妊娠

残角子宫妊娠是指妊娠发生在残角子宫内，由于残角子宫肌层常发育不全，残角子宫妊娠常在孕4~5个月时自然破裂，发生急腹痛和内出血。少数继续妊娠者，以后发展为胎死宫内，妊娠至足月胎儿可存活者极少见。

【诊断标准】

1. 病史

有生殖道畸形史、停经史及早孕反应。

2. 临床表现

（1）症状　残角子宫妊娠发生破裂，则引起急腹痛及内出血，出血速度快，患者可迅速出现失血性休克，死亡率极高。

①阴道出血　停经后阴道流血，呈持续性或间断性不规则阴道流血。

②腹痛　常为下腹一侧隐痛，持续性或阵发性。当发生破裂时，则突然发作下腹一侧剧烈疼痛，继之延及全腹。

③内出血症状　有心跳加快、面色苍白、出冷汗等休克表现。

（2）体征

①当残角子宫妊娠发生破裂时出现下腹压痛、反跳痛，腹部移动性浊音阳性。

②妇科检查　可发现宫颈举痛，子宫略饱满，子宫一侧扪及肿块，与子宫相连，压痛明显。

3. 辅助检查

（1）B 超　发现子宫畸形，腹、盆腔有包块或游离液。

（2）hCG 测定　尿 hCG 阳性及血 hCG 升高。

【鉴别诊断】

（1）间质部妊娠　有停经史、腹痛、阴道出血，一旦破裂短期内出现休克表现，与残角子宫破裂临床表现相似。术中根据形态结构很容易鉴别。

（2）附件包块　有盆腔肿物病史，常合并生殖道或泌尿系统畸形。查体：盆腔一侧可及实性肿物，边界清楚，与子宫关系密切。超声下根据血管走行可清楚鉴别残角子宫和附件肿物。

【治疗原则】

一旦明确诊断立即手术，切除残角子宫，同时切除同侧输卵管为宜。

【预后与预防】

（1）预后　残角子宫妊娠未破裂型手术治疗后预后良好。破裂型残角子宫妊娠可短期内出现休克，危及生命及重要器官功能。

（2）预防　孕前体检可以在非孕期诊断残角子宫，并确定残角子宫的分类，确定有无有功能的子宫内膜，评估残角子宫妊娠的风险，于非孕期手术切除残角子宫。

第六章 外阴肿瘤

第一节 外阴良性肿瘤

外阴良性肿瘤有囊性及实性肿瘤。囊性肿瘤中有前庭大腺囊肿、尿道旁腺囊肿、表皮样囊肿、皮脂腺囊肿、中肾管囊肿、腹股沟管囊肿,临床均较少见,体积小,除伴发感染外,临床常无症状。实性肿瘤种类甚多,可来源于皮肤附件、结缔组织、平滑肌、血管等不同组织。

一、乳头状瘤

乳头状瘤发生于外阴皮肤或黏膜,多由慢性刺激或病毒感染导致上皮增生、表面覆以鳞状上皮,间质为纤维结缔组织。生长缓慢,恶变率为 2%~3%。

【诊断标准】

1. 临床表现

(1)症状 可见于任何年龄,但多见于老年,常与萎缩性病变并存,多无症状或伴瘙痒。

(2)体征 外阴或肛周可见单发或多发小而多的乳头状突起,呈菜花状或疣状,质略硬。

2. 辅助检查

局部活检可明确诊断。

【治疗原则】

以手术切除为主,术中可做冰冻切片病理检查,如为恶性,则按外阴恶性肿瘤处理。

二、色素痣

色素痣是皮肤色素细胞生长过度所致,其组织来源有表皮、间胚叶及神经组织。色素痣按生长的部位分为交界痣、内皮痣和复合痣。

【诊断标准】

(1)色素痣多无症状,如因受长期刺激或摩擦,局部可出现瘙痒、疼痛或伴炎症、出血等,或位于外阴,常为交界痣或混合痣。

(2)隆起或带毛的色素痣很少恶变,平坦周边活跃的痣恶变概率较大。

【治疗原则】

深部切除,其切除范围应超过痣边缘1cm,切线要垂直,具有一定的深度,达皮下筋膜上,不可切向痣中心,防止扩散,应避免切除不全、创伤性刺激及药物腐蚀。

三、汗腺瘤

汗腺瘤多起于外阴大汗腺,因汗腺管畸形,外阴汗腺阻塞扩大所致。

【诊断标准】

(1)一般无症状,或伴瘙痒,多发于 40 岁以上妇女,发于大小阴唇,多为单发,如皮下隆起结节,大小约为 1cm 左右,个别可达 4~5cm,色灰红,质硬。

(2)活体组织检查确诊。

(3)当肿物表皮出现下凹或破溃时,临床易与腺癌相混淆,应注意鉴别。

【治疗原则】

汗腺瘤一般为良性,可做局部切除,标本送病理检查。

四、纤维瘤

纤维瘤是纤维结缔组织及少量肌纤维增生所致。多为良性,恶变者罕见。

【诊断标准】

1. 症状

多见于生育年龄妇女,一般无症状,偶因摩擦表面破溃。肿瘤过大可影响行动及性生活。

2. 体征

外阴可见单发,绿豆至樱桃大小,个别为如儿头大赘生物,质硬,有蒂,色泽近于皮肤,浅黄或深黄色,表皮有沟纹,粗糙多皱。肿瘤过大,发生水肿,黏液囊性变。

【治疗原则】

局部手术切除,标本送病理检查。

五、脂肪瘤

它是脂肪细胞增生所致,脂肪细胞分化成熟,间质内有纤维组织及血管。良性,发生率低。

【诊断标准】

(1)一般无症状,大阴唇或阴阜皮下基底较宽,呈半球形,肿物质地松软,偶见分叶。

(2)必要时活体组织检查确诊。

【治疗原则】

小者无症状不需治疗,大者可手术切除。

六、平滑肌瘤

它是肌细胞增生所致,生长缓慢,多为良性。

【诊断标准】

(1)可见于成年妇女,无症状,瘤体大时可有外阴下坠感,影响活动及性生活。

(2)体征 肿瘤多位于阴唇及阴唇系带的皮内或皮下。无蒂,甚广,呈孤立状,分叶或哑铃状，质韧，大小不一。

（3）外阴平滑肌瘤多小于 5cm，若直径大于 5cm，有肉瘤变可能。

（4）活体组织检查可确诊。

【治疗原则】

（1）带蒂肌瘤或浅表肌瘤，局部切除即可。

（2）较深的肌瘤，应切开包膜，切除肌瘤。

（3）直径大于 5cm 者，术中应行冰冻病理检查。

七、血管瘤

血管瘤属先天性，由无数毛细血管或海绵状血管构成。起源于中胚叶，可分为毛细血管瘤、海绵状瘤、老年性瘤及血管角质瘤四型。

【诊断标准】

1. 临床表现

（1）多见于新生儿，一般无症状，瘤体大伴外阴部肿胀感。

（2）体征 生长在大阴唇、阴阜，呈小红血管痣或点红海绵状肿物，柔软，大小不一，直径数毫米至数厘米。压迫肿物，红色可褪去，放松又可恢复原状，亦有在成年后血管瘤停止生长或渐缩小。

2. 辅助检查

阴道镜下可见增生、扩张的血管。

【治疗原则】

（1）较小者可以冷冻、电灼、激光治疗。

（2）较大需行手术切除病灶，必要时可行植皮。因外阴血运丰富，术时出血多，术前应充分准备，术中加强止血。

（3）预后 由于外阴血运丰富，手术后易复发。

八、淋巴管瘤

淋巴管瘤由先天遗留的胚胎组织发展形成，分表浅局限性淋巴管瘤及深部性淋巴管瘤两种。

【诊断标准】

（1）一般无症状，于外阴皮下形成多发或成群的大小不等的小泡或疣状物；压之破裂淋巴液溢出；深部性淋巴管瘤的局部皮肤呈弥漫性肥厚突起。

（2）病理活检确诊。应注意与非霍奇金瘤或淋巴瘤鉴别。

【治疗原则】

肿瘤小者可采用激光、电灼、放射性核素等治疗；肿瘤较大者应手术切除，必要时植皮。

第二节 外阴上皮内瘤变

外阴上皮内瘤变（VIN）是外阴鳞状上皮癌的癌前病变，包括外阴上皮不典型增生及原位癌。流行病学调查发现，部分 VIN 发生与 HPV 感染有关。外阴上皮内瘤变分为三级：VIN－Ⅰ级为轻度外阴上皮不典型增生（异型上皮占外阴上皮的下 1/3）；VIN－Ⅱ级为中度外阴上不典型增生（异型上皮占外阴上皮的下 2/3）；VIN－Ⅲ级为重度外阴上皮不典型增生（异型上皮占外阴上皮的下 2/3 以上，但未达全层）及原位癌（癌灶局限在上皮层内，未突破基底膜）。现多用外阴鳞状上皮内病变，指局限于外阴表皮内，未发生间质浸润的癌前病变。2014 年 WHO 女性生殖器官肿瘤分类将外阴鳞状上皮内病变分为低级别鳞状上皮内病变（LSIL）、高级别鳞状上皮内病变（HSIL）和分化型外阴上皮内瘤变。VIN 不易发展为浸润癌。

【诊断标准】

1. 病史

曾有外阴瘙痒、皮肤破损、溃疡等反复发作的病史。

2. 临床表现

（1）外阴瘙痒、皮肤破损、溃疡形成等。

（2）妇科检查

①外阴上皮不典型增生　常见灰白色丘疹、斑点，单个或多个，分散或融合。有时见苔藓样或角化不全的斑块。黏膜病灶常为粉红色或红色斑点，有时见深棕色或赤褐色略高出表面的色素沉着。

②外阴原位癌　常为单一病灶，呈暗红色、斑片状，边界清晰但不规则，有时见斑块中间结痂，其下面有颗粒状渗血面，向周围缓慢扩散。中间不愈合。

3. 辅助检查

（1）甲苯胺蓝局部染色法　外阴表面涂以 1% 甲苯胺蓝液，3 分钟后用 1% 醋酸洗去外阴上被染的蓝色，若在外阴表面无溃疡部位仍保持蓝色，可能为角化不全或不典型增生，称为甲苯胺蓝染色阳性。

（2）外阴活组织检查　在外阴有可疑的部位做多点活组织检查，送病理检查即可确诊，在甲苯胺蓝染色阳性部位取材可以提高阳性率。

【治疗原则】

1. 药物治疗

对年轻、VIN－Ⅰ级 LSIL、病灶较为局限、症状较轻者，可局部应用 1% 丙酸睾酮鱼肝油软膏、氟氢松软膏、2% 苯海拉明软膏，伴有局部炎症者可加用抗生素软膏。上述治疗疗效不佳者可用 5% 氟尿嘧啶软膏。

2. 物理治疗

电灼、激光、冷冻治疗均可选用。效果肯定，但是治疗后局部皮肤的坏死溃疡，愈合较慢。

3. 手术治疗

（1）手术的原则是既要尽量切除病灶，但又要尽量减少毁损外阴，以免影响性功能。

（2）手术切除病灶　对 VIN－Ⅱ级和 VIN－Ⅲ级 HSIL 患者多采用外阴表浅上皮局部切除术，切缘超过病灶外 0.5～1cm 即可，注意保存外阴基本的解剖构型。

（3）阴蒂病灶的处理　年轻患者应尽量保留阴蒂。如病变累及小阴唇或阴蒂，则更多采用激光汽化或部分切除。如病变较广泛或为多灶性，可考虑行外阴皮肤切除术。这种方法切除了病变处的表皮层及真皮层，保留了皮下组织，尽量保留阴蒂，从而保留了外阴的外观和功能。应同时行游离皮瓣移植，皮瓣多取自大腿或臀部。

（4）外阴切除术　老年患者行外阴切除术。

第三节　外阴恶性肿瘤

一、外阴鳞状细胞癌

外阴鳞状细胞癌简称外阴鳞癌或外阴癌，占外阴恶性肿瘤的 85%～95%。常见于绝经后妇女，近年来发病呈年轻化趋势，小于 40 岁的患者占 40%。

【诊断标准】

1. 病史

有外阴瘙痒、外阴白色病变、性病、外阴溃疡经久不愈等病史。

2. 临床表现

（1）外阴瘙痒、灼热感。

（2）初起时感外阴局部小结节，溃疡形成，排液增多，呈血性、脓性排液。

（3）病灶进一步发展则呈菜花样或较明显的溃疡、基底部坚硬，并有疼痛或压痛。

（4）妇科检查

①外阴任何部位（如大、小阴唇，阴蒂，会阴体等）可见乳头状赘生物，或为溃疡型、浸润型病灶。

②若伴继发感染，局部可有味臭、血脓样分泌物。

③晚期患者有腹股沟淋巴结肿大，单侧或双侧，单个或多个，固定或活动，有时有破溃等。

④癌灶也可波及肛门、直肠、尿道、膀胱等。

⑤注意外阴癌的患者一般都会合并明显的外阴基础病变。

3. 辅助检查

（1）细胞学防癌涂片检查　在癌灶处刮取材料做涂片，巴氏染色后检查找到癌细胞。

（2）阴道镜检查　观察外阴皮肤及病灶处有助于做定位活检。了解宫颈和阴道是否同时也有病变，如宫颈上皮内瘤变（CIN）或外阴上皮内瘤变（VIN）。

（3）氮激光固有荧光　诊断仪检查用其检查外阴局部，病灶呈紫红色。有助于作定位活检。

（4）影像学检查　做 B 超、CT 或 MRI 等检查以了解盆、腹腔腹膜后淋巴结、病灶与周围器官、组织的关系等，以便为制订治疗方案提供依据。

（5）外阴病灶做多点活检，活组织送病理检查，即可明确诊断。局部病灶可做切取活检，切取组织应包括病灶、病灶周围的皮肤和部分皮下组织。

（6）对晚期患者，可通过膀胱镜、直肠镜了解膀胱黏膜或直肠黏膜是否受累。

（7）对临床可疑转移淋巴结或其他可疑转移病灶必要时可行细针穿刺活检。

 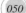

（8）肿瘤常规行宫颈及外阴病灶高危型 HPV – DNA 检测。

4. 临床分期

外阴癌的临床分期见表 6 – 1。

表 6 – 1 外阴癌分期（FIGO，2009 年）

分期	临床特征
Ⅰ期	肿瘤局限于外阴，淋巴结未转移
ⅠA 期	肿瘤局限于外阴或会阴，最大直径≤2cm，间质浸润≤1.0mm
ⅠB 期	肿瘤最大径线 >2cm 或局限于外阴或会阴，间质浸润 >1.0mm
Ⅱ期	肿瘤侵犯下列任何部位：下 1/3 尿道、下 1/3 阴道、肛门，淋巴结无转移
Ⅲ期	肿瘤有或（无）侵犯下列任何部位：下 1/3 尿道、下 1/3 阴道、肛门，有腹股沟 – 股淋巴结转移
ⅢA 期	1 个淋巴结转移（≥5mm），或 1～2 个淋巴结转移（<5mm）
ⅢB 期	≥2 个淋巴结转移（≥5mm），或≥3 个淋巴结转移（<5mm）
ⅢC 期	阳性淋巴结伴囊外扩散
Ⅳ期	肿瘤侵犯其他区域（上 2/3 尿道、上 2/3 阴道）或远处转移
ⅣA 期	肿瘤侵犯以下任何部位：上尿道和（或）阴道黏膜、膀胱黏膜、直肠黏膜或固定在骨盆壁；或腹股沟 – 股淋巴结出现固定或溃疡形成
ⅣB 期	任何部位（包括盆腔淋巴结）的远处转移

注：浸润深度指肿瘤从接近最表层乳头上皮 – 间质连接处至最深浸润点的距离。

【治疗原则】

外阴癌以手术治疗为主，辅以放射治疗及化学药物治疗。

1. 手术治疗

早期外阴癌强调个体化、人性化手术治疗，前哨淋巴结活检以确定是否行同侧或双侧腹股沟淋巴结清扫。

（1）Ⅰ期

1）ⅠA 期 行外阴扩大切除术，手术切缘距离肿瘤边缘 0.5～1cm，深度至少 1cm，需达皮下组织。如果局部切除标本显示有神经或血管侵犯，应该考虑更广泛的切除。通常不需要切除腹股沟淋巴结。

2）ⅠB 期

①中心型外阴癌（距中线 <2cm） 病灶位于一侧，行外阴局部广泛切除术或改良根治切除 + 双侧腹股沟淋巴结切除术/前哨淋巴结活检术，癌旁组织切除≥2cm，内切缘至少 1cm；病灶位于中线则行广泛局部切除术及双侧腹股沟淋巴结切除术。

②非中心型外阴癌 可外阴局部广泛切除术或改良根治切除 + 同侧腹股沟淋巴结切除术/前哨淋巴结活检术，手术切缘距肿瘤 1～2cm，较小的单侧肿瘤可保留对侧外阴。对于术后病理报告手术切缘阳性者，可以再次手术，也可以补充放疗；淋巴结阳性者术后常需放化疗，故切缘阳性或近肿瘤者，补充手术无获益。

（2）Ⅱ期 手术范围同ⅠB 期，若有腹股沟淋巴结转移，术后应放疗，剂量至少为 50Gy，有多个淋巴结转移或淋巴结包膜外浸润者，剂量应达 60Gy，若有肉眼可见肿瘤残存者，剂量需达 60～70Gy，也可辅助化疗。

（3）Ⅲ期　同Ⅱ期，伴尿道前部切除与肛门皮肤切除。

（4）Ⅳ期　外阴广泛切除、直肠下端和肛管切除、人工肛门形成术及双侧腹股沟、盆腔淋巴结切除术。病灶浸润尿道上端与膀胱黏膜时，则应行相应切除术。

2. 前哨淋巴结活检术

前哨淋巴结活检技术在早期外阴癌患者中应用逐渐增加，可利用术前 15～30 分钟在外阴 2、5、7、10 点注射异硫蓝或纳米碳示踪剂，或术前 2～4 小时注射放射性核素，以识别前哨淋巴结。适应证：①临床检查未发现腹股沟淋巴结肿大；②局限于外阴的单侧单发病灶，肿瘤直径 <4cm；③未做过阻碍腹股沟区淋巴引流的外阴手术。

若一侧前哨淋巴结未检出时，行同侧系统性腹股沟淋巴结切除术；若一侧前哨淋巴结阳性，推荐行双侧系统性腹股沟淋巴结切除术。

3. 放射治疗

晚期病例无法手术或年老体弱或合并严重内科疾病不能耐受手术者可行放射治疗。一般不作为外阴癌的首选治疗，因为外阴组织对放射线耐受性差。但外阴巨大肿瘤或侵及尿道、肛门者，术前放化疗可以减小肿瘤体积、降低肿瘤细胞活性、增加手术切除率及保留尿道和肛门括约肌功能。少数由于心、肝、肾功能不全而不宜接受手术治疗的患者或因肿瘤情况无法手术治疗的患者，可选择全量放疗。术后病理具有高危因素的情况：手术侧切缘或基底未净，肿瘤距切缘近（<1cm），腹股沟多个淋巴结转移或肿瘤浸透淋巴结包膜者行术后放疗。

4. 化学药物治疗

晚期或复发病例根据病情可加用或单用化学药物治疗。化疗在外阴癌治疗中的地位尚存在一定争议，其应用主要有以下几个方面。①作为手术前的新辅助治疗，缩小肿瘤以利于后续的治疗；②与放疗联合应用治疗无法手术的患者；③作为术后的补充治疗，可单独使用或与放疗联用；④用于复发患者的治疗。由于外阴癌发病率低，病例数少，化疗对外阴癌的作用尚缺乏高级别循证医学的证据。

目前常用方案如下。

（1）PAC 方案　由顺铂、阿霉素、环磷酰胺组成。

（2）PF 方案　由顺铂、氟尿嘧啶组成。

（3）MF 方案　由丝裂霉素、氟尿嘧啶组成。

（4）TC 方案　由紫杉醇、卡铂组成。

（5）TP 方案　由紫杉醇、顺铂组成。

【预后与预防】

1. 随访

要求治疗后定期随访。建议随访间隔如下。第 1～2 年，每 3 个月一次；第 3～5年，每 6 个月一次；5 年后，每年一次。随访内容包括妇科检查、腹股沟及盆腹腔 B 超检查、胸部 X 线检查等。

2. 预防及健康宣教

（1）普及防癌知识，定期防癌普查。

（2）外阴慢性疾病（如外阴白色病变、外阴炎等）应及时彻底治疗，定期随访。

可疑恶变者，及时做活组织检查。

二、前庭大腺癌

发生在前庭大腺的恶性肿瘤可以是移行细胞癌或鳞状细胞癌，也可以是发生于导管或腺体本身的腺癌，囊腺癌、腺鳞癌亦有报道。

【诊断标准】

1. 临床表现

（1）早期无症状。通常在已经有较长病史的前庭大腺囊肿切除后才作出诊断。

（2）局部肿块呈暗红色，质硬，表面光整。

（3）肿瘤发展时，可延伸到大阴唇和阴道下部，固定，表面破溃。

（4）妇科检查在小阴唇内侧深部扪及硬结，肿物长大时可延伸到大阴唇和阴道下部，可推动或固定，表面溃烂，有脓血性分泌物。有时块肿物可侵犯会阴与肛提肌。

（5）前庭大腺癌一般不合并明显的外阴基础病变，这一点可与外阴癌鉴别。

2. 辅助检查

（1）肿物取材做活组织检查　显微镜下多见分化好的黏液腺癌，在癌肿周围组织中见前庭大腺组织，可以明确本病诊断。

（2）应做 B 超、CT、MRI 等影像检查评估病变范围。

【治疗原则】

（1）根治性外阴切除术和双侧腹股沟淋巴切除术是前庭大腺癌的标准治疗方法。早期病灶可采用一侧外阴的根治性切除术和同侧腹股沟淋巴切除。

（2）晚期病例可行放射治疗。对于瘤体较大者，术后放疗可以减少局部复发。如果同侧腹股沟淋巴结阳性，双侧腹股沟和盆腔淋巴结区的放疗可以减少区域复发。

（3）复发及转移病例可行化学药物治疗。

三、外阴湿疹样癌

外阴湿疹样癌又称佩吉特（Paget）病，绝大多数是上皮内病变，属 VIN - Ⅲ 型，偶尔会表现为浸润性腺癌。该病主要发生于围绝经或绝经后妇女，上皮内癌含典型的、有空泡形成的 Paget 细胞。

【诊断标准】

1. 临床表现

（1）外阴瘙痒、烧灼感、慢性溃疡或外阴部肿块。

（2）病程长，发展慢，如合并腺癌，病情较重，易发生淋巴结及远处转移。

（3）妇科检查　病灶表面充血，结节状隆起，皮肤增厚或局部硬结，中心形成溃疡，底部发红，边界清晰，边缘卷曲呈侵蚀样。有时表面有脱屑，皮肤色素减退；一般病灶浸润比较表浅。病灶最多见于大阴唇，也见于小阴唇和阴蒂。

2. 辅助检查

（1）局部活组织病理检查　活检时取材应有足够的深度和宽度，如果组织取得太少，易造成漏诊和误诊。

（2）病理检查　其特征是在上皮内有 Paget 细胞浸润。为大圆细胞，脑浆黑灰色，透亮或颗粒状，细胞核呈囊泡状，分裂象少。细胞内含黏多糖，用 PAS、黏蛋白卡红、品红醛等染色均为阳性，可与外阴上皮内癌的大细胞相鉴别。

【治疗原则】

1. 手术治疗

手术应根据病灶范围以及是否合并腺癌而决定其范围。

（1）上皮内 Paget 病需要进行表浅局部切除术，术后再出现症状或病灶明显时可再行手术切除。真性上皮内癌不伴腺癌者应做较广的局部切除，切除标本的边缘应冰冻切片，以明确手术范围是否足够。

（2）局部复发者病灶较局限者可再做局部切除。

（3）如果是潜在腺癌，对浸润部分必须行根治性局部切除术，切缘至少离开病灶边缘 1cm。如淋巴结阴性，预后较好。

2. 化学药物治疗

1% 氟尿嘧啶溶液或霜剂局部涂敷。

3. 物理治疗

CO_2 激光治疗局灶型病例有效。

四、外阴黑色素瘤

外阴黑色素瘤发病约占外阴恶性肿瘤的 2% ~ 3%，是一种恶性度极高，转移倾向较早而广泛的肿瘤。其转移途径除直接蔓延或淋巴系统转移外，也可血行扩散送至全身各部，发展迅速，预后不佳。

【诊断标准】

1. 临床表现

发病年龄多在 50 岁以上，多有色素痣史。好发于阴唇尤以小阴唇及阴蒂多见。病灶常有色素沉着、稍隆起，结节或表面有溃疡，外阴瘙痒、出血，色素部位增大。

2. 辅助检查

病理检查可确诊。采取较大范围的局部切除，以完整切除切除病灶送检查。

【治疗原则】

1. 外阴广泛切除及腹股沟淋巴结切除术

与其他外阴恶性肿瘤相同，手术倾向更为保守。与根治性局部切除手术比较，根治性外阴切除对改善外阴黑色素瘤的预后意义有限。手术切缘应距病变至少 1cm。淋巴结切除术的意义还有争议，有研究表明选择性淋巴结切除对生存有益。

2. 免疫治疗

根治性手术后的辅助治疗应首选免疫治疗。可选用 α－干扰素（术后每天用 2000 万 U/ml，静脉注射；4 周后改为每天 1000 万 U/ml，皮下注射，3 次/周，共 48 周）等。

3. 放射治疗、化疗做姑息治疗

黑色素瘤对化疗不敏感，化疗一般用于晚期患者的姑息治疗。常用药物为达卡巴嗪，也可选用替莫唑胺、沙利度胺等。

第七章 阴 道 肿 瘤

第一节　阴道良性肿瘤

阴道组织主要由鳞状上皮、结缔组织和平滑肌所组成。阴道良性肿瘤很少见，常见的有乳头状瘤、平滑肌瘤、纤维瘤、神经纤维瘤等。

【诊断标准】

1. 临床表现

（1）肿瘤小者多无症状。

（2）肿瘤较大者出现阴道下坠、性交不适或性交困难及压迫症状（如尿频及便秘）。

（3）合并感染有阴道分泌物增多或阴道流血。

（4）妇科检查阴道壁上见大小不一、带或不带蒂的单个或多个肿瘤。

（5）若有阴道分娩史或阴道手术史而出现阴道后壁正中或侧后方的囊肿，体积较小、单发或多发要考虑包涵囊肿的可能性。

（6）阴道壁子宫内膜异位囊肿呈紫蓝色。

（7）阴道壁平滑肌瘤源于阴道壁内平滑肌组织，多见于阴道前壁，表现为黏膜下结节或多发性生长，质较韧，一般直径小于5cm。

（8）纤维瘤常单个生长于阴道前壁，质硬，常有蒂。

（9）乳头状瘤呈菜花状，表面乳白色，质脆。

（10）阴道囊肿若突出至阴道口，应与膀胱膨出相鉴别，前者排尿后不缩小；用手压迫囊肿观察有无尿液或脓液自尿道口流出，可排除尿道憩室或尿道旁腺脓肿。

2. 辅助检查

根据病理组织学检查可明确诊断。

（1）乳头状瘤　肿瘤表面为鳞状上皮，乳头向外生长，中心由结缔组织构成。

（2）纤维瘤　肿瘤切面呈白色或淡红色，主要成分为成纤维细胞和胶原纤维组织。

（3）平滑肌瘤　肿瘤为实性球形结节，表面光滑，与周围肌组织有明显界限。肌瘤由皱纹状排列的平滑肌纤维相互交叉而组成，呈漩涡状，掺有不等量的纤维结缔组织。细胞大小均匀，呈卵圆形或杆状，胞核染色较深。

（4）神经纤维瘤　肿瘤切面呈白色，半透明，镜检主要成分为神经鞘细胞和胶原纤维。

（5）阴道壁囊肿。

【治疗原则】

（1）随访观察肿瘤较小无症状可以随访观察。

（2）手术切除　①肿瘤较大症状明显者，可予手术切除；②肿瘤合并感染有破溃者，应先控制感染再手术切除；③阴道神经纤维瘤，易复发，手术切除后应定期随访。

（3）手术方式　手术中若肿瘤较大时要注意剥离时不要损伤膀胱或直肠，如果肿瘤剥除有困难，可先将囊肿切开排液，再行剥离切除。

第二节　阴道腺病

正常的阴道壁一般没有腺体组织存在。阴道腺病是指阴道壁或表皮下结缔组织内出现腺体组织或增生的腺组织，正常阴道黏膜表面的复层鳞状上皮细胞被柱状上皮所取代或在上皮下固有层内出现腺体，一般见于青春期发育后的女性。

【诊断标准】

1. 临床表现

（1）一般无症状，多见于青春期女性。

（2）如病变范围广泛，可有阴道分泌物增多、血性分泌物、阴道灼热感、性交疼痛或接触性出血。

（3）妇科检查有多种表现。①腺病在阴道黏膜内，外表无异常；②见一个或多个囊性结构，大小不等，囊内有黏液；③在阴道穹窿或阴道前壁上 1/3 可见散在小结节，一般直径约 0.5～5mm，呈粉红色斑点颗粒，夹红点的花斑状或糜烂状；④增生过多突出呈息肉状，或阴道上段、穹窿部或宫颈阴道部有横嵴、皱嵴或鸡冠样突起等形成黏膜嵴，扪之呈硬粒感；⑤阴道壁可见天鹅绒样红斑区或局限性表浅糜烂，扪诊时无不平感，但可能触之出血。

2. 辅助检查

（1）细胞学检查　细胞学检查直接在阴道壁病变部位做刮片，如发现有黏液柱状细胞或鳞化细胞即提示阴道腺病。

（2）阴道镜检查　阴道镜检查是诊断阴道腺病的可靠方法，于病灶处见有似宫颈口表面的转换区，可见腺体开口、腺囊肿或柱状上皮岛，亦可能见到白色上皮、点状血管或镶嵌等图像。病变部位碘试验不着色，在阴道镜下选择活检部位，可提高诊断率，并可对患者随访观察，有助于早期发现癌前病变及癌变。

（3）活组织检查　活组织检查是阴道腺病的确诊依据。病灶多处活组织检查见鳞状上皮内或是皮下结缔组织中出现腺上皮及腺体组织即可确诊。

【治疗原则】

1. 局部治疗

（1）对有多发性病灶者可用局部烧灼和激光治疗。凡症状明显，病变表浅而散在者可采用微波或激光治疗。

（2）保持阴道高度酸性，使阴道 pH 为 4 左右，用 0.5%～1% 醋酸溶液冲洗阴道，增加阴道酸度，以促进腺上皮鳞化。

2. 随访

无症状的阴道腺病患者，亦应定期随访，每年检查 2 次，做阴道细胞学及阴道镜检查，如有异常即做活检。

第三节 阴道上皮内瘤变

阴道上皮内瘤变（VAIN）是阴道癌的癌前病变，包括阴道鳞状上皮不典型增生和阴道鳞状上皮原位癌。病因未明，人乳头瘤病毒（HPV）感染可能为诱发 VAIN 的主要原因，此外 1% ~ 3% 的 VAIN 同时合并有 CIN，提示 VAIN 可能由 CIN 扩展而来，抑或为其卫星病灶。

根据阴道鳞状上皮异常细胞侵犯上皮的程度，VAIN 可分为三级：Ⅰ级为阴道上皮轻度不典型增生，即细胞异型性局限于上皮下 1/3；Ⅱ级为阴道上皮中度不典型增生，即细胞异型性侵犯上皮下 2/3；Ⅲ级为阴道上皮重度不典型增生及原位癌，异常变化的细胞可达上皮全层，仅表面细胞成熟，上皮表面有一层扁平的细胞。阴道原位癌是指异常细胞已侵犯上皮全层。2014 年 WHO《女性生殖器官肿瘤分类（第 4 版）》将阴道上皮内瘤变分为低级别鳞状上皮内瘤变（LSIL）和高级别鳞状上皮内瘤变（HSIL）。阴道原位癌是指异常细胞已侵犯上皮全层。

【诊断标准】

1. 临床表现

（1）常无特异性的症状，主要表现为外阴瘙痒、皮肤破损、烧灼感及溃疡等。

（2）白带增多，偶尔性交后见血性白带或极少量阴道流血。

（3）妇科检查阴道壁未见异常或有炎症表现。

2. 辅助检查

（1）阴道脱落细胞涂片可疑阳性或阳性。

（2）阴道镜检查能识别孤立病灶，表现为白色上皮，镶嵌、点状、轻微粒状结构。对于涂片检查异常但无明显肉眼病变的患者，应该行阴道镜检查并且进行复方碘液试验。应特别注意阴道穹窿部位，超过 28% 的 VAIN 患者在该处发生癌症。

（3）HPV 检测 定量检测 HPV 有助于对指导诊治及估计预后。

（4）活组织标本送病理检查以明确诊断。应注意有无阴道癌同时存在。

【治疗原则】

应依据疾病的范围、部位和患者的一般状况实行个体化治疗。对阴道 HPV 感染或 VAIN - Ⅰ级的患者一般不需给予特殊治疗，此类病变多能自行消退。

1. 局部治疗

（1）CO_2 激光治疗 适用于病灶小（< 1.5cm），阴道顶端病灶及广泛累及阴道穹窿的病灶。治疗时需注意局部组织破坏的深度以及与尿道、膀胱和直肠的毗邻关系，防止瘘管形成。

（2）药物治疗 适用于病灶 > 1.5cm 和多中心病灶。阴道内病灶涂布 5 - FU 或咪喹莫特软膏，每周 1 ~ 2 次，连续 5 ~ 6 次为一疗程。

2. 手术切除

根据病灶的部位、范围、子宫存在与否可以采取不同的手术范围（如行局部病灶切除、部分阴道切除及全阴道切除术），年轻患者需行阴道重建术。冷刀手术切除特别适用于穹窿病变者。

3. 放射治疗

对年老、体弱、无性生活要求的 VAIN – Ⅲ 级患者，可采用腔内放射治疗。

4. 综合治疗

CO_2 激光气化及手术切除的综合治疗常用于 VAIN 合并 CIN 的病例。

第四节　阴道癌

原发性阴道癌少见，仅占女性生殖道恶性肿瘤的 1% ~ 2%，多见于绝经后或 60 岁以上的老年妇女。发生于年轻妇女者，其病因可能与宫颈病变有关，即与人乳头瘤病毒（HPV）有密切的关系。大部分涉及阴道的浸润癌是由宫颈癌转移引起。阴道是妇科恶性肿瘤和全身其他部位恶性肿瘤如膀胱、尿道或尿道旁腺、乳腺或肺的常见转移部位。

【诊断标准】

1. 临床表现

（1）早期可无症状。

（2）不规则阴道流血特别是绝经后阴道流血，流血时间长短不一，量或多或少，多为接触性出血。

（3）阴道排液　当肿瘤表面坏死组织感染时阴道排液增多，排液可为水样、米汤样或混有血液。

（4）晚期时可出现压迫症状，当肿瘤压迫或侵犯膀胱及尿道时，可引起尿频、尿急及血尿；压迫直肠可引起排便困难、里急后重和便血等。

（5）晚期癌由于长期出血，全身耗损可表现为消瘦、恶病质、严重贫血等。

（6）妇科检查　可在阴道内看到或扪及肿瘤。外生型肿瘤向阴道内生长，呈菜花状或形成溃疡，触之易出血；结节型则向内生长，阴道黏膜仍光滑，看不见赘生物，此时需应用触诊，仔细扪摸才发现阴道黏膜变硬，无弹性。应仔细检查宫颈及外阴，以排除其他部位的癌阴道转移。

2. 辅助检查

（1）阴道细胞学检查　适用于阴道壁无明显新生物，但有异常表现，如充血、糜烂、弹性不好乃至僵硬者。

（2）阴道镜检查　有助于对可疑部位定位，可提高早期病变诊断率，注意阴道穹窿，因为部分 VAIN 患者可在该处发现隐蔽的癌灶。

（3）活组织检查　对阴道壁的明显新生物可在直视下行病理活检确诊，也可以借助于阴道镜定位下活检。

3. 诊断原则

原发性阴道癌发病率低，在确诊本病时应严格排除继发性癌，需遵循的诊断原则为：①肿瘤原发部位在阴道，除外来自女性生殖器官或生殖器官以外肿瘤转移至阴道的可能；②如肿瘤累及宫颈阴道部，子宫颈外口区域有肿瘤时，应诊断为宫颈癌；③肿物局限于尿道者，应诊断为尿道癌。

4. 临床分期

阴道癌的临床分期见表 7 – 1。

表 7 - 1　阴道癌临床分期

分期	临床特征
I	肿瘤局限于阴道壁
II	肿瘤向阴道下组织扩展，但未达骨盆壁
III	肿瘤扩展至骨盆壁
IV	肿瘤范围超出真骨盆腔，或侵犯膀胱或直肠黏膜，但黏膜泡状水肿不列入此期
IVa	肿瘤侵犯膀胱和（或）直肠黏膜和（或）超出真骨盆
IVb	肿瘤转移到远处器官

【治疗原则】

阴道癌的治疗强调个体化，根据患者的年龄、病变的分期和阴道受累部位确定治疗方案。

1. 放射治疗

放射治疗适用于 I ～ IV 期所有的病例，是大多数患者首选的治疗方法。

（1）病灶表浅的 I 期患者可单用腔内放疗，剂量需达 60Gy。

（2） II 期患者应用体外 + 腔内照射，外照射剂量为 45 ～ 50Gy，腔内照射 20 ～ 30Gy，需屏蔽膀胱及直肠，调强放疗时剂量可达 40Gy 后加腔内照射。阴道下 1/3 病灶需照射两侧腹股沟区和股三角区。

（3）对大病灶及 III 期患者，可以先行盆腔外照射 50Gy，然后加腔内放疗，总剂量不少于 70Gy。有条件者推荐用适形调强放疗。

（4）年轻患者在根治性放疗前可行腹腔镜下双侧卵巢移位，同时全面探查盆、腹腔，切除肿大、可疑的淋巴结。

（5）手术治疗后，若病理提示手术切缘阳性、盆腔淋巴结或腹主动脉旁淋巴结阳性，或脉管内有癌栓者，应补充术后放疗，根据具体情况选择外照射和（或）腔内放疗。

2. 手术治疗

因为阴道癌病灶接近膀胱和直肠，手术的作用是有限的。手术适应证如下。

（1）对病灶位于阴道上段的 I 期患者，可行根治性全子宫和阴道上段切除术，阴道切缘距病灶至少 1cm，并行盆腔淋巴结切除术。如果以前已切除子宫，行根治性阴道上段切除术和盆腔淋巴结切除术。

（2）对病灶位于阴道下段的 I 期患者，可行阴道大部分切除术，应考虑行腹股沟淋巴结切除，必要时切除部分尿道和部分外阴，并行阴道中、下段成形术。

（3）如癌灶位于阴道中段或多中心发生者，可考虑行全子宫、全阴道切除及腹股沟和盆腔淋巴结清扫术，但手术创伤大，对这种病例临床上多选择放射治疗。

（4）对 IV 期患者，尤其是出现直肠阴道瘘或膀胱阴道瘘者，可行前盆、后盆或全盆脏器去除术以及盆腔和（或）腹股沟淋巴结清扫术。

3. 化疗

化疗为综合治疗的方法之一。按肿瘤类型选择用药，一般采用顺铂、阿霉素、氟尿嘧啶等做介入化疗。如阴道内较大癌灶可先行介入化疗，待肿瘤缩小后再行手术辅助放疗。

第五节　阴道肉瘤

阴道肉瘤很少见，常见的类型有胚胎横纹肌肉瘤（葡萄状肉瘤）、平滑肌肉瘤、阴道内胚窦瘤等。幼女患者80%为葡萄状肉瘤。阴道肉瘤恶性程度极高，其预后与肉瘤组织类型、侵犯范围、早期治疗、首次治疗彻底性等有关。

【诊断标准】

1. 病史

葡萄状肉瘤好发于幼女，2岁以内最多见。平滑肌肉瘤多见于40~60岁妇女。

2. 临床表现

（1）不规则阴道流血　婴幼儿无外伤史有少量阴道流血要警惕此病；成年妇女常表现为月经过多及不规则阴道流血；老年妇女则表现为绝经后阴道不规则出血或有臭味的脓性分泌物。

（2）阴道平滑肌肉瘤　患者主诉阴道块物伴阴道和直肠疼痛。阴道块物大小不一，直径约3~10cm，肿瘤充塞阴道或突向外阴。肿瘤充塞阴道时可影响性生活，引起下腹及阴道胀痛等。当肿瘤坏死溃疡时，阴道内可排出组织碎片。

（3）肿瘤侵犯膀胱、尿道可出现尿频、尿急及血尿等泌尿系统症状。

（4）妇科检查　婴幼儿必须在麻醉下行阴道检查，可见阴道内有葡萄样大小簇状物，表面光滑，淡红色，水肿样，似多个息肉样肿物。阴道平滑肌肉瘤为实性块状物，质软，肿瘤继续扩展可充塞阴道，甚至向外突出至会阴部。

3. 辅助检查

取活组织病理检查即可明确诊断。

【治疗原则】

以手术为主的综合治疗。

（1）葡萄状肉瘤　治疗原则以手术为主，一般主张行子宫根治术、阴道切除术、双侧腹股沟及盆腔淋巴结清除术，亦可行局部肿瘤切除术后加放射治疗。若肿瘤较大，也可以在术前给予放疗或化疗，放疗范围不宜扩大，因为放疗会严重影响骨盆的发育；化疗对阴道肉瘤疗效不肯定，可作为综合治疗措施之一，化疗采用VAC方案（长春新碱、放线菌素D、环磷酰胺）。

（2）阴道平滑肌肉瘤　治疗原则与其他生殖道平滑肌肉瘤相同，手术作为首选的治疗，化疗作为辅助治疗。

第八章　宫　颈　癌

宫颈癌是女性常见的恶性肿瘤，2018 年全球新发宫颈癌病例 569847 例，死亡病例 311365 例，其发病率和死亡率均位于女性常见 10 种恶性肿瘤的第四位，女性生殖系统恶性肿瘤的首位。其主要组织学类型为鳞状细胞癌（70% ~ 80%）、腺癌和腺鳞癌（15% ~ 20%），其余为透明细胞癌、神经内分泌癌、小细胞癌等少见特殊类型。

【诊断标准】

1. 病史

应详细询问病史，尤其是有无子宫颈细胞学结果异常或 HPV 感染史。HPV 感染是导致宫颈病变及宫颈癌的主要原因，其次包括早婚早育、多个性伴侣、性传播性疾病史、长期应用免疫抑制药物或患有免疫抑制性疾病史以及长期吸烟史。

2. 临床表现

（1）早期时常无明显症状。

（2）阴道流血　常为接触性流血，多见于性生活或妇科检查以后，出血量可多可少，早期时流血量较少，晚期时可表现为多量出血，甚至大出血。年轻患者也有表现为经期延长、周期缩短、经量增多，绝经后患者表现阴道流血等。

（3）白带增多　呈白色或血性，稀薄似水样或米泔水样，有腥臭味。晚期时伴继发感染，则呈脓性并有恶臭。

（4）继发性症状　晚期时根据病灶范围、累及脏器出现一系列继发性症状。

①癌灶侵犯盆腔结缔组织达骨盆壁压迫坐骨神经而出现骨盆疼痛、坐骨神经痛等。

②压迫或浸润输尿管、膀胱等出现尿频、尿急、血尿，甚至漏尿、输尿管梗阻、肾盂积水、尿毒症等。

③压迫或浸润直肠、肛门等出现肛门坠胀、里急后重、大便秘结、便血、粪瘘、肠梗阻等。

④下肢水肿、疼痛等。

⑤消瘦、贫血、发热、全身衰竭等。

（5）妇科检查

①外阴检查　应观察有无新生物。

②阴道和子宫颈检查　应用窥阴器观察子宫颈及新生物大小、部位、形态、阴道穹窿和阴道壁是否受侵犯及浸润范围。CIN 和早期子宫颈癌可无明显病灶，子宫颈呈光滑或糜烂状。外生型可见宫颈息肉状或菜花状新生物，质脆易出血；内生型可见宫颈增粗、质硬、呈桶状。

③双合诊及三合诊检查　应先行双合诊检查阴道壁和子宫颈，注意病灶部位、大

小、质地，有无接触性出血；然后检查子宫体，再检查子宫双侧附件和宫旁组织，注意有无增厚和质地；最后行三合诊检查，主要注意检查盆腔后部及盆壁情况，了解子宫颈主、骶韧带和宫旁组织厚度、弹性，有无结节形成，病灶是否已累及盆壁以及直肠壁、是否受到浸润等。

④全身检查　除常规检查外，应注意全身浅表淋巴结有无肿大，特别是腹股沟区和锁骨上淋巴结。还应注意脊肋角肾脏区有无压痛或包块。

3. 辅助检查

（1）子宫颈细胞学检查　Text 子宫颈细胞学筛查，宜采用液基细胞学方法（TCT），取材部位应选择子宫颈鳞 – 柱状上皮转化区和子宫颈管两处。

（2）高危型 HPV 检测　用于子宫颈癌筛查、ASC – US 分流和宫颈病变治疗后的随访检查，推荐分型检测。

（3）阴道镜检查　对肉眼观察子宫颈无明显病灶，但子宫颈细胞学检查异常；或细胞学为 ASC – US 伴有高危型 HPV – DNA 检测阳性；或妇科检查怀疑子宫颈病变，应行阴道镜检查。

（4）子宫颈活检　除肉眼可见的明显病灶可以直接取材外，其余可疑病变均应在阴道镜指导下取材。阴道镜检查未发现病变时，依据细胞学结果可在子宫颈鳞 – 柱状上皮交界区多点取材。所取活组织应有一定深度，应包括上皮及间质组织。

（5）宫颈管内膜刮取术（ECC）　对细胞学异常或临床可疑而阴道镜检查阴性或不满意，或镜下活检阴性、细胞学检查为 AGC 或怀疑腺癌，应行 ECC。从前、后、左、右四壁刮取。

（6）子宫颈锥切术　对细胞学检查结果多次异常或细胞学结果 HSIL，但阴道镜检查阴性或不满意或镜下活检阴性或 ECC 阴性，活检组织病理学 CIN2、CIN3，可疑微小浸润癌、原位腺癌、ECC 可疑者均应行诊断性锥切术，可采用 LEEP 锥切或冷刀锥切（CKC）。

4. 临床分期

子宫颈癌的临床分期见表 8 – 1。

表 8 – 1　宫颈癌的临床分期（FIGO，2018 年）

分期	临床特征
Ⅰ期	肿瘤局限于宫颈（忽略扩散至宫体）
ⅠA 期	镜下浸润癌，间质浸润深度 <5mm
ⅠA1 期	间质浸润深度 <3mm
ⅠA2 期	3mm≤间质浸润深度 <5mm
ⅠB 期	肿瘤局限于宫颈，镜下最大浸润深度 ≥5mm
ⅠB1 期	浸润深度 ≥5mm，肿瘤最大径线 <2cm
ⅠB2 期	2cm≤肿瘤最大径线 <4cm
ⅠB3 期	肿瘤最大径线 ≥4cm

分期	临床特征
Ⅱ期	肿瘤超越子宫，但未达阴道下 1/3 或未达骨盆壁
ⅡA期	累及阴道上 2/3，无宫旁浸润
ⅡA1期	肿瘤最大径线 <4cm
ⅡA2期	肿瘤最大径线 ≥4cm
ⅡB期	有宫旁浸润，未达骨盆壁
Ⅲ期	肿瘤累及阴道下 1/3 和（或）扩展到骨盆壁，和（或）引起肾盂积水或肾无功能，和（或）累及盆腔淋巴结，和（或）主动脉旁淋巴结
ⅢA期	累及阴道下 1/3，没有扩展到骨盆壁
ⅢB期	扩展到盆骨壁和（或）引起肾盂积水或肾无功能
ⅢC期	累及盆腔淋巴结和（或）主动脉旁淋巴结［注明 r（影像学）或 p（病理）证据］，不论肿瘤大小和扩散程度
ⅢC1期	仅累及盆腔淋巴结
ⅢC2期	主动脉旁淋巴结转移
Ⅳ期	肿瘤侵犯膀胱黏膜或直肠黏膜（活检证实）和（或）超出真盆骨（泡状水肿不分为Ⅳ期）
ⅣA期	侵犯盆腔邻近器官
ⅣB期	转移至远处器官

2018 年 FIGO 宫颈癌新分期与 2009 年分期主要变化有以下三点。

（1）ⅠA期　病变的横向浸润将不再参与分期。淋巴脉管间隙受侵也不能改变分期，但必须标注出来，因为可能影响治疗计划。临界值都统一归到了相对较晚的分期。

（2）ⅠB期　癌灶大小新增加了 2cm 作为分界线。浸润癌间质浸润深度 ≥5mm，癌灶最大径线 <2cm 为ⅠB1 期；2cm≤浸润癌癌灶最大径线 <4cm 为ⅠB2 期；浸润癌癌灶最大径线 ≥4cm 为ⅠB3 期。临界值都统一归到了相对较晚的分期。

（3）新增了ⅢC期　仅有盆腔淋巴结转移为ⅢC1 期，有腹主动脉旁淋巴结转移时为ⅢC2 期。同时增加了 r（影像学）和 p（病理学）符号来说明将病例分到ⅢC 期的依据。

【治疗原则】

1. 基本原则

手术与放疗都是治疗子宫颈癌的主要且有效的方法。两者的疗效几乎相同。

（1）手术适用于早期病例如Ⅰ期及ⅡA 期。

（2）放疗适用于各期宫颈癌病例。

（3）化疗是有效的辅助治疗，既可用于手术或放疗前后，也可以用于复发或转移的患者。

2. 手术治疗

手术范围应根据不同病情、病理类型、细胞学分级等决定，见表 8 - 2。

表 8 – 2　宫颈癌初始治疗手术切除范围（NCCN，2019 版）

项目	子宫切除术类型			宫颈切除术类型	
	单纯子宫切除（A 型）	次广泛性子宫切除术（B 型）	保留神经的广泛性子宫切除术（C）型	单纯宫颈切除术	广泛性宫颈切除术
适应证	ⅠA1 期	ⅠA1 期伴脉管浸润和ⅠA2 期	ⅠB1～ⅠB2 期和选择性ⅡA 期	HSIL 和ⅠA1 期	ⅠA2 期和ⅠB1 期鳞癌病灶直径 <2cm
目的	治疗微小浸润	治疗小病灶	治疗大病灶	治疗微小浸润并保留生育能力	治疗ⅠB1 期和 A2 期并保留生育功能
子宫体	切除	切除	切除	保留	保留
卵巢	选择性切除	选择性切除	选择性切除	保留	保留
宫颈	切除	切除	切除	切除	切除
阴道切缘	不切除	切除 1～2cm	切除阴道上 1/4～1/3	不切除	切除阴道上 1/4～1/3
输尿管	未涉及	通过阔韧带打隧道	通过阔韧带打隧道	未涉及	通过阔韧带打隧道
主韧带	贴近子宫及宫颈旁切断	输尿管进入阔韧带处切断	骨盆壁处切断	宫颈旁切断	骨盆壁处切除
子宫骶骨韧带	宫颈旁切断	部分切除	紧贴骶骨切除	宫颈旁切断	紧贴骶骨切断
膀胱	分离至宫颈外口	分离至阴道上段	分离至阴道中段	分离至腹膜反折	分离至腹膜反折
直肠	未涉及	分离至宫颈口下	分离至阴道中下段	分离至腹膜反折	分离至腹膜反折上方
手术途径	开腹或腹腔镜	开腹、腹腔镜或机器人腹腔镜	开腹、腹腔镜或机器人腹腔镜	经阴道	经阴道、开腹、腹腔镜或机器人腹腔镜

3. 放射治疗

（1）早期以腔内照射为主、体外照射为辅。晚期则以体外照射为主，腔内照射为辅。

（2）腔内照射剂量　早期 A 点 5000cGy/5 周，宫腔 2500cGy，穹窿 2500cGy；晚期 A 点 40000cGy/4 周，宫腔 1750cGy，穹窿 2500cGy。

（3）体外照射　针对盆腔淋巴区域。早期两侧骨盆中部剂量 4000～4500cGy，晚期全盆腔照射 3000cGy 左右，以后小野照射至骨盆中部剂量 5000～5500cGy。

4. 化疗

适用于晚期或转移复发病例，可采用化疗为主的综合治疗。常用化疗方案如下。

①鳞癌　顺铂＋博来霉素＋异环磷酰胺。

②腺癌　顺铂＋吡柔比星＋异长春花碱或顺铂＋紫杉醇。

【预后与预防】

1. 预防

宫颈癌三级预防如下。一级预防，健康教育、HPV 疫苗接种；二级预防，宫颈癌筛查、癌前病变治疗；三级预防，宫颈癌的治疗。

2. 随访

（1）宫颈癌复发　50% 在 1 年内，75%～80% 在 2 年内。

（2）随访间隔　治疗后 2 年内每 3 月复查 1 次，3～5 年内每 6 月复查 1 次；第 6 年开始每年复查 1 次。

（3）随访内容　盆腔检查，阴道涂片细胞学检查，HPV，SCC，CA125，胸片，盆、腹腔 B 超，CT，MRI 或 PET – CT。

第九章　子宫肿瘤

第一节　子宫肌瘤

子宫肌瘤是女性生殖器中最常见的一种良性肿瘤，多见于 30～50 岁妇女。以宫体部肌瘤多见，少数为宫颈肌瘤。宫体部肌瘤以肌壁间肌瘤为最常见，其次为浆膜下肌瘤和黏膜下肌瘤。

【诊断标准】

1. 临床表现

（1）症状出现与肌瘤的生长部位、生长速度及肌瘤变性有关。

（2）多数患者无症状，仅于妇科检查或 B 超检查时偶被发现。

（3）阴道流血　为最常见症状，肌壁间肌瘤表现为月经量增多、经期延长；黏膜下肌瘤表现为不规则阴道流血、月经量过多、经期延长，但月经周期通常无明显变化；浆膜下肌瘤常无月经改变。

（4）腹部包块　下腹触及实质性包块，不规则，质硬，特别是在膀胱充盈时包块更为明显。

（5）白带增多　肌壁间肌瘤可有白带增多，黏膜下肌瘤更为明显，当其感染坏死时，可产生多量脓血性排液，伴有臭味。

（6）压迫症状　肌瘤增大时常可压迫周围邻近器官而产生压迫症状，尤多见于子宫下段及宫颈部肌瘤以及子宫侧方肌瘤。压迫膀胱产生尿频、尿急，甚至尿潴留；压迫直肠产生排便困难；压迫输尿管可引起肾盂积水和输尿管扩张。

（7）腰酸、下腹坠胀、腹痛　一般患者无腹痛，常诉有下腹坠胀、腰背酸痛。浆膜下肌瘤蒂扭转时可出现急腹痛。肌瘤红色变性时，腹痛剧烈且伴发热。

（8）其他症状　患者可伴不孕、继发性贫血等。

（9）妇科检查　子宫不规则增大，质硬，表面呈多个球形或结节状隆起。若为黏膜下肌瘤，有时可见宫颈口或颈管内有球形实性肿物突出，表面暗红色，有时有溃疡、坏死。

2. 辅助检查

（1）超声检查　B 型超声显像显示子宫增大，失去正常形态，肌瘤区出现圆形低回声区或近似漩涡状结构的不规则较强回声。B 超能较准确地显示肌瘤数目、大小及部位。经阴道彩色多普勒超声可以测量肌瘤血流信号及血流阻力指数，协助判定肌瘤状况。

（2）宫腔镜检查　可直接窥视宫腔形态，多用于可疑黏膜下肌瘤以及伴发不孕症者，术中可见突出在宫腔内的肌瘤，可明确诊断并指导治疗方案。

【鉴别诊断】

子宫肌瘤需与以下疾病相鉴别。

（1）妊娠子宫 有停经史、早孕反应，质软，B 超见胎囊、抬心或胎儿。

（2）卵巢肿瘤 多无月经改变，妇科检查与子宫可分开，B 超、CT/MRI 以及腹腔镜检查可鉴别。

（3）子宫腺肌症和腺肌瘤 有继发痛经，进行性加重，子宫常为均匀增大，质硬，一般不超过妊娠 2～3 个月大小。

（4）盆腔炎性肿物 有盆腔炎病史，妇科检查肿物边界不清，抗感染治疗后好转。

（5）子宫畸形 无月经改变，B 超、CT/MRI 等检查可协助诊断。

【治疗原则】

子宫肌瘤的处理，应根据患者年龄、症状、肌瘤大小、有无变性、生育要求及全身情况全面考虑。

1. 随访观察

如肌瘤小或无症状，或近绝经期而症状不明显的患者，可 3～6 个月复查一次，暂不干预。

2. 药物治疗

有症状但患者近绝经年龄；或肌瘤较大手术前药物治疗以缩小肌瘤以及全身情况较差不能耐受手术者，可选择下列药物治疗。

（1）促性腺激素释放激素类似物（GnRH－a） 常用为亮丙瑞林 3.75mg，每 4 周肌内注射一次，用 3～6 个月。用药期间肌瘤明显缩小，症状改善，但停药后肌瘤又可逐渐增大。GnRH－a 不宜长期持续使用，以免雌激素缺乏导致骨质疏松症。GnRH－a 更适用于拟行肌瘤的术前准备，使手术时易于剥离肌瘤，并减少术中出血。

（2）米非司酮（息隐、Ru486） 米非司酮 10mg，口服，每日 1 次，连续服 3～6 个月，可使肌瘤缩小。不宜长期大量服米非司酮，以防抗糖皮质激素不良反应。

（3）孕三烯酮片 孕三烯酮片 2.5mg，口服，每周 2 次，连服 3～6 个月，用药期间需随访肝功能。

（4）雄激素 甲睾酮 5～10mg，口服，每日 2 次，每月用药 10～15 日。

3. 手术治疗

（1）手术指征 ①月经量过多，继发贫血；②有压迫症状；③肌瘤引起不孕不育；④肌瘤生长迅速，可疑恶变。

（2）手术方式

①肌瘤切除术 年轻未婚或未生育希望保留生育功能的患者，可行肌瘤切除术。根据肌瘤部位、大小及数量以及患者情况，可选择开腹、经阴道途径或腹腔镜下手术切除肌瘤。黏膜下肌瘤可在宫腔镜下行肌瘤切除术。

②子宫切除术 凡肌瘤较大，症状明显，经药物治疗无效且不需保留生育功能；如疑有恶变者，可行子宫次全切除或全子宫切术。术前应详细检查宫颈，除外宫颈癌或癌前病变；月经不规则者，术前应行分段刮宫，病理学检查，除外子宫内膜病变。双侧卵巢正常者应考虑保留。若患者已绝经，可考虑同时行双侧附件切除术，如患者不愿切除，也可保留。

4. 妊娠合并子宫肌瘤的处理

（1）孕期无症状者，定期产前检查，严密观察，不需特殊处理。

（2）妊娠 36 周后，根据肌瘤生长部位是否会发生产道梗阻及产妇和胎儿具体情况决定分娩方式。若肌瘤位于子宫下段，易发生产道阻塞，胎头高浮不能入盆者，应择期剖宫产。

（3）剖宫产时根据肌瘤大小、部位及患者情况决定是否同时切除肌瘤。

第二节　子宫内膜增生

子宫内膜增生是生育年龄和围绝经期女性常见病。2014 年 WHO 对于子宫内膜增生性病变的分类进行了简化，取消了单纯性及复杂性增生，将子宫内膜增生性病变分为两类：不伴有非典型性子宫内膜增生（hyperplasia without atypia）与非典型性子宫内膜增生（atypical hyperplasia，AH）。

【诊断标准】

1. 病史

（1）年轻妇女可有多囊卵巢史，长期无排卵、不孕史。

（2）月经失调史。

（3）可有功能性卵巢肿瘤史。

2. 临床表现

（1）可以无症状，只是因其他疾病做诊断性刮宫时偶然发现。

（2）有症状者主要表现为月经异常，如周期延长或不规则，经期延长甚至呈不规则阴道流血，经量或多或少。

（3）老年妇女可表现为绝经后阴道流血。

（4）妇科检查　子宫无明显异常。

3. 辅助检查

（1）B 超检查　可显示子宫内膜增厚或宫腔内异常回声团。

（2）基础体温呈单相型。

（3）分段刮宫或子宫镜检查。

（4）宫腔内活体组织病理学检查为诊断依据。

【治疗原则】

1. 药物治疗

适于年轻未婚或已婚未生育、希望保留生育功能的子宫内膜增生者。常用药物多为孕激素类。

（1）不伴有非典型性子宫内膜增生者　年轻患者（年龄 <40 岁）可选用孕激素周期性治疗，疗程 3 ~ 6 个月，治疗有效后，对有生育要求者可行促排卵助孕治疗，对无生育要求者可继续严密观察。对于年龄较大患者（年龄 >40 岁或围绝经期妇女），可采用炔诺酮（Norgestrel）治疗，持续用药 3 ~ 6 个月，围绝经期患者也可加用雄激素，能促使其内膜加速萎缩。

（2）非典型性子宫内膜增生要求保留生育功能者　多采用醋酸甲羟孕酮 250mg，

或甲地孕酮160mg，口服，每日1次，连服3个月为一疗程。

以上药物可选择使用。疗程结束后，待其撤药流血后严密观察或行分段刮宫或宫腔镜检查，内膜组织送病理检查。病变逆转者，转入生殖内分泌指导其妊娠。

2. 手术治疗

药物治疗无效者以及无生育要求的子宫内膜不典型增生者，可行全子宫切除术或次全子宫切除术。

第三节　子宫内膜癌

子宫内膜癌为女性生殖道常见的恶性肿瘤之一，近年来发病率呈上升趋势。

【诊断标准】

1. 病史

（1）月经紊乱史，特别是子宫内膜增生过长史、不孕不育史，长期用雌激素药物史等。

（2）合并肥胖、高血压、糖尿病，特别是合并有内分泌紊乱疾病（如多囊卵巢综合征）病史。

2. 临床表现

（1）阴道流血　绝经后阴道流血，围绝经期不规则阴道流血，40岁以下妇女经期延长或月经紊乱。

（2）阴道异常排液　呈浆液性或血水样。

（3）肿瘤晚期时，因癌肿浸润周围组织或压迫神经而引起下腹及腰骶部疼痛。

（4）妇科检查　早期患者可无异常发现，稍晚期则子宫增大，有的可扪及转移结节或肿块。

3. 辅助检查

（1）细胞学检查　采用宫颈细胞学涂片，或宫颈管内膜刮取组织，或行子宫内膜细胞学检查，可能提高阳性率。

（2）B超或经阴道多普勒超声检查　可了解子宫大小、宫腔内有无占位性病变、子宫内膜厚度、有无肌层浸润以及浸润深度等，以协助诊断。

（3）分段刮宫　分段刮宫是确诊本病的主要方法。先刮颈管，用探针探测宫腔，继之刮宫腔，刮出物分别装瓶固定送病理检查。若刮取的组织量多且呈豆渣样时，内膜癌可能性极大，应立即停止搔刮，以防子宫穿孔或肿瘤扩散。

（4）宫腔镜检查　直视下明确宫腔内病变部位、范围，可疑部位做活组织检查，有助于发现较小的和早期病变，也有助于判定宫颈是否受侵，但应注意控制膨宫压力和膨宫液流速。

（5）宫腔内活体组织病理学检查　宫腔内活体组织病理学检查是确诊本病的依据。

4. 临床分期

未手术者则采用FIGO 1971年临床分期（表9-1），手术患者采用2009年FIGO新修订的子宫内膜癌的手术-病理分期（表9-2）。

表 9 - 1　子宫内膜癌临床分期（FIGO，1971 年）

分期	临床特征
Ⅰ 期	癌局限于宫体
Ⅰ A 期	宫腔长度 ≤8cm
Ⅰ B 期	宫腔长度 >8cm
Ⅱ 期	癌已侵犯宫颈
Ⅲ 期	癌扩散至子宫以外，但未超出真骨盆
Ⅳ 期	癌超出真骨盆或侵犯膀胱或直肠黏膜
Ⅳ A 期	癌侵犯附近器官，如直肠、膀胱
Ⅳ B 期	癌有远处转移

表 9 - 2　子宫内膜癌手术 - 病理分期（FIGO，2009 年修订）

分期	临床特征
Ⅰ 期	癌瘤局限在子宫体
Ⅰ A 期 G1，G2，G3	癌瘤局限在子宫内膜或侵犯肌层 ≤1/2
Ⅰ B 期 G1，G2，G3	侵犯肌层 >1/2
Ⅱ 期	癌瘤侵犯宫颈间质
Ⅲ 期	癌瘤侵犯子宫以外，但未超出盆腔
Ⅲ A 期 G1，G2，G3	癌瘤侵犯浆膜和（或）附件
Ⅲ B 期 G1，G2，G3	癌瘤侵犯阴道
Ⅲ C 期 G1，G2，G3	盆腔和（或）主动脉旁淋巴结转移
Ⅲ C1	盆腔淋巴结癌转移
Ⅲ C2	腹主动脉旁淋巴结癌转移
Ⅳ 期	癌瘤超出盆腔或远处转移
Ⅳ A 期 G1，G2，G3	癌瘤侵犯膀胱和（或）直肠黏膜
Ⅳ B 期 G1，G2，G3	远处转移，包括腹腔内和（或）腹股沟淋巴结转移

【鉴别诊断】

（1）无排卵型功血　症状、体征与子宫内膜癌相似，子宫内膜病理学检查可确诊。

（2）老年性阴道炎　为血性白带，阴道壁充血，可见黏膜下出血点，B 超检查子宫内膜厚度及血流情况可鉴别。有时与子宫内膜癌并存。

（3）子宫内膜炎、宫腔积脓　扩宫后可见脓液流出，B 超可协助诊断，应注意内膜癌继发感染、积脓。

（4）子宫黏膜下肌瘤或内膜息肉　分段刮宫、宫腔镜检查以及子宫内膜组织病理检查可鉴别。

【治疗原则】

根据有无侵犯肌层、宫颈管有无累及、组织类型及分化程度、患者个体情况等高危因素决定治疗方案。可用手术、放疗、化疗及激素药物等综合治疗。

1. 手术治疗

为首选治疗方法。凡手术治疗者均应送腹腔冲洗液或腹腔积液做细胞学检查。进入腹腔后，先注入 200ml 生理盐水冲洗盆、腹腔，然后吸出冲洗液寻找恶性细胞。继之再探查横膈、肝、脾、胃肠、大网膜、盆腔、腹腔及腹膜后淋巴结。

（1）Ⅰ A 期　高、中分化的子宫内膜样癌行筋膜外子宫切除及双侧附件切除术。若为Ⅰb期，或低分化，或特殊组织类型（浆液性癌、透明细胞癌），应同时行盆腔、腹主动脉旁淋巴结切除术。

（2）Ⅰ B 期　低分化或特殊组织类型（浆液性癌、透明细胞癌）行筋膜外子宫切除及双侧附件切除术，应同时行盆腔、腹主动脉旁淋巴结切除术。

（3）Ⅱ期　行改良的广泛子宫切除术及双侧附件切除和盆腔及腹主动脉旁淋巴结切除术。

（4）Ⅱ期以上　根据情况行肿瘤细胞减灭术。

（5）特殊组织类型患者应同时行大网膜切除术。

2. 放射治疗

（1）Ⅰ B、Ⅱ期患者，盆腔有转移灶，血管淋巴管间隙受侵，盆腔及腹主动脉旁淋巴结者，术后应补充放射治疗。

（2）不宜手术的Ⅰ期、Ⅱ期患者，可单行放射治疗。

3. 药物治疗

（1）激素治疗　不宜手术、放疗或治疗后复发等的晚期患者考虑首选激素治疗，另外年轻的Ⅰ A 期高、中分化患者，要求保留生育功能者，也可应用激素治疗。常用药物为：①孕激素，醋酸甲羟孕酮（MPA）250～500mg 或甲地孕酮（MA）160～320mg，口服，每日 1 次，连续 3 个月为一疗程；②GnRH－a 类药物。

对于保留生育功能治疗的患者治疗期间每月行 B 超检查，观察子宫内膜形态。停药后诊刮或宫腔镜下取子宫内膜病理检查，评估疗效。如子宫内膜转归正常，可助孕治疗；如子宫内膜尚未转归正常，再进行治疗一个疗程；如果病情进展或无效，则停止药物治疗，行手术治疗。

（2）化学药物治疗　Ⅰ期和Ⅱ期患者手术后病理检查有复发转移高危因素，如血管淋巴管间隙受侵、深肌层受侵、低分化以及特殊组织类型和晚期或复发患者，可进行化疗。方案有顺铂联合阿霉素、紫杉醇联合卡铂（顺铂）或紫杉醇、阿霉素和顺铂联合方案。

第四节　子宫肉瘤

子宫肉瘤发病率低，占女性生殖道恶性肿瘤的 1%，占子宫恶性肿瘤的 3%～7%。子宫肉瘤多发生在 40～60 岁。子宫肉瘤虽少见，但组织成分繁杂。WHO 提出新的子宫肉瘤分类方法，将其分为子宫平滑肌肉瘤、子宫内膜间质肉瘤和未分化子宫内膜肉瘤。子宫肉瘤缺乏特异性症状和体征，术前诊断较为困难，常需术中冷冻切片及术后石蜡病理检查才能明确诊断。子宫肉瘤恶性度高，由于早期诊断困难，易远处转移，术后复发率高，放疗和化疗不甚敏感，预后较差，5 年存活率为 30%～50%。

【诊断标准】

1. 症状

无特异性。早期症状不明显，随着病情发展可出现下列表现。

（1）阴道不规则流血　最常见，量多少不等。

（2）腹痛　肉瘤生长快，子宫迅速增大或瘤内出血、坏死、子宫肌壁破裂引起急性腹痛。

（3）腹部包块　患者常诉下腹部包块迅速增大。

（4）压迫症状及其他　可压迫膀胱或直肠，出现尿频、尿急、尿潴留、大便困难等症状。晚期患者全身消瘦、贫血、低热或出现肺、脑转移相应症状。宫颈肉瘤或肿瘤自宫腔脱出至阴道内，常有大量恶臭分泌物。

2. 体征

子宫增大，外形不规则。宫颈口可有息肉或肌瘤样肿块，呈紫红色，极易出血，继发感染后有坏死及脓性分泌物。晚期肉瘤可累及骨盆侧壁，子宫固定不活动，可转移至肠管及腹腔，但腹腔积液少见。

3. 辅助检查

因子宫肉瘤的临床表现与子宫肌瘤及其他恶性肿瘤相似，术前诊断较困难。辅助诊断可选用经阴道彩色多普勒超声检查、盆腔 MRI、诊断性刮宫等。确诊依据为组织病理学检查。

4. 临床分期

子宫肉瘤的分期采用国际妇产科联盟（FIGO，2009 年）制定的手术 – 病理分期，见表 9 – 3。

表 9 – 3　子宫肉瘤手术 – 病理分期（FIGO，2009 年修订）

（1）子宫平滑肌肉瘤及腺肉瘤
Ⅰ期肿瘤局限于子宫体
　　ⅠA 肿瘤≤5cm
　　ⅠB 肿瘤＞5cm
Ⅱ期肿瘤侵及盆腔
　　ⅡA 附件受累
　　ⅡB 子宫外盆腔内组织受累
Ⅲ期肿瘤侵及腹腔组织（不包括子宫肿瘤突入腹腔）
　　ⅢA 一个病灶
　　ⅢB 一个以上病灶
　　ⅢC 盆腔淋巴结和（或）腹主动脉旁淋巴结转移
Ⅳ期膀胱和（或）直肠或有远处转移
　　ⅣA 肿瘤侵及膀胱和（或）直肠
　　ⅣB 远处转移
（2）子宫内膜间质肉瘤
Ⅰ期肿瘤局限于子宫体
　　ⅠA 肿瘤局限于子宫内膜或宫颈内膜，无肌层浸润
　　ⅠB 肌层浸润≤1/2
　　ⅠC 肌层浸润＞1/2
Ⅱ期肿瘤侵及盆腔
　　ⅡA 附件受累
　　ⅡB 子宫外盆腔内组织受累
Ⅲ期肿瘤侵及腹腔组织（不包括子宫肿瘤突入腹腔）
　　ⅢA 一个病灶
　　ⅢB 一个以上病灶
　　ⅢC 盆腔淋巴结和（或）腹主动脉旁淋巴结转移
Ⅳ期膀胱和（或）直肠或有远处转移
　　ⅣA 肿瘤侵及膀胱和（或）直肠
　　ⅣB 远处转移

【治疗原则】

治疗原则以手术为主。Ⅰ期和Ⅱ期患者行筋膜外子宫及双附件切除术。强调子宫应完整切除并取出，术前怀疑肉瘤者，禁用子宫粉碎器。是否行淋巴结切除尚有争议。根据期别和病理类型，术后化疗或放疗有可能提高疗效。Ⅲ期及Ⅳ期应考虑手术、放疗和化疗综合治疗。低级别子宫内膜间质肉瘤孕激素受体多为高表达，大剂量孕激素治疗有一定效果。

第十章 卵巢肿瘤

卵巢肿瘤是女性常见肿瘤，有良、恶性之分。由于卵巢位于盆腔深部，早期病变不易发现，恶性肿瘤就诊时多为晚期，患者的死亡率较高。

第一节 卵巢瘤样病变

这是一类卵巢非肿瘤性囊肿或增生性病变，可为生理性，亦可为病理性。可发生于任何年龄，以育龄妇女多见。

【诊断标准】

1. 分类

（1）卵巢非赘生性囊肿 ①卵泡囊肿、黄体囊肿、卵巢冠囊肿、卵巢单纯囊肿；②卵巢子宫内膜异位囊肿；③卵巢生发上皮包涵囊肿。

（2）卵巢增生性病变 ①双侧多囊卵巢综合征；②卵泡膜细胞增生症；③卵巢重度水肿。

2. 临床表现

（1）多囊卵巢综合征患者常有月经失调、不排卵、不孕、毛发增多等症状。

（2）多数患者常无临床症状，仅在妇科检查或B超检查时发现。囊肿较大时可出现下腹坠胀或不适感，甚至腰骶部酸痛、性交痛。

（3）妇科检查 可发现子宫一侧或双侧肿块，囊性为主，表面光滑，直径通常不超过5cm。

3. 辅助检查

（1）B超检查提示一侧或双侧卵巢囊性增大。

（2）实验室内分泌测定有助诊断。

（3）腹腔镜检查有助诊断，必要时做活体组织检查以明确诊断。

【鉴别诊断】

主要与卵巢肿瘤相鉴别，卵巢瘤样病变直径多小于5cm，且可能随月经周期变化。

【治疗原则】

（1）一般需观察2~3个月后复查，多数可自行消失。当发生扭转、破裂引起急腹症时，需及时诊断，及时处理。多数卵巢非赘生性囊肿破裂不需手术，但腹腔内出血多者，应立即剖腹探查，行修补缝合术。

（2）有以下情况者应行剖腹探查或腹腔镜检查。①囊肿直径超过5cm；②出现急腹症症状；③观察3~6个月，囊肿持续存在；④绝经后妇女；⑤不能排除阑尾炎、异位妊娠及卵巢肿瘤。

第二节 卵巢上皮性肿瘤

卵巢上皮性肿瘤是最常见的一组卵巢肿瘤。卵巢癌的二元理论将卵巢癌分为两种类型，即Ⅰ型和Ⅱ型卵巢癌。Ⅰ型卵巢癌包括低级别卵巢浆液性癌、低级别卵巢子宫内膜样癌、卵巢透明细胞癌以及黏液性癌。Ⅰ型卵巢癌多局限于一侧卵巢，经过良性—交界性—低度恶性的渐进发展过程，肿瘤生长缓慢，对化疗不敏感，但临床诊断时多为早期，预后较好；Ⅱ型卵巢癌包括高级别卵巢浆液性癌、高级别卵巢子宫内膜样癌、卵巢未分化癌以及癌肉瘤，对移行细胞癌的归属与否尚存在较大争议。Ⅱ型卵巢癌大约占所有上皮性卵巢癌的75%，无明确的前驱病变，大多确诊时已为进展期，临床经过迅速，侵袭性强，发现时往往已有盆、腹腔的广泛性播散和种植，虽然对化疗相对敏感，但预后较差。

【诊断标准】

首先需重视发病危险因素：卵巢持续排卵、乳腺癌、结肠癌或子宫内膜癌的个人史及卵巢癌家族史，被视为危险因素。遗传卵巢癌综合征：尤其是 BRCA1 或 BRCA2 基因表达阳性者，其患病的危险率高达 50%，并随年龄增长，危险增加。若出现"卵巢癌三联征"即年龄 40～60 岁、卵巢功能障碍、胃肠道症状，应提高对卵巢癌的警戒。

1. 临床表现

（1）症状

①早期常无症状。

②胃肠道症状　早期可有消化不良、便秘、恶心、腹泻及腹部不适，渐渐出现腹胀。

③下腹包块　以囊性或囊实性为主，中等大小；也有较大者，单侧或双侧；恶性者表面高低不平，固定。

④压迫症状　较大肿瘤压迫可引起下肢水肿、尿潴留、排尿困难，并发腹腔积液时可产生相应压迫症状，如呼吸困难、心悸、上腹饱胀。

⑤腹痛　当肿瘤内出血、坏死、破裂、感染时可致腹痛。发生扭转时可产生急腹痛。恶性肿瘤侵犯盆壁、累及神经时，可出现疼痛并向下肢放射。

⑥月经异常　部分患者可有月经异常，表现为月经紊乱、不规则阴道流血、闭经、绝经后阴道流血等。

⑦恶病质　晚期恶性肿瘤患者有贫血、消瘦等恶病质表现，甚至出现肠梗阻。

⑧亦需考虑进行家族史评估。

（2）体征

①全身检查　特别注意乳腺、区域淋巴结、腹部膨隆、肿块、腹腔积液及肝、脾、直肠检查。

②盆腔检查　双合诊和三合诊检查子宫及附件，注意附件肿块的位置、侧别、大小、形状、边界、质地、表面状况、活动度、触痛及子宫陷凹结节等。

应强调盆腔肿块的鉴别，以下情况应注意为恶性：①实性；②双侧；③肿瘤不规则、表面有结节；④粘连、固定、不活动；⑤腹腔积液，特别是血性腹腔积液；⑥子宫陷凹结节；⑦生长迅速；⑧恶病质，晚期可有大网膜肿块、肝脾大及消化道梗阻表现。

2. 辅助检查

（1）超声扫描　对于盆腔肿块的检测有重要意义，可描述肿物大小、部位、质地等。良、恶性的判定依经验而定，可达 80% ~ 90%，也可显示腹腔积液。通过彩色多普勒超声扫描，能测定卵巢及其新生组织血流变化，有助诊断。

（2）盆腔和（或）腹部 CT 及 MRI 检查　对判断卵巢周围脏器的浸润、有无淋巴转移、有无肝脾转移和确定手术方式有参考价值。

（3）腹腔积液或腹腔冲洗液细胞学检查　腹腔积液明显者，可直接从腹部穿刺，若腹腔积液少或不明显，可从后穹窿穿刺。所得腹腔积液经离心浓缩，固定涂片，查找肿瘤细胞有助诊断。

（4）腹腔镜检

①明确诊断，做初步临床分期。

②取得腹腔积液或腹腔冲洗液进行细胞学检查。

③取得活体组织，进行组织学诊断。

④术前放腹腔积液或腹腔化疗，进行术前准备。

（5）X 线检查　胸部、腹部 X 线摄片对判断有无胸腔积液、肺转移和肠梗阻有诊断意义。系统胃肠摄片或乙状结肠镜观察，必要时行胃镜检查，提供是否有卵巢癌转移或胃肠道原发性癌的证据。肾图、静脉肾盂造影：观察肾脏的分泌及排泄功能、了解泌尿系压迫或梗阻情况。肝脏扫描或 γ 照相了解肝转移或肝脏肿物。放射免疫显像或 PET 检查：有助于对卵巢肿瘤进行定性和定位诊断。

（6）肿瘤标志物检测　CA125、人附睾蛋白 4 检查以及根据临床指征，行其他肿瘤标志物 CA19 - 9、CEA、AFP 的检测。

①CA125　80% 的卵巢上皮性癌患者 CA125 水平高于 35kU/L，90% 以上患者 CA125 水平的消长与病情缓解或恶化相一致，尤其对浆液性腺癌更有特异性。HE4 作为新型卵巢癌标志物，其特异度优于 CA125，因此血清中 HE4 的检测会进一步提高上皮性卵巢癌的临床诊断准确率。

②AFP　对卵巢内胚窦瘤有特异性价值或者未成熟畸胎瘤、混合性无性细胞瘤中含卵黄囊成分者均有诊断意义。其正常值为 <25μg/L。

③hCG　对于原发性卵巢绒癌有特异性。

④性激素　粒层细胞瘤、包膜细胞瘤可产生较高水平的雌激素。支持间质细胞肿瘤具有男性化作用。

（7）病理组织学检查　手术标本送病理检查可明确诊断。

【鉴别诊断】

卵巢恶性肿瘤的诊断需与如下疾病鉴别：①子宫内膜异位症；②结核性腹膜炎；③生殖道以外的肿瘤；④转移性卵巢肿瘤；⑤慢性盆腔炎。

4. 临床分期

采用 FIGO 2013 年卵巢癌、输卵管癌、腹膜癌的手术 - 病理分期，见表 10 - 1。

表 10 - 1　卵巢癌、输卵管癌、腹膜癌的手术 - 病理分期（FIGO，2013 年修订）

FIGO	手术探查所见	TNM
Ⅰ期	病变局限于卵巢或输卵管	T1 - N0 - M0
ⅠA	肿瘤局限于一侧卵巢（包膜完整）或输卵管，卵巢和输卵管表面无肿瘤；腹腔积液或腹腔冲洗液未找到恶性细胞	T1a - N0 - M0
ⅠB	肿瘤局限于双侧卵巢（包膜完整）或输卵管，卵巢和输卵管表面无肿瘤；腹腔积液或腹腔冲洗液未找到恶性细胞	T1b - N0 - M0
ⅠC	肿瘤局限于单或双侧卵巢或输卵管并伴有如下任何一项	
ⅠC1	手术导致肿瘤破裂	T1c1 - N0 - M0
ⅠC2	手术前肿瘤包膜已经破裂或卵巢、输卵管表面有肿瘤	T1c2 - N0 - M0
ⅠC3	腹腔积液或冲洗液发现癌细胞	T1c3 - N0 - M0
Ⅱ期	肿瘤累及一侧或双侧卵巢或输卵管伴有盆腔扩散（在骨盆入口平面以下）或原发性腹膜癌	T2 - N0 - M0
ⅡA	肿瘤蔓延或种植到子宫和（或）输卵管和（或）卵巢	T2a - N0 - M0
ⅡB	扩散到其他盆腔内组织	T2b - N0 - M0
Ⅲ期	肿瘤侵犯一侧或双侧卵巢输卵管或原发性腹膜癌，伴有细胞学或组织学证实的盆腔外腹膜转移或证实存在腹膜后淋巴结转移	T1/T2 - N1 - M0
ⅢA1	仅有腹膜后淋巴结阳性（细胞学或组织学证实）	T3a2 - N0/N1 - M0
ⅢA1（i）	淋巴结转移最大直径≤10mm	
ⅢA1（ii）	淋巴结转移最大直径 >10mm	
ⅢA2	显微镜下盆腔外腹膜受累，伴或不伴有腹膜后淋巴结转移	
ⅢB	肉眼盆腔外腹膜转移，病灶最大径线≤2cm，伴或不伴有腹膜后阳性淋巴结	T3b - N0/N1 - M0
ⅢC	肉眼盆腔外腹膜转移，病灶最大径线 >2cm，伴或不伴有腹膜后阳性淋巴结（包括肿瘤蔓延至肝包膜和脾，但未转移到脏器实质）	T3c - N0/N1 - M0
Ⅳ	超出腹腔外的远处转移	任何 T，任何 N，M1
ⅣA	胸腔积液中发现癌细胞	
ⅣB	腹腔外器官实质转移（包括肝实质转移和腹股沟淋巴结和腹膜外淋巴结转移）	

【治疗原则】

一经发现卵巢肿瘤，应行手术。手术目的：①明确诊断；②切除肿瘤；③恶性肿瘤进行手术 - 病理分期。术中不能明确诊断者，应将切下的卵巢肿瘤送快速冰冻病理学检查，进行确诊，手术可通过腹腔镜和（或）开腹进行，术后根据卵巢肿瘤的性质、组织学类型、手术 - 病理分期等因素来决定是否进行辅助治疗。

1. 良性肿瘤

采取手术治疗，手术范围根据患者年龄而定。

（1）年轻患者可行肿瘤剥除术或患侧附件切除术。

（2）45 岁以上患者可行患侧附件切除术或同时切除子宫。

（3）绝经后患者根据个人意愿行双侧附件切除术或行全子宫及双侧附件切除术。

（4）切除的肿瘤标本需即刻剖视，可疑恶性者或有条件者即送冷冻切片病理检查。

（5）手术注意点 ①尽量完整取下肿瘤，以防囊内容物流出污染腹腔；②巨大卵巢囊肿可行穿刺抽吸液体使肿瘤体积缩小后取出，但需保护周围组织防止囊液污染种植；③抽吸液体速度宜缓慢，以免腹压骤降影响心脏负荷而致休克。

2. 卵巢低度恶性肿瘤（交界性瘤）

卵巢交界性瘤占卵巢上皮性瘤的 9.2% ~ 16.3%，发病年龄较轻，平均 34 ~ 44 岁，合并妊娠者占 9%。卵巢交界性肿瘤是一类性质较为特别的卵巢肿瘤。具有下列特点：①易发生于生育年龄的妇女；②常为早期，Ⅰ期、Ⅱ期患者占 80%；③在临床上有一定的恶性上皮卵巢癌的组织学特征，但缺少可确认的间质浸润，恶性程度较低；④对化疗不敏感；⑤多为晚期复发；⑥复发多为卵巢交界性瘤。根据上述特点，通常可切除一侧附件而保留生育功能，对于Ⅰ期患者可不进行分期手术，术后多不需用化疗。交界性卵巢肿瘤双侧的发生率为 38%。对于双侧交界性卵巢肿瘤，只要有正常卵巢组织存在，也可进行肿瘤切除而保留生育功能。期别较晚的交界性卵巢肿瘤如无外生乳头结构及浸润种植也可考虑保留生育功能的手术治疗。

（1）处理原则 手术为交界性肿瘤最重要、最基本的治疗，手术范围视患者年龄、生育状况及临床分期而定。

①Ⅰ期 根据患者对生育的要求而定，若希望保留生育功能且对侧检查正常，则行单侧卵巢切除；若患者只有一侧卵巢或双侧卵巢囊肿，则行卵巢部分切除，对其他所有患者，则建议行全子宫双附件切除术。

②Ⅱ ~ Ⅳ期 按手术分期进行，包括全子宫双附件切除、大网膜切除、盆腔及腹主动脉旁淋巴结切除术、腹腔冲洗液检查癌细胞、多点活检及肿瘤切除术。必要时行肿瘤细胞减灭术。黏液性肿瘤应切除阑尾。

（2）辅助治疗 2000 年 FIGO 建议，腹膜、大网膜有交界性肿瘤浸润种植者或术后很快复发者应给予化疗，但满意的肿瘤细胞减灭术后则不必采用辅助治疗。透明细胞交界瘤预后差，可以考虑化疗。

（3）预后与复发 交界性瘤恶性程度低、预后好，复发晚，复发率随时间推移而增加。交界性瘤复发，绝大多数病理形态仍为交界性，再次手术仍可达到较好结果。

（4）随访 术后 1 ~ 3 年每 3 ~ 6 个月随访一次，以后则每年一次。

3. 卵巢癌

以手术为主，辅以化疗等综合治疗。

（1）手术治疗 一经怀疑为卵巢恶性肿瘤应尽早手术。根据分期、患者全身情况决定手术范围。

1）早期病例行全面分期探查术 包括：全面盆腹腔探查；腹腔细胞学（腹腔积液或盆腔、结肠侧沟、上腹部冲洗液）；大网膜切除；全子宫和双附件切除（卵巢动静脉高位结扎）；仔细探查及活检（粘连、结扎及可疑部位，特别是结肠侧沟、膈肌和肠系膜等）；同时行腹膜后淋巴结及腹主动脉旁淋巴结切除术。

2）Ⅱ期以上晚期病例行肿瘤细胞减灭术 尽量达到无肿瘤残留（R0）或使肿瘤残留病灶直径缩小到 1cm 以下（R1），其手术方法和范围是：腹腔积液或腹腔冲洗液细胞学检查，全子宫双附件或盆腔肿物切除，卵巢动静脉高位结扎；从横结肠下缘切除大网膜，注意肝、脾区转移并切除；膈肌、结肠侧沟、盆壁腹膜、肠系膜及子宫直肠陷凹转移灶切除及多点活检；肝、脾转移处理；腹主动脉旁及盆腔淋巴结切除；阑尾切除（黏液性肿瘤）及肠道转移处理。

3）"中间性"或间隔肿瘤细胞减灭术　对于某些晚期卵巢癌病灶估计难以切净或基本切净，则先用 3 个疗程（不满 6 个疗程，或称非全疗程）化疗，再行肿瘤细胞减灭术。

保留生育功能的保守性手术（保留卵巢）应谨慎和严格选择，仅用于符合下列条件者：①临床ⅠA期；②分化好的（G1）浆液性、黏液性、内膜样肿瘤；③对侧卵巢外观正常、活检阴性；④腹腔积液细胞学阴性，"高危区域"（子宫直肠陷凹、结肠侧沟、肠系膜、大网膜和腹膜后淋巴结）探查及活检均阴性；⑤年轻要求生育；⑥有条件随访，在完成生育后再切除子宫及对侧卵巢。但对卵巢生殖细胞肿瘤，不论期别早晚，均可实行保留生育功能的手术。

（2）化疗　化疗是晚期卵巢癌的重要治疗措施，一定要及时、足量、规范。对于进行了最大限度的肿瘤细胞减灭术或瘤体很小的患者更为有效。卵巢癌化疗包括术前新辅助化疗及术后化疗。化疗疗程视病情而定，一般需 6 个疗程。

1）常用化疗方案：2019 年 NCCN 指南推荐上皮性卵巢癌的一线化疗方案有 3 种：紫杉醇 + 卡铂、脂质体阿霉素 + 卡铂、多西他赛 + 卡铂。紫杉醇 + 卡铂方案为首选方案，同时可以加入贝伐单抗治疗。二线化疗药物较多可选用的药物有紫杉醇、多西他赛、拓扑替康、依托泊苷、异环磷酰胺和六甲嘧胺等。

2）腹腔化疗，特别是腹腔热灌注化疗对卵巢癌的治疗价值近来受到重视。此外，在卵巢癌的治疗中腹腔化疗还可用于：

①首次手术后较小的残留灶（微小残留灶 0.5cm ＜最大直径 ＜1cm）。

②具有高危因素的早期患者（Ⅰ期 G2、G3，Ⅳ期），以治疗上腹部可能的微小病灶。

③对具有高危险复发因素的患者（Ⅲ期，低分化 G3），在获病理完全缓解后的巩固治疗。

④二次探查阳性的补救治疗。

⑤术前控制大量腹腔积液。

3）卵巢癌的先期化疗　即新辅助化疗，是指在明确诊断卵巢癌后，选择相应有效的化疗方案给予患者有限疗程的化疗，然后再行肿瘤细胞减灭术。新辅助化疗一般为 2~3 个疗程。

①新辅助化疗目的　减少肿瘤负荷；提高手术质量；改善患者预后。

②新辅助化疗的先决条件　明确的病理诊断；明确病变程度和范围。

③新辅助化疗的方法　首选静脉化疗。

④新辅助化疗的临床意义　主要是可以明显改善手术质量，提高手术彻底性。

4）注意事项

①顺铂有肾毒性，化疗前需水化，补液 3000ml 左右，保证尿量≥2500ml。

②紫杉醇可引起过敏反应，化疗前应用抗过敏药，化疗期间行心电监护，紫杉醇应先于顺铂应用，间隔 1 小时。

③此外，妇科肿瘤治疗中较易引起输液反应的药物还有：卡铂、顺铂、奥沙利铂、

多西他赛和多柔比星脂质体。

（3）激素治疗　内膜样癌可用孕酮类药物与化疗联合应用，己酸孕酮 500mg，肌内注射，每周 2 次；或甲羟孕酮片 250mg，每日 1~2 次；或甲地孕酮片 160mg，每日 1~2 次，连用 6 个月~1 年。

（4）靶向治疗　卵巢癌的患者均建议行基因检测，可根据基因检查结果进行靶向药物治疗，其中 BRCA1/2 突变的患者可用 PARP 抑制剂进行维持治疗或二线铂敏感复发卵巢癌患者的维持治疗及三线及以上患者的治疗。抗血管生成抑制剂，叶酸受体靶向药物，耐药修饰、免疫抑制剂等在卵巢癌中得到越来越多的应用并给患者带来获益。

【随访与监测】

1. 病情监测

卵巢癌易于复发，应长期予以随访和监测。随访和监测内容如下。

（1）临床症状、体征、全身及盆腔检查　强调每次随诊盆腔检查的重要性。

（2）肿瘤标志物　CA125、HE4、AFP、hCG。

（3）影像检查　B 超、CT 及 MRI（有条件者）。

（4）正电子发射显像（PET）（有条件者）。

（5）类固醇激素测定　雌激素、孕激素及雄激素（对某些肿瘤）。

2. 术后随访

术后 1 年，每月 1 次；术后 2 年，每 3 个月 1 次；术后 3~5 年，视病情 4~6 个月 1 次；5 年后每年 1 次。

第三节　复发性卵巢癌

【诊断标准】

1. 复发卵巢癌的定义及诊断

（1）复发指经过满意的肿瘤细胞减灭术和正规足量的化疗达到临床完全缓解，停药半年后临床上再次出现肿瘤复发的证据，视为复发。

（2）未控指虽然经过肿瘤细胞减灭术和正规足量的化疗，但肿瘤仍进展或稳定，二探手术发现残余灶，或停化疗半年之内发现复发证据，均视为未控。

（3）卵巢癌复发的迹象和证据

①CA125 升高。

②出现胸腹腔积液。

③体检发现肿块。

④影像学检查发现肿块。

⑤不明原因的肠梗阻。

只要存在上述中的两项就要考虑肿瘤复发。复发的诊断最好有病理的支持。

2. 复发卵巢癌的分型

（1）铂敏感复发　定义为对初期以铂类药物为基础的治疗有明确反应，且已经达到临床缓解，停用化疗 6 个月以上病灶复发。

（2）铂耐药复发　定义为患者对初期的化疗有反应，但在完成化疗相对短的时间内证实复发，一般认为完成化疗后 6 个月内的复发应考虑为铂类药物耐药。

（3）难治型　难治型是指对化疗没有产生最小有效反应的患者，包括在初始化疗期间肿瘤稳定或肿瘤进展者。大约发生于 20% 的患者，这类患者对二线化疗的有效反应率最低。

【治疗原则】

（1）治疗前的准备　详细复习病史包括：①手术分期；②组织学类型和分级；③手术的彻底性；④残余瘤的大小及部位；⑤术后化疗的方案、途径、疗程、疗效；⑥停用化疗的时间；⑦出现复发的时间等。

（2）对复发性卵巢癌进行分型，对复发灶进行定位分析。

（3）对患者的生活状态（PS）进行评分，对患者重要器官的功能进行评估。

（4）治疗原则　目前认为对于复发性卵巢癌的治疗目的是姑息性的，在制订治疗方案时要充分考虑到患者的生存质量和各种治疗方案的不良反应。在制订二线化疗方案时，常把耐药型和难治型卵巢癌考虑为一组，而对铂类药物敏感的复发癌常被分开考虑。

①化疗敏感型的治疗　停用化疗时间越长，再次治疗缓解的可能性越大，对这类患者的治疗应该采取积极的态度。对于 >12 个月复发的孤立可切除病灶，可考虑先行手术切除，然后再化疗；也可考虑先行化疗后再手术，然后化疗。化疗可采用与一线相似的方案，也可选择目前较为明确有效的二线药物和方案。

②耐药和难治型患者的治疗　效果很不理想，除了为解除肠梗阻外，一般不考虑手术治疗。主要是选用目前较为明确有效的二线化疗药物和方案。

③手术　对复发性卵巢癌的治疗价值尚未确定，手术的指征和时机还存在一些争论。复发性卵巢癌的手术主要用于解除肠梗阻、切除孤立的复发灶，但要求患者年龄较轻，有很好的生活状态评分，对先前的化疗有很好的反应。在上述情况下进行再次肿瘤细胞减灭术可达到预期的治疗目的，对患者有益。

④卵巢癌复发合并肠梗阻的治疗　肠梗阻是复发性卵巢癌患者最常见和最难处理的问题。化疗对大部分肠梗阻患者的疗效不佳，姑息性的保守治疗是较为合适的选择（激素、止痛药、止吐药、胃肠减压和全胃肠外营养（TPN）等）。选择手术治疗应该谨慎，多处梗阻和多个复发灶手术很难奏效，而且并发症很多（10% ~ 15% 的患者将会在手术后 8 周内死亡，40% 的患者手术没有任何效果）。对孤立的复发灶，仅一个部位的梗阻和对化疗敏感的患者手术可能会有一定的疗效，对肠梗阻患者进行评分有助于临床医师决定是否进行手术。

⑤开始治疗的时机和指征　临床上有下列情况可考虑开始进行复发性卵巢癌的治疗：a. 临床上有症状，临床或影像学检查有复发的证据，伴有（或）不伴有 CA125 的升高；b. 临床上没有症状，但 CA125 升高，临床或影像学检查发现 >（2 ~ 3）cm 的复发灶；c. 虽然没有临床和影像学检查的复发证据，但有症状和 CA125 的明显升高；d. 系列测定 CA125 持续升高，除外其他 CA125 升高的原因。

第四节　卵巢生殖细胞肿瘤

卵巢生殖细胞肿瘤是指来源于胚胎性腺的原始生殖细胞而具有不同组织学特征的

一组肿瘤，发病率仅次于卵巢上皮性肿瘤，除卵巢成熟性畸胎瘤为良性外，其他类型均为恶性。主要的组织病理分类包括未成熟畸胎瘤、无性细胞瘤、卵黄囊瘤、胚胎癌、绒癌和混合型恶性生殖细胞肿瘤。其临床特点：①多发生于年轻的妇女及幼女。②多数生殖细胞肿瘤是单侧的。③即使复发也很少累及对侧卵巢和子宫。④肿瘤标志物为AFP、hCG。⑤对化疗敏感。近年来，由于找到有效的化疗方案，使其预后大为改观。卵巢恶性生殖细胞肿瘤的 5 年存活率分别由过去的 10% 提高到目前的 90%。大部分患者可行保留生育功能的治疗。

一、卵巢畸胎瘤

畸胎瘤是最常见的卵巢生殖细胞肿瘤，由多胚层组成，偶有单胚层成分，分成熟性（良性）和未成熟性（恶性）。成熟性畸胎瘤多为单侧，中等大小，内为皮肤、毛发和油脂成分，也可见骨骼和牙齿，其头结部分可恶变为鳞癌；未成熟畸胎瘤主要为原始神经组织，它有恶性程度逆转的特征。

【诊断标准】

1. 临床表现

（1）因肿瘤性质而异，成熟性畸胎瘤常无症状，仅在妇科检查或 B 超检查时发现。

（2）腹胀、腹块　随肿瘤生长出现腹胀、腹块，恶性者肿块生长迅速，短期内增大，可伴腹腔积液。

（3）腹痛　畸胎瘤发生蒂扭转时可产生剧烈腹痛。肿瘤穿破包膜可引起腹痛。

（4）压迫症状　肿瘤增大压迫邻近器官引起尿潴留、排便困难等。

（5）恶病质　晚期恶性肿瘤患者出现消瘦、贫血、发热及转移灶症状，病情发展快。

（6）腹部检查　可扪及肿块，大小不一，多为中等大小，多呈实性。腹腔积液征可呈阳性。

（7）妇科检查　子宫一侧扪及肿块，偶为双侧性，中等大小，实性或呈不均质。

2. 辅助检查

（1）X 线检查盆腔平片可显示畸胎瘤内有骨骼及牙齿阴影。

（2）B 超检查提示肿瘤部位、大小、性质，可显示囊内骨骼、牙齿、实质性光团等特有图像。

（3）腹腔积液细胞学检查找癌细胞。

（4）血清 AFP 测定　合并有卵黄囊瘤成分者 AFP 常呈阳性。

（5）病理组织学检查　是诊断的依据。

3. 分期

参见本章第二节。

【治疗原则】

1. 手术治疗

（1）成熟性畸胎瘤行患侧附件切除术或肿瘤剥除术，并应检查对侧卵巢。术中剖视标本，可疑恶性者送冷冻切片检查。

（2）未成熟性畸胎瘤　由于绝大部分患者是希望生育的年轻女性，常为单侧卵巢发病，即使复发也很少累及对侧卵巢和子宫，更为重要的是卵巢恶性生殖细胞肿瘤对化疗十分敏感。因此，手术的基本原则是无论期别早晚，只要对侧卵巢和子宫未受肿瘤累及，均应行保留生育功能的手术，即仅切除患侧附件，同时行全面分期探查术。对于复发的卵巢生殖细胞肿瘤仍主张积极手术。

2. 化疗

（1）BEP 方案（博来霉素、依托泊苷、顺铂）是生殖细胞肿瘤最有效的化疗方案。除了 I A 期 1 级的未成熟畸胎瘤以外，均应行 3～6 个疗程的 BEP 化疗。有肿瘤标志物升高的患者，化疗应持续至肿瘤标志物降至正常后 2 个疗程。

（2）其他如 VAC 方案（长春新碱、放线菌素 D、环磷酰胺）、PVB 方案（顺铂、长春新碱、博来霉素或平阳霉素）也可选择使用，疗程间隔 3～4 周。

（3）注意博来霉素及平阳霉素可引起肺纤维化，成人终生剂量为 360mg，用药时建议行肺功能检查。

二、卵巢无性细胞瘤

卵巢无性细胞瘤是卵巢生殖细胞肿瘤的一种，为中度恶性的卵巢实质性肿瘤，好发于青春期及育龄女性。

【诊断标准】

1. 临床表现

（1）腹胀、腹痛　早期症状不明显，随肿瘤发展而出现症状。

（2）腹部肿块　下腹肿块多为实性、中等大小。少数可伴腹腔积液。

（3）妇科检查　子宫一侧或双侧发现实质性肿块，中等大小。多数病例性发育正常。

2. 辅助检查

（1）B 超检查　显示子宫一侧或双侧实质性肿块。

（2）病理组织学检查　是诊断依据，必须注意有无与其他类型生殖细胞肿瘤混合存在。

3. 临床分期

参见本章第二节。

【治疗原则】

治疗原则以手术为主，辅以化疗或放疗。

1. 手术治疗

（1）手术时首先详细探查，包括腹腔冲洗液找肿瘤细胞；盆、腹腔脏器及腹膜淋巴结探查，横膈、腹膜及大网膜多点活检，以准确地做出临床分期。

（2）I 期患者行全子宫及双侧附件切除术，并行腹膜后淋巴结切除。

（3）Ⅱ 期以上患者行肿瘤细胞减灭术。

（4）符合下列条件的年轻患者可考虑行患侧附件切除术。①肿瘤局限于一侧卵巢，包膜完整、无粘连、无破裂。②肿瘤直径小于 10cm。③纯无性细胞瘤。④无腹腔积液，腹腔冲洗液未找到恶性细胞。⑤无卵巢外肿瘤证据。⑥无淋巴结转移，对侧卵巢剖视正常。⑦无性腺发育不良。⑧要求保留生育功能，且有随访条件者。

2. 化学治疗

无性细胞肿瘤对化疗敏感，通过化疗，同样可达到放疗的治疗效果。常用化疗方案有 BEP、VAC 和 PVB 方案，以上方案酌情选用，疗程间隔 4 周。若病情稳定，总疗程一般为 6 个疗程。

3. 放射治疗

无性细胞瘤对放疗最敏感，但由于无性细胞瘤的患者多年轻，要求保留生育功能，目前放疗已较少应用。对复发的无性细胞瘤，放疗仍能取得较好疗效。晚期、复发或有远处转移者，除手术外可加用放射治疗。

第五节 卵巢性索间质肿瘤

卵巢性索间质肿瘤占卵巢恶性肿瘤的 4.3% ~ 6%，成人型颗粒细胞肿瘤（95%）发生在绝经期，发病的平均年龄是 50 ~ 53 岁；青少年型颗粒细胞肿瘤（5%）发生在 20 岁之前。颗粒细胞瘤常产生雌激素，75% 的病例与假性性早熟有关，25% ~ 50% 的中老年女性病例与子宫内膜增生有关，5% 与子宫内膜腺癌有关。支持细胞 - 间质细胞瘤属低度恶性，通常发生在 30 ~ 40 岁妇女，多数是单侧发生。典型的支持细胞 - 间质细胞肿瘤会产生雄激素，70% ~ 85% 的病例会有临床男性化的表现。虽然该类肿瘤多有性激素刺激的症状，但每一种性索间质肿瘤的诊断完全是根据肿瘤的病理形态，而不以临床内分泌功能及肿瘤所分泌的特殊激素来决定。

【诊断标准】

1. 临床表现

（1）下腹部肿块 实质性。

（2）内分泌紊乱 根据肿瘤产生激素不同而表现不一。支持细胞 - 间质细胞瘤患者常表现男性化：毛发增生、出现胡须、阴蒂肥大、声音低沉。颗粒 - 卵泡膜细胞瘤因产生雌激素而表现女性化表现。青春期女性表现为性早熟，乳房增大，阴毛及腋毛出现，内、外生殖器发育，无排卵月经；生育期女性表现为不规则阴道流血，或短期闭经后有大量阴道流血；绝经后妇女则出现绝经后阴道流血。

（3）腹胀、腹痛 巨大肿瘤可使腹部膨胀，腹块或腹腔积液引起腹胀。较大肿瘤可引起下腹隐痛或产生压迫症状。肿瘤包膜破裂、蒂扭转则引起急腹痛。

（4）其他症状 有的患者可伴梅格斯综合征，有胸腔积液、腹腔积液。伴环状小管的性索瘤常合并口唇黏膜黑色素沉着 - 胃肠道息肉综合征。

（5）妇科检查 发现子宫一侧肿块，实性或囊实性，大小不一，多为中等大小。

2. 辅助检查

（1）B 超检查 显示肿块来源、大小、性质。

（2）激素测定有助诊断 颗粒 - 卵泡膜细胞瘤患者血、尿雌激素水平升高，支持细胞 - 间质细胞瘤患者血睾酮、尿 17 - 酮升高。

（3）阴道涂片 颗粒 - 卵泡膜细胞瘤患者阴道涂片显示雌激素影响，成熟指数右移。

（4）诊断性刮宫 了解雌激素对子宫内膜的影响，并可除外子宫内膜增生过长及子宫内膜癌。

（5）病理组织学检查　可明确诊断。

3. 临床分期

参见本章第二节。

【治疗原则】

1. 手术治疗

手术是基本的治疗方法，手术范围按肿瘤性质、患者年龄及对生育要求考虑。多数性索间质肿瘤（如纤维瘤、泡膜细胞瘤、支持细胞瘤、硬化性间质瘤等）是良性的，应按良性卵巢肿瘤处理。有些是低度或潜在恶性的（如颗粒细胞瘤、间质细胞瘤、环管状性索间质瘤等），处理方案如下。

（1）由于多数肿瘤是单侧发生，对于早期、年轻的患者可行单侧附件切除术及分期手术，保留生育功能。

（2）对于期别较晚或已经完成生育的年龄较大患者，适合行全子宫双附件切除（TAH/BSO）进行手术分期或行肿瘤细胞减灭手术。

2. 化学治疗

仅在存在低度恶性转移灶和残余肿瘤的时候才有化疗的指征。可以使用 4 ~ 6 个周期的 BEP、VAC、PAC。因为分化不良的肿瘤或 Ⅱ 期或以上期别的支持细胞 – 间质细胞肿瘤更有可能复发，所以术后需要行辅助化疗。

3. 随访

因为这类肿瘤多数具有低度恶性、晚期复发的特点，故应坚持长期随诊。

【预后】

颗粒细胞肿瘤的 5 年生存率达 80% 以上，但有远期复发倾向。支持细胞 – 间质细胞肿瘤的 5 年存活率为 70% ~ 90%。

第六节　卵巢转移性肿瘤

身体任何部位的恶性肿瘤均可转移到卵巢，最常见的原发肿瘤部位为乳房、胃肠道，其次为生殖道、泌尿道及身体其他部位。

【诊断标准】

1. 病史

胃病史（如胃痛、胃饱胀、反酸、呕血等）、肠道疾病史（如慢性腹泻、黑粪等）、胃肠道肿瘤手术史和乳癌手术史。

2. 临床表现

（1）腹胀、腹块　常为双侧性肿块，生长迅速，伴腹痛、腹坠胀。

（2）腹腔积液　较晚期患者常有腹腔积液，少数伴胸腔积液。大量胸、腹腔积液可产生压迫症状，如下肢水肿、呼吸困难等。

（3）内分泌症状　因肿瘤可产生雌激素或雄激素，少数患者有月经失调或绝经后阴道流血，或男性化表现。

（4）晚期可出现消瘦、贫血、疲乏等恶病质表现。

（5）腹部检查　可扪及下腹肿块，多为双侧性、实性，表面尚光、活动。伴腹腔积液者腹部转移性浊音阳性。

（6）妇科检查　扪及子宫旁双侧性肿块，实质性，表面尚光滑，活动。伴腹腔积液者肿块可有漂浮感。

3. 辅助检查

（1）B超检查　双侧卵巢呈实质性肿块，表面光滑，周围无粘连，伴腹腔积液。

（2）胃肠道钡餐造影、胃镜、纤维结肠镜检查可发现原发肿瘤。

（3）病理组织学检查可明确诊断。

【治疗原则】

卵巢转移瘤的处理取决于原发灶的部位和治疗情况，需要多学科协作，共同诊治。治疗原则是有效地缓解和控制症状。如原发肿瘤已经切除且无其他转移和复发迹象，卵巢转移瘤仅局限于盆腔，可采用原发性恶性肿瘤的手术方法，即行全子宫双附件切除和大网膜切除，尽可能切除盆腔转移瘤；术后配合化疗和放疗。大部分卵巢转移性肿瘤效果不好，预后很差。

第十一章　输卵管肿瘤

第一节　输卵管良性肿瘤

输卵管良性肿瘤较恶性肿瘤更少见。输卵管原发性良性肿瘤来源于副中肾管或中肾管。输卵管良性肿瘤的组织类型繁多，其中以输卵管腺样瘤常见，其他如乳头状瘤、血管瘤、平滑肌瘤、畸胎瘤等均罕见，由于肿瘤体积小，通常无症状，术前难以诊断，预后良好。

【诊断标准】

1. 临床表现

（1）不育为常见症状，在生育年龄伴有不生育者。输卵管腺样瘤多见于生育年龄妇女，80% 以上同时患有子宫肌瘤。

（2）阴道排液增多，浆液性，无臭。

（3）急腹痛及腹膜刺激症状　当肿瘤较大时如发生输卵管扭转，或肿瘤破裂，或输卵管梗阻，多量液体通过时可引起腹绞痛。

（4）妇科检查　肿瘤较小者检查不一定扪及，稍大时可触及附件区肿块。

2. 辅助检查

（1）B 超显像检查　不同的肿瘤表现出不同的图像。

（2）腹腔镜检查　直视下见到输卵管肿瘤即可诊断。

（3）病理检查　手术切除标本送病理，即可明确诊断。

【治疗原则】

手术治疗：输卵管切除术或者肿瘤剥除术。

第二节　输卵管恶性肿瘤

输卵管癌是发生于输卵管上皮的恶性肿瘤，较少见。分为输卵管原发肿瘤和输卵管继发肿瘤，本节只对输卵管原发肿瘤讲解，输卵管原发恶性肿瘤多发生于绝经后期，包括原发性输卵管腺癌（简称卵管癌），其他诸如鳞癌、肉瘤、恶性中胚叶混合瘤及癌肉瘤相对罕见。发病的平均年龄为 52 岁，5 年生存率约为 5%～40%。近几年对患隐匿性输卵管癌患者所进行的不同水平的大量研究，认为输卵管伞端是高级别浆液性卵巢癌的早期病变起源，输卵管伞端可能为浆液性卵巢癌的早期起源。所以对于完成生育要求的妇科手术中，可以预防性的切除输卵管。

【诊断标准】

1. 临床表现

（1）早期无症状。70% 有慢性输卵管炎史，50% 有不孕史。

（2）阴道排液或阴道流血　这是输卵管癌最常见的症状，排液呈浆液性黄水，一般无臭味，有时呈血性，量可多可少，常呈间歇性排液。

（3）下腹疼痛　多发生在患侧，为钝痛，以后渐加剧或呈痉挛性绞痛。大量阴道排液流出后，疼痛可缓解，肿块也有缩小，称外溢性输卵管积液。

（4）腹块　患者扪及腹部有块状物。

（5）妇科检查

①子宫　一般为正常大小，在其一侧或双侧可扪及肿块，大小不一，实性或者囊实性，表面光滑或者结节状。

②腹腔积液症　腹部膨隆有波动感，转移性浊音阳性。

2. 辅助检查

（1）诊断性刮宫　旨在除外宫颈管及宫腔病变。

（2）腹腔镜检查　可见到增粗的输卵管，外观如输卵管积水，呈茄子状形态，有时可见到赘生物，伞端封闭或者部分封闭。

（3）B超检查　在子宫一侧可见茄子形或腊肠形肿块，边缘规则或者不规则，中间可见实性暗区，晚期时可见腹腔积液。

（4）CT或MRI检查　观察盆腔肿物，以确定肿块性质、部位、大小、形状，一般1cm大小肿瘤即可测出。

3. 临床分期

同"卵巢癌的临床分期"。

【治疗原则】

输卵管癌的转移途径与卵巢癌基本相同，故输卵管癌应按卵巢癌的治疗方法。其治疗原则是以手术为主的综合治疗。

1. 手术治疗

强调首次手术应尽量彻底。Ⅰ期可行全子宫及双附件切除术及大网膜切除术。Ⅱ期及其以上者应行肿瘤细胞减灭术，包括全子宫及双附件切除、大网膜切除、阑尾切除及盆腔和腹主动脉旁淋巴结切除术。

2. 化疗

同"卵巢癌"。应用包含铂类的联合化疗。

3. 放射治疗

对于存在孤立病灶的输卵管癌，可考虑盆腔局部放射线照射。

4. 激素治疗

输卵管与子宫均起源于副中肾管（苗勒管），对卵巢激素有周期性反应，所以肿瘤细胞ER、PR阳性，可应用抗雌激素药物及长效孕激素治疗。

5. 随访

同"卵巢癌"。

第十二章　妊娠滋养细胞疾病

妊娠滋养细胞疾病（GTD）是一组来源于胎盘绒毛滋养细胞的疾病，主要包括葡萄胎、侵蚀性葡萄胎、绒毛膜癌（简称绒癌）和胎盘部位滋养细胞肿瘤。

葡萄胎多被认为是滋养层发育异常，其病理特点和生物学行为不同于其他肿瘤，为良性疾病。妊娠滋养细胞肿瘤（GTN）系指妊娠滋养疾病中除葡萄胎以外的全部病变。

非妊娠性绒癌是生殖细胞肿瘤，女性常为卵巢原发绒癌，是性腺或生殖道外的原发绒癌，不是妊娠滋养细胞疾病。

第一节　葡萄胎

葡萄胎是指妊娠后胎盘绒毛滋养细胞异常增生，绒毛呈水肿变性，转变成水疱，因水疱间相连成串，形如葡萄而得名。分为两类。①完全性葡萄胎。多见胎盘绒毛全部受累，无胎儿及其附属物，恶变率高。②部分性葡萄胎，仅部分胎盘绒毛发生水疱状变性，胎儿多已死亡，有时可见较孕龄小的活胎或畸胎，极少有足月胎儿诞生，恶变率低。

【诊断标准】

1. 临床表现

（1）停经史及阴道流血　一般停经 2 个月后出现阴道流血。一般为少量，不规则流血，以后逐渐增多；亦可突然大量流血。血块中可见水疱样组织，可继发贫血或感染。

（2）妊娠剧吐　出现时间一般较正常妊娠早而且严重，持续时间长。

（3）妊娠高血压疾病　可见高血压、蛋白尿等，大部分出现在高 β-hCG 水平以及子宫异常增大的患者中。

（4）下腹痛　当葡萄胎迅速增长，子宫急速膨大时引起下腹胀痛。

（5）急性腹痛　卵巢黄素囊肿一般无症状，但偶尔有急性扭转而出现腹痛。

（6）甲状腺功能亢进症　见少数患者，约占 10%。

（7）妇科检查

①子宫颈变软或呈紫蓝色。

②子宫异常增大　约半数患者子宫大于相应月份的正常妊娠，与停经月份相符及小于停经月份者约各占 1/4。子宫异常增大或者常较软，可呈球形，下段膨隆。

2. 辅助检查

（1）血或尿 β-hCG 较正常妊娠明显升高。

（2）B 型超声检查　见宫腔内充满雪花状回声，或呈蜂窝状图像，测不到胚胎及胎盘（部分性葡萄胎除外）。彩色多普勒超声检查可见子宫动脉血流丰富，但子宫肌层内无血流或仅稀疏"星点状"血流信号；部分性葡萄胎还可看到胎儿或羊膜腔。

【治疗原则】

1. 清除宫腔内容物

葡萄胎确诊后应即吸宫终止，吸宫前建立静脉通道，补液。采用较大口径吸管（如8号），负压400mmHg。吸宫先自宫腔中央部分开始，宫口扩大，吸宫开始后方可静脉滴注缩宫素，以防滋养细胞进入血管。刮出物均需送病理检查。不常规进行第二次清宫。如果考虑残留，可以在1周后再次清宫。判断有否残留的根据：①阴道流血；②超声检查宫腔有否残留物；③血β-hCG下降情况。

有发热、子宫压痛等感染迹象时，应于吸宫前后行抗感染治疗，并于吸宫时做宫腔细菌培养。

2. 黄素囊肿的处理

黄素囊肿可自行消退，如有扭转，也可在B超或腹腔镜下穿刺吸液，多可自然复位。若扭转时间较长，血运恢复不良，则剖腹或腹腔镜下行患侧附件切除术。

3. 预防性化疗

（1）适应证　一般认为符合下述条件之一者应行预防性化疗：①hCG > 500000IU/L；②子宫明显大于停经月份；③黄素化囊肿直径 > 6cm。另外，年龄 > 40岁和重复性葡萄胎也被视为恶变的高危因素。

（2）化疗药物　采用单一药物。①甲氨蝶呤-四氢叶酸方案：MTX 1mg/（kg·d）或者50mg肌内注射，第1、3、5、7天隔日用药1次。在MTX给药后24小时，第2、4、6、8天肌内注射四氢叶酸0.1 mg/（kg·d），8天为1个疗程，疗程间隔为12～14天。②MTX 0.4mg/（kg·d）静脉或肌内注射（最大剂量25mg/d），连续5天，间隔10～14天重复。③放线菌素D10～12μg/kg，静脉滴注，每日1次，共5日，间隔12～14天。或1.25mg/m² 静脉点滴（最大剂量2mg），第1天，间隔14天。

如一疗程后β-hCG未恢复正常，2周后重复化疗，直到正常。

4. 随访

（1）清宫后每周测β-hCG，直至获得3～4次正常滴度，以后6月内每月一次，以后每半年一次，持续至少2年。复查时还应注意有无阴道流血或咯血等转移症状。妇科检查时应注意有无阴道转移，并行B超及胸片检查。

（2）葡萄胎随访期间建议避孕1年。

（3）避孕措施推荐工具避孕（阴茎套或宫颈帽）和口服避孕药。

第二节　侵蚀性葡萄胎和绒毛膜癌

侵蚀性葡萄胎又称恶性葡萄胎。它和良性葡萄胎不同之处是：良性葡萄胎的病变局限于子宫腔内，而侵蚀性葡萄胎的病变则已侵入肌层或转移至邻近或远处器官。肌层内的葡萄组织继续发展，可以穿破子宫壁，引起腹腔内大出血，也可侵入阔韧带内形成宫旁肿物。经血运可转移至阴道、肺甚至脑部而造成不良预后。

绒毛膜癌可继发于葡萄胎、流产、早产及足月产，甚至异位妊娠后，恶性程度高，早期发生肺转移，可至脑、肝、肾等。镜下无绒毛结构，早期绒癌经化疗后预后好，且可保留生育功能，但极晚期及复发者预后较差。

【诊断标准】

1. 病史

侵蚀性葡萄胎者曾有葡萄胎病史；绒癌者的末次妊娠性质可为葡萄胎、流产、早产、宫外孕或足月产。

2. 临床表现

（1）不规则阴道流血　侵蚀性葡萄胎于葡萄胎清宫后持续或间隔数个月经周期后发生，多发生在葡萄胎术后半年内。绒癌的阴道流血则在产后或流产后，在葡萄胎排空后间隔时间较长（常超过 1 年）出现；亦可表现出一段时间月经正常，以后发生停经或闭经，然后出现阴道流血。有时子宫原发灶已消失而继发灶发展，则可无阴道流血。

（2）腹痛　癌灶侵及子宫壁或肌层，或子宫腔积血可引起下腹胀痛；也可由癌灶穿破子宫或脏器转移灶破裂而致急腹症。

（3）盆腔肿块　子宫内病灶长大，阔韧带血肿，或卵巢黄素囊肿形成，可于下腹部扪及肿块。

（4）转移性绒癌

①肺转移　多数无症状，仅靠影像学诊断，转移瘤较大或广泛者，可有咳嗽、咯血、呼吸困难等表现。转移灶近胸膜，出现胸痛及血胸。急性肺栓塞表现为肺动脉高压及呼吸循环功能障碍。

②阴道转移灶　多位于阴道下段前壁，为紫红色结节，破溃后可引起大出血。

③脑转移　早期可出现一过性意识丧失；以后有头痛，呕吐，抽搐，偏瘫以至昏迷等症状。

（5）妇科检查

①外阴、阴道　注意外阴前庭，阴道壁有否转移结节。病灶损伤易致大量出血。

②子宫　软、增大，表现不规则，近浆膜的局部病灶突起，易破裂，检查应轻柔。

③三合诊　附件区有时可扪及卵巢黄素囊肿。

3. 诊断

（1）GTN 是目前一可以没有组织病理学证据而进行临床诊断的妇科恶性肿瘤。

1）血 β - hCG 测定　葡萄胎完全清除后，血 hCG 水平将逐渐下降。正常情况下，血 hCG 水平一般在葡萄胎清除术后 8 ~ 12 周降至正常范围，如超过 12 周血 hCG 未降至正常，或下降后又上升，此时在除外残余葡萄胎的情况下，即应考虑到恶变可能。

2）FIGO 2018 年的诊断标准　葡萄胎后的 GTN 诊断标准：符合以下三条之一即可诊断：①葡萄胎排空后 4 次测定血清 hCG 呈平台，至少维持 3 周（即第 1、7、14、21 天）；②葡萄胎排空后连续 3 周血清 hCG 上升，并维持 2 周或 2 周以上；③有组织病理学诊断。

非葡萄胎后的 GTN 诊断标准：符合下列之一即可诊断：①流产、足月产、异位妊娠终止 4 周以后，血 hCG 水平持续在高水平，或曾一度下降后又上升，已排除妊娠物残留或排除再次妊娠；②组织病理学诊断。

3）病理诊断　侵蚀性葡萄胎的病理特点为葡萄胎组织侵蚀子宫肌层或其他部位。葡萄胎组织的肌层侵蚀可以是浅表的，也可以蔓延到子宫壁，导致穿孔并累及韧带和附件。由于这种病变的破坏性较强且绒毛较小，肉眼观并不总能看到葡萄状囊泡。当绒毛和滋养细胞造成子宫肌层和子宫外组织器官的破坏性侵犯时，侵蚀性葡萄胎的组织病理学诊断即可成立。虽然不依赖于组织病理学，但病理组织学诊断仍然是金标准。

（2）其他辅助检查

1）B超检查　子宫肌层浸润为密集不均匀光点。同时可观察卵巢黄素囊肿。

2）胸部X线检查、CT和MRI　X线胸片是诊断肺转移的重要检查方法，早期转移仅见纹理增强及分布紊乱，典型者为棉球样阴影，亦可呈片状阴影。CT对发现肺部较小病灶和脑、肝等部位的转移灶，有较高的诊断价值，而MRI主要用于脑和盆腔病灶的诊断。

目前国内普遍应用FIGO于2000年审定并通过的新的分期、预后评分标准（表12-1，表12-2）中，该分期包括解剖分期和预后评分系统。总分≤6分为低危，≥7分为高危。临床诊断时应结合解剖分期与预后记分，如一患者为绒癌脑转移，预后评分为16分，则诊断时应标注为绒癌Ⅳ：16。该分期与评分系统更加客观地反映了滋养细胞肿瘤患者的实际情况，在疾病诊断的同时更加简明地指出了患者除分期之外的病情轻重、预后危险因素以及对预后的评估。

表 12-1　滋养细胞肿瘤解剖分期标准（FIGO，2000 年修订）

期别	定义
Ⅰ期	病变局限于子宫
Ⅱ期	病变超出子宫但局限于生殖器官（宫旁、附件及阴道）
Ⅲ期	病变转移至肺伴或不伴有生殖道转移
Ⅳ期	病变转移至脑、肝、肠、肾等其他器官

表 12-2　滋养细胞肿瘤预后评分标准（FIGO，2000 年修订）

预后因素	计分			
	0	1	2	4
年龄（岁）	<39	>39	—	—
末次妊娠	葡萄胎	流产	足月产	—
妊娠终止至化疗开始的间隔（月）	<4	4~6	7~12	>12
hCG（IU/L）	$<10^3$	$10^3 \sim 10^4$	$10^4 \sim 10^5$	$>10^5$
肿瘤最大直径（cm）	—	3~4	>5	
转移部位	—	脾、肾	胃肠道	脑、肝
转移瘤数目*	—	1~4	4~8	>8
曾否化疗	—	—	单药化疗	多药化疗

总计分：0~6分低危；≥7分高危。

*肺内转移瘤以胸片所见或肺CT超过3cm者予以计数。

【治疗原则】

全身化疗为主，手术为辅。

1. 化疗

化疗方案　根据临床分期及预后评分，采用分层和个体化治疗。低危患者进一步分层，部分低危患者（预后评分 0~4 分、末次妊娠为葡萄胎、病理诊断为非绒癌）可以采用单药化疗，对于评分 5~6，或者病理诊断为绒癌的患者可以直接采用联合化疗。对于高危患者，采用联合化疗。

1）单药化疗

①5-氟尿嘧啶（5-Fu） 28~30mg/（kg·d）溶于 5% 葡萄糖 500ml，均速静脉滴注 8 小时，8~10 天为 1 疗程，疗程间隔为 2 周。

②放线菌素 D 10~12μg/（kg·d），溶于 5% 葡萄糖 500ml，静脉滴注，5 天为 1 疗程，疗程间隔为 12~14 天；或者冲击方案 1.25mg/m² 静脉滴注（最大剂量 2mg），第 1 天，间隔 14 天。

③甲氨蝶呤-四氢叶酸方案 MTX 1mg/（kg·d）或者 50mg，深部肌内注射，第 1、3、5、7 天隔日用药 1 次。在 MTX 给药后 24 小时，第 2、4、6、8 天按 0.1mg/（kg·d）肌内注射四氢叶酸，8 天为 1 个疗程，疗程间隔为 14 天。

2）联合化疗 以 5-氟尿嘧啶或氟尿苷为主的联合化疗方案或者以甲氨蝶呤为主的 EMA/CO 方案（依托泊苷、甲氨蝶呤、放线菌素 D、环磷酰胺及长春新碱）可作为首选联合方案。如果患者对以 5-FU 为主的联合化疗或 EMA/CO 发生耐药，亦可采用以顺铂等联合化疗方案治疗，以提高缓解率。

3）预后评分≥13 分，常同时存在肝、脑等远处转移的超高危患者，如果开始用标准联合化疗方案，可能出现肿瘤细胞大量破坏崩解，导致出血、代谢性酸中毒、骨髓抑制、败血症甚至多脏器衰竭而至死亡。初始治疗可以选择相对温和的联合化疗进行过渡，如依托泊苷（VP-16）100g/m² 联合顺铂 20mg/m²（2 天，每周重复，1~3 周），待肿瘤负荷下降及患者一般情况好转后再转为标准的联合化疗方案。

2. 手术治疗

在进行有效化疗之前，恶性滋养细胞肿瘤的治疗主要为手术切除子宫，但效果极差。目前，手术是特定情况下的辅助治疗。主要适应证如下。

（1）当原发病灶或转移瘤大出血（如子宫穿孔、肝脾转移瘤破裂出血等），如其他措施无效，常需立即手术切除出血器官，以挽救患者生命。

（2）对年龄较大且无生育要求的患者，为缩短治疗时间，经几个疗程化疗，病情稳定后，可考虑行子宫切除术。

（3）对于子宫或肺部病灶较大，经多疗程化疗后，血 hCG 已正常，而病变消退不满意者，亦可考虑手术切除。

（4）对于一些耐药病灶，如果病灶局限（如局限于子宫或局限于一叶肺内），亦可考虑在化疗的同时辅以手术切除。

3. 放射治疗

作用有限。在脑转移的治疗中有一定作用。放疗时加用地塞米松及甘露醇以减少脑水肿。

4. 疗效观察

（1）血 β-hCG 为主要指标，每周测定 1 次，连续 3 次阴性为近期治愈。

（2）对于有肺转移者，肺 CT 每月 1 次。

（3）子宫原发灶妇科检查及超声检查。

5. 随访

（1）3 个月内每月一次，3 个月 ~ 2 年，每 3 个月一次，3 ~ 5 年每半年一次，以后 1 年一次直至终生。

（2）复查　包括全身检查、妇科检查、胸片及血 β－hCG 测定。

第三节　胎盘部位滋养细胞疾病

来源于胎盘种植部位的特殊类型滋养细胞肿瘤，由中间型滋养细胞构成，可有少许合体滋养细胞。

【诊断标准】

1. 病史

均有妊娠生育史，可继发于足月产、流产、葡萄胎后，或继发于前次滋养细胞肿瘤。

2. 临床表现

（1）阴道流血　表现为不规则阴道流血，或月经量增多，有时闭经，可出现继发贫血。

（2）腹痛　瘤细胞浸润肌层导致子宫穿孔，可有急腹痛。

（3）少数患者因转移症状出现而被发现。

（4）妇科检查　子宫增大。

3. 辅助检查

（1）血 β－hCG 测定　半数病例可升高，但多为低水平升高，通常低于 1000 IU/L。

（2）病理检查　可见胎盘着床部位中间型滋养细胞大片增生浸润。

【治疗原则】

（1）手术是主要治疗方式，全子宫切除是首选治疗方案，在符合下列指征时可以结合患者意愿慎重选择保留生育功能的手术治疗：①患者有强烈的保留生育功能的意愿；②病灶局限于子宫，并且为边界清楚的肿块型、息肉型病灶。

（2）化疗不太敏感。

（3）注意事项　定期随访，随访内容包括妇科检查，超声检查，血 β－hCG 检测，必要时拍摄 X 线胸片等，观察复发及转移，但少见。

第四节　非妊娠性绒毛膜癌

非妊娠性绒毛膜癌是一种生殖细胞肿瘤，是由自体的原始生殖细胞恶变而来，是性腺或生殖道以外的原发性绒癌，男女都可发生。本病与妊娠绒毛膜癌不同。妊娠性绒癌是胎儿的滋养细胞种植于母体发展而来，属于异体组织。

【诊断标准】

1. 病史

无葡萄胎或侵蚀性葡萄胎病史。

 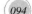

2. 临床表现

（1）任何年龄均可发生，但以年轻女性发生者较多。

（2）幼女患病可有性早熟现象，如乳房增大、出现阴毛、阴道流血等。

（3）女性非妊娠性绒毛膜癌多发生于卵巢，常有卵巢肿瘤的症状与体征，如腹痛、腹块、腹腔积液等，甚至有发生急性扭转的症状。

（4）若肿瘤发生在性腺以外的部位，则出现相应脏器的症状。如发生于纵隔的绒癌，可有咳嗽、胸痛及乳房增大等典型的三联症状，还有其他转移的症状。

3. 辅助检查

（1）尿 hCG 阳性，血 hCG 升高。

（2）如合并卵巢胚胎癌成分可出现血甲胎蛋白阳性。

（3）B 超检查发现卵巢肿瘤并有腹腔积液。

【治疗原则】

1. 手术治疗

手术范围同"卵巢癌"。

2. 手术后加用化疗

化疗方案同"妊娠性绒毛膜癌或卵巢生殖细胞肿瘤"。

【预后】

女性卵巢纯绒癌对化疗敏感，即使采用保留生育功能的手术，也可使病情痊愈，长期生存；混合型的预后决定于其合并成分，治疗效果一般较纯绒癌差。

第十三章 月经失调

第一节 妇科内分泌相关异常子宫出血

正常月经的周期为 24~35 天，经期持续 2~7 天，平均失血量为 20~60ml。凡不符合上述标准的均属异常子宫出血（abnormal uterine bleeding，AUB）。

妇科内分泌相关异常子宫出血是由于生殖内分泌轴功能紊乱造成的异常子宫出血。

【诊断标准】

1. 病理

（1）子宫内膜增殖症 不伴有细胞非典型性的子宫内膜增殖症，伴有细胞非典型性的子宫内膜增殖症。

（2）增殖期子宫内膜。

（3）萎缩性子宫内膜。

（4）分泌期内膜（分泌不良）。

（5）混合型内膜（增生期 + 分泌期）。

2. 分类

借鉴 FIGO "PALM – COEIN" 分类系统，"PALM" 存在结构性改变、可采用影像学技术和（或）组织病理学方法明确诊断，而 "COEIN" 无子宫结构性改变。

具体如下：

AUB – P：子宫内膜息肉（polyp）所致 AUB。

AUB – A：子宫腺肌病（adenomyosis）所致 AUB。

AUB – L：子宫平滑肌瘤（leiomyoma）所致 AUB，包括黏膜下（SM）和其他部位（O）。

AUB – M：子宫内膜恶变和不典型增生（malignancy and hyperplasia）所致 AUB。

AUB – C：全身凝血相关疾病（coagulopathy）所致 AUB。

AUB – O：排卵障碍（ovulatory dysfunction）相关的 AUB。

AUB – E：子宫内膜局部异常（endometrial）所致 AUB。

AUB – I：医源性（iatrogenic）AUB。

AUB – N：未分类（not yet classified）的 AUB。

【诊断流程】

1. 确定 AUB 的出血类型

AUB 的出血类型如图 13 – 1 所示。

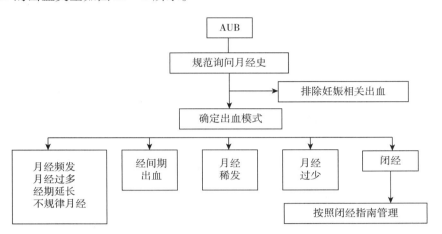

图 13 – 1　AUB 的出血类型

2. 不同类型 AUB 的诊断流程

不同类型 AUB 的诊断流程如图 13 – 2 所示。

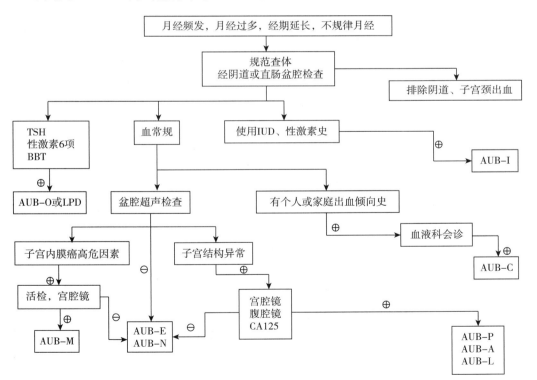

图 13 – 2　不同类型 AUB 的诊断流程

3. 经间期出血的诊断流程

经间期出血的诊断流程如图 13 - 3 所示。

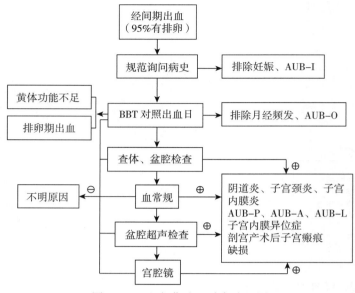

图 13 - 3　经间期出血诊断流程图

【治疗原则】

1. 子宫内膜增生的内分泌治疗

治疗前应强调病理的复核审定，因子宫内膜增生组织形态学的诊断重复性较差。

（1）不伴有细胞非典型性的子宫内膜增殖症　一般选择周期性孕激素治疗。

地屈孕酮，每日 20mg 口服，每月周期性使用 14 日。

安琪坦，每日 200mg 口服或阴道用，每月周期性使用 14 日。

醋酸甲羟孕酮（MPA），每日 10mg 口服，每月周期性使用 14 日。

复方口服避孕药：达英 - 35 等短效口服避孕药 3 个周期。

亦可应用促排卵药物。3 个周期后最好再次活检，明确是否痊愈。

（2）伴有细胞非典型性的子宫内膜增殖症　伴有细胞非典型性的子宫内膜增殖症进行内分泌治疗仅适用于年轻而又迫切要求生育者或不适于手术者。

醋酸甲羟孕酮：每日 250mg ~ 500mg 口服。

醋酸甲地孕酮：每日 40mg ~ 160mg 口服。

均以 3 个月为 1 个疗程。用药前需查肝功能，用药期间每月复查肝功能。肝酶指标上升至 2 倍及以上时，孕激素减量或改用其他药物，加用口服保肝药物，观察肝酶变化；肝酶指标上升至 3 倍及以上时，立即停药，选择其他治疗方式，改为静脉应用保肝药物。

疗程结束后行宫腔镜检查及内膜活检病理检查。

左炔诺孕酮宫内释放系统：可以直接将左炔诺孕酮（LNG）释放到子宫内膜局部，无论是每日释放 14μg 还是 20μg，都可以有效抑制非典型增生或没有非典型性的增生的子宫内膜。主要适用于逆转后的维持治疗。

2. 月经周期间出血治疗（除外内膜病变）

（1）围排卵期出血　对症止血。

（2）经前出血　出血前补充孕激素或 hCG；早卵泡期应用氯米酚促排卵；月经期长，周期第 5~7 天小剂量雌激素助修复；氯米酚、来曲唑促卵泡正常发育；前周期黄体期用孕激素促内膜脱落。

第二节　高促性腺激素性闭经

原发于性腺衰竭所致的性激素分泌减少可引起反馈性 LH 和 FSH 升高，常与生殖道异常同时出现。

【病因】

1. 特纳综合征

特纳综合征（Turner syndrome）属于性腺先天性发育不全。性染色体异常，核型为 45，XO，或 45，XO/46，XX，或 45，XO/47，XXX。表现为原发性闭经，卵巢不发育，身材矮小，第二性征发育不良，常有蹼颈、盾胸、后发际低、腭高耳低、鱼样嘴、肘外翻等临床特征，可伴主动脉缩窄及肾、骨骼畸形、自身免疫性甲状腺炎、听力下降及高血压等。

2. 46，XX 单纯性腺发育不全

46，XX 单纯性腺发育不全（pure gonadal dysgenesis）表现为体格发育无异常，卵巢呈条索状无功能实体，子宫发育不良，女性第二性征发育差，但外生殖器为女型。

3. 46，XY 单纯性腺发育不全

46，XY 单纯性腺发育不全又称 Swyer 综合征。主要表现为条索状性腺及原发性闭经。具有女性生殖系统，但无青春期性发育，女性第二性征发育不良。由于存在 Y 染色体，患者在 10~20 岁时易发生性腺母细胞瘤或无性细胞瘤，故确定诊断后应切除条索状性腺。

【诊断标准】

1. 病史

包括月经史、婚育史、服药史、子宫手术史、家族史以及发病的可能起因和伴随症状，如环境变化、精神心理创伤、情感应激、运动性职业或过强运动、营养状况及有无头痛、溢乳等；对原发性闭经患者应了解青春期生长和发育进程。

2. 临床表现

（1）查体　全身检查包括智力、身高、体重、第二性征发育情况、有无发育畸形，有无甲状腺肿大，有无乳房溢乳，皮肤色泽及毛发分布。对原发性闭经、性征幼稚者还应检查嗅觉有无缺失。

（2）妇科检查　内、外生殖器发育情况及有无畸形；已婚妇女可通过检查阴道及宫颈黏液了解体内雌激素的水平。

3. 辅助检查

有性生活史的妇女出现闭经，必须首先排除妊娠。

（1）评估雌激素水平以确定闭经程度　孕激素试验：黄体酮 20mg 肌肉注射，每日

1次共5天。停药后2~7天有撤药性出血者为阳性，是体内雌激素达一定水平。停药后无撤退性出血者，可能为内源性雌激素水平低下或子宫病变所致闭经。

雌-孕激素试验：服用雌激素如戊酸雌二醇或17β-雌二醇2~4mg/d或结合雌激素0.625~1.25mg/d，20~30天后再加用孕激素；停药后如有撤退性出血者可排除子宫性闭经；停药后无撤退性出血者可确定子宫性闭经。

（2）激素水平测定　停用雌、孕激素类药物至少2周后行FSH、LH、PRL、TSH等激素水平测定，以协助诊断。肥胖或临床上存在多毛、痤疮等高雄激素血症体征时尚需测定胰岛素、雄激素（睾酮、硫酸脱氢表雄酮）、孕酮和17-羟孕酮，以确定是否存在胰岛素抵抗、高雄激素血症或先天性21-羟化酶缺陷等疾病。

（3）染色体检查　高促性腺激素性闭经及性分化异常者应进行染色体检查。

（4）血、尿常规，肝、肾功能、红细胞沉降率，X线胸片检查。

（5）基础体温测定，了解有无排卵。

（6）子宫及子宫内膜检查

1）诊断性刮宫　除外子宫畸形、宫腔粘连、子宫内膜结核，必要时取宫腔液做结核杆菌培养。

2）子宫输卵管造影　了解子宫的大小、形态以及输卵管是否通畅。

3）宫腔镜检查　排除宫腔粘连等。

（7）超声检查　盆腔内有无占位性病变、子宫大小、子宫内膜厚度、卵巢大小、卵泡数目及有无卵巢肿瘤。

（8）影像学检查　蝶鞍断层、CT冠扫、磁共振等，除外颅内肿瘤及空蝶鞍综合征等；有明显男性化体征者，还应行卵巢和肾上腺超声或MRI检查，以排除肿瘤。

【治疗原则】

1. 病因治疗

含Y染色体的高促性腺激素（Gn）性闭经，其性腺具恶性潜能，应尽快行性腺切除术。

2. 雌激素和（或）孕激素治疗

对青春期性幼稚及成人低雌激素血症所致的闭经，应采用雌激素治疗。用药原则如下。

（1）青春期性幼稚患者　在身高尚未达到预期高度时，治疗起始应从小剂量开始，如17β-雌二醇或戊酸雌二醇0.5mg/d或结合雌激素0.3mg/d；在身高达到预期高度后，可增加剂量，如17β-雌二醇或戊酸雌二醇1~2mg/d或结合雌激素0.625~1.25mg/d，促进性征进一步发育。对子宫发育后的患者，可根据子宫内膜增殖程度定期加用孕激素或采用雌-孕激素序贯周期疗法。

（2）成人低雌激素血症闭经者　先采用17β-雌二醇或戊酸雌二醇1~2mg/d或结合雌激素0.625mg/d，以促进和维持全身健康和性征发育，待子宫发育后，同样需根据子宫内膜增殖程度定期加用孕激素或采用雌-孕激素序贯周期疗法。青春期女性的周期疗法建议选用天然或接近天然的孕激素，如地屈孕酮和微粒化黄体酮，有利于生殖轴功能的恢复。

（3）雄激素过多体征的患者　可采用含抗雄激素作用的孕激素配方制剂。

（4）有一定水平的内源性雌激素的闭经患者　则应定期采用孕激素治疗，使子宫内膜定期脱落。

3. 针对疾病病理、生理紊乱的内分泌治疗

根据闭经的病因及其病理、生理机制，采用有针对性的内分泌药物治疗以纠正体内紊乱的激素水平，从而达到治疗目的。

4. 诱发排卵

对于体内有一定水平的内源性雌激素患者，可首选枸橼酸氯米芬作为促排卵药物；对于 FSH 水平升高的闭经患者，由于其卵巢功能衰竭，不建议采用促排卵药物治疗。

5. 辅助生育治疗

对于有生育要求、诱发排卵后未成功妊娠或合并输卵管问题的闭经患者，或因男方因素不孕者可采用辅助生殖技术治疗。

第三节　低促性腺激素性闭经

【病因】

多因下丘脑分泌 GnRH 不足或垂体分泌 Gn 不足而致原发性闭经。最常见为体质性青春发育延迟，其次为嗅觉缺失综合征，为下丘脑 GnRH 先天性分泌缺乏，同时伴嗅觉丧失或减退。其临床表现为原发性闭经、女性第二性征缺如及嗅觉减退或丧失，但女性内生殖器分化正常。

【诊断标准】

1. 病史

包括月经史、婚育史、服药史、子宫手术史、家族史以及发病的可能起因和伴随症状，如环境变化、精神心理创伤、情感应激、运动性职业或过强运动、营养状况及有无头痛、溢乳等；对原发性闭经患者应了解青春期生长和发育进程。

2. 临床表现

（1）全身检查　包括智力、身高、体重、第二性征发育情况；有无发育畸形，有无甲状腺肿大，有无乳房溢乳，皮肤色泽及毛发分布；对原发性闭经、性征幼稚者还应检查嗅觉有无缺失。

（2）妇科检查　内、外生殖器发育情况及有无畸形；已婚妇女可通过检查阴道及宫颈黏液了解体内雌激素的水平。

3. 辅助检查

有性生活史的妇女出现闭经，必须首先排除妊娠。

（1）评估雌激素水平以确定闭经程度

1）孕激素试验　黄体酮 20mg 肌内注射，每日 1 次，共 5 日。停药后 2～7 天有撤药性出血者为阳性，提示体内雌激素达一定水平。停药后无撤退性出血者，提示内源性雌激素水平低下或子宫病变所致闭经。

2）雌-孕激素试验　服用雌激素（如戊酸雌二醇或 17β-雌二醇 2～4mg/d，或结合雌激素 0.625～1.25mg/d）20～30 天后再加用孕激素，停药后如有撤退性出血者可排除子宫性闭经；停药后无撤退性出血者可确定子宫性闭经。

（2）激素水平测定　停用雌、孕激素类药物至少 2 周后行 FSH、LH、PRL、TSH 等激素水平测定，以协助诊断。肥胖或临床上存在多毛、痤疮等高雄激素血症体征时尚需测定胰岛素、雄激素（睾酮、硫酸脱氢表雄酮）、孕酮和 17 - 羟孕酮，以确定是否存在胰岛素抵抗、高雄激素血症或先天性 21 - 羟化酶缺陷等疾病。

（3）染色体检查　检查染色体，与高促性腺激素性闭经及性分化异常者进行鉴别。

（4）血、尿常规，肝、肾功能，红细胞沉降率，X 线胸片检查。

（5）基础体温测定，了解有无排卵。

（6）子宫及子宫内膜检查

①诊断性刮宫　除外子宫畸形、宫腔粘连、子宫内膜结核，必要时取宫腔液做结核杆菌培养。

②子宫输卵管造影　了解子宫大小形态，输卵管是否通畅。

③宫腔镜检查　排除宫腔粘连等。

（7）超声检查　盆腔内有无占位性病变、子宫大小、子宫内膜厚度、卵巢大小、卵泡数目及有无卵巢肿瘤。

（8）影像学检查　蝶鞍断层、CT 冠扫、磁共振等，除外颅内肿瘤及空蝶鞍综合征等；有明显男性化体征者，还应行卵巢和肾上腺超声或 MRI 检查，以排除肿瘤。

【治疗原则】

1. 病因治疗

部分患者去除病因后可恢复月经。如神经、精神应激起因的患者应进行有效的心理疏导；低体重或因过度节食、消瘦所致闭经者应调整饮食、加强营养；运动性闭经者应适当减少运动量及训练强度；对于下丘脑（颅咽管肿瘤）、垂体肿瘤（不包括分泌 PRL 的肿瘤）及卵巢肿瘤引起的闭经，应手术去除肿瘤。

2. 雌激素和（或）孕激素治疗

先采用 17β - 雌二醇或戊酸雌二醇 1～2mg/d 或结合雌激素 0.625mg/d，定期加用孕激素，建议选用天然或接近天然的孕激素（如地屈孕酮和微粒化黄体酮），使子宫内膜定期脱落。

3. 针对疾病病理、生理紊乱的内分泌治疗

根据闭经的病因及其病理、生理机制，采用有针对性的内分泌药物治疗以纠正体内紊乱的激素水平，从而达到治疗目的。

4. 诱发排卵

对于低 Gn 性闭经者，在采用雌激素治疗促进生殖器官发育，子宫内膜已获得对雌、孕激素的反应后，可采用尿促性腺激素（hMG）联合 hCG 治疗，促进卵泡发育及诱发排卵，由于可能导致卵巢过度刺激综合征（OHSS），故使用 Gn 诱发排卵时必须由有经验的医师在有 B 超和激素水平监测的条件下用药。

5. 辅助生育治疗

对于有生育要求，诱发排卵后未成功妊娠，或合并输卵管问题的闭经患者，或男方因素不孕者可采用辅助生殖技术治疗。

第四节　多囊卵巢综合征

多囊卵巢综合征（polycystic ovary syndrome，PCOS）是以持续性无排卵、高雄激素或胰岛素抵抗为特征的内分泌紊乱综合征。

【诊断标准】

目前仍推荐使用 2003 年欧洲人类生殖与胚胎学会和美国生殖医学会专家会议推荐的标准。

1. 稀发排卵或无排卵

（1）初潮 2～3 年不能建立规律月经；闭经；月经稀发，即周期≥35 天及每年≥3 个月不排卵者（WHO Ⅱ类无排卵）。

（2）月经规律并不能作为判断有排卵的证据。

（3）基础体温（BBT）、B 超监测排卵、月经后半期孕酮测定等方法有助于判断是否有排卵。

2. 雄激素水平升高

临床表现：痤疮（复发性痤疮，常位于额、双颊、鼻及下颌等部位）、多毛（上唇、下颌、乳晕周围、下腹正中线等部位出现粗硬毛发）；雄激素水平升高的生化指标：总睾酮、游离睾酮指数或游离睾酮水平高于实验室参考正常值。

3. 卵巢多囊性改变

一侧或双侧卵巢中直径 2～9mm 的卵泡≥12 个，和（或）卵巢体积≥10ml。

上述 3 条中符合 2 条，并排除其他致雄激素水平升高的病因（包括先天性肾上腺皮质增生、Cushing 综合征、分泌雄激素的肿瘤等）以及其他引起排卵障碍的疾病（如高催乳素血症、卵巢早衰和垂体或下丘脑性闭经以及甲状腺功能异常）。

【治疗原则】

1. 有生育要求患者的治疗

治疗目的：促使无排卵的患者达到排卵及获得妊娠。

（1）基础治疗　调整生活方式，戒烟、戒酒，肥胖患者通过低热量饮食和耗能锻炼减轻体重。

（2）降低 LH 水平和雄激素水平　用短效避孕药或螺内酯等，首选含醋酸环丙孕酮或屈螺酮的避孕药。

（3）改善胰岛素抵抗状态　可应用胰岛素增敏剂。

（4）促排卵治疗　克罗米芬为一线促排卵治疗。从自然月经或撤退出血的第 5 天开始，50mg/d，共 5 天，如无排卵则每周期增加 50mg/d，直至 150mg/d。对克罗米芬抵抗或无效的患者可使用促性腺激素类药物，注意预防多胎妊娠和卵巢过度刺激综合征。

（5）手术治疗　主要为腹腔镜下卵巢打孔术（LOD），主要用于克罗米芬抵抗或无效、因其他疾病需腹腔镜检查盆腔、随诊条件差、不能进行促性腺激素治疗监测者，建议选择体重指数（BMI）≤34kg/m^2、LH > 10U/L、游离睾酮水平高的患者作为治疗对象。

（6）体外受精－胚胎移植　适用于以上方法促排卵治疗失败的患者。

2. 无生育要求患者的治疗

治疗目的：近期目标为调整月经周期，治疗多毛和痤疮，控制体重；远期目标为预防糖尿病、子宫内膜癌及心血管疾病。

（1）基础治疗　调整生活方式，戒烟、戒酒，肥胖患者通过低热量饮食和耗能锻炼减轻体重。

（2）调整月经周期

①口服避孕药　适用于高雄激素血症或有高雄激素表现的患者。可使用各种短效口服避孕药，含醋酸环丙孕酮或屈螺酮的避孕药为首选。

②孕激素　适用于无明显高雄激素临床和实验室表现及无明显胰岛素抵抗的无排卵患者，可单独采用定期孕激素治疗，以恢复月经。从月经周期后半期加孕激素，至少2个月撤退出血一次。

（3）胰岛素抵抗的治疗　可应用胰岛素增敏剂。

第五节　高泌乳素血症

各种原因引起的外周血清泌乳素水平持续高于正常值的状态称为高泌乳素血症（HPRL）。正常育龄妇女血清泌乳素水平不超过 25～30ng/ml（660～780mIU/L）平均8ng/ml，大于30ng/ml 为高泌乳素血症。

【诊断标准】

1. 病史

需要有针对性地从高泌乳素血症的生理性、病理性和药理性原因这三方面了解患者相关的病史。应询问患者的月经史、分娩史、手术史和既往病史，有无服用相关药物史，采血时有无应激状态（如运动、性交、精神情绪波动或盆腔检查）等。

（1）服药史　某些镇静药物（如吩噻嗪）、抗高血压药物（利血平、α－甲基多巴）、镇吐药（甲氧氯普胺），长期服用雌激素或避孕药等。

（2）内分泌疾病史　如甲状腺功能减退症、肢端肥大症、多囊卵巢综合征、雌激素持续性升高及肾功能不全等。

（3）外伤手术史　胸壁外伤或手术。

2. 临床表现

（1）月经改变和不孕不育　表现为功能失调性子宫出血、月经稀发或闭经及不孕症。

（2）溢乳　在非产褥期出现乳头水样或乳汁样分泌物。自然流出或检查时发现，多为双侧性分泌，也可为单侧性。

（3）垂体腺瘤的压迫症状　头痛、视力下降、视野缺损和其他脑神经压迫症状，癫痫发作、脑脊液鼻漏等。少数患者发生急性垂体卒中，表现为突发剧烈头痛、呕吐、视力下降、动眼神经麻痹等神经系统症状，甚至有蛛网膜下隙出血、昏迷等危象。

（4）其他　体重增加、进行性的骨痛、骨密度减低、骨质疏松。少数患者可出现多毛、脂溢及痤疮等多囊卵巢综合征表现。

3. 查体

（1）挤压乳房可见水样或乳汁样分泌物。

（2）妇科查体　宫颈黏液少，子宫可缩小。

4. 辅助检查

（1）包括妊娠试验、垂体及其靶腺功能（TSH、T_3、T_4、PRL 等）、肾功能和肝功能等，根据病史选择进行。

（2）影像学检查　血清泌乳素水平 >60ng/ml 应行 MRI 检查以确定排除或确定是否存在压迫垂体柄或分泌催乳素的颅内肿瘤及空蝶鞍综合征等。直径 <1cm 为微腺瘤，直径 >1cm 为大腺瘤。

（3）视野检查　以了解视神经受压迫情况。垂体肿瘤者可见视野缩小，重者双侧偏盲或一眼全盲。

【治疗原则】

治疗目标是控制高催乳素血症、恢复女性正常月经和排卵功能、减少乳汁分泌及改善其他症状（如头痛和视功能障碍等）。

1. 病因治疗

原发病因明确者首先对症治疗，原发病变控制后催乳素随之下降，月经恢复。

2. 观察随访

对无生育要求、无肿瘤证据、无临床表现、仅催乳素升高的患者可观察随访。每半年至 1 年测催乳素，每 1～2 年随诊 CT 或 MRI 检查。

3. 药物治疗

药物治疗主要包括麦角碱衍生物。

（1）溴隐亭　应由小剂量开始，一般每日 2.5～5mg，可降低催乳素水平，抑制溢乳，恢复排卵，但少数患者需每日 12.5mg 才见效。阴道用药可避免口服用药的不良反应。有垂体肿瘤的患者应长期用药，酌情定期做 MRI 检查。

（2）卡麦角林　高选择性多巴胺 D_2 受体激动剂，抑制催乳素的作用更强大而不良反应相对减少，作用时间更长。

4. 手术治疗

主要适用于药物治疗无效或效果欠佳者；药物治疗反应较大不能耐受者；巨大垂体腺瘤伴有明显视力、视野障碍，药物治疗一段时间后无明显改善者；侵袭性垂体腺瘤伴有脑脊液鼻漏者；拒绝长期服用药物治疗者。

5. 放射治疗

主要适用于大的侵袭性肿瘤、术后残留或复发的肿瘤；药物治疗无效或不能耐受药物治疗不良反应的患者；有手术禁忌证或拒绝手术的患者以及部分不愿长期服药的患者。

6. 高催乳素血症患者妊娠的相关处理

基本的原则是将胎儿对药物的暴露限制在尽可能少的时间内。妊娠期一旦发现视野缺损或海绵窦综合征，立即加用溴隐亭，可望在 1 周内改善和缓解。若不见好转，应考虑手术治疗。妊娠期间肿瘤再次增大者给予溴隐亭仍能抑制肿瘤生长，但整个孕期须持续用药直至分娩。对溴隐亭没有反应及视力视野进行性恶化时，应该经蝶鞍手术治疗并尽早终止妊娠（妊娠接近足月时）。

7. 女性 HPRL 患者的不孕不育相关治疗

药物治疗 HPRL 正常后仍无排卵者，采用促排卵治疗。

第六节　原发性卵巢功能不全

原发性卵巢功能不全（primary ovarian insufficiency，POI），既往称为卵巢早衰（premature ovarian failure，POF）是指因卵巢功能衰竭而导致妇女在 40 岁之前出现闭经的现象。发病率为 1%，在原发闭经患者中占 10% ~28%，在继发闭经患者中占 4% ~18%。卵巢早衰的病因与遗传因素、免疫因素、医源性因素（放、化疗，卵巢手术）、环境因素（病毒感染、吸烟等）和不明原因（特发性）等有关。

【诊断标准】

POI 的诊断标准是指 40 岁以前出现至少 4 个月以上的闭经或月经稀发，并有 2 次或 2 次以上血清促卵泡生成素（FSH）>25IU/L（两次检查间隔时间 4 周以上）。

（1）病史的采集。

（2）体格检查。

（3）实验室检查。

①基础血清促性腺激素水平　闭经患者两次检查间隔 4 周以上的 FSH >25IU/L，提示 POI。

②基础血清 E_2 水平　E_2 水平很低，常 <73.4pmol/L。

③对非医源性的 POI 患者，特别是有家族史的患者，行染色体核型分析。

④病因不明或怀疑自身免疫病的 POI 患者行甲状腺过氧化酶（TPO – Ab）检测，TPO 抗体阳性的进行促甲状腺激素（TSH）的测定。

⑤病因不明或疑有自身免疫病的 POI 患者行 21 – 羟化酶抗体（21 – OH – Ab）或 ACA 筛查。

⑥建议患者行 FMR1 基因突变的筛查。

（4）超声检查　POI 患者超声提示卵巢显示不清，无卵泡，回声偏实。个别患者显示有正常卵巢声像。

【治疗原则】

目前尚无有效治疗手段提高 POI 患者的卵巢功能和自然受孕率，对于 POI 的患者来说，最重要的治疗就是雌 – 孕激素替代治疗缓解症状、预防远期并发症（骨质疏松、心血管疾病，早老性痴呆等）、防止子宫萎缩。同时进行心理治疗、有效的锻炼、适当的补钙，对于未生育的妇女，不要盲目期待卵巢功能的恢复甚至妊娠，应在观念和经济条件都合适的时机接受赠卵体外受精胚胎移植（IVF – ET）助孕。

（1）激素替代治疗。

（2）免疫治疗。

（3）期待治疗。

（4）促排卵治疗　治疗前筛选患者的条件大多是闭经时间短、血 FSH 水平不太高、临床判断为卵泡型 POI 等。一般用激素替代治疗（HRT）或 GnRH – a 抑制内源性促性腺激素（主要是 FSH）至较低水平（＜20IU/L）后，予足量 hMG/hCG 促排卵同时 B 超监测，要求 hMG 用量大、持续时间长。

（5）助孕治疗　对有生育要求者，大部分需要赠卵体外受精－胚胎移植获得妊娠。

（6）有 POI 倾向患者可卵母细胞冻存或卵巢组织冻存保存生育力，如肿瘤患者化疗放疗前、有 POI 家族史的患者、候选基因突变的患者等。

POI 诊治流程如图 13 - 4 所示。

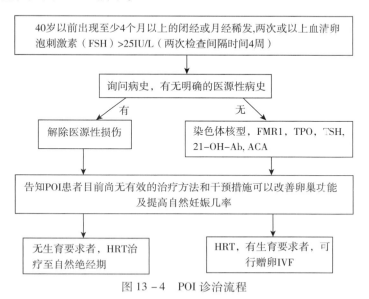

图 13 - 4　POI 诊治流程

第七节　原发性痛经

原发性痛经指月经前、后或行经期间的下腹部疼痛、坠胀、腰酸或其他不适，程度较重以致影响工作和生活，而生殖器官和盆腔无器质性病变者。本病的发生主要与月经时子宫内膜合成释放前列腺素增加有关，也受精神－神经因素影响。思想焦虑、恐惧以及生化代谢物质均可通过中枢神经系统影响盆腔痛觉神经。

【诊断标准】

1. 临床表现

（1）常见于青少年期，原发性痛经常发生于有排卵月经，因此一般在初潮后前 1 ~ 2 年尚无症状或仅有轻度不适。

（2）严重的痉挛性疼痛多发生于初潮 1 ~ 2 年后的青年女性。如一开始出现规律性痛经或迟至 25 岁后发生痉挛性痛经，均应考虑有其他异常情况存在。

（3）下腹疼痛往往为痉挛性或绞窄性，但亦可能为持续的钝性疼痛及放射至腰背部或腿部。疼痛可于月经前或月经来潮时开始，24 小时后达高峰，并往往 2 天后缓解。

（4）有时有内膜管型（膜性痛经）或血凝块排出。

（5）常见有头痛、恶心、便秘或腹泻及尿频。有时可伴有面色苍白、四肢厥冷、乏力、畏寒等症状。偶有晕厥及虚脱。

（6）经常在分娩后自行消失，或在婚后随年龄增长逐渐消失。

（7）腹部及妇科检查一般无异常发现，有时可有子宫轻度压痛。

2. 辅助检查

（1）超声检查　了解盆腔、子宫、卵巢，除外器质性病变。

（2）分泌物检查　激素水平检查，除外明显内分泌异常。

（3）探针探查　除外宫颈口狭窄、粘连。

（4）子宫输卵管造影（通液）　除外宫腔病变。

（5）宫腔镜检查　除外子宫内膜及宫腔异常情况。

【治疗原则】

（1）一般治疗　进行必要的解释工作，帮助患者打消顾虑，树立信心。痛经时可卧床休息或热敷下腹部。注意经期卫生。

（2）前列腺素合成酶抑制剂　如布洛芬、吲哚美辛片剂、甲芬那酸等，25mg/片，每日 2～4 次，口服；或吲哚美辛栓剂，25mg，每次 1/3～1/2 枚，置肛门内。如药物在经前 24～48 小时开始应用，并持续至经后 2 天，可能更有效。

（3）如果疼痛影响生活且无妊娠要求，可用低剂量雌–孕激素的口服避孕药来抑制排卵。

（4）必要时可应用止吐药物，充足的休息与睡眠有助于缓解痛经，日常运动可能有帮助。

（5）钙离子通道阻滞剂　经前预防先服用 5～10mg/次，一日 3 次，服用 3～7 天，或疼痛时 10mg，舌下含服。

（6）催产素拮抗剂，竞争性抑制催产素和血管加压素受体，可以有效缓解痛经。

（7）维生素 B_6　维生素 B_6 可调整中枢神经系统功能，含量增高可引起肌肉松弛，降低子宫平滑肌张力，从而减轻痛经。

（8）解痉镇静剂　常选用阿司匹林类、阿托品、山莨菪碱片、氯丙嗪等，痛经出现时开始使用，可取得较好的止痛效果。若出现疼痛性休克，可选用吗啡或哌替啶（度冷丁）肌内注射，应尽量避免重复使用，以免导致成瘾性。

（9）中药治疗。

第八节　围绝经期综合征

围绝经期综合征指因雌激素水平波动或下降所致的以自主神经系统功能紊乱合并神经–心理症状为主的综合征，多发生于 45～55 岁之间。

【诊断标准】

1. 临床表现

（1）40 岁以上女性或有明确手术或放射线破坏卵巢病史。

（2）月经的变化　主要为月经周期延长、周期不规律或不规则淋漓出血；部分患者会出现月经量明显增多。

（3）泌尿生殖系统变化　可有盆底松弛、乳房下垂、阴道黏膜变薄、皱襞消失、分泌物减少、性交疼痛，有时出现尿频、尿急、尿失禁等症状。

（4）血管舒缩综合征　即有潮红、出汗、心悸、眩晕等症状，发作次数不等，持续数秒至数分钟。

（5）神经－精神症状　常有焦虑、抑郁、激动，喜怒无常、脾气暴躁、记忆力下降、注意力不集中、失眠多梦等。

（6）骨质疏松　绝经后妇女约有 25% 患骨质疏松症，腰酸背痛、腿抽筋、肌肉关节疼痛等。

（7）脂代谢异常、动脉粥样硬化、心脑血管疾病。

2. 辅助检查

（1）常规血液检查　血、尿常规，肝、肾功能，血脂等检查。

（2）血激素测定　FSH、LH 升高或正常，E_2 下降。

（3）骨密度检测。

（4）神经焦虑程度评分。

（5）心脑血管 B 超检查，必要时做 CT 或 MRI 检查。

【治疗原则】

1. 一般治疗

（1）学习保健知识，保持乐观情绪，定期妇科体检。

（2）食用含钙高的食物（如牛奶、豆制品、鱼、虾、蟹、芝麻等）或适量补充钙剂和维生素 D，增加户外活动，进行适宜自身的体育锻炼，可以有效地延缓骨质疏松的进程。

（3）焦躁、失眠、忧虑等症状明显者，除解释和安慰，可适当加用地西泮 2.5 ~ 5mg，每日 2 ~ 3 次，口服，或谷维素 10 ~ 30mg，每日 3 次，口服，必要时可加用中药治疗。

（4）应用维生素 B_6、维生素 A。

2. 激素治疗

（1）激素补充治疗是有效改善症状、提高生活质量的方法，但应在医生的指导和严密监控下使用。

（2）雌激素可有效改善症状，防止骨钙丢失，为防止子宫内膜持续增生，可定期加用孕激素治疗。

第十四章　不　孕　症

希望妊娠、未避孕、有正常性生活 1 年而未能受孕者，称为不孕症。根据妊娠史将不孕症分为原发性不孕症和继发性不孕症。原发性不孕症是指既往无妊娠史，继发性不孕症是指有妊娠史，包括自然流产和异位妊娠史等。在不孕症夫妇中，女方因素约占 40%，男方因素约占 25% ~ 40%，男女双方共同因素约占 20% ~ 30%，不明原因性不孕约占 10%。

【诊断标准】

1. 病史

（1）同居时间、性生活状况、避孕情况，既往诊疗经过。

（2）既往病史　有无急慢性盆腔炎、阑尾炎、结核病、子宫内膜异位症、盆腔手术史等病史。

（3）月经史　初潮年龄、性征发育情况、月经周期、经期、经量、痛经情况。

（4）婚育史　婚姻状况、配偶生育情况、妊娠次数，流产或刮宫的次数以及术后恢复的情况，有无异位妊娠史。

2. 体格检查

身高、体重、生长发育状况；有无多毛、溢乳等；生殖器以及第二性征的检查。

3. 辅助检查

（1）配偶应行精液常规检查。

（2）女方应做以下检查。

①超声影像学检查　检查子宫、卵巢有无器质性病变。超声检查子宫大小、形态、内膜情况、双侧卵巢大小、卵泡数目，判断卵巢储备功能。

②内分泌功能测定及排卵监测　性激素检测包括 FSH、LH、E_2、PRL、T、P，能反映卵巢的储备功能或某些异常状态。基础内分泌水平检测应在月经第 2 ~ 4 天检测。基础 FSH 超过 12IU/L、抗苗勒管激素（anti – Müllerian hormone，AMH）低于 1.1ng/ml、基础窦卵泡数目小于 7，均提示卵巢储备功能下降。必要时行甲状腺及肾上腺功能的检查。

③排卵监测　有基础体温测定（basal body temperature，BBT）、宫颈黏液评分、B超监测卵泡发育、排卵的情况以及孕酮水平测定等方法。

④输卵管通畅试验　包括输卵管通液术、子宫输卵管造影及宫腔镜下输卵管插管通液术、宫腔镜直视下输卵管通液术。

⑤宫颈与子宫因素检查　除了常规的妇科检查外，可行阴道、宫颈分泌物细胞学、细菌学、病原学检查、宫颈黏液评分以及性交后试验。

⑥生殖免疫学检查　必要时进行生殖免疫学检查，包括抗精子抗体、抗子宫内膜抗体、抗透明带抗体、抗卵巢抗体等检查。

⑦必要时行胸片排除肺结核，MRI 检查排除垂体病变。

【治疗原则】

（1）精神治疗 心理治疗，普及受孕知识和排卵期监测。

（2）针对不同病因，采用不同治疗。

（3）辅助生殖技术。

第一节 排卵障碍

排卵障碍引起的不孕约占 25% ~ 35%。导致排卵障碍的原因：下丘脑 – 垂体 – 卵巢轴病变或功能紊乱以及全身因素。根据促性腺激素和雌激素水平，将排卵障碍分为三型：① I 型（低促性腺激素性无排卵）FSH 和 LH 均小于 5U/L，雌激素为卵泡期低限，提示病变在下丘脑、垂体。② II 型（正常促性腺激素性无排卵）FSH 和 LH 多在 5 ~ 10U/L 之间，雌激素为卵泡期水平，提示下丘脑 – 垂体 – 卵巢轴失调。大多数月经失调均属于该类型。③ III 型（高促性腺激素性无排卵）提示卵巢储备功能减退、衰竭，生育能力低下。在 40 岁前，FSH 超过 25U/L，为早发性卵巢功能不全；FSH 超过 40U/L，为卵巢早衰。

【诊断标准】

1. 病史

生育年龄的女性出现月经失调，表现为月经稀发、闭经，月经过多，功能失调性子宫出血等；不孕、溢乳、多毛、痤疮等；少数患者表现为月经周期正常。

2. 体格检查

身高、体重、生长发育状况；有无多毛、溢乳等；生殖器以及第二性征的检查。

3. 辅助检查

（1）基础体温测定 正常月经周期中，由于排卵后孕酮的作用，体温较排卵前升高 0.3 ~ 0.5℃并持续约 12 ~ 14 天，称为双相型基础体温，提示可能排卵。若 BBT 为单相型，提示无排卵。

（2）子宫内膜病理学检查 在月经来潮前 3 天内或来潮 12 小时内，进行子宫内膜活检，若子宫内膜呈分泌期改变提示有排卵可能；若呈增生期改变提示无排卵。非月经期内膜活检应除外妊娠的可能。

（3）血清性激素的测定 在月经周期第 2 ~ 4 天取静脉血查 FSH、LH、E_2，协助判断卵巢储备功能；月经前 3 ~ 10 天查血孕酮（P）水平 > 15.6nmol/L，提示有排卵可能。

（4）B 超监测卵泡发育 B 超动态监测卵泡的发育和排卵情况，能明确卵泡发育、排卵是否正常，并除外未破裂卵泡黄素化综合征（luteinized unruptured follicle syndrome，LUFS）。还可以观察子宫内膜情况。

（5）尿 LH 峰的测定 尿 LH 峰多在下午出现，尿 LH 出现微弱阳性后，每隔 6 ~ 8 小时检测 1 次，若测到强阳性，预示 24 ~ 48 小时内排卵。

（6）影像学检查 当催乳素水平高于 100μg/ml，应行 CT 或 MRI 检查以明确是否存在垂体腺瘤。

【治疗原则】

针对不同的病因，采用不同的处理措施。对于内分泌异常引起的排卵障碍，建议先纠正内分泌异常，再给予诱导排卵治疗。选择诱导排卵药物的原则：Ⅰ型无排卵，长期的低雌激素闭经者，子宫小，内膜薄，应先用人工周期，促进子宫发育至接近正常，再诱导排卵。由于同时缺乏 FSH 和 LH，建议使用人绝经期促性腺激素（human menopausal gonadotropin，hMG），或者同时使用 FSH 和 LH 制剂。Ⅱ型无排卵，以多囊卵巢综合征多见。治疗见相关章节。Ⅲ型无排卵，如果是卵巢功能衰竭，不建议使用诱导排卵药物。如果是卵巢不敏感或卵巢储备功能下降，需要使用较大剂量的促排卵药物。常用诱导排卵药物如下。

（1）氯米芬（Clomiphene Citrate，CC）和芳香化酶抑制剂　CC 能够与下丘脑的雌激素受体结合，阻断雌激素对下丘脑的负反馈性作用，使促性腺激素释放激素（Gn-RH）分泌，促进垂体分泌 FSH 和 LH，刺激卵泡发育。适用于体内有一定雌激素水平的患者。从月经来潮的第 3～5 天开始用药，每天 50mg，共 5 天，B 超监测卵泡发育。若无排卵，下一周期可增加剂量，最大剂量为 150mg/d，可连续应用 6 个周期。近年来，芳香化酶抑制剂（如来曲唑）通过减少雌激素合成，促进 FSH 和 LH 分泌，诱导排卵。每天 2.5～5mg，共计 5 天，用法同 CC。其诱导单卵泡发育率高，妊娠率高，逐渐成为一线药物。

（2）促性腺激素　hMG 和促卵泡生长激素（follicle stimulation hormone，FSH）。方案有递增、递减以及递增 - 递减联合方案。常用的为小剂量递增方案：自月经来潮的第 3～5 天起，每天 37.5～75IU，B 超监测卵泡发育，连续用药 1 周。如果卵泡无生长，逐步增加药物剂量，直至卵泡发育。根据卵泡发育的情况调整 HMG 或 FSH 用量，达到诱导单卵泡发育或少量卵泡发育的目的。

（3）人绒毛膜促性腺激素（human chorionic gonadotropin，hCG）　有类似黄体生成素（LH）的作用，可使成熟卵泡排卵。当优势卵泡达到 1.8cm 时，肌内注射 hCG 5000～10000IU，一般在注射后 36～48 小时排卵。

第二节　输卵管性不孕症

输卵管具有运送精子、摄取卵子及把受精卵运送到子宫腔的作用，如果输卵管功能障碍或管腔不通，会导致不孕，称为输卵管性不孕症。输卵管性不孕约占女性不孕症的 20%～30%。

【诊断标准】

1. 病史

间断发作的慢性下腹隐痛、坠痛或腰骶部疼痛，白带增多，常常于月经期、性交后或劳累后加重。急性发作时，出现下腹剧痛，伴发热、白细胞计数升高等急性感染症状。有时也会出现月经失调。

既往史有急性、慢性盆腔炎病史，阑尾炎病史，子宫内膜异位症史，性传播疾病史（如淋球菌、沙眼衣原体、支原体等感染），结核病史以及流产史、宫外孕史、盆腔外科手术史。

2. 体格检查

腹部检查有无揉面感，有无包块。妇科检查注意尿道口及其旁腺处是否有脓液流出，如果有流出液，应做革兰染色检查及细菌培养。阴道分泌物的性质，宫颈举痛，子宫位置、活动度，宫体及附件区压痛，附件区包块等。

3. 辅助检查

（1）输卵管通畅试验

1）输卵管通畅度检查指征　①未避孕未孕 1 年以上者；②既往有盆腔炎治疗史；③各种输卵管手术后评价。

2）评价输卵管通畅度方法　主要有子宫输卵管通液术、子宫输卵管造影术、超声声学造影术、宫腔镜下输卵管插管通液术及腹腔镜下输卵管通液术，最常用的是子宫输卵管造影术。

①子宫输卵管造影术　一般在月经干净 3～7 天进行。建议造影时，动态观察造影剂通过输卵管情况；术后 30 分钟（如果使用油性造影剂，为术后 24 小时）拍弥散片了解盆腔造影剂弥散的情况，了解是否有盆腔粘连。

②腹腔镜下输卵管通液术　有检查和治疗的作用。

（2）实验室检查　怀疑特异性感染，如结核分枝杆菌，沙眼衣原体、支原体感染，应行病原体培养和血清学诊断。

（3）影像学检查　胸、腹部 X 线片了解有无结核病灶，超声检查明确有无包块并判断其性质。

【治疗原则】

1. 保守治疗

对于轻度的慢性输卵管炎，不孕时间短，可以试行保守治疗，包括抗生素治疗、理疗以及中药治疗。使用抗生素时，应采用广谱抗菌药，并且需要与抗厌氧菌药物联合应用，治疗需要注意的是应足量以及疗程达到 14 天。

2. 输卵管性不孕症的手术治疗

（1）适应证　①输卵管性不孕症；②女方年龄在 40 岁以下，卵巢储备功能良好，有规律排卵；③精液分析示正常或接近正常；④无手术禁忌证。

（2）输卵管重建手术禁忌证　①生殖道及盆腔急性炎症；②存在不适合手术的全身性疾病。

（3）手术方式　严重输卵管损伤的患者因手术后宫内妊娠率低，宫外孕发生率高，故不勉强行输卵管重建手术，建议其直接行体外受精－胚胎移植；而输卵管轻度损伤者，可行腹腔镜下输卵管重建术。

1）输卵管近端病变的处理　①腹腔镜监视下宫腔镜近端输卵管疏通术；②输卵管峡部结节性炎症，腹腔镜下输卵管部分切除再吻合；③输卵管近端闭锁性纤维症，结扎或切除患侧输卵管。

2）输卵管中段病变的处理　①绝育后输卵管再通术，行双侧输卵管吻合术；②宫外孕保守治疗或开窗术后中段阻塞，处理同"绝育术后输卵管再吻合"。

3）输卵管远端病变的处理　①输卵管远端非闭锁性病变，输卵管粘连分解术；②输卵管远端闭锁性病变、输卵管薄壁积水行输卵管远端造口术。

4）输卵管厚壁积水行结扎或切除患侧输卵管。

3. 体外受精－胚胎移植术

输卵管性不孕症是体外受精－胚胎移植术（in vitro fertilization and embryo transfer，IVF－ET）的指征，详见 IVF－ET 章节。输卵管积水者，尤其是 IVF 治疗失败后的患者，建议预防性切除输卵管。

第三节 子宫内膜异位症相关的不孕症

子宫内膜异位症在不孕症患者中的发病率为 30% ~ 50%。因子宫内膜异位症导致的不孕症，被称为子宫内膜异位症相关的不孕症（endometriosis－associated infertility）。

【治疗原则】

应根据患者病变的程度、年龄、卵巢储备功能以及是否合并其他不孕的原因等权衡利弊，采用个体化的方案。年轻的轻度子宫内膜异位症患者，不孕病史较短并且卵巢储备功能良好可期待治疗。手术治疗可以明确诊断、分期，还可以去除可见病灶，纠正盆腔异常解剖关系，改善盆腔环境，能提高各期子宫内膜异位症患者的自然妊娠率。但是手术治疗都可能损伤卵巢，导致卵巢储备功能下降。反复手术会加重对卵巢的损伤，不推荐对子宫内膜异位症患者实施二次手术（怀疑恶性病变除外）。辅助生殖技术已成为治疗子宫内膜异位症相关的不孕症的重要方法（参见"子宫内膜异位症"章节）。

第四节 男性不育症

婚后未避孕、有正常性生活、同居 1 年，由于男性的原因造成女方不孕者，称为男性不育症。临床上把男性不育分为性功能障碍和性功能正常两类，后者依据精液分析结果可分为无精子症、少精子症、弱精子症、畸形精子症和精浆异常等。导致男性不育的主要原因：精液异常，包括无精子症、少精子症、弱精子症、精液不液化或液化不全；生精障碍，包括睾丸本身疾病、染色体异常以及精子发生异常等；精子、卵子结合障碍，包括精道梗阻、逆行射精、外生殖器异常（如先天性阴茎缺如、阴茎过小、男性假两性畸形、尿道上裂或下裂等）、男性性功能障碍（阳痿、早泄、不射精等）以及全身性因素等。

【诊断标准】

1. 病史

包括不育的时间、妊娠史、生育史。夫妇双方的就诊治疗经过。主要包括性行为习惯和性交时间、儿童时期疾病（发热、腮腺炎、外伤）、外源性因素、手术史、性早熟及青春期延迟、性传播疾病史等。

2. 体格检查

男性不育症患者的体格检查应该包括全身的体检，重点放在生殖系统上。必要时进行肛门指检。

3. 辅助检查

（1）精液常规分析

①精液分析　包括精液量、颜色、pH、液化时间、黏稠度、精子活动率、精子前向活动力、精子密度、总精子数、精子形态学分析、非精子细胞成分分析和精浆分析等。精液标本采集时间应为禁欲 2~7 天；需要 2~3 次精液标本检查，才能较准确地判断精液的状况；2 次精液检查间隔时间大于 7 天，小于 21 天。

②精液分析和诊断　推荐参见第五版或第四版《WHO 人类精液检验与处理实验室手册》。结果判断见表 14-1，根据精液分析结果对男性不育症诊断分类见表 14-2。

（2）附属性腺功能的生物化学分析

①前列腺的分泌功能　精液中的锌、柠檬酸或酸性磷酸酶的含量是检测前列腺分泌功能的可靠指标。

②精囊的分泌功能　精液中的果糖可反映精囊的分泌功能。

（3）精子受精能力检测　精子受精能力检测评估的是精子完成受精的能力，包括严格的形态学分析、计算机辅助精子分析（CASA）、低渗膨胀检测（HOST）、精子存活率染色分析、宫颈黏液/精子交互作用分析、精子获能分析、甘露糖－配体受体分析以及顶体反应分析、精子穿透试验、活性氧自由基分析等。推荐有条件的单位开展。

（4）生殖内分泌激素的测定　检测 FSH、LH、PRL、T，判断性腺轴的功能状态。结合精液分析和体检，可以提供鉴别不育症的原因。

（5）抗精子抗体检查　免疫不育占男性不育症的 2.7%~4%。

表 14-1　精液参数的参考值下限（第 5 百分位，95% 可信区间）

参数	参考低值
精液体积（ml）	1.5（1.4~1.7）
精子总数（10^6/次）	39（33~46）
精子密度（10^6/ml）	15（12~15）
总活力（PR+NP%）	40（38~42）
前向运动（PR%）	32（31~34）
存活率（存活的精子%）	58（55~63）
精子形态（正常形态%）	4（3.0~4 0）
其他公认参考值	
pH	≥7.2
过氧化物酶阳性白细胞（10^6/ml）	<1.0
MAR 试验（混合凝集试验%）	<50
免疫珠试验（被包裹的活动精子%）	<50
精浆锌（μmol/次）	≥2.4
精浆果糖（μmol/次）	≥13
精浆中性葡萄糖苷酶（μmol/次）	≥20

参见《WHO 人类精液检查与处理实验室手册（第五版）》。

表 14 - 2　男性不育诊断分类

无精液症	没有精液（不射精或逆行射精）
弱精子症	前向运动的精子的百分率低于参考值下限
弱畸精子症	前向运动和形态正常的精子的百分率均低于参考值下限
无精子症	射出精液中无精子（所提供的评估方法无法检测到样本中精子）
隐匿精子症	在新制涂片中无精子，但离心后可见精子
血精症	精液中存在红细胞
白细胞精子症（脓精症）	精液中含有白细胞高于正常值下限
死精子症	精液中精子存活比例低，非运动精子所占比例高于参考值下限
正常精子症	精子的总数（或是采取上述方法所报告的密度），前向运动和正常形态精子的百分率等于或高于参考低值
少弱精子症	精子的总数（或是采取上述方法所报告的密度）和前向运动精子的百分率均低于参考低值
少弱畸精子症	精子的总数（或是采取上述方法所报告的密度），前向运动和正常形态精子的百分率均低于参考低值
少畸精子症	精子的总数（或是采取上述方法所报告的密度）和正常形态精子的百分率均低于参考低值
少精子症	精子的总数（或是采取上述方法所报告的密度）低于参考值下限
畸精子症	正常形态精子的百分率低于参考低值

参见《WHO 人类精液检查与处理实验室手册（第五版）》。

附：第四版 WHO 人类精液及精子宫颈黏液相互作用实验室检验手册精液质量判断标准

精液量：≥2.0ml。

pH：7.2～8.0。

精子密度：≥20×10^6/ml。

精子总数：≥40×10^6/每次射精。

精子活动率：前向直线运动精子（a＋b）≥50%；或快速前向直线运动精子(a)≥25%（射精后 1 小时内）。

精子存活率：75% 或以上（活体染色）。

精液外观：均质、灰白色、乳白色、淡黄色。

精液液化时间：在 60 分钟内。

精液黏滞度：拉丝长度不超过 2cm。

【治疗原则】

包括药物治疗、外科手术以及辅助生殖技术。

1. 药物治疗

药物治疗针对病因。生殖器官感染引起的不育以抗生素抗感染治疗为主，辅以提高精子活力的药物。无精子症、少精子症及特发性不育，应以性激素类药物进行内分泌治疗为主。精子活力低下者，以提高精子活力的药物治疗为主。中医中药在男性不育的治疗中有一定的效果。

2. 手术治疗

生殖道梗阻引起的男性不育采用输精管附睾吻合术、输精管吻合术及射精管口梗阻经尿道电切开术等手术方式。伴有精液常规异常的精索静脉曲张者需行精索静脉高位结扎术，隐睾或睾丸下降不全者可行睾丸下降固定术，以促进睾丸的生精功能。

3. 辅助生殖技术

精子获取和优化处理、宫腔内人工授精（IUI）、体外受精 – 胚胎移植术（IVF – ET）、卵母细胞浆内单精子注射（intracytoplasmic sperm injection，ICSI）等辅助生殖技术是治疗男性不育的有效手段。

精子获取适用于射精功能异常、梗阻性无精子症、输精管再通术失败或者非梗阻性无精子症时，获得尿液、睾丸或者附睾内的精子。这些技术包括尿液碱化与精液洗涤、显微附睾取精子术（MESA）、经皮附睾取精子术（PESA）、睾丸精子提取术（TESE），经这些方法获得的精子可以用于 IVF 或者 ICSI 授精。

第十五章 子宫内膜异位症和子宫腺肌病

第一节 子宫内膜异位症

【概述】

子宫内膜异位症（以下简称内异症）是指具有生长功能的子宫内膜组织在子宫腔被覆内膜及子宫肌层以外的部位出现、生长、浸润、反复出血，形成结节及包块、引发疼痛及不育等临床症状。内异症是生育年龄的常见多发疾病，病变范围广泛、主要侵犯盆腔腹膜、卵巢、子宫骶韧带、子宫直肠陷凹、阴道直肠隔等部位；病变形态多样；可以形成广泛而严重的粘连；除此以外，其具有的侵袭性、复发性以及激素依赖性等特点，使其成为临床的"难治之症"。

卵巢是最常见受侵部位（80%），另外可侵犯宫骶韧带、子宫直肠陷凹、阴道直肠隔、子宫后壁下部浆膜面及身体其他部位。此病多见于生育年龄妇女，25～45岁居多。绝经后异位内膜组织可萎缩、吸收；妊娠或使用性激素类药物可暂时阻止此病发展。

【临床病理类型】

1. 腹膜型内异症或腹膜内异症

腹膜型内异症或腹膜内异症（peritoneal endometriosis）指分布在盆腔腹膜的各种内异症种植病灶，在形态学上表现为红色病变（早期病变）、棕色病变（典型病变）与白色病变（陈旧性病变）。

2. 卵巢型内异症或卵巢子宫内膜异位囊肿

卵巢型内异症或卵巢子宫内膜异位囊肿（ovarian endometriosis）通常根据囊肿大小和囊肿与卵巢组织粘连情况分为Ⅰ型和Ⅱ型囊肿。

（1）Ⅰ型囊肿 直径<2cm，囊壁与卵巢组织有粘连、层次不清，手术不易剥离。

（2）Ⅱ型囊肿 分A、B、C亚型。ⅡA：指卵巢表面的种植病灶合并生理性囊肿如黄体囊肿或滤泡囊肿，手术易剥离；ⅡB：囊肿与卵巢有轻度粘连，手术较易剥离；ⅡC：囊肿与卵巢有严重粘连或囊肿呈多房状，体积较大或大小不一，手术不易剥离，多房囊肿容易遗漏。

3. 深部浸润型内异症

深部浸润型内异症（deep infiltrating endometriosis，DIE）指内异症病灶浸润深度≥5 mm，常见部位包括位于宫骶韧带、直肠子宫陷凹、阴道直肠隔与阴道穹窿等，个别病例内异症病灶可侵犯直肠或结肠，侵犯膀胱壁与输尿管，引起相应症状。

4. 其他部位内异症

其他部位内异症（other endometriosis）指盆腔以外内异症病灶，常见的是腹壁切口及会阴切口瘢痕内异症；少见的远处部位如肺、胸膜、呼吸道以及膀胱等部位的内异症。

【诊断标准】

内异症患者典型的临床症状主要是疼痛、不孕与结节包块。

1. 临床表现

（1）疼痛 约 70% ~ 80% 的患者可有不同程度的盆腔疼痛，表现为痛经（可有进行性加重）、慢性盆腔痛、性交痛以及排便痛等，疼痛与病变程度不成比例；卵巢内异症囊肿破裂可引起急性腹痛。

（2）结节与包块 约 17% ~ 44% 的患者合并盆腔包块（卵巢子宫内膜异位囊肿），骶韧带与子宫直肠陷凹的内异症病灶可形成触痛结节等。

（3）不孕 约 50% 的患者合并不孕。主要与内异症病灶所致的盆腔内环境改变、粘连、输卵管 - 卵巢功能障碍等有关。

（4）月经异常 部分患者可能出现月经异常，如周期缩短、经期延长等。

（5）特殊部位的内异症根据病灶侵犯部位可有相应症状 如剖宫产瘢痕内异症多有经期腹壁切口部位疼痛；会阴瘢痕内异症主要表现为会阴切口部位结节、会阴与阴道疼痛；消化道内异症常出现大便次数增多或便秘、便血、排便痛等；泌尿道内异症常有尿频、尿急、尿痛、血尿或腰痛等；呼吸道内异症常表现为经期咯血及气胸等。

2. 妇科检查

严重病例子宫常呈后位，活动差；双附件区增厚或可及囊性肿物，活动差，与子宫关系密切等；子宫主骶韧带、子宫直肠陷凹或阴道后穹窿触痛结节。

3. 辅助检查

（1）B 超检查 是临床拟诊内异症的常规辅助检查方法。对诊断卵巢内异症囊肿可确定其位置、大小和形状，其诊断敏感性和特异性均在 96% 以上。典型的卵巢内异症囊肿在 B 超影像学上可见无回声区内有密集光点，囊壁可光滑或毛糙，通常无明显血流或血流不丰富。

（2）CT/MRI 并非内异症诊断的常规手段，其对浸润直肠或阴道直肠隔的深部内异症病灶的诊断和评估有一定意义。

（3）血清 CA125 检测 CA125 检测对早期内异症的诊断意义不大。通常情况下，对于重度内异症、合并盆腔炎症、内异症囊肿破裂、子宫腺肌病或内异症恶变时，CA125 水平可能升高。

（4）腹腔镜检查 腹腔镜检查是诊断子宫内膜异位症的通行手段。腹腔镜直视下可对内异症病灶分布、范围、形态进行全面观察并进行量化评分与临床分期；与此同时，对病灶部位取材进行组织学确诊。

（5）组织病理学检查 是确诊内异症的诊断方法。病理学诊断标准是在病灶组织中出现子宫内膜腺体和间质，伴有炎症反应及纤维化。

4. 临床分期与生育指数评分

（1）ASRM 分期 目前国际通用的内异症临床分期方法是按照美国生殖医学学会（American Society for Reproductive Medicine，ASRM）的分期标准 r - AFS 分期（表 15 - 1），主要根据腹膜、卵巢病变的大小及深浅，卵巢、输卵管粘连的范围及程度以及直肠子宫陷凹封闭的程度进行量化评分。Ⅰ 期（微小病变）：1 ~ 5 分；Ⅱ 期（轻度）：6 ~ 15 分；Ⅲ 期（中度）：16 ~ 40 分；Ⅳ 期（重度）：>40 分。评分方法见表 15 - 1。该分期的主要缺陷是对患者的妊娠结局、疼痛症状、以及复发无很好的预测性。

表 15-1　内异症 ASRM 分期评分表（分）

类别	异位病灶				粘连				直肠子宫陷凹封闭的程度	
	位置	大小（cm）			程度	范围			部分	完全
		<1	1~3	>1		<1/3 包裹	1/3~2/3 包裹	>2/3 包裹		
腹膜	表浅	1	2	3	–	–	–	–	–	–
	深层	2	4	6	–	–	–	–	–	–
卵巢	右侧，表浅	1	2	4	右侧，轻	1	2	4	–	–
	右侧，深层	4	16	20	右侧，重	4	8	16	–	–
	左侧，表浅	1	2	4	左侧，轻	1	2	4	–	–
	左侧，深层	4	16	20	左侧，重	4	8	16	–	–
输卵管	–	–	–	–	右侧，轻	1	2	4	–	–
	–	–	–	–	右侧，重	4	8	16	–	–
	–	–	–	–	左侧，轻	1	2	4	–	–
	–	–	–	–	左侧重	4	8	16	–	–
直肠子宫陷凹封闭	–	–	–	–	–	–	–	–	4	40

注：如果输卵管伞端完全粘连，评 16 分；如果患者只残留一侧附件，其卵巢及输卵管的评分应乘以 2；– 无此项；内异症：子宫内膜异位症；ASRM：美国生殖医学学会。

（2）生育指数（endometriosis fertility index，EFI）评分　是预测内异症合并不孕患者腹腔镜手术分期后的自然妊娠情况，评分越高，自然妊娠率越高。预测妊娠的前提是男方精液正常，女方卵巢储备功能良好且不合并子宫腺肌症。

【鉴别诊断】

1. 盆腔炎性包块

常有急性盆腔炎及发热史，疼痛无周期性，可伴发热和白细胞增高，抗感染治疗有效。

2. 子宫腺肌病

内异症患者多数合并子宫腺肌病，其痛经症状与内异症相似，妇科检查子宫多增大，呈球形，质硬。

3. 卵巢恶性肿瘤

早期通常无症状，有症状时多呈持续性腹痛、腹胀，病情发展迅速，一般情况差。超声图像显示包块为混合性或实性。血清 CA125 和 HE4 表达水平多显著升高。腹腔镜或剖腹探查可明确诊断。

【诊疗原则】

内异症治疗的目的是减灭和清除病灶、缓解并解除疼痛、改善和促进生育、减少和避免复发。治疗时，应考虑患者的年龄、生育要求、症状的严重性、病变范围、既往治疗史以及患者的愿望等，强调治疗措施要规范化与个体化。

1. 手术治疗

手术治疗需根据患者的具体情况进行个体化选择。

保守性手术：保留患者生育功能，手术尽量去除肉眼可见的病灶及卵巢内异症囊肿，分离粘连组织。保守性手术适合年轻、尚未生育的患者，腹腔镜为首选手术途径。

子宫及双附件切除术：切除全子宫＋双附件以及所有肉眼可见病灶。适用于年龄较大、无生育要求、症状重或经保守性手术以及药物治疗无效的患者。

2. 药物治疗

（1）治疗目的　主要是控制症状、抑制卵巢功能，阻止内异症的进展，减少病灶活性，缓解疼痛以及减少粘连的形成等。

（2）药物治疗适用于基本确诊的患者，不主张"长期试验治疗"。

（3）药物治疗尚无标准化方案，药物选择应遵循个体化原则，充分考虑药物的不良反应、患者的意愿与经济能力。目前，可供选择的药物主要有非甾体类抗炎药（NSAIDs）、口服避孕药、高效孕激素、雄激素衍生物以及 GnRH－a 五大类。

①NSAIDs　抑制前列腺素合成，抑制淋巴细胞活性和活化的 T 淋巴细胞的分化，减少对传入神经末梢的刺激，还可直接作用于伤害性感受器，阻止致痛物质的形成和释放。不良反应主要为胃肠道反应，偶有肝肾功能异常。长期应用要警惕胃溃疡的可能。

②口服避孕药　具有抑制排卵的作用，不良反应较少，偶有消化道症状或肝功能异常等。

③高效孕激素　可致子宫内膜呈蜕膜样改变，最终导致萎缩，同时，可负反馈抑制下丘脑－垂体－卵巢轴。不良反应主要有突破性出血、乳房胀痛、体重增加、消化道症状及肝功能异常。

④雄激素衍生物　目前常用孕三烯酮（19 去甲睾酮衍生物）是抗孕激素的甾体激素，能够减少血中孕激素和雌激素水平，降低性激素结合球蛋白水平和有微弱的雄激素作用。不良反应包括毛发增多、情绪改变等，此外，可能影响脂蛋白代谢，导致肝功能损伤以及体重增加。

⑤促性腺激素释放激素激动剂（GnRH－a）　下调垂体功能，造成暂时性药物去势及体内低雌激素状态；也可以通过与外周 GnRH－a 受体结合抑制在位和异位子宫内膜细胞的活性。不良反应主要是低雌激素血症引起的更年期症状，如潮热、阴道干燥、性欲下降、失眠及抑郁等，长期应用可引起骨质丢失。

为减少不良反应，建立在"雌激素窗口剂量理论"基础上，可行反向添加方案，治疗剂量应个体化，有条件时应监测雌激素水平。

3. 内异症患者以痛经为主的治疗

（1）治疗原则　合并不孕或附件包块者，首选手术治疗；未合并不孕及无附件包块者，首选药物治疗；药物治疗无效可考虑手术治疗。内异症相关疼痛的诊治流程见图 15－1。

（2）经验性药物治疗　对无明显盆腔包块及不孕的痛经患者，可选择经验性药物治疗。一线药物包括：NSAIDs、口服避孕药及高效孕激素（如醋酸甲羟孕酮等）；二线药物包括 GnRH－a、左炔诺孕酮宫内缓释系统（LNG－IUS）。一线药物治疗无效时改用二线药物，如依然无效，应考虑手术治疗。所有的药物治疗都存在停药后疼痛的高复发率。

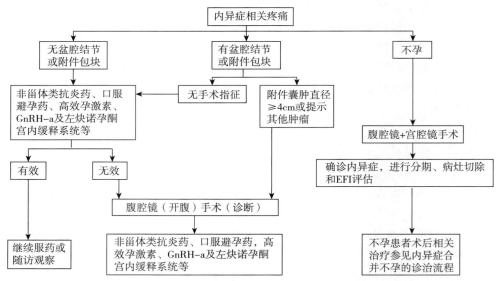

图 15 - 1　内异症相关疼痛的诊治流程

内异症：子宫内膜异位症；GnRH - a：促性腺激素释放激素激动剂；EFI：内异症生育指数

（3）手术治疗

手术适应证：①卵巢子宫内膜异位囊肿直径≥4cm；②合并不孕；③痛经药物治疗无效。手术以腹腔镜为首选。应有仔细的术前评估和准备、良好的手术设备、合理的手术方式、熟练的手术技术以及合适的术后处理方案。手术切除内异症病灶特别是 DIE 可有效缓解症状。单纯手术后症状复发率较高，年复发率高达 10%。故手术后应辅助药物治疗并长期管理。对病变较重、估计手术困难者，术前可短暂应用 GnRH - a 3 个月，可减少盆腔充血并减小病灶大小，在一定程度上减少手术难度，提高手术的安全性。

4. 内异症不孕的治疗

（1）治疗原则

①对于内异症合并不孕患者首先按照不孕的诊疗路径进行全面的不孕症检查，排除其他不孕因素；②单纯药物治疗对自然妊娠无效；③腹腔镜是首选的手术治疗方式。手术需要评估内异症的类型、分期及 EFI 评分，可评估内异症病变的严重程度并评估不孕的预后，根据 EFI 评分给予患者生育指导。

（2）手术后受孕方式选择

①年轻、轻中度内异症、EFI 评分高者，术后可期待自然妊娠 6 个月，并给予生育指导；②EFI 评分低、有高危因素者（年龄在 35 岁以上、不孕年限超过 3 年，尤其是原发性不孕者；重度内异症、盆腔粘连、病灶切除不彻底者；输卵管不通者），应积极行辅助生殖技术助孕。助孕前应使用 GnRH - a 预处理，通常应用 3~6 个月。

（3）辅助生殖技术

主要针对具有高危因素的中重度内异症、复发型内异症或卵巢储备功能下降的患者。内异症合并不孕的诊治流程见图 15 - 2。

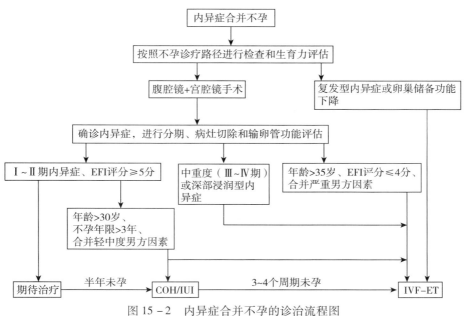

图 15 – 2 内异症合并不孕的诊治流程图

内异症：子宫内膜异位症；EFI：内异症生育指数；COH：超促排卵；
IUI：宫腔内人工授精；IVF – ET：体外授精 – 胚胎移植

【预后与预防】

内异症是一种慢性病，术后容易复发，患者需长期管理。

（1）预防痛经复发的治疗　首选药物治疗，如仍无效，必要时应考虑手术。多选用的药物有非甾体抗炎药和性激素类药物。一线用药方案：口服避孕药，3 个月，若有效，可继续使用；二线用药方案：GnRH – a、孕激素以及中医中药，也可选择左炔诺孕酮宫内缓释系统，优点是不良反应小，尤其是可用于对口服避孕药有禁忌证或者不耐受的患者。

（2）预防病灶复发的治疗　怀疑存在残留病灶，建议术后选择 GnRH – a 治疗 3 ~6个月；若年龄较大且无生育需求，可选择左炔诺孕酮宫内缓释系统；若将来希望生育，可暂时选择口服避孕药治疗。

第二节　子宫腺肌病

【概述】

子宫内膜腺体和间质侵入子宫肌层，伴随周围肌层细胞的代偿性增大和增生，称为子宫腺肌病。分弥漫型和局灶型两种，局灶型子宫腺肌病又称子宫腺肌瘤。部分子宫腺肌病病灶内部可以出现含咖啡色液体的囊腔，囊腔直径 >5mm 称为囊性子宫腺肌病，多发生于年轻患者，常有明显的痛经，需要与子宫肌瘤液化与残角子宫积血鉴别。

【诊断标准】

1. 临床表现

（1）痛经　半数以上患者有继发性痛经，且进行性加剧。

（2）月经异常　表现为月经量增多，经期延长及不规则出血。

（3）不孕。

（4）妇科检查　子宫多呈均匀性增大，球形，有的表现为子宫表面不规则呈结节样突起。有压痛，月经期子宫可增大，质地变软，压痛明显。

2. 辅助检查

（1）B超　发现子宫增大，肌层增厚，后壁明显，内膜线前移。病变部位回声增强，与周围组织无明显界限。

（2）MRI　子宫内存在界限不清、信号强度低的病灶，T_2 加强影像可有信号强度高的病灶，内膜与肌层结合区变宽 >12mm。

（3）血清 CA125　多数患者有不同程度升高。

（4）组织病理学检查　可确诊子宫腺肌病。

【治疗原则】

（1）期待治疗　对无症状、无生育要求者可动态观察。

（2）手术治疗　分为子宫切除手术，主要针对年长、无生育要求、疼痛症状明显的患者；子宫腺肌病灶病灶切除术，主要针对年轻、要求保留生育功能患者，手术后需辅助药物治疗控制病灶发展。

（3）目前不主张子宫神经去除术（骶前神经切断术）治疗腺肌病。

（4）合并月经过多、贫血、子宫体积不超过 8 周孕状的患者，可选择药物治疗或子宫内膜去除术。

（5）药物治疗原则同"子宫内膜异位症"。对有生育要求的腺肌病患者实施手术治疗应慎重。

（6）GnRH－a 治疗　主要针对子宫体积明显增大、疼痛明显或不孕患者，或实施辅助生殖前均可选择 GnRH－a 治疗 3～6 个月。

（段　华　汪　沙）

第十六章　生殖器分化发育异常

第一节　处女膜闭锁

【概述】

处女膜闭锁又称无孔处女膜，是发育过程中泌尿生殖窦上皮未贯穿前庭部而引起的。

【诊断标准】

1. 临床表现

（1）性征发育正常后无月经来潮。

（2）周期性下腹痛，病程久者有持续性下腹胀痛。

（3）严重者伴便秘、肛门坠胀、尿频或尿潴留等。

（4）下腹部扪及块状物。

（5）妇科检查

①外阴部发育正常，但未见阴道口，处女膜无孔，向外膨隆，呈蓝紫色。

②肛指检查时可扪及阴道内肿块，向直肠膨隆。

③有时子宫增大，在下腹部扪及阴道肿块的上方另有一盆腔肿块。

2. 辅助检查

（1）超声显像提示阴道积血，子宫增大，宫腔内积血或附件处肿块。超声诊断困难时可辅助 MRI。

（2）在膨隆的处女膜中心用 7~8 号针穿刺，抽出积血可明确诊断。

【治疗原则】

（1）无菌操作下，将处女膜做"X"形切开，并切除部分处女膜使处女膜口呈环形，缝合或电凝止血。

（2）保持外阴部清洁，必要时用抗感染药物。

第二节　阴道发育异常

一、阴道横隔

【概述】

阴道横隔是两侧副中肾管融合后与尿生殖窦相接未贯通或部分贯通所致。多在阴道中上部或中部有一软组织横隔，大多隔中央有孔，大小不一，少数为无孔或完全性横隔。

【诊断标准】

1. 临床表现

（1）有孔横隔一般无症状，若横隔位置较低常因性生活障碍而就诊，也有在临产時胎头下降受阻而发现。

（2）无孔横隔可在横隔以上部分形成月经血潴留，出现闭经、痛经。

（3）下腹部肿块可因阴道、子宫和输卵管积血所致。

（4）妇科检查　阴道较短，其中上部见一小孔，但看不到宫颈或仅见阴道盲端。肛诊时可触及子宫颈及子宫体，无孔横隔在相当于阴道中上部可触及质中包块，可有压痛。

2. 辅助检查

（1）穿刺　经阴道对无孔横隔做空穿刺，抽出积血可明确诊断。

（2）超声显像　显示宫颈以下部位有积血，适合未婚者。超声诊断困难者可辅助MRI检查帮助诊断。

【治疗原则】

（1）横隔放射形切开，切除多余部分横隔，切缘缝合止血。术后放置阴道模型，定期更换，直到上皮愈合。

（2）临产时发现横隔可在宫颈口近开全时或于产程中胎头下降压迫横隔使其伸展（有时组织成薄膜状），做多处切开以利胎儿下降。分娩后检查伤口有无出血，按需缝合。

二、阴道纵隔

【概述】

阴道纵隔是胚胎发育期两侧副中肾管会合后，其中隔未消失或未完全消失所致。它分完全纵隔和不完全纵隔，前者即形成双阴道，双阴道常与双子宫并存。

【诊断标准】

（1）大多数妇女无症状，有些因发生性交困难而就诊才被发现。

（2）分娩时可导致胎先露下降困难，产程进展缓慢。

（3）若一侧纵隔无开口，则导致月经血潴留。

（4）妇科检查见阴道被一纵形黏膜襞分成两条纵形通道。黏膜的上端近宫颈，下端达阴道口或未达阴道口。

【治疗原则】

（1）纵隔妨碍月经血排出或影响性交时应将纵隔切除。创面缝合以防粘连。

（2）产时手术，当胎先露下降压迫纵隔时可先切断纵隔的中部，待胎儿娩出后再切除纵隔。

（3）术后注意创面的愈合，应用抗生素预防感染。

三、阴道闭锁

【概述】

阴道闭锁为泌尿生殖窦未参与形成阴道下段所致。根据阴道闭锁的解剖学特点将其分为两型：Ⅰ型阴道闭锁，即阴道下段闭锁，阴道上段及宫颈、子宫体均正常；Ⅱ型阴道闭锁，即阴道完全闭锁，多合并宫颈发育不良，子宫体发育不良或子宫畸形。

【诊断标准】

1. Ⅰ型阴道闭锁

（1）子宫内膜功能多正常，因此症状出现较早，主要表现为阴道上段扩张，严重时可以合并宫颈、宫腔积血。

（2）盆腔检查发现包块位置较低，位于直肠前方，就诊往往较及时。

（3）症状与处女膜闭锁相似，但无阴道开口，闭锁处黏膜表面色泽正常，亦不向外隆起。

（4）肛门指诊可扪及凸向直肠包块，位置较处女膜闭锁高，由于盆腔经血逆流引发子宫内膜异位症较少见。

2. Ⅱ型阴道闭锁

（1）阴道完全闭锁多合并宫颈发育不良、子宫体发育不良或子宫畸形，子宫内膜分泌功能不正常，症状出现较晚，经血容易逆流至盆腔，常常发生子宫内膜异位症。

（2）磁共振显像和超声检查可帮助诊断。

【治疗原则】

（1）一旦明确诊断，应尽早手术切除。手术以解除阴道阻塞，使经血引流通畅为原则。

（2）先用粗针穿刺阴道黏膜，抽出积血后切开闭锁段阴道，排出积血。切除多余闭锁的纤维结缔组织，利用已游离的阴道黏膜覆盖创面，术后定期扩张阴道以防挛缩。

（3）阴道完全闭锁手术应选在"经期"（有腹痛）时进行，评估子宫、宫颈发育情况，如术后再闭锁风险高，目前主张直接行子宫切除术，若有保留子宫可能，可行子宫阴道贯通及子宫颈成形术。

四、阴道斜隔综合征

【概述】

阴道斜隔综合征（oblique vaginal septum syndrome）也称 Herlyn – Werner – Wunder 综合征（HWWS），病因尚不明确，可能是副中肾管向下延伸未到泌尿生殖窦形成一盲端所致。为双子宫、双宫颈、双阴道，一侧阴道完全或不完全闭锁的先天畸形，多伴有闭锁阴道侧的泌尿系畸形，以肾缺如多见。

阴道斜隔分为三种类型。

（1）Ⅰ型 为无孔斜隔，一侧阴道完全闭锁，隔后的子宫与外界及另侧子宫完全隔离，宫腔积血聚积在隔后阴道腔。

（2）Ⅱ型 为有孔斜隔，一侧阴道不完全闭锁，隔上有一数毫米的小孔，隔后子宫与另侧子宫隔绝，经血通过小孔滴出，引流不畅。

（3）Ⅲ型 为无孔斜隔合并宫颈瘘管，一侧阴道完全闭锁，在两侧宫颈间或隔后腔与对侧宫颈之间有小瘘管，有隔一侧子宫经血可通过另一侧宫颈排出，引流亦不通畅。

【诊断标准】

1. 临床表现

月经周期正常，有痛经及一侧下腹痛；可有月经中期流血、流脓或经期延长等症状。

（1）Ⅰ型发病年龄早，症状较重，平时一侧下腹痛。

（2）Ⅱ型月经间期阴道少量褐色分泌物或陈旧血淋漓不净，脓性分泌物有臭味。

（3）Ⅲ型经期延长有少量血，也可有脓性分泌物。

妇科检查一侧穹窿或阴道壁可触及囊性肿物，Ⅰ型肿物较硬，宫腔积血时触及增大子宫；Ⅱ型、Ⅲ型囊性肿物张力较小，压迫时有陈旧血流出。

2. 辅助检查

（1）局部消毒后在囊肿下部穿刺，抽出陈旧血，即可诊断。

（2）B 型超声检查可见一侧宫腔积血，阴道旁囊肿，同侧肾缺如。

（3）子宫碘油造影的影像学表现　Ⅰ型单角子宫显影；Ⅱ型经斜隔小孔注入碘油后隔后腔显影；Ⅲ型同侧子宫显影，碘油经宫颈瘘管使对侧子宫和隔后腔显影。

（4）腹腔镜检查术可以协助对内生殖器畸形的诊断，发现上生殖道并发症并同时进行相应手术治疗。

（5）必要时泌尿系统造影检查。

【治疗原则】

（1）一经确诊尽早行阴道斜隔切除术。

（2）手术选择月经期进行。

（3）由囊壁小孔或穿刺定位，上下剪开斜隔，暴露宫颈，沿斜隔附着处，做菱形切除，做最大范围的隔切除，边缘电凝止血。油纱卷压迫 24～48 小时，一般不放置阴道模型。

五、先天性无阴道

【概述】

先天性无阴道是双侧副中肾管会合后未向尾端伸展形成管道，以致无阴道。15% 合并有泌尿道畸形。MRKH（Mayer – Rokitansky – Kuster – Hauser）综合征是最常见的原因。MRKH 综合征几乎均合并无子宫或仅有始基子宫，卵巢功能多为正常。患者染色体检查为 46，XX，血内分泌检查为女性水平。雄激素不敏感综合征患者也可表现为阴道盲端，无宫颈和子宫、少数有始基子宫，但染色体为 46，XY，性腺位于腹股沟或腹腔内，但亦有子宫正常者。

【诊断标准】

1. 临床表现

（1）性征发育正常，但无月经来潮。

（2）性生活困难。

（3）妇科检查无阴道开口，有时呈一浅凹或深约 2～3cm 的凹陷。肛查可扪及一小子宫（始基子宫）。

2. 辅助检查

（1）超声显像　了解子宫及盆腔肿块情况。评估泌尿系统发育情况。

（2）肾盂静脉造影　除外并存的泌尿道畸形。

（3）染色体检查　如为 46，XX 为 MRKH 综合征；如为 46，XY 为雄激素不敏感综合征。

【治疗原则】

1. 非手术顶压法

用硅胶等材质的模具压迫外阴部的凹陷，使之扩张并延伸到接近正常阴道的长短。

适用于前庭有阴道凹陷且组织松弛者。

2. 阴道成形术

可选择下列方法，各有利弊。

手术方法均在膀胱直肠间造穴，采用不同材料铺垫人造穴道形成了不同的手术方式。手术时机应选在有性生活要求前进行。常见的术式有羊膜法、腹膜法、乙状结肠法、皮瓣阴道成形术、生物补片法等。除皮瓣和肠道法外，手术后需要带模具扩张阴道，应每日更换、清洗消毒模具。

3. 术后随访

（1）按不同手术，术后不同时间进行随访。

（2）了解术后伤口愈合情况和阴道口的松紧程度。

第三节　先天性宫颈闭锁

由于副中肾管尾端发育不全或发育停滞所致的宫颈发育异常，通常合并有阴道发育的异常。大体可分为子宫颈未发育、子宫颈完全闭锁、子宫颈外口闭塞、条索状子宫颈、子宫颈残迹。

【诊断标准】

1. 临床表现

（1）若患者子宫内膜有功能，则青春期后可因宫腔积血而出现周期性腹痛，经血还可经输卵管逆流入腹腔，引起盆腔子宫内膜异位症。

（2）腹痛时查体可发现增大触痛的子宫，阴道段往往不膨出。

【治疗原则】

可试行宫颈阴道贯通术，如手术失败则行子宫切除术。由于贯通术成功率低，故初次手术时直接行子宫切除术也是一种选择。

第四节　子宫发育异常

【概述】

两条副中肾管在发育、融合或中隔吸收演变过程中，任何时期出现停滞均可导致子宫发育异常而出现子宫畸形。

【诊断标准】

1. 临床表现

（1）约25%的患者无症状，亦无生殖障碍。

（2）从无月经来潮，提示可能为先天性无子宫、始基子宫。

（3）月经稀少。

（4）痛经逐渐加重，有月经血潴留。

（5）不孕、反复流产、胎位异常、早产和死胎等。

（6）妇科检查　子宫小，为始基子宫或幼稚子宫；若子宫偏向一侧可能为残角子宫或单角子宫；子宫底部较宽提示有纵隔子宫或鞍状子宫；子宫底部有凹陷可能为双角子宫或鞍状子宫；子宫呈分叉状为双角子宫或双子宫。

2. 辅助检查

（1）超声显像　显示为单子宫或双子宫以及子宫的大小。子宫呈梭形且偏向一侧可能为单角子宫；一侧有圆钝形实质块提示可能是残角子宫；显示子宫体较宽且子宫腔内有纵隔者可能为纵隔子宫、双角子宫以及明显的鞍状子宫。超声显示子宫轮廓较清楚，子宫腔内影像不如子宫输卵管碘油造影清晰，但可清楚地显示子宫腔积血，必要时可辅助 MRI 检查帮助诊断。

（2）盆腔充气和子宫输卵管碘油双重造影检查　同时了解盆腔内有无子宫、子宫外形和子宫腔形态，可诊断单角子宫、鞍形子宫、双角子宫、纵隔子宫（完全型或不完全型）和双子宫。双子宫时必须两个宫腔均注入造影剂方可显示两个宫腔影。若一个子宫显影，在其一侧有实质性肿块应考虑伴有残角子宫的可能。

（3）腹腔镜检查　当影像诊断有困难时，可由腹腔镜直接观察子宫的轮廓。

（4）宫腔镜检查　直接观察子宫腔内的情况，如有无纵隔、半纵隔、双角或弓形子宫。

（5）必要时可行静脉肾盂造影，了解有否合并泌尿道畸形。

【治疗原则】

（1）始基子宫、实体子宫可不予处理，若残角子宫证实有内膜存在，有痛经、积血等症状，尽早行残角子宫切除，同时切除同侧输卵管。

（2）幼稚子宫有痛经者可对症治疗。

（3）双子宫、双角子宫和鞍形子宫一般不予处理。

（4）纵隔子宫影响生育时可切除中隔。

（5）子宫畸形者妊娠后应预防流产、早产。根据胎儿大小、胎位及产道情况决定分娩方式。

第五节　女性假两性畸形

【概述】

患者染色体核型为 46，XX，性腺为卵巢，内生殖器为子宫、输卵管、阴道，但由于胚胎期或胎儿期暴露于过多的雄激素，外生殖器可有不同程度的男性化。主要的原因为先天性皮质增生症和其他来源雄激素。其中，肾上腺皮质增生为常染色体隐性遗传病，最常见的是因 21 - 羟化酶缺乏造成皮质醇合成障碍而雄激素和孕激素增加，导致不同程度男性化。也可因妊娠早期服用雄激素作用药物引起，但程度轻，出生后男性化不再加剧，可于青春期月经来潮，并可以生育。

【诊断标准】

1. 临床表现

（1）外生殖器性别不明，出生后阴蒂增大，大阴唇部分融合，阴道与尿道可为一个开口或有各自的开口。出现男性第二性征，如多毛、喉结、声粗、痤疮等。

（2）无女性性征发育，从无月经来潮，卵巢功能低下。

（3）曾有生长过速史，骨骼提前愈合，最终身高较矮。肌肉发达，皮肤较黑，抵抗力较差。

（4）婴幼儿可有血钠、氯低下，血钾增高，恶心、呕吐。

2. 辅助检查

（1）超声或磁共振显像　显示盆腔有子宫和卵巢。

（2）血睾酮、孕酮、17 – 羟孕酮和 ACTH 显著升高。

（3）阴道 – 尿道 – 膀胱造影适用于阴道和尿道共同开口者。

【治疗原则】

1. 肾上腺皮质激素

（1）内分泌科会诊，补充足量肾上腺皮质激素。临床常用醋酸可的松、氢化可的松或泼尼松治疗。

（2）用大剂量开始，用药后每月测一次血睾酮，以睾酮近似正常值时用维持量。若睾酮下降不明显可加量，一个月后再按睾酮水平调整剂量。以后减至最小维持剂量，女性患者须终身服药。

（3）治疗适当时，绝大部分患者可有月经来潮并可妊娠。青春期或成年患者在睾酮已近正常后仍有月经失调者，可作人工周期或诱发排卵。早期治疗生长发育亦可正常。

2. 外生殖器矫形术

血睾酮接近正常后，行保留血管神经的阴蒂整形与外阴整形术。

第六节　男性假两性畸形

【概述】

雄激素不敏感（androgen insensitive syndrome，AIS）患者染色体核型为 46，XY，为雄激素受体缺陷，因雄激素无法发挥生物学效应而导致的性发育异常。男性核型，女性表型，为 X 连锁隐性遗传病，有睾丸，无子宫，阴茎极小，生殖功能异常，一般无生育能力。AIS 分为完全型和不完全型 2 种。

【诊断标准】

1. 临床表现

从无月经来潮，自觉腹股沟有块物，外阴部异常（不完全型者）。

2. 体格检查

（1）完全型外生殖器为女性，自幼均按女性生活。青春期乳房发育，乳头小，无阴毛，阴道多为盲端，短、浅，无子宫。两侧睾丸大小正常，可位于腹腔内、腹股沟或偶在大阴唇内扪及。

（2）不完全型外阴多两性畸形，不同程度的男性化，阴蒂肥大或为短小阴茎，阴道极短或仅有浅凹陷。

3. 辅助检查

（1）染色体核型为 46，XY。

（2）超声或磁共振显像盆腔内无女性内生殖器，无卵巢影像。若睾丸在腹股沟内或盆腔内可做超声探测。

（3）睾酮为男性水平。

【鉴别诊断】

（1）不完全型雄激素不敏感综合征　患者必要时可行 hCG 刺激试验。hCG 刺激后睾酮和双氢睾酮均明显升高提示睾丸合成雄激素的能力正常，常见于不完全型。睾酮明显升高而双氢睾酮无改变，睾酮/双氢睾酮之比明显上升时提示 5α-还原酶缺乏。

（2）完全型雄激素不敏感综合征　患者需与 XY 单纯性腺发育不全和 46，XY 的 17α-羟化酶缺乏相鉴别（表 16-1）。

表 16-1　完全型雄激素不敏感综合征（CAIS）与 46，XY 单纯性腺发育不全和
46，XY 的 17α-羟化酶缺乏的鉴别

临床表现	CAIS	46，XY 单纯性腺发育不全	46，XY 17α-羟化酶缺乏
原发闭经	+	+	+
乳房发育	+	-	-
阴毛、腋毛	-	-	-
外生殖器	女性	女性	女性
阴道	盲端	有	盲端或有
宫颈、子宫	无	有	无或有
人工周期	无	有	无或有
性腺	睾丸（发育不全）	睾丸（条索）	睾丸（发育不全）
染色体	46，XY	46，XY	46，XY
雄激素	正常或升高	低下	低下
雌激素	正常或升高	低下	低下
高血压	无	无	有
低钾血症	无	无	有

【治疗原则】

（1）首先做性别抉择，一般以选作女性为佳，切除睾丸，术后适当补充雌激素。

（2）注意维护患者心理健康。

第七节　真两性畸形

【概述】

外生殖器分化异常；男女难辨，有数种染色体核型，但体内有睾丸、卵巢两种性腺同时存在。

【诊断标准】

1. 临床表现

（1）外生殖器异常，难以区分男女。

（2）部分患者于青春期乳房发育，有月经来潮。

（3）部分患者出现喉结，声哑和体毛、性毛增加。

（4）妇科检查　外生殖器异常，大部分患者盆腔内有子宫，但发育程度不一，有的患者可在阴囊或阴唇内扪及睾丸。

2. 辅助检查

（1）染色体核型　呈现为 46，XX；46，XY；46，XX/46，XY 或其他嵌合体。当核型与体征不符或出现嵌合体时具很大提示意义。

（2）腹腔镜检查或剖腹探查　诊断必须通过开腹探查或腹腔镜从外观辨认出卵巢与睾丸两种组织，并对性腺进行活检，送病理检查，明确两种性腺组织的存在。两性性腺并存为：一侧卵巢，另侧睾丸；一侧为卵巢或睾丸，另侧为卵睾；或双侧均为卵睾。子宫发育不良或正常，可有双角子宫；卵巢侧常有输卵管，睾丸侧常有输精管，卵睾侧常为输卵管和输精管并存。

【治疗原则】

（1）性别抉择，按抚养性别、本人意愿（如患者未成年应与其父母共同商议）选择性别。

（2）若无明显男性化以选作女性为妥。切除睾丸或剥除卵睾中的睾丸组织，行外阴整形术。

（3）若选作男性，切除卵巢或睾中卵巢组织，应将睾丸移入阴囊中，外阴行男性外生殖器成形术。

（周　莹　朱　兰）

第十七章 损伤性疾病

第一节 盆腔器官脱垂

盆腔器官脱垂（pelvic organ prolapse，POP）包括子宫脱垂和阴道前后壁脱垂（膨出），是中老年女性常见疾病，严重影响患者生活质量。

【诊断标准】

1. 病史

（1）有妊娠、分娩，特别是困难分娩的病史。

（2）有慢性咳嗽、便秘、肥胖等等长期导致腹腔压力增加的病史。

（3）有外伤、车祸等病史。

2. 临床表现

（1）最特异的症状　脱垂。患者能看到或感到阴道口有组织膨出，脱垂的程度可以随活动量、体位、负重等而变化。

（2）非特异的症状　盆腔压迫感、背痛等，不确定能通过手术治疗脱垂而缓解，可以使用子宫托来鉴别。

（3）泌尿系统相关症状　阴道前壁的膨出及子宫脱垂可有排尿困难及排尿不尽的症状，尿潴留患者脱垂还纳后，有可能膀胱可完全排空，但尿急、尿频或急迫性尿失禁症状与脱垂的严重性无明显相关性。脱垂的患者也可以同时合并压力性尿失禁，随着脱垂病情的加重，尿失禁可逐渐减轻甚至完全消失。

（4）肠道症状　阴道后壁膨出患者可出现排便困难。

3. 妇科检查

（1）体位　多采用膀胱截石位，双足放在脚蹬上，向下屏气用力，在脱垂最大程度下进行测量。

（2）用标准的双叶窥器检查，并进行（pelvic organ prolapse quantitation，POP－Q）测量，通过对盆腔器官脱垂患者进行6个测量点及3条径线的测量，确定脱垂的程度（表17－1）。

表 17－1　POP－Q 测量点

指示点	定义
A 点	阴道中线处女膜缘之上 3cm，范围 －3cm（无脱垂）至 +3cm（最大程度脱垂）
Aa	前壁，相当于尿道膀胱沟处
Ap	后壁
B 点	阴道壁脱垂最远的部分，位于阴道顶端和 A 点之间，范围 －3～TVL，位置不固定
Ba	前壁
Bp	后壁

指示点	定义
C	宫颈或子宫切除后阴道顶端部分的最远端
D	阴道后穹窿或直肠凹陷的位置
GH（生殖裂孔）	尿道外口中点到后壁中线处女膜缘之间的距离（cm）
PB（会阴体）	后壁中线处女膜缘至肛门开口中点的距离（cm）
TVL（阴道总长度）	在膨出充分复位，避免增加压力或拉长情况下阴道的最大深度（cm）

（3）POP-Q图示 见图17-1。6个点（点Aa，Ba，C，D，Bp，Ap）；3条线，即生殖裂孔（GH）、会阴体（PB）和阴道全长（TVL）。

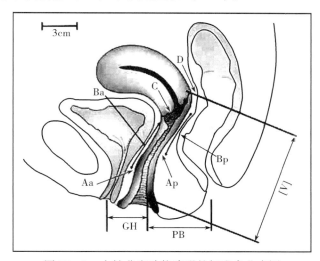

图17-1 女性盆底功能障碍的标准专业术语

（4）POP-Q分期 见表17-2。

表17-2 盆腔器官正常位置时的POP-Q分期 　　　　　　　　　（单位：cm）

阴道前壁 Aa	-3	阴道前壁 Ba	-3	宫颈或穹窿 C	-8
生殖裂孔 GH	2	会阴体 PB	3	阴道全长 TVL	10
阴道后壁 Ap	-3	阴道后壁 Bp	-3	后穹窿 D	-10

（5）POP-Q分期标准见表17-3。

表17-3 POP-Q分期标准

分期	标准
0	在用力时无盆腔结构脱垂，Aa，Ap，Ba，Bp = -3cm，C 或 D ≤ -（TVL-2）cm
I	脱垂的最远端在处女膜缘内平面上1cm（即脱垂状态不是0度，但各点的值 < -1cm）
II	脱垂最远端超过处女膜平面上1cm，但未到处女膜平面下1cm（即脱垂最远点在 -1cm 至 +1cm 之间）
III	脱垂最远端超过处女膜平面下1cm处，但未完全翻出阴道，即最远点 > +1cm，但 < （TVL-2）cm
IV	脱垂最远端呈全长外翻，即最远点 ≥ （TVL-2）cm

（6）肛门和直肠检查 评估会阴体的完整性、肛门括约肌张力，检查有无直肠

前突。

（7）隐匿性尿失禁的检查，将脱垂复位，嘱患者咳嗽或突然用力加腹压，如有漏尿，则同时存在尿失禁。

4. 辅助检查

（1）影像学检查　可以借助盆底超声、盆底核磁等影像学检查，评估脏器脱垂的具体分类及严重程度，并可协助发现有无肠疝、盆腔肿物等；利于鉴别诊断。

（2）如伴有排尿功能异常（如尿失禁、排尿困难等），可同时行尿动力学检查，明确有无膀胱、尿道异常。

（3）如伴有排便功能异常（如便秘、便失禁等）可同时行排粪造影、肛管直肠测压等检查。

【鉴别诊断】

1. 阴道壁囊肿

阴道壁囊肿较为多见，可发生在前壁、后壁及侧壁，妇科检查见囊肿局限，一般界限较清楚，张力一般或张力较大；辅助检查可借助超声或磁共振。

2. 盆腔肿物

有些盆腔肿物（如子宫后壁肌瘤、宫颈肌瘤），体积大，突入道格拉斯窝及阴道后壁，则表现为阴道后壁脱垂，可通过查体、借助超声、磁共振等检查明确。

3. 黏膜下肌瘤

一般会有经期延长、经量增多或者阴道不规则出血的病史，宫颈可及肿物脱出，质地硬，触之出血，超声等可及低回声结节。

【治疗原则】

1. 非手术治疗

（1）观察　适用于脱垂程度轻（Ⅰ期和Ⅱ期，尤其是脱垂最远点位于处女膜之上）且无特殊症状的患者。

（2）盆底肌训练　可通过自行训练或生物反馈训练及盆底肌电刺激训练，以增强盆底支持力。

（3）子宫托　主要用于妊娠，老年虚弱有手术禁忌证以及不愿接受手术患者。使用子宫托应定期随访，常见并发症有机械刺激、阴道黏膜溃疡、感染等。局部使用雌激素可以缓解症状。

2. 手术治疗

（1）POP 患者手术指征　Ⅱ期及以上（POP－Q 分期）并有症状的盆腔脏器脱垂。

（2）前盆腔缺陷的手术治疗　阴道前壁脱垂可行阴道前壁修补术，阴道旁侧修补术，阴道前壁加用补片修补术。如合并压力性尿失禁可加用尿道中段悬吊带术。

（3）中盆腔缺陷的手术治疗　常用术式包括 Manchester 手术、骶棘韧带固定术、骶骨固定术、高位骶韧带悬吊术及阴道闭合术。单纯子宫切除不足以治愈疾病。

（4）后盆腔缺陷的手术治疗　常用术式包括阴道后壁修补术、特异位点缺陷修补术、联合使用补片修补术、会阴体修补术。

（5）全盆腔缺陷的手术治疗　适用 POP－Q 分期Ⅲ期及其以上的多部位脱垂患者。常用手术方式包括多种术式联合的盆底重建术和应用补片的全盆底重建术。

【预后与预防】

术后大多数患者的盆底器官将基本达到解剖学复位，部分患者可能会有一定的下尿路症状和排便感觉异常，对症治疗 3~6 个月，观察效果；需定期复查。

术后注意事项如下：

（1）阴道脱垂修复术后，隐匿性压力性尿失禁可能会显现出来，必要时再次行抗尿失禁手术。

（2）建议患者在术后 3 个月内避免性交、提重物和（或）增加腹压的活动。

（3）如无乳腺癌病史及子宫内膜癌病史，对于绝经后女性建议术后阴道局部应用雌激素；术后可使用 3~6 个月，根据随访结果决定使用时间。

（4）术后积极治疗慢性内科疾病，如便秘、慢性咳嗽，预防复发。

第二节　压力性尿失禁

【概述】

女性压力性尿失禁是指在没有膀胱逼尿肌收缩的情况下，由于腹内压的增加（如咳嗽、喷嚏、大笑、运动时）导致尿液不自主的溢出。包含"一个症状"，即用力时（泛指腹压增大的各种运动）发生经常的、不自主的漏尿；"一个体征"，即腹压增大时可看见尿道口有尿液溢出；"一个条件"，即膀胱内压超过最大尿道压时发生不自主漏尿，且逼尿肌无收缩。

【诊断标准】

（一）临床表现

1. 病因

（1）随着年龄的增加或生育的影响导致盆底支持不足时，膀胱颈及近端尿道逐渐下移出现过度活动的症状，发生尿失禁。

（2）尿道固有括约肌（尿道壁内起控尿作用的成分，包括尿道壁内平滑肌、横纹肌、尿道黏膜、黏膜下血管、疏松结缔组织）异常或减弱：由于手术和神经系统疾病使括约肌受损。

（3）绝经后女性由于雌激素缺乏，尿道黏膜及黏膜下血管萎缩，使得尿道黏膜闭合作用丧失。

2. 症状

（1）轻度　仅发生在咳嗽和打喷嚏时，不需要使用尿垫。

（2）中度　发生在日常活动（如跑跳、快走）时，需要使用尿垫。

（3）重度　站立时即发生尿失禁。

3. 妇科检查

（1）诱发试验　患者憋尿、截石位，增加腹压时尿液从尿道口溢出，停止动作后尿流停止，则诱发试验阳性，反之为阴性。

（2）膀胱抬举试验　患者憋尿，截石位，检查者两手指轻轻放在阴道前壁尿道两侧，嘱患者增加腹压，如尿流停止，则试验阳性，反之为阴性。

（3）棉签试验　用于判断尿道活动度。截石位，消毒后，尿道插入 4cm 长的棉签，应力状态下和无应力状态下，棉签活动的角度超过30°为尿道高活动性。

（二）辅助检查

1. 1小时尿垫试验

从0时开始，患者排空膀胱并不再排尿，预先放置经称重的卫生巾，试验前15分钟，患者喝500ml水，随后休息30分钟，患者行走，上下台阶；后15分钟，应坐立10次，用力咳嗽10次，跑步1分钟，拾起地面5个小东西，60分钟结束称重卫生巾，要求患者排尿并测量尿量。

测量评价如下：

<2g	无尿失禁
2~5g	轻度
5~10g	中度
10~50g	重度
>50g	极重度

2. 排尿日记

对尿失禁类型有初步了解，可为进一步检查提供参考（如膀胱的生理容量）。测定参数：总排尿量、排尿次数、平均排尿量、昼夜排尿分布、尿失禁次数和排尿前或尿失禁前的伴随症状。

3. 尿动力学检查

评估膀胱功能和尿道功能。中青年女性，无逼尿肌功能受损的病史（如放疗、盆腔手术、神经系统疾病或口服各种可能影响到逼尿肌功能的药物等），术前测残余尿（<50ml）和尿流率（最大>20ml/s），单纯性女性压力性尿失禁不需要尿动力学检查。

当保守治疗和药物治疗无效和（或）有手术指征，或对于复杂性尿失禁时为了进一步鉴别压力性和急迫性尿失禁，需要行尿动力学检查及膀胱测压。

【鉴别诊断】

（1）急迫性尿失禁 患者多以尿急迫为主要症状，伴尿频，多表现为听见水流声、看见厕所就要马上排尿，去晚了就尿裤子。咳嗽时无漏尿。查体诱发实验阴性。

（2）混合性尿失禁 患者有咳嗽漏尿，有尿急迫、尿频的症状，查体诱发实验、指压试验均阳性，即为混合性尿失禁。可以进行OABSS评分，必要时行尿动力学检查以明确诊断。

【治疗原则】

尿失禁的非手术治疗包括保守治疗和药物治疗。20世纪末，第一届国际尿失禁咨询委员会（ICI）建议的SUI诊疗原则，将行为疗法和盆底康复（pelvic floor rehabilitation，PFR）作为尿失禁首选的基本治疗方法，最初是以改善盆底肌肉张力和收缩性为目标，从而达到支持盆腔器官和膀胱颈、增加尿道括约肌力量、抵抗盆腔内压力的增加的目的。主要包括盆底康复的行为治疗和物理治疗两个方面。非手术治疗的优点是并发症少，风险小，虽不能治愈但可减轻症状。非手术治疗方法有盆底肌肉训练、生物反馈、电刺激和药物治疗等；主要适用于轻、中度的压力性尿失禁。

对于中、重度尿失禁，非手术治疗效果不佳，影响生活质量者可选择手术治疗。

手术方式主要为无张力尿道中段悬吊带术、阴道前壁修补、腹腔镜阴道前壁悬吊术（Burch 阴道壁悬吊术）等。

【预后与预防】

（1）术前准确诊断，复杂尿失禁需行尿动力学检查了解膀胱和尿道功能。

（2）绝经后患者注意阴道壁状况，必要时使用雌激素，减少暴露。

（3）术后关注排尿情况，是否有排尿困难、尿频等症状，及时向上级医师汇报指导处理。

（4）积极预防和治疗使腹压增加的疾病。

（5）加强产后体操锻炼，避免产后重体力劳动。

第三节　外阴血肿

外阴血肿常由外伤造成，如外阴骑跨伤、暴力性交或强奸损伤。

【诊断标准】

（1）病史　有外阴部外伤史或被施暴史。

（2）症状　外阴部疼痛，以致行走不便，如皮肤、黏膜有撕裂则有流血，色鲜红，量可多可少。如皮肤、黏膜未破损可见外阴一侧肿胀隆起，局部皮肤变紫等。

（3）妇科检查

①患者取截石位，外阴呈不对称性肿大，表面充血，一般呈紫蓝色块状物隆起，触诊为囊性或囊实性，可有波动感，一般张力较大，压痛明显。

②妇科检查　需明确血肿的范围，需同时行窥器及双合诊检查，观察阴道壁是否有血肿、裂伤等情况，如无性生活者，可一指进入阴道进行检查。注意观察并触诊尿道下方、直肠前方的阴道壁有无异常，行直肠指诊，除外尿道及直肠损伤。

（4）辅助检查

①尿常规检查　查看有无血尿等情况，明确泌尿系统是否同时存在损伤。

②如有需要，可行会阴超声检查血肿的范围，如果通过妇科检查可基本确定，为避免疼痛，可免去超声检查。

【鉴别诊断】

1. 外阴肿瘤

外阴肿瘤一般没有急诊的外伤或被施暴病史，外阴肿瘤病史较长，一般无症状，部分肿瘤可有破溃或溃疡形成，局部有瘙痒和疼痛的症状，查体外阴肿物界限不清楚，触诊为实性，质地硬，通过病史及查体一般可以排除。

2. 阴道裂伤

外阴血肿的患者需同时检查有无阴道裂伤，两者可同时发生。

【治疗原则】

1. 保守治疗

血肿小、无增大时可嘱患者暂时卧床休息。

（1）局部冷敷　冰袋冷敷适用于最初 24 小时内，以降低局部血流量和减轻外阴疼痛，并密切观察血肿有无增大趋势。

（2）局部热敷　用于外伤 24 小时后，可用超短波、远红外线等照射以促进血液吸收。

（3）血肿形成　24 小时内切忌抽吸血液，血肿形成 4 ~ 5 日后可在严密消毒情况下抽出血液以加速血液的吸收。

2. 手术治疗

若血肿较大，或有继续出血者可在麻醉下行血肿切开，清出积血，结扎出血点，分层缝合，闭合血肿腔，伤口加压包扎。

【预后与预防】

（1）术后口服抗生素预防感染。

（2）如外阴部受铁器损伤或创面有污染，应注射破伤风抗毒素。

第四节　外阴、阴道裂伤

非分娩时急性外阴、阴道裂伤多见于外伤，如骑车不慎、跨越栏杆或由高处跌下，外阴直接触及硬物，造成骑跨伤；又如初次性交、强奸或暴力性交后，可引起外阴部（包括处女膜、会阴、阴道，甚至肛门）的广泛撕裂伤。

【诊断标准】

1. 病史

有外伤、暴力性交、阴道用药史。

2. 临床表现

（1）突发性外阴部剧烈疼痛。

（2）外阴及阴道流出鲜红色血，量可多可少。

（3）裂伤后未及时处理，继发感染，分泌物增多呈脓血性。

（4）妇科检查　①处女膜、外阴皮肤和皮下组织有裂伤，并有活动性出血。②窥阴器扩张阴道，见阴道黏膜有伤痕。阴道后穹窿黏膜环绕宫颈呈"一"字形横裂或新月形裂口，严重者可导致腹膜破裂。如因药物损伤未及时治疗，可见阴道黏膜坏死、剥脱、溃疡，最后引起阴道粘连和狭窄。

3. 辅助检查

（1）尿常规检查　查看有无血尿等情况，明确泌尿系统是否同时存在损伤。

（2）如有需要，可行会阴超声检查明确局部是否有血肿的形成，如果通过妇科检查可基本确定，为避免疼痛，可免去超声检查。

【治疗原则】

（1）及时修补缝合止血。

（2）术后用抗生素预防感染。

（3）如外阴部受铁器损伤或创面沾有污泥，应注射破伤风抗毒素。

第五节　尿　瘘

尿瘘指生殖道与泌尿道之间形成的异常通道，多见于难产、产伤，也可发生于妇科手术损伤、外伤、癌肿转移、盆腔放射治疗后或阴道内子宫托应用不当等情况。

【诊断标准】

1. 病史

难产、妇产科手术、盆腔外伤、妇科恶性肿瘤、盆腔放射治疗后阴道有尿液漏出等病史。

2. 临床表现

（1）症状　①漏尿，漏尿开始的时间按产生瘘孔的原因而不同，手术损伤者术后即开始漏尿，如为热损伤等情况，坏死组织脱落而形成尿瘘者多在术后 10～14 日左右开始漏尿；②急性期患者可伴发热、腰痛、腹痛等症状；③尿液长期刺激可致外阴及臀部皮炎；④多伴有泌尿系染。

（2）妇科检查　通过妇科检查可了解瘘孔位置、大小及其周围瘢痕程度。如瘘孔位于耻骨联合后方难以暴露或瘘孔极小无法寻及时，可嘱患者取胸膝卧位，并利用单叶阴道直角拉钩，将阴道后壁向上牵引，直视下再进一步明确瘘孔及其与邻近组织或器官的解剖关系。

3. 辅助检查

（1）用金属导尿管自尿道口插入膀胱，于瘘孔处可触及导尿管或探针。

（2）美蓝试验　用稀释消毒的美蓝溶液 200ml 注入膀胱，然后夹紧导尿管，扩张阴道进行鉴别。凡见到蓝色液体经阴道壁小孔流出者为膀胱阴道瘘；自宫颈口流出者为膀胱子宫颈瘘；如流出的为清亮尿液则为输尿管阴道瘘。

（3）膀胱镜检查　可了解膀胱容量、黏膜状况、瘘孔数目、位置、大小以及瘘孔与输尿管开口的关系。

（4）增强泌尿系 CT　可以较清晰地显示双侧输尿管有无梗阻、瘘口位置等情况以决定手术方式。它利用肾脏排泄功能，将造影剂排入尿路，是一种更精确、更快捷的影像学检查。对不能排除膀胱阴道瘘合并输尿管阴道瘘者，可进一步明确尿路形态、位置、走行、瘘口位置、有无尿外渗及外渗范围等。图像可三维重建，立体、直观地显示瘘口部位，可取代 IVP。

（5）静脉肾盂造影　静脉注入泛影酸钠后摄片，可借助 IVP 判断损伤部位、肾盂输尿管是否扩张，可根据肾脏显影时间了解肾脏功能。根据输尿管损伤部位和梗阻程度的不同，输尿管瘘可表现为不显影或输尿管与膀胱连接中断。若输尿管走行自然，无狭窄及扩张，造影剂外溢至阴道内，则考虑诊断为膀胱阴道瘘。

【鉴别诊断】

淋巴瘘：恶性肿瘤患者术中行淋巴结切除，术后会有淋巴液产生，如引流管已拔，阴道断端尚未完全愈合好，可有淋巴液漏出。一般患者无发热、腹痛、腰痛的症状，可将漏液送肌酐检测，淋巴液肌酐比较低，尿瘘则肌酐值高。美蓝溶液实验可鉴别低位尿瘘与淋巴瘘。增强泌尿系统 CT 和静脉肾盂造影可明确泌尿系瘘口位置。

【治疗原则】

以手术为主，若为局部病变（如结核、癌肿）所致者先治疗病因，然后再根据病情考虑修补术。

1. 手术时间的选择

（1）器械损伤的新鲜瘘孔应立即修补。

（2）如因组织坏死感染等引起，当时不能手术或第一次手术已经失败者，应在 3～6 个月后待局部炎症水肿充分消退，组织软化后再行修补。

（3）手术宜在月经后 3～5 日进行，有利于伤口愈合。

2. 术前准备

（1）积极控制炎症，如尿路感染等。

（2）老年或闭经患者术前可局部应用雌激素软膏。

（3）局部瘢痕严重者，术前可给予肾上腺皮质激素（如泼尼松）口服，每次 5mg，每日 3 次，服用 2～4 周；亦可用透明质酸酶、糜蛋白酶等促进瘢痕软化。

（4）术前做尿液培养及药物敏感试验，以便术后选用抗生素。

3. 手术途径的选择

（1）一般经阴道修补。

（2）瘘孔较大、部位较高时，可经腹切开膀胱进行修补或经阴道腹部联合修补。

（3）输尿管阴道瘘则应经腹（腹腔镜）行输尿管膀胱吻合术。

4. 术后处理

（1）应用抗生素，积极防治感染。

（2）保持外阴清洁，防止上行感染。

（3）导尿管留置 12～14 日，拔管后嘱患者定时排尿，多饮水增加尿量，以达到自身冲洗膀胱的目的。

（4）保持大便通畅，以免因用力排便而影响伤口愈合。

第六节 直肠阴道瘘

直肠阴道瘘是指生殖道与肠道间的异常通道，大都因分娩困难胎头压迫阴道后壁及直肠过久，引起软组织的坏死所致；也可因会阴Ⅲ度裂伤未缝合或虽缝合但未愈合所致；或缝合会阴时缝线穿透直肠黏膜，感染后形成瘘管；少数由于会阴部外伤（骑跨伤）、手术损伤、癌症晚期或放射治疗后引起。

【诊断标准】

1. 病史

有难产、妇产科手术、盆腔外伤、妇科恶性肿瘤、盆腔放射治疗后阴道有大便漏出等病史。

2. 临床表现

（1）症状 稀薄粪便及肠中气体不能控制，由阴道排出，外阴和阴道因受粪便刺激而引起慢性炎症。

（2）妇科检查 大的瘘孔可在阴道窥诊时见到或触诊时证实。小的瘘孔往往仅在阴道后壁见到一鲜红肉芽组织。

①对于位置低、瘘口较大的情况，患者可取胸膝卧位，肛门指诊可感知瘘口的位置，如果瘘口位置较高，需借助辅助检查明确。

②从阴道后壁肉芽组织处插进子宫探针，另一手手指伸入肛门，手指与探针相遇，即可确诊。

③阴道内放置无菌干纱布一块，用导尿管自肛门内注入稀释亚甲蓝溶液，如见纱布及瘘孔部位染蓝，即可确诊。

3. 辅助检查

（1）盆腔增强 CT　可较清晰地显示瘘口位置，协助手术方案的制订。

（2）盆腔 MRI　它能清晰显示如直肠阴道脓肿、分支瘘管及括约肌损伤等直肠周围组织结构及伴发病变。MRI 的矢状位利于观察瘘管的位置及直肠肛管、阴道、瘘管三者的解剖关系，同时结合轴位图像可准确评估瘘口的数量与大小。直肠阴道瘘常见的 MRI 征象为：MR T2WI 上，瘘管内充盈超声耦合剂后呈高信号，而瘘管壁含纤维组织，因此表现为不均匀的线状低信号。若盆腔存在积液，则阴道内可见气体影或气 - 液平面。

【鉴别诊断】

1. 尿瘘

恶性肿瘤手术复杂，患者可同时存在尿瘘，可通过引流液查肌酐、增强泌尿系统 CT 和盆腔 CT 等明确瘘口位置。

2. 阴道后壁溃疡

阴道后壁溃疡病因繁多且复杂，一般认为与感染和免疫异常有关。溃疡面形状不规则，边缘不整齐，有脓血性分泌物，与直肠不相通。会阴部皮肤潮红伴牵引痛，逐步引起生殖器受损。目前尚无特异性的血清学、病理学诊断方法，主要为临床诊断，具有口、眼、生殖器损害（三联症）或加上皮肤损害（四联症）者可确定诊断。

【治疗原则】

（1）手术创伤或会阴裂伤、外伤的伤口应立即行修补术。

（2）产程过长，胎先露压迫坏死引起的粪瘘应于产后 4~6 个月炎症消失后再行修补术。

（3）瘘孔巨大估计手术困难者，可先行腹壁结肠造瘘，待修补成功后将结肠复原。

【预后与预防】

（1）术中应认真止血，以防手术区域积血增加对直肠侧缝合处的压力，不利于创口的愈合。

（2）术后放置引流，可以采用乳胶引流管，一方面可引流减轻内压；另一方面如若发生感染，可以经此引流管进行双套管冲洗。

（3）为了减轻瘢痕组织张力的影响，修复时需清除瘘道周围的坏死和瘢痕组织，并用可吸收缝合线缝合血供良好的黏膜以缩小瘘管口直径。

（4）修补手术后禁食 1 周，肠内给药抑制肠蠕动以减轻对瘘口区域的压力，通过肠营养支持，避免贫血、低蛋白等因素影响手术伤口的愈合。

（李晓伟　孙秀丽）

第十八章　围术期处理

第一节　术前准备

在实施妇科手术前手术人员、患者及家属均要做好一系列术前准备。

1. 思想准备

（1）医务人员思想准备　医务人员必须认真了解患者的精神状态、对治疗疾病的信心。同时医务人员必须掌握手术适应证，准备工作应充分，对手术范围、手术难度、手术可能发生的情况等都要有充分的了解和估计。

（2）患者及家属的思想准备　患者对于手术都有顾虑和恐惧心理，医务人员必须针对其思想情况做必要的解释，消除顾虑，使患者充满信心、积极配合医务人员。

2. 常规化验

包括心、肺、肝、肾功能，出、凝血时间，血、尿常规，血型，血 HBsAg，HCV，抗 HIV 抗体检测，梅毒相关检测（RPR 检查），心电图，X 线胸片。中老年患者加测血糖、血脂、电解质等，根据病情必要时可测定心肺功能、全套生化及凝血机制。

急诊患者，可根据病情对一些不能立即出结果的化验先留取标本，在抢救之后及时查对化验结果。

3. 其他辅助检查

根据病情需要，做胃肠道、泌尿系统等检查。

4. 阴道准备

有可能行子宫切除者，术前行阴道准备。手术当日，冲洗阴道后，消毒宫颈、阴道，留置导尿管。有阴道流血者禁止冲洗，术前充分消毒阴道即可。

5. 常规肠道准备

（1）拟行附件切除、子宫切除及一般经阴道手术者，术前口服缓泻剂行肠道准备，必要时灌肠。

（2）恶性肿瘤拟行广泛子宫切除术、肿瘤细胞减灭术或复杂阴式手术、阴道成形术等需做清洁灌肠。

（3）异位妊娠可疑腹腔内出血者，手术前禁止灌肠。

6. 特殊肠道准备

凡盆腔粘连严重，手术时有损伤肠道可能或疑肿瘤转移者，手术前应做肠道准备。

（1）术前 1~2 日进流质饮食，或无渣、半流质饮食。

（2）术前 3 日口服肠道抑菌药物。

（3）术前晚及术日晨清洁灌肠。

7. 皮肤准备

术前洗澡，清洁周身皮肤，清洁脐部污垢，必要时剃去腹部汗毛及阴毛。

8. 其他准备

（1）手术日晨禁食、水。

（2）护送患者去手术室前，必须仔细核对姓名、床号，以免错误，贵重物品应交值班护理人员保管，取下非固定义齿。

（3）手术前再次核对患者姓名、床号，填写手术核查单。

（4）凡感染性疾病术前需准备培养管，以便术中采样做细菌培养及药敏试验，作为手术后用药参考。

（5）估计手术时需做冰冻切片者应先与病理科联系，做好行冰冻切片准备。

（6）术前应先请麻醉科会诊，决定麻醉方式。

（7）备血 有术中输血可能者，术前日行血交叉检查，通知血库备血。

9. 术前签字

手术前均应向患者详细交代病情、目前诊断、医师将要采取的诊断治疗手段、手术范围、将要切除的器官及理由、器官切除后产生的影响、患者预后等。认真填写患者手术知情同意书，并双方签字。

第二节 术后处理

1. 术后送回病室

手术完毕患者由麻醉科医师护送回病室，并向值班护士交代手术过程及护理注意事项。

2. 密切观察病情

术后密切观察患者病情，注意血压、脉搏、呼吸和一般情况的变化。术后测量血压，每半小时 1 次，至少 6 次，并记录；有条件者行心电监护仪监测，持续 2～3 小时。手术创面大、术中出血多或合并心肺功能异常者应适当延长术后监测时间，必要时应送入 ICU 病房监测。腹腔镜手术后可酌情持续低流量吸氧 2～3 小时。

3. 酌情应用镇静剂或止痛剂

手术后为减轻伤口疼痛，可酌情给予镇静剂或止痛剂。

4. 术后补液

术后根据患者全身情况、肠功能的恢复情况及饮食情况等决定是否需补液、补液内容及补液量。

5. 饮食

（1）小手术或非腹部手术，手术时间短，麻醉反应不大或腹腔镜手术后胃肠功能影响不大者，术后可随患者需要给予流质、半流质或普食。

（2）全子宫切除或其他大手术的饮食 手术当日禁食，第 1 日根据肠功能恢复情况，酌情给予流食、半流质或普食。

6. 术后呕吐、腹胀

（1）手术后短期呕吐，常是麻醉反应引起，酌情给予止吐治疗。

（2）一般患者手术后 48 小时内可自行排气。若 48 小时后仍未自动排气，反而腹胀加剧，则应除外粘连引起的肠梗阻或麻痹性肠梗阻。除外上述情况后，可腹部热敷、放置肛管排气、温肥皂水灌肠等。

7. 放置胃肠减压管者的处理

应注意减压管是否通畅，引流液的色泽、量、性质等，并记录，以便调整补液量。

8. 放置引流管的处理

放置腹部或阴道引流管者，注意引流液的量、色泽、性质等，并记录。一般在 24～48 小时后取出，如排液多，可适当延长留置的时间。

9. 起床活动

（1）手术后能自行排尿后，即应鼓励患者起床活动，根据患者全身情况逐渐增加活动量。早日起床活动有利于肠蠕动的恢复，增进食欲，预防肠粘连和血栓性静脉炎的发生，减少肺部并发症。

（2）老年患者，特别是全身麻醉或有慢性支气管炎、肺气肿等疾病者，应协助定期翻身，鼓励咳嗽，有利于防止肺部感染、局部血栓形成，促进炎症的消退。

第三节 合并内科疾病患者的围术期处理

一、合并心脏病患者的围术期处理

【适应证】

（1）有妇科手术指征者。

（2）心功能分级为Ⅰ级、Ⅱ级者，能胜任手术者。

（3）心功能分级为Ⅲ级者，手术应慎重考虑，做好充分术前准备，术中监护。

【禁忌证】

（1）有心衰未控制者。

（2）风湿活动未控制者。

（3）严重心肌损害者。

（4）心房颤动未控制者。

（5）合并肺部感染者。

【术前准备】

术前应请心内科及麻醉科医师会诊，根据建议决定进一步检查；共同商定围术期用药、处理方案及术中监测方案。

【注意事项】

1. 术中注意事项

（1）请麻醉科注意围术期监测、用药。

（2）心电监护 随时观察心脏的变化，必要时请内科医师在场指导。

（3）术中操作要轻柔、减少对患者的刺激，尽量缩短手术时间及减少术中出血。

2. 术后注意事项

（1）术后进入 ICU 病房至病情平稳；继续吸氧，改善缺氧情况。

（2）控制输液速度，注意心率、心律及两肺底部有无啰音，警惕发生心衰。必要时请内科医师在场指导。

（3）持续心电监护。

（4）围术期积极应用抗菌药物，预防感染。

二、合并糖尿病患者的围术期处理

【适应证】

妇科病患者需要手术治疗，但合并糖尿病，经积极治疗控制后，才可进行手术。急症手术按具体情况，另行考虑。

【禁忌证】

（1）糖尿病尚未控制，血糖高于 11.2mmol/L（290mg/dl）、录糖在（＋＋）以上，尿酮体阳性者。

（2）CO_2CP 低，有酮血症者。

（3）合并感染性疾病者。

【术前准备】

（1）应在内科医师的指导下诊治合并症。

（2）当血糖控制在 6.7mmol/L（120mg/dl）左右，即可行手术。若病情较重难以控制者，请内科医师会诊，协助制订血糖调整方案、围术期监护方案。

（3）胰岛素应用原则根据内科医师意见制订。

【注意事项】

1. 术中注意事项

（1）术中请麻醉科进行围术期监测。

（2）术中注意充分止血，尽量缩短手术时间；并行围术期抗菌药物应用，预防感染。

（3）肥胖者加用张力缝线，以防伤口裂开。

2. 术后注意事项

（1）术后在内科医师的指导下制订治疗方案，密切随访血糖、尿糖、CO_2CP、电解质、尿酮体的变化，警惕酮质血症及酸中毒，防止诱发糖尿病昏迷。

（2）密切注意心脏和血压的变化，以防心血管疾病发作。

（3）术后继续应用广谱抗菌药预防感染。

（4）保持伤口清洁干燥。

（5）重症患者术后须在 ICU 病房监护至病情平稳。

三、合并肺功能不全者的围术期处理

【适应证】

（1）妇科疾病患者伴肺功能不全，经治疗控制后，能耐受手术者，可施行妇科手术。

（2）需急诊手术的伴肺功能不全的妇科病患者，术中加强呼吸管理，术后应用呼吸机支持治疗。

【禁忌证】

下述情况不宜施行选择性妇科手术。

（1）呼吸衰竭。

（2）急性呼吸系统感染或慢性呼吸衰竭代偿期，但呼吸道有继发感染者。

（3）伴右心衰竭或全心衰竭未经治疗者。

（4）伴酸碱失衡、电解质紊乱而未纠正者。

【术前准备】

1. 完善各项特殊检查

（1）胸部 X 线检查。

（2）肺功能测定　包括血液气体分析、二氧化碳结合力及血清电解质水平。

（3）心电图检查　了解心脏情况是否合并肺源性心脏病。

2. 一般处理

吸烟者术前至少戒烟 2 周，指导患者练习深呼吸；体位引流呼吸道分泌物；低流量氧疗（1～2L/min）以改善缺氧状况。

3. 控制感染

应用广谱抗生素，必要时行痰液涂片、细菌培养和药敏试验，请内科医师会诊指导合理用药。

4. 术前用药

（1）严重肺功能不全需手术者，术前应请内科医师会诊，指导围术期用药及制订围术期监护方案；在内科医师指导下应用祛痰、平喘药及利尿剂等。

（2）同时请麻醉科医师会诊决定麻醉方式及制订围术期监护方案。

【注意事项】

1. 术中注意事项

术中需保护和维持呼吸功能，主要由麻醉医师管理。

2. 术后注意事项

（1）术后送监护病房（ICU）观察。

（2）术后需继续吸氧，持续心电监测，测呼吸、心率、脉搏及血氧饱和度，警惕呼吸循环衰竭的发生。必要时监测血气分析。

（3）术后注意多翻身，深呼吸，鼓励咳痰，以防发生肺炎。

（4）术后注意保暖，防止感冒。

（5）保持呼吸道通畅，常规氧治疗。

（6）术后加强抗菌药的应用，防止术后呼吸道感染。

（7）术后不宜多用镇静剂，尽量不用抑制呼吸的药物如吗啡、哌替啶等。

四、合并肝功能不全者的围术期处理

【适应证】

妇科病患者合并肝功能不全，经治疗后病情好转，能耐受手术者，可在内科医师的指导下行妇科手术。

【禁忌证】

（1）急性病毒性肝炎及非炎性肝功能严重损害，肝功能尚未正常者，都不宜施行任何手术。

（2）肝性脑病，肝性肾功能不全及大量肝性腹腔积液未治疗或治疗未奏效者不宜手术。

【术前准备】

（1）检测肝、肾功能　如血清胆红素，白蛋白、球蛋白（A、G及A/G），丙氨酸氨基转移酶（SGPT）、凝血酶原时间、甲胎蛋白、血红蛋白、血小板计数、血清尿素、尿酸、肌酐。血清电解质及乙型肝炎有关抗原、抗体，以了解肝损害程度及估计肝脏对手术的耐受力。

（2）术前请内科医师指导围术期用药及制订围术期监护方案；麻醉科会诊以选择麻醉方式及围术期处理方案。

【注意事项】

1. 术中注意事项

（1）术中请内科医师及麻醉科医师共同监测、指导治疗，避免肝脏缺氧致进一步损害。

（2）手术时应严密止血，尽可能缩短手术时间，避免无原则的扩大创伤范围。

2. 术后注意事项

（1）应用广谱抗生素预防感染。

（2）尽量避免使用经肝代谢药物。

（3）严密观察有无内出血、伤口血肿、感染、肝性脑病及腹控积液征兆，监测肝、肾功能及血电解质。

五、合并甲状腺功能亢进症者的围术期处理

甲状腺功能亢进症（甲亢）患者遇手术或感染等意外应激可加重症状，甚至发生甲状腺危象。故术前应请内科医师明确患者机体状况，能否耐受手术，并指导术中、术后用药及发生甲状腺危象后的紧急处理。

【适应证】

（1）轻症或症状已用药物控制，进行人工流产等小手术，除解释安慰外，不必特殊处理。必要时术前可用镇静剂。

（2）甲亢患者症状明显，欲施行大、中型妇科手术，经治疗后症状缓解或消失，心率及血压（收缩压）正常或接近正常者，即可手术。术前请内科医师指导围术期用药及制订围术期监护方案。

（3）甲亢症状严重又需施行急症手术或甲状腺危象患者，需积极药物治疗，心率及血压（收缩压）正常或接近正常才可手术。术前请内科医师指导围术期用药及制订围术期监护方案。

【注意事项】

（1）术后继续在内科医师指导下应用甲亢药物治疗。

（2）如有感染积极治疗。

（3）甲状腺危象者术后须送入 ICU 病房监护至病情平稳。

六、合并贫血者的围术期处理

临床常见合并妇科手术的贫血为缺铁性贫血，其次为急性失血后贫血，至于再生障碍性贫血等则少见。慢性贫血患者非紧迫手术者，可先纠正贫血原因。紧迫手术术前输血与否取决于贫血程度、手术大小和预期失血量等因素，输血应充分考虑其也可能有危害性。老年患者应放宽输血指征。

【适应证及术前准备】

1. 缺铁性贫血

（1）选择性较大手术（如全子宫切除术）以血红蛋白≥80g/L 为宜。恶性肿瘤行肿瘤细胞减灭术等大手术应超过此标准。估计手术时间短，手术出血少的较小手术（如附件手术）可酌情放宽标准，但不宜＜70g/L。

（2）术前纠正贫血　①在平衡膳食的基础上加强蛋白质摄入量，每日 1～1.2g/kg 体重。②补充铁剂。

2. 失血后贫血

（1）急性失血在消除失血因素的同时纠正血容量，在紧急情况下（如异位妊娠），在纠正休克补充血容量的同时应不失时机地手术以消除失血因素。此时，贫血不是首要考虑因素。

（2）急性失血后期发生的贫血，适应证同"缺铁性贫血"。

3. 再生障碍性贫血

再生障碍性贫血可包括红细胞、白细胞及血小板三个系列的减少。手术的危险性及其后果包括贫血、术中失血及术后感染，因此，应严格掌握手术适应证。术前请内科医师指导围术期用药及制订围术期监护方案。

（1）紧迫需要手术者　可进行红细胞、白细胞及血小板相应的成分输血（或全血），使血红蛋白≥80g/L，白细胞≥3×10^9/L，血小板≥50×10^9/L 为最低标准。

（2）选择性手术　应衡量手术的必要性及风险程度，权衡利弊。血液成分标准如上述。术前处理可选用 GnRH－a 等药物推迟月经来潮，待贫血纠正后再实施手术。

术前请内科医师指导围术期用药及制订围术期监护方案。麻醉科会诊以选择麻醉方式及围术期处理方案。

（一）缺铁性贫血

【禁忌证】

1. 相对禁忌证

（1）子宫及卵巢肿瘤行肿瘤细胞减灭等，Hb≤80g/L。

（2）全子宫切除术，Hb≤70g/L。

（3）附件手术，Hb≤60g/L。

（4）合并贫血性心脏病、心功能不全。

2. 绝对禁忌证

合并贫血性心脏病心力衰竭未控制。

（二）**失血性贫血**

【禁忌证】

休克未纠正和（或）血容量未纠正为手术相对禁忌。但在某种情况下，例如异位妊娠仍在进行性急性失血、妊娠或产时子宫破裂等紧急情况，手术可与纠正休克及纠正血容量同时进行。

（三）**再生障碍性贫血**

【禁忌证】

血红蛋白 < 70g/L、白细胞 < 3×10^9/L、血小板 < 50×10^9/L 属手术禁忌。在急需手术或紧急手术时（如剖宫产）可边给成分输血，边手术。

【注意事项】

（1）贫血患者（尤其是再生障碍性贫血血小板减少者）易术中出血，注意操作轻柔，仔细止血。

（2）贫血患者（尤其是再生障碍性贫血白细胞减少者）易术后感染，可考虑围术期抗菌药预防应用。

七、合并血小板减少症者的围术期处理

妇科手术合并的血小板减少常见者为与免疫有关的特发性血小板性紫癜，术前术后均应在内科医师（最好在血液科医师）指导下诊治。

【适应证及术前处理】

1. 选择性手术

应在血小板减少得到纠正后（≥50×10^9/L）进行。

（1）术前请内科医师指导围术期用药及制订围术期监护方案。

（2）术前请麻醉科会诊以选择麻醉方式及围术期处理方案。

2. 急症或需要紧急手术者

输血小板，每次 1~2U。术前使血小板纠正至 ≥50×10^9/L。

【禁忌证】

血小板 < 50×10^9/L 作为手术禁忌证。如属产科急诊手术，可在严密监护下输注血小板同时手术，术前须向患者及家属说明风险，做到充分知情同意。

【注意事项】

（1）血小板减少易术中出血，应操作轻柔，仔细止血。

（2）术中避免血压波动，尤其血压急剧升高，以防颅内出血等严重并发症。

第十九章　常用诊断技术

第一节　下生殖道活组织检查

一、外阴活组织检查

【适应证】

（1）外阴部赘生物或久治不愈的溃疡需明确诊断者。

（2）疑有恶性病变，需明确诊断。

（3）外阴特异性感染，如结核、尖锐湿疣、阿米巴病等。

（4）确定外阴色素减退疾病等其他疾病，如白色病变、色素痣、皮赘等。

【禁忌证】

（1）外阴急性化脓性感染。

（2）月经期。

（3）疑恶性黑色素瘤，应在住院、充分准备手术的情况下，做比较广泛的完整病灶切除。按冰冻切片报告，决定手术范围。

【注意事项】

（1）注意伤口卫生，以免感染。

（2）必要时应用药物预防感染。

二、阴道镜检查及宫颈活组织检查

（一）阴道镜检查

【适应证】

妇科检查或病史不除外下生殖道存在病变者，应转诊阴道镜，详见阴道镜报告。

1. 筛查异常

平素无不适感，健康查体发现宫颈癌筛查结果异常者。

（1）高危人乳头瘤病毒（HR‐HPV）阳性且不明确意义的非典型鳞状上皮细胞（ASC‐US）。

（2）连续2次（至少间隔6个月）细胞学结果 ASC‐US。

（3）非典型鳞状上皮细胞不除外高度鳞状上皮内病变（ASC‐H）。

（4）低度鳞状上皮内病变（LSIL）。

（5）高度鳞状上皮内病变（HSIL）。

（6）非典型腺细胞（AGC）。

（7）原位腺癌（AIS）。

（8）癌。

（9）无临床可疑病史或体征的细胞学阴性，且 HR - HPV 阳性持续 1 年者。

（10）细胞学阴性同时 HPV 16 型或 18 型阳性者。

（11）肉眼醋酸染色及复方碘染色检查（VIA/VILI）结果异常者。

（12）其他方法筛查宫颈异常者。

2. 体征可疑

（1）肉眼可见的子宫颈溃疡、包块（肿物）或赘生物。

（2）肉眼可疑或其他检查下生殖道可疑癌。

3. 病史可疑

（1）不明原因的下生殖道出血。

（2）宫内己烯雌酚暴露史。

（3）患者性伴侣生殖器官确诊湿疣或上皮内瘤变或癌变。

（4）子宫颈或阴道上皮病变治疗后随访。

（5）外阴或阴道壁存在 HPV 相关疾病。

【禁忌证】

（1）无绝对禁忌证。

（2）相对禁忌证　急性下生殖道感染。

【检查时间】

非月经期。最佳时间是月经干净后的 7 ~ 10 天。

【检查前准备】

（1）检查前 72 小时内禁止阴道操作，包括妇科检查、性交、冲洗和上药等。

（2）常规行阴道分泌物检查（包括滴虫、假丝酵母菌、细菌性阴道病等）。

【操作常规】

1. 化学试剂

①生理盐水；②5% 醋酸溶液（湿敷宫颈/阴道 30 ~ 60 秒）；③复方碘溶液。

2. 评估

（1）评估有无其他因素存在而影响阴道镜检查的客观性。如有子宫颈暴露困难，或者有炎症、出血、瘢痕、药物残渣等因素干扰，影响检查的全面性，或者由于解剖学因素影响病变的识别、观察或者取材时，应予以注明，必要时待原因去除后复查阴道镜。

（2）转化区类型（1、2、3 型）。

（3）鳞 - 柱交界的可见性　全部可见、部分可见、不可见。

（4）阴道镜描述应包括的内容：病变图像的特征性描述，即判读病变程度的依据。记录转化区类型（1、2、3 型转化区），观察宫颈、阴道、外阴表面被覆上皮有无癌及癌前病变，保存图像，评估病变程度，阴道镜指引下在可疑病变部位取活检送病理学检查。

【适应证】

（1）阴道镜下宫颈活检见"阴道镜"章节。

（2）宫颈炎症反复治疗无效者，宫颈溃疡或赘生物生长，需进一步明确诊断。

【禁忌证】

（1）阴道急性炎症应治愈后再取活检。

（2）急性附件炎或盆腔炎。

（3）月经期或宫腔流血较多者，不宜做活检，以免与活检处出血相混淆，且月经来潮时创口不易愈合，有增加内膜在切口种植的机会。

【手术核心步骤】

（1）阴道镜下宫颈活检手术注意事项见"阴道镜"章节。

（2）临床已明确为宫颈癌，只为明确病理类型或浸润程度时可做单点取材。为提高取材准确性，可在阴道镜检指引下行定位活检或在宫颈阴道部涂以碘溶液，选择不着色区取材。

（3）所取组织应包括宫颈上皮及间质，组织大小以 0.2~0.3cm 为宜。

（4）活组织取下后以带线棉塞填塞、压迫，以防出血，嘱患者 24 小时后自行取出。如取出棉塞后出血较多，应立即来院急诊处理。

（5）出血活跃时，可用止血剂或止血纱布放于宫颈出血处再用棉塞压迫或电凝止血。

第二节 诊断性刮宫

诊断性刮宫简称诊刮，是刮取子宫内膜和内膜病灶行活组织检查，做出病理学诊断。怀疑有宫颈癌或子宫内膜癌时，需同时对宫颈管黏膜及子宫内膜分别进行刮取，简称分段诊刮。

【适应证】

（1）用于原因不明的子宫异常出血或阴道排液，需证实或排除子宫内膜癌、宫颈管癌等恶性病变。

（2）对于不全流产或功能失调性子宫出血者长期多量出血时，彻底刮宫既有助于诊断，又有迅即止血的效果。

（3）不孕症行诊断性刮宫有助于了解有无排卵，在月经周期后半期确切了解子宫内膜改变。

（4）闭经，如疑有子宫内膜结核、卵巢功能失调、宫腔粘连时。

（5）异位妊娠的辅助诊断。

【禁忌证】

滴虫、假丝酵母菌感染或细菌感染所致急性阴道炎、急性宫颈炎、急性或亚急性盆腔炎性疾病，应先予抗感染治疗，待感染控制后再做诊刮。

【手术核心步骤】

（1）正确掌握刮宫的时间，不孕症或功能失调性子宫出血的患者，了解排卵情况时，应选在月经前 1~2 天或月经来潮 24 小时内刮宫，以判断有无排卵，异常子宫出血不限定时间；疑有黄体功能异常者应在月经第 5 日、子宫内膜结核应于月经前 1 周或来潮 12 小时内刮宫。

（2）一般不需麻醉，如精神紧张或未婚者可酌情予以镇痛剂或静脉麻醉。

（3）放置子宫探针或用刮匙做宫腔搔刮时，应注意子宫位置，操作应轻柔，以防损伤，引起子宫穿孔。哺乳期、绝经后及子宫患有恶性肿瘤者均应查清子宫位置并仔细操作，以防子宫穿孔。

（4）为区分子宫内膜癌及宫颈管癌，应做分段诊刮。先不探查宫腔深度，以免将宫颈管组织带入宫腔混淆诊断。用小刮匙占宫颈内口至外口顺序刮宫颈管一周，将所取组织置纱布上，再探宫腔，明确子宫位置大小，然后用刮匙进入宫腔刮取子宫内膜，送病理检查。若刮出物肉眼观察高度怀疑为癌组织时，不应继续刮宫，以防出血及癌扩散。若肉眼观察未见明显癌组织时，应全面刮宫，以防漏诊。

（5）疑有子宫内膜结核者，刮宫时要特别注意刮子宫两角部（因该部位阳性率较高）。

（6）刮宫止血时，应刮净内膜，以起到止血效果。

【术后注意事项】

（1）长期有阴道流血者宫腔内常有感染，刮宫能促使感染扩散，术前、术后应酌情给予抗生素。

（2）刮宫患者术后2周内禁性生活及盆浴，以防感染。

第三节 输卵管通液术

输卵管通液术是检查输卵管是否通畅的一种方法，并具有一定的治疗功效。通过导管向宫腔内注入液体，根据注液阻力大小、注入液体量、有无回流和患者感觉等判断输卵管是否通畅。可采用在腹腔镜直视下进行输卵管通液检查、宫腔镜下进行经输卵管口插管通液检查和腹腔镜联合检查等方法。

【适应证】

（1）不孕症，男方精液正常，疑女方有输卵管阻塞者。

（2）检验和评价输卵管绝育术、输卵管再通术或输卵管成形术的效果。

（3）对输卵管黏膜轻度粘连有疏通作用。

【禁忌证】

（1）内外生殖器急性炎症或慢性炎症急性、亚急性发作；体温高于37.5℃者。

（2）月经期或有不规则阴道流血者。

（3）3日内有性生活者。

（4）严重的全身性疾病，如心、肺功能异常等，不能耐受手术者。

【手术注意事项】

（1）月经干净3~7日，术前3日禁性生活，术前皮下注射阿托品0.5mg。

（2）在行输卵管通液术前应先做妇科检查，并取白带查滴虫、真菌及清洁度。

（3）输卵管通畅顺利推注无阻力，压力维持在60~80mmHg以下，或开始稍有阻力，随后阻力消失，无液体回流，患者也无不适感，提示输卵管通畅；输卵管阻塞勉强注入液体即感有阻力，压力表见压力持续上升而不见下降，患者感下腹胀痛，停止推注后液体又回流至注射器内，表明输卵管不通；如注入液体阻力较大，或有少量会反流入注射器，提示输卵管可能通而不畅。

【术后注意事项】

（1）酌情给予抗生素预防感染。

（2）术后 2 周禁盆浴及性生活。

（3）通液术后，如有剧烈下腹痛，可能输卵管积液破裂，应严密观察。如疑有内出血，可做 B 超检查或做后穹窿或下腹穿刺，以明确诊断，并积极处理。

第四节　子宫输卵管碘油造影

通过导管将碘制剂由宫颈管注入宫腔，再由宫腔注入输卵管，在 X 线透视下了解子宫腔和输卵管的通畅情况。造影时间以月经干净 3～7 日为宜，术前 3 日严禁性生活，进行造影。共摄片 2 次，在造影剂显示子宫和输卵管情况后摄片，次日再摄片观察输卵管的通畅程度和盆腔造影剂的分布情况。

【适应证】

（1）原发或继发不孕要求检查输卵管是否通畅者。

（2）曾行输卵管通液术，结果通畅，但半年以上仍未妊娠者；曾行输卵管通液术，结果不通或通而不畅者。

（3）怀疑生殖道畸形或结核者。

【禁忌证】

（1）下生殖道炎症　急性宫颈炎、阴道炎等患者。

（2）急性或亚急性附件炎或盆腔炎患者。

（3）全身情况不良或体温在 37.5℃ 以上者。

（4）妊娠期、月经期或子宫出血者。

（5）产后、流产、刮宫术后 6 周内患者。

（6）碘过敏者。

【注意事项】

（1）月经干净 3～7 日，术前 3 日禁性生活，术前皮下注射阿托品 0.5mg。

（2）使用金属导管时需注意插入方向，避免暴力造成创伤。

（3）注碘化油时用力不可过大，推注不可过快，防止损伤输卵管，透视下发现造影剂流入静脉或淋巴管应立即停止操作，取右侧卧位或坐位，以免造影剂进入左心。

（4）造影后 2 周禁盆浴及性生活，可酌情给予抗生素预防感染。

第五节　盆腔平片检查

盆腔平片检查是常用的妇科疾病的诊断方法，目的在于了解盆腔内有无骨化或钙化，有无肠梗阻、子宫穿孔，输卵管通气试验后检查膈下有无游离气体等。

【适应证】

（1）可疑内生殖器结核患者，观察有无钙化点和斑点状结核阴影。

（2）疑卵巢畸胎瘤患者，观察有无骨骼、牙齿影像或见局限性透亮影。

（3）疑肠梗阻患者，观察液平面与充气扩张的肠曲。

（4）输卵管通气术后不能明确其是否通畅者，观察膈下有无游离气体。

（5）疑有子宫穿孔者，观察有无游离气体。

【禁忌证】

（1）患者全身不适于搬动者。

（2）妊娠需持续者。

【注意事项】

嘱患者在摄片前排空肠道，以免粪便干扰影像诊断。

第六节　盆腔 CT、MRI 检查

【适应证】

（1）子宫肿瘤　包括宫颈癌、子宫内膜癌、子宫肌瘤的诊断。用于宫颈癌和子宫内膜癌的浸润深度及范围的判定，协助分期。

（2）协助观察病变大小，对放疗、化疗、抗生素等疗效反应，放疗后的纤维增生与复发肿块鉴别。

（3）发现隐匿性病变，如肿瘤转移灶，盆腔、腹膜后及腹主动脉旁肿大的淋巴结等。

（4）对临床已知的肿块性质（如囊性、实质性、脂肪性、血性、脓肿）等进行鉴别，如卵巢囊肿、肿瘤及转移瘤，附件积液，血肿和脓肿。

（5）对内分泌异常进行诊断，如垂体瘤。

（6）CT 检查还可用于骨盆测量；当子宫内避孕装置移位时，确定节育环位置；病变定位，指引针刺活检或进行适形放射治疗。

（7）MRI 检查还可用于子痫、子痫前期孕产妇以及与胎儿畸形相关的病情评估，但应慎重。

【禁忌证】

（1）CT 检查中放射线可能对胎儿有影响。

（2）MRI 检查中射频磁场使局部升温，可能对胎儿产生不良影响。

（3）妊娠期尤其妊娠早期勿行 MRI/CT 检查。

（4）全身情况不适宜搬动者勿行 MRI/CT 检查。

【注意事项】

（1）检查前准备以往的 X 线、CT 片、B 超等检查结果以及病情摘要，备参考。

（2）认真填写申请单的每一项，尤其是临床症状、体征、检查部位。

（3）有药物过敏史，患糖尿病及心、肝、肾功能不全者，有可能发生过敏性休克、造影剂外渗或其他意外，故检查前须办理"同意用药"等签字手续，请患者及家属配合。

（4）危重者及躁动者应先做必要的临床处理。

（5）腹部 CT 检查前 1 周不做胃肠道造影，不吃含金属的药物；MRI 具有强磁场，如装有心脏起搏器或体内有金属或磁性植入物（如避孕环）或早期妊娠的患者不能进行检查，以免发生意外；患者勿穿戴有金属的内衣，检查头、颈部的患者请在检查前日洗发，勿擦头油；检查前需更换衣服，除去项链、手表、义齿、义眼及带金属的皮带等。

（6）分析 CT 图像时除部位外还要注意密度。

第七节　盆腔静脉造影

盆腔静脉造影是将造影剂注入盆腔静脉后再做 X 线摄片检查。常用的造影剂为 30% 醋碘苯酸钠。造影途径有经髂总静脉插管或穿刺子宫颈肌层、子宫底肌层等多种方法。在正常状态下盆腔造影均可显影。

【适应证】

检查盆腔静脉曲张和淤血的重要方法。

【禁忌证】

（1）有心、肝、肾功能不全，慢性消耗性疾病，盆腔炎症急性发作者。

（2）有血栓性静脉炎或静脉曲张者。

（3）碘油过敏者。

【注意事项】

（1）造影术在月经净后 3～7 日进行。

（2）造影前肥皂水灌肠，排空膀胱。

（3）术后患者卧床休息半小时。

（4）酌情给予抗生素。

（5）注意排除妊娠状态。

第八节　盆腔动脉造影

盆腔动脉造影是将血管造影剂注入动脉后再做 X 线摄片检查。常用的造影剂为 76% 的泛影葡胺，穿刺点为右侧股动脉。

【适应证】

（1）用于明确侵蚀性葡萄胎及绒毛膜癌的病灶。

（2）对于子宫肿瘤与附件肿块的鉴别诊断也有一定价值。

【禁忌证】

（1）有心、肝、肾功能不全慢性消耗性疾病，盆腔炎性疾病发作者。

（2）有凝血功能障碍者。

（3）对碘油过敏者。

【注意事项】

（1）造影前灌肠，排空膀胱。

（2）术后压迫穿刺点30分钟，以防出血。

（3）造影后绝对卧床休息2~3日。

（4）术后偶发瘀斑、出血及局部肿块者，可在局部压迫止血，热敷，应用超短波、远红外线照射以利血肿吸收。

（5）酌情给予抗生素。

（6）注意排除妊娠状态。

第九节 盆腔淋巴造影

盆腔淋巴造影术是将造影剂注入盆腔淋巴管，再做X线摄片，观察盆腔淋巴结及淋巴管的一种方法。常用的造影剂为油剂碘苯酯。将其注入足背淋巴管以及腹股沟、髂内外、闭孔、腹主动脉旁等区域淋巴结，以判断肿瘤浸润淋巴系统的情况。

【适应证】

（1）协助诊断妇科恶性肿瘤转移至淋巴结的程度及范围，以便制订治疗方案。

（2）于淋巴管内注射化疗药物，可以减少全身化疗反应，提高淋巴结转移的肿瘤患者的化疗效果。

（3）宫颈癌手术放疗后，疑有宫旁复发而难以与放疗后纤维化及炎性肿块区别时，可用此法区别。

【禁忌证】

（1）凡有心、肝、肾功能不全，慢性消耗性疾病，盆腔炎性疾病发作，盆腔淋巴结炎，下肢淋巴管炎者。

（2）对碘油过敏者。

【注意事项】

（1）由于淋巴管极细，管壁薄，耐压低，而且在循环通路上还要流经许多淋巴结，故流速极慢，必须控制造影剂的注射速度，以防淋巴管破损。

（2）造影剂注入2ml后立即做下腹X线摄片，确定造影剂注入淋巴管再继续注射，以防造影剂注入血管。

（3）术后酌情给予抗生素预防感染。

（4）注意排除妊娠状态。

第十节 妇科超声检查

利用超声诊断疾病，B型显像法和多普勒法最常用。前者经腹探测盆腔视野广，声像清晰，经阴道（直肠）超声适用于腹壁肥厚、盆腔粘连和需检测卵泡的患者。多普勒法多用于探测血流动力学的变化。

【适应证】

（1）了解子宫的大小和子宫内膜的周期性变化。

（2）子宫占位性病变（子宫肌瘤、子宫腺肌瘤、子宫内膜增生、子宫内膜息肉及子宫内膜癌、子宫体恶性肿瘤）情况和子宫畸形。

（3）盆腔肿块 卵巢肿瘤、多囊卵巢、子宫内膜囊肿、附件炎性肿块、中肾管囊肿或腹膜后肿块等，且可了解其性质为囊性、实性、混合性或多房性。

（4）妊娠及其并发症情况 早、中、晚期妊娠，流产，胚胎发育停滞，宫外孕，葡萄胎等。

（5）子宫内膜异位症。

（6）监测卵泡发育。

（7）检查金属节育器的位置。

【禁忌证】

无性生活者禁止做阴道探测，可经腹部或直肠探测。

【注意事项】

（1）经腹部探测需要保持膀胱充盈。

（2）检查后及时排空膀胱。

第二十章　妇科常见手术

第一节　外阴、阴道良性病变手术

一、前庭大腺囊肿（脓肿）手术

【概述】

前庭大腺（bartholin gland）是外阴部最大的外分泌腺体，位于前庭球的尾部，会阴部黏膜内侧，并靠近球海绵体肌。前庭大腺囊肿或前庭大腺导管囊肿（bartholin duct cyst）系由于外阴阴道炎症引起前庭大腺导管开口阻塞、囊腔积液或积脓所致。

【适应证】

（1）生育年龄妇女发生急性前庭大腺炎，经消炎后形成前庭，大腺的脓肿或囊肿后，行前庭大腺脓肿开窗术。

（2）年龄较大女性反复发作的前庭大腺囊肿，可行前庭大腺囊肿切除术。

【禁忌证】

（1）前庭大腺的急性感染期，尚未形成脓肿，应先抗感染治疗，不宜立即手术，待炎症局限后，形成前庭大腺脓肿方可手术。

（2）外阴或阴道的急性炎症，抗炎治愈后再手术。

（3）月经期或月经前期。

（4）凝血功能障碍者或重度血小板较少者慎用，必要时在凝血功能纠正后再行手术。

【手术核心步骤】

1. 前庭大腺囊肿（脓肿）造口术

采用1%利多卡因溶液在拟切开的部位的皮肤和皮下组织，呈扇形逐层浸润麻醉。在前庭大腺开口处，沿处女膜缘的外侧皮肤与黏膜交界处，从囊肿或脓肿突出皮肤黏膜较薄处切开，达囊肿或脓肿的最低点，长度与其等长。待囊液流尽后，生理盐水或抗生素稀释液多次冲洗囊腔。2-0可吸收线将囊壁与周围皮肤或黏膜间断外翻缝合，形成口袋状。囊腔放置引流条。该手术操作简单，并发症少，保留腺体及其分泌和局部滑润功能。

2. 前庭大腺囊肿切除术

对年龄较大、囊肿反复发作者可行前庭大腺囊肿切除。沿皮扶黏膜交界切开皮肤，分离囊壁，剥离整个囊肿后，在基底部用4号丝线缝扎，切除囊肿，可吸收缝合线从内到外缝合囊腔，不留死腔。

【手术注意事项及围术期处理】

（1）前庭大腺开窗术　①对已形成前庭大腺的脓肿，可在抗感染的同时行脓肿切开引流术。切口应至囊肿（脓肿）最低点，以便于囊液、脓液引流充分；切口的大小应跨过囊肿最大径线，足够长，能充分暴露囊腔。②切口边缘外翻缝合，避免窗口闭合。③在囊肿（脓肿）突出皮肤黏膜较薄处切开，可减少出血和损伤。如为前庭大腺脓肿，可留取脓液进行细菌培养＋药敏试验。

（2）术后观察患者有无局部疼痛、肛门下坠感、创面活动出血、外阴血肿形成等，如无不适后可离院。术后予以口服抗生素预防感染，保持局部清洁。如为前庭大腺脓肿，术后 24 小时开始每日更换引流纱条，直至术后 3～5 天，可延长更换纱条间隔，同时予以 1：5000 高锰酸钾液坐浴，一日 2 次。

二、外阴良性肿瘤切除术

【概述】

各种外阴良性肿瘤（vulvar benign tumor）的手术基于不同肿瘤的部位、大小和周围器官情况，主要包括脂肪瘤、纤维瘤、皮脂腺囊肿、汗腺瘤、神经纤维瘤、淋巴管瘤、血管瘤等。外阴实性肿瘤应予切除，以明确诊断和解除症状，同时可预防某些具有恶变潜质的癌前病变进一步发展为外阴癌。

【适应证】

各种外阴的良性肿瘤，尤其是有症状或怀疑恶性可能者；外阴部孤立、范围局限的肿瘤，不能除外恶性者，可先行外阴肿物切除，送病理检查，明确性质后再决定进一步的治疗方法。

【禁忌证】

外阴或阴道的急性炎症，抗感染后再手术；月经期或月经前期；凝血功能障碍者或重度血小板较少者慎用，必要时在凝血功能纠正后再行手术。

【手术核心步骤】

分为带蒂和不带蒂的肿物。切除肿物做病理检查，以明确诊断。

1. 带蒂肿物的切除

沿蒂根部周围做梭形切口，分离蒂的根部长约 1cm，用弯血管钳夹住蒂根部，在血管钳的上方切除肿瘤。2－0 可吸收线贯穿缝扎瘤蒂，1 号丝线间断缝合皮肤。

2. 无蒂肿物的切除

较小的肿物可沿肿物表面长轴方向切开；肿物较大者，以病灶为中心，沿肿物长轴做梭形切口。钳夹皮肤切缘及牵引肿物，用血管钳或刀柄沿肿瘤周围分离，直至肿瘤完全剥离，完整切除病灶，切除的病灶边缘应包括部分正常组织。以丝线逐层缝合。如肿物较大，用 2－0 可吸收线自基底部开始间断"8"字缝合，闭合瘤腔。

有时软组织创面单纯性压迫难以止血，需要缝合止血，但注意不要遗留死腔。外阴良性肿瘤，如边界不清或切除不彻底，应适可而止，尤当肿瘤深入盆膈深层肌和直肠旁间隙者，不要强行切除以防损伤直肠，以及盆底肌肉或血管，造成大出血。

【手术注意事项及围术期处理】

（1）术中切除肿瘤送病理学检查。

（2）术后观察患者有无局部疼痛、肛门下坠感、创面活动出血或外阴血肿形成等，如无不适后可离院。另外，必要时术后给予抗生素预防感染，保持外阴清洁，术后 3 ~ 5 天拆线。

三、外阴上皮内病变

【概述】

外阴上皮内病变是指发生于女性外生殖器皮肤黏膜的鳞状上皮内病变，需要进行规范治疗和管理。其诊断主要依靠病理检查。活检时应注意，取材要有一定深度，以免遗漏浸润癌，由于一般为多中心性病灶，注意不同代表性病灶的多点取材。手术方式可分为外阴部分或全部、浅表切除。

【适应证】

（1）外阴高级别上皮内瘤变（HSIL）由于外阴在有毛发区 HSIL 常累及毛囊区的厚度多达 2 ~ 4mm。有毛发区病变一般选择手术治疗，切除达相应的组织深度。

（2）外阴分化型上皮内瘤变（dVIN）由于 50% 左右的 dVIN 有进展为外阴癌的风险，因此，此型需选择手术治疗，同时排除隐匿性浸润癌的存在。

（3）外阴 Paget 病。

【禁忌证】

同外阴良性肿瘤。

【手术核心步骤】

1. 外阴表皮（浅表皮肤）局部切除术

外阴表皮（浅表皮肤）局部切除术（superficial local excision of the vulvar epithelium）适用于外阴良性病变、发育不良和外阴上皮内病变，是局限型 VIN 治疗的金标准。

（1）手术方式 仅切除 VIN 病变部位皮肤黏膜组织，而保留皮下组织和深层结构，范围据病变的范围和部位而定，可行部分和全外阴表浅皮肤切除。

（2）手术步骤 ①确定切除范围后，标记外阴内外环切口；②距病灶切缘 0.5 ~ 1.0cm 行马蹄形切口，切除深度包括皮肤或黏膜全层，注意不应损伤真皮层；③游离切除内、外环切口间外阴皮肤，但应保留阴唇脂肪垫；④成形缝合会阴，间断对边缝合，注意减少皮肤的张力，同时应尽可能保留重要的解剖结构，保留阴蒂；⑤如果病灶较大，可将邻近皮片移植到外阴切除处。为使手术创面美观对称，切口多沿外阴自然皮肤纹理和褶皱做椭圆形或梭形切口。

也可选择激光切除，切除病灶及周围正常组织 5mm，深度 1 ~ 3mm，对病灶位于毛发区域者，因可能有毛囊被累及，切除深度需达 3mm。切除组织标本行病理学检查。

2. 外阴皮肤剥除术

外阴皮肤剥除术（skinning vulvectomy）用于病变较广泛或为多灶性。切除部分或者全部外阴和会阴皮肤的表皮和真皮层，保留皮下组织，维持外阴形态，尽量保留阴蒂。缺损区可以行皮肤移植或表层皮片植皮术。

局部切除手术的复发率为 40%，缝合时应尽可能恢复局部解剖关系，如张力较大可潜行游离邻近外阴皮肤，必要时行外阴皮肤移位术或皮瓣术。对于阴蒂、尿道口及肛门周围等病变，外科手术可与激光气化等物理治疗联合应用，尽可能地保留其生理功能。

3. 单纯外阴切除术

单纯外阴切除术（simple vulvectomy）适于年龄较大，病变范围广，怀疑恶性的患者。切除外阴部皮肤黏膜、皮下组织深筋膜、阴蒂、阴蒂包皮、大小阴唇、阴唇脂肪垫。手术范围应达外阴有无毛生长的交界处，会阴体上 1/2，肛门括约肌上方，如遇阴部内动脉表浅分支（大阴唇动脉、会阴横动脉和阴蒂背动脉）应予结扎。

如肛周 VIN 病灶，则应切除肛周组织，一般采用椭圆形外切口，经过会阴前联合的阴蒂上方；椭圆形内（中心）切口，经过阴蒂和尿道外口之间，两侧位于前庭沟内。可用电刀或激光刀，从外向黏膜方向切除，切断阴蒂悬韧带，结扎并切断阴蒂背和阴蒂脚血管。切除大阴唇脂肪体，同时结扎会阴血管，分离直肠阴道，保留肛管外括约肌。根据两切缘的不同长度，采用球拍状对边缝合。

【手术注意事项及围术期处理】

术前行阴道镜检查，确定病变范围和手术切缘。根据病灶情况可仅行外阴前部或后部切除；尿道口周围的皮肤黏膜缝合张力过大，强行缝合可引起尿道过度紧张或尿道下段扭曲变形，如外阴手术创面较大，可行游离皮片移植或股薄肌皮瓣移植。

四、阴道良性肿瘤

【概述】

阴道良性肿瘤以囊性较为多见，以中肾管囊肿居多，偶有潴留性小囊肿及子宫内膜异位囊肿。中肾管囊肿多位于阴道后壁或侧壁，呈椭圆形，内含有褐色或透明稀薄的液体，一般无症状。小的无症状的囊肿无须处理。阴道的良性实性肿瘤非常少，如纤维瘤、平滑肌瘤等。

【适应证】

（1）影响性生活或出现压迫症状者。

（2）性质不明、患者有不适感，或有顾虑。

（3）阴道实性肿瘤，均应及时切除，并送病理活检。

【禁忌证】

（1）全身或局部急慢性炎症，尚未得到控制者。

（2）全身性疾病，不能耐受手术者。

（3）明显的阴道畸形、狭窄或粘连严重无法手术者。

（4）月经期或月经前期。

（5）凝血功能障碍者或重度血小板较少者慎用，必要时在凝血功能纠正后再行手术。

【手术核心步骤】

（1）**阴道囊性肿瘤**　术前注意明确肿瘤大小，性质，边界是否清晰，与周围组织器官的关系。充分暴露阴道术野。在肿瘤表面做一纵切口，贯穿囊肿全长。肿瘤较大而突出时，可采用梭形切口，切开阴道黏膜全层，预防对肿瘤壁的损伤。在阴道黏膜与肿瘤之间行钝性剥离，直达肿瘤根部。如根部有蒂，则分离出蒂部，以止血钳夹住根部，切断；无蒂者直接剥出瘤体。修剪后用 2 - 0 可吸收缝线间断缝合阴道壁。如瘤体较大，可用 2－0 或 3－0 可吸收缝线行荷包缝合缩小残腔关闭腔隙。

（2）阴道实性良性肿瘤　原则同阴道囊性肿瘤。实性肿瘤一般边界清楚，多采用梭形切口，切开阴道黏膜全层后，沿肿瘤边缘剥除实性肿瘤。如包膜不完整，有可能为恶性，此时不要强行剥除。

（3）无论是囊性肿瘤或实性肿瘤，切除后均需将肿瘤切开肉眼检查，并送病理学检查确诊。

【手术注意事项及围术期处理】

无论囊性或实质性肿瘤均以完整剥出为佳。术中注意止血，缝合不留死腔，并防止术后血肿和感染。当肿瘤位于阴道前后壁，手术应避免损伤膀胱或直肠。阴道内可填塞纱条协助止血。创面较大，必要时术后给予抗感染治疗。

五、阴道上皮内病变

【概述】

阴道上皮内病变是由 HPV 感染引起的阴道壁的鳞状上皮内病变，分为阴道低级别鳞状上皮内病变（LSIL）和高级别鳞状上皮内病变（HSIL），LSIL 包括 VaIN1、阴道尖锐湿疣、扁平疣和 HPV 感染；HSIL 包括 VaIN2/3，也是阴道癌的癌前病变。阴道上皮内病变常同时伴有宫颈上皮内病变。按照个体化治疗的原则，根据患者年龄、病灶部位、范围、大小、级别以及有无生育要求全面评估风险后，选择治疗方法。

【适应证】

阴道镜下活检确诊的阴道 HSIL，尤其是 VaIN3，单发病灶或绝经后 HSIL；宫颈癌或癌前病变手术后阴道残端 HSIL，不能除外浸润癌。

【禁忌证】

下生殖道或泌尿道急性炎症；月经期或月经前期；全身情况不胜任手术者。

【手术核心步骤】

（1）在局麻或静脉麻醉下手术，可以根据病灶部位与范围选择阴道病灶切除术。

（2）当病变范围较广，波及穹窿或子宫颈癌手术后发现阴道壁或阴道顶端有 HSIL 时，可行阴道顶端切除术或阴道壁病灶切除术。

【手术注意事项及围术期处理】

（1）切除前行阴道镜下醋白试验和碘着色定位，注意切除深度应达黏膜下层 0.3cm，切除范围至少至病变边缘外 0.5cm。

（2）切除物送病理学检查，关键需要除外阴道癌。

（3）术后注意保持外阴清洁，必要时预防感染治疗。

第二节　宫颈病变手术

一、宫颈冷刀锥切术

【适应证】

（1）阴道镜明确诊断的子宫颈高级别病变（CIN2 或 CIN3）。

（2）不满意的阴道镜检查，指转化区不能完全暴露，多见于年龄较大的患者。

（3）病变位于子宫颈管内，阴道镜难以明确诊断。

（4）TCT 结果与阴道镜下活检病理不符，如多次 HSIL，而阴道镜活检未予支持。

（5）子宫颈管诊刮阳性，提示病变可能位于子宫颈管内。

（6）阴道镜病理可疑子宫颈浸润癌，为明确病变深度及广度。

（7）病理提示子宫颈微灶浸润癌（IA1 期宫颈癌）或子宫颈原位腺癌。

（8）对于可疑子宫颈浸润癌或腺上皮高级别病变者，为进一步病理诊断以及评估切缘病理，建议采用 CKC 以减少对切缘的电损伤，便于病理评价的准确性。

【禁忌证】

（1）严重的内科合并症。

（2）下生殖道感染急性期。

【手术核心步骤】

（1）卢戈氏液碘染宫颈以确定碘不染色区。

（2）于碘不染色区 0.3～0.5cm 处用冷刀片行锥形切除宫颈组织，深度应超过鳞－柱交界。

（3）按宫颈转化区的类型决定切除的类型。切除长度为：1 型转化区 7～10mm；2 型转化区 10～15mm；3 型转化区 15～25mm。

（4）切除前可在宫颈 3、9 点用粗丝线缝扎子宫动脉下行支预防出血。

（5）手术中避免用电灼破坏切除标本的边缘组织，以免影响病理判断。

（6）术后可采用缝合止血或射频消融凝固创面止血。

【手术注意事项及围术期处理】

（1）术前应行阴道镜下评估，确定切除的类型及范围。

（2）所有治疗必须有完整规范记录，应记录切除性治疗的类型（1 型、2 型、3 型）、切除物长度（length，从最远端/外界至近端/内界）、厚度（thickness，从间质边缘至切除标本的表面）及周径（circumstance，切除标本的周长）。

（3）切除标本应进行标记以便于病理医师识别，标本能满足 12 点连续病理切片的要求。

（4）对于术后病理证实为浸润癌者，应转诊妇科肿瘤医师进行进一步管理。

（5）术后需预防感染。

（6）术后长期随访 20～30 年。

二、环形电切术

【适应证】

（1）阴道镜明确诊断的 CIN2、CIN3 病变，并要求保留子宫的患者。

（2）不满意的阴道镜检查，指移行带不能完全暴露，多见于年龄较大的患者。

（3）病变位于颈管内，阴道镜难以明确诊断。

（4）TCT 结果与阴道镜下活检病理不符，如多次 HSIL，而阴道镜活检未予支持。

（5）宫颈管诊刮阳性，提示病变可能位于颈管内。

【禁忌证】

（1）严重的内科合并症。

（2）下生殖道感染急性期。

（3）安装心脏起搏器者。

（4）异常出血者。

（5）明显的子宫颈癌。

【手术核心步骤】

（1）在阴道镜下评估并操作，确定切除范围及类型。

（2）卢戈液碘染宫颈以确定碘不染色区。

（3）于宫颈表面注射血管收缩剂及麻醉药（如利多卡因等）。

（4）于碘不染色区 0.3～0.5cm 处用电切环行锥形切除宫颈组织，深度应超过鳞－柱交界。

（5）按宫颈转化区的类型决定切除的类型。切除长度为：1 型转化区 7～10mm；2 型转化区 10～15mm；3 型转化区 15～25mm。

（6）手术中避免用电灼破坏切除标本的边缘组织，以免影响病理判断。

（7）术后可采用凝固创面止血。

【手术注意事项及围术期处理】

（1）切除组织应尽量完整。

（2）切除的宫颈组织应行 12 点连续切片进行组织病理学的再诊断。

（3）术中掌握合适的电流强度，避免电灼破坏切除标本的边缘组织。

（4）术后长期随访 20～30 年。

第三节　子宫手术

一、子宫腔手术

宫腔镜手术作为一种经自然腔道的手术方式，具有创伤小、恢复快、住院时间短等优点，已经和开腹手术、阴式手术、腹腔镜手术一起成为妇科手术的四大基本技能。

（一）宫腔镜检查术

【适应证】

可疑宫腔内的病变，均为宫腔镜检查的适应证。

（1）异常子宫出血。

（2）宫腔内占位性病变。

（3）宫内节育器异常及宫内异物。

（4）不孕、不育。

（5）宫腔粘连。

（6）子宫畸形。

（7）宫腔影像学检查异常。

（8）宫腔镜术后相关评估。

（9）阴道排液和（或）幼女阴道异物。

（10）子宫内膜癌手术前病变范围观察及镜下取活检。

【禁忌证】

1. 体温 >37.5°C。

2. 子宫活跃性大量出血、重度贫血。

3. 急性或亚急性生殖道或盆腔炎症。

4. 近期发生子宫穿孔。

5. 宫腔过度狭小或宫颈管狭窄、坚硬、难以扩张。

6. 浸润性宫颈癌、生殖道结核未经抗结核治疗。

7. 严重的内、外科合并症不能耐受手术操作。

【手术核心步骤】

1. 调节合适的膨宫压力及流量。

2. 排气置镜。

3. 360°检查宫腔。

4. 寻找双侧输卵管开口。

5. 视野定位于病变处。

【手术注意事项及围术期处理】

同宫腔镜手术。

（二）宫腔镜手术

【适应证】

1. 久治无效的异常子宫出血，患者无生育要求而有保留子宫的愿望。

2. 子宫内膜息肉。

3. 影响宫腔形态的子宫肌瘤。

4. 宫腔粘连。

5. 子宫畸形。

6. 宫腔内异物。

7. 与妊娠相关的宫腔病变。

8. 子宫内膜异常增生。

9. 幼女阴道异物。

【禁忌证】

与宫腔镜检查术相同。

【手术核心步骤】

1. 调节合适的膨宫压力及流量。

2. 排气置镜。

3. 360°检查宫腔。

4. 寻找双侧输卵管开口。

5. 视野定位于病变处。

6. 宫腔镜手术基本操作

（1）机械分离　通过宫腔镜操作孔道置入微型剪刀对粘连组织、纵隔组织进行分离与剪切。

（2）电切割　以高频电为能源，使用环状或针状电极对病变部位进行切除或分离，多用于宫腔内占位病变切除或粘连分离，需要注意切割速度和深度。

（3）电凝固　以高频电为能源，使用球状或柱状电极对病变部位进行凝固、破坏，也可以激光为能源实施上述操作，主要用于子宫内膜去除或凝固、止血。

（4）输卵管插管与通液　将输卵管导管经宫腔镜操作孔道插入输卵管间质部，注入亚甲蓝（美蓝）通液，评估输卵管通畅情况。

7. 常见手术技能与技巧

（1）子宫内膜活检术　在宫腔镜直视下评估宫腔形态及宫腔和（或）宫颈管病变，对可疑病变部位进行活检，注意活检组织的大小。

（2）子宫内膜息肉切除术　根据息肉形态、大小及根蒂部位，选择切除方法；对于有生育要求的患者，既要切除息肉根蒂部，还应注意保护病变周围正常内膜。

（3）子宫内膜切除或去除术　以环状或球状电极顺序切除或凝固子宫内膜。一般自宫底部开始至两侧宫角及侧壁内膜，然后自上而下切除子宫前壁及后壁内膜。切除或凝固深度应包括子宫内膜全层及其下方 2~3mm 的肌肉组织，切除或凝固范围终止于宫颈内口上方 0.5~1.0cm（部分切除）或下方 0.5~1.0cm（完全切除）。手术中应注意对双侧宫底部、宫角部内膜的破坏深度，必要时可以交替使用环状和球状电极，尽最减少内膜残留。

（4）子宫肌瘤切除术　实施宫腔镜子宫肌瘤切除术前应评估肌瘤类型，按照不同类型肌瘤实施手术。

① 0 型黏膜下肌瘤　估计可经宫颈完整取出的肌瘤，可以环状电极切除肌瘤根蒂部后，以卵圆钳夹持取出；对于肌瘤体积较大者，需环状电极从肌瘤两侧壁切割以缩小肌瘤体积，再以卵圆钳夹持拧转取出，酌情修整肌瘤瘤腔并止血。对于脱入阴道的肌瘤，在宫腔镜直视下切断肌瘤根蒂部取出。

② Ⅰ型及Ⅱ型黏膜下肌瘤　以作用电极在肌瘤最突出部位切开瘤体包膜，使肌瘤瘤体突向宫腔，然后切除之，术中可通过使用缩宫素、水分离等方法促使肌瘤瘤体向宫腔内移动；对于不能突向宫腔的肌瘤不宜强行向肌壁内掏挖，将肌瘤切除至与周围肌壁平行，残留部分肌瘤视术后生长情况酌情进行二次手术。

③突向宫腔的肌壁间肌瘤　对于可实施宫腔镜切除的肌壁间内突肌瘤，手术方法与原则参照Ⅰ型及Ⅱ型黏膜下肌瘤。建议手术中使用 B 超监护，以提高手术安全性。

（5）子宫纵隔切除术　子宫不全纵隔切除或分离时，应自纵隔组织的尖端开始，左右交替至纵隔基底部位，作用电极的切割或分离方向应沿中线水平，以免损伤前壁或后壁子宫肌层组织；当切割或分离至子宫底部时，应注意辨别纵隔与子宫底肌层组织的分界，在切除或分离纵隔的同时，尽量避免损伤正常子宫肌壁组织，以免出血或穿孔发生。完全纵隔切除或分离时，自宫颈内口水平向宫底方向分离或切除，方法与不全纵隔相同。宫颈部分纵隔不必切开，可留在阴道分娩或剖宫产分娩时处理。纵隔子宫畸形是子宫的形态学异常，建议酌情选择 B 超监护和（或）联合腹腔镜手术。

（6）宫腔粘连分离术　依据粘连类型、粘连范围酌情选择分离方法。膜性粘连可以用微型剪刀分离；肌性粘连多以针状电极或环状电极分离，分离术中应分清子宫腔的解剖学形态，操作应沿宫腔中线向两侧进行，注意子宫腔的对称性。特别强调手术中对正常子宫内膜的保护。宫腔粘连分离时，可根据粘连程度酌情选用 B 超和（或）腹腔镜监护，以提高手术疗效与安全性。

（7）宫腔异物取出或切除术

①宫内节育器　宫内节育器残留、嵌顿或被粘连组织包裹时，应在宫腔镜直视下进行分离直到其完全显露，再以异物钳取出；对于残留肌壁间的节育器，酌情联合 B 超定位并按上述方法分离取出。

②妊娠组织残留　依据残留组织类型及残留部位，酌情选择针状或环状电极进行分离或切除。

术中注意对正常子宫内膜的保护；处理宫角部的残留组织时应把握深度，避免子宫穿孔；剖宫产瘢痕处妊娠物（突向子宫腔内）切除应酌情经药物治疗和（或）子宫血管阻断后施术，术中酌情选择 B 超或联合腹腔镜手术。

（8）宫腔镜输卵管间质部插管术　在宫腔镜直视下放置输卵管导管并注入亚甲蓝通液，可作为输卵管通畅度评估与输卵管梗阻治疗的方法之一。

（9）宫颈管赘生物切除术　对宫颈管内赘生物如息肉、肌瘤及炎性病变切除或宫颈管内膜活检等。

【手术注意事项及围术期处理】

1. 术前评估

（1）宫腔镜检查

①排除严重内、外科合并症及各类宫腔镜手术禁忌证。

②血尿常规、HbsAg、丙型肝炎（丙肝）抗体、HIV 及梅毒螺旋体抗体、阴道分泌物常规。

③心电图。

④根据病情酌情增加相关辅助检查。

（2）宫腔镜手术

①完成上述宫腔镜检查项目。

②附加项目　血型，Rh 因子，凝血功能，肝、肾功能，血糖，乙型肝炎（乙肝）五项等。

③胸片（或胸透）、盆腔 B 超、宫颈细胞学检查等。

2. 麻醉

（1）宫颈管黏膜表面麻醉　适用于宫腔镜检查或宫腔内病变活检等小型宫腔镜手术。

（2）静脉麻醉　适用于比较简单的宫腔镜手术。

（3）硬膜外或区域阻滞麻醉　适用于各类宫腔镜手术，特别是子宫腔内病变复杂，需要较好地松弛宫颈，如直径 >4cm 的Ⅰ型和Ⅱ型黏膜下肌瘤等。

（4）全身麻醉　主要适用于宫腔镜联合腹腔镜手术。

3. 术前预处理（视手术需要酌情选择）

（1）子宫内膜预处理

①药物预处理 促性腺激素释放激素激动剂（GnRH－a）或孕三烯酮等，使用2～3个月抑制内膜增生，薄化子宫内膜。

②机械性预处理 术中负压吸宫，薄化子宫内膜（不孕症及宫腔粘连者慎用）。

（2）子宫肌瘤预处理 对于肌瘤直径大于4cm的Ⅰ型和Ⅱ型黏膜下肌瘤及肌壁间内突肌瘤，或黏膜下肌瘤合并严重贫血者，应用GnRH－a治疗2～3个月，使肌瘤和子宫体积缩小，纠正贫血。

4. 手术时机选择

（1）手术应选择在早卵泡期实施，此时内膜较薄，视野相对开阔，便于手术操作。

（2）术前已进行药物预处理者，完成预处理后即可进行手术。

5. 术前准备

（1）病情告知与知情同意签字。

（2）宫颈准备 术前晚酌情放置宫颈扩张棒扩张宫颈或给予米索前列醇400μg阴道后穹窿放置，以软化宫颈，便于术中宫颈扩张。

（3）术前禁食6h以上。

6. 宫腔镜手术基本要求

（1）体位 非头低位的膀胱截石位。

（2）宫腔深度与扩张宫颈 探针探测宫腔深度并记录，以宫颈扩张棒逐号扩张宫颈至10～12号。

（3）膨宫与灌流 使用宫腔镜膨宫与灌流系统，宫腔内压力设置为80～100mmHg（1mmHg＝0.133kPa）或＜患者平均动脉压。手术操作前应排空灌流管道内空气；术中记录灌流液出入量计算灌流液吸收量。

（4）能源系统选择灌流液种类。宫腔镜单极电系统多选用5%葡萄糖溶液，糖尿病患者可选用5%甘露醇溶液；宫腔镜双极电系统多选用生理盐水。

7. 术中监测

（1）生命体征 包括呼吸、脉搏、血压、血氧饱和度及心电监护等。

（2）灌流介质 计算灌流液入量和出量的差值（进入患者体内的灌流液量），如该差值多于1000ml，应严密观察生命体征改变，警惕灌流液过量吸收综合征发生；当灌流液入量和出量差值达到2000ml，应注意生命体征变化，尽快结束手术。

（3）血清电解质 灌流液出入量差值多1000ml时，酌情测定血清电解质变化。

（4）B超监护 可提示宫腔手术切割范围及深度，防止子宫穿孔。

（5）联合腹腔镜手术 对复杂的宫腔内手术、子宫畸形、子宫穿孔风险大以及腹腔内病变需同时诊断与治疗时，酌情选择。

8. 术后处理

（1）观察生命体征，适时下床活动。

（2）有阴道出血时，酌情选用缩宫素及止血药物。

（3）合理使用抗生素。

（4）酌情选择预防宫腔粘连的方法。

（5）酌情使用促进或抑制内膜生长的药物。

9. 宫腔镜手术并发症防治

（1）出血　宫腔镜手术中出血的主要原因是对子宫内膜下方肌层组织破坏过深。出血的高危因素包括子宫穿孔、动静脉瘘、胎盘植入、宫颈妊娠、剖宫产瘢痕妊娠和凝血功能障碍等。减少出血的对策包括术前药物预处理（缩宫素及止血药物的应用）、宫腔球囊压迫、联合腹腔镜监护以及预防性子宫动脉阻断等。处理方案应依据出血量、出血部位、范围和手术种类确定。

（2）子宫穿孔　引起子宫穿孔的高危因素包括宫颈狭窄、宫颈手术史、子宫过度屈曲、宫腔过小以及施术者经验不足等。临床表现：①宫腔塌陷，视线不清；②B超声像图见子宫周围游离液体或大量灌流液进入腹腔；③宫腔镜可见腹膜、肠管或大网膜；④如有腹腔镜监护则可见子宫浆膜面透亮、起水疱、出血、血肿或穿孔的创面；⑤作用电极进入并损伤盆、腹腔脏器引起相应并发症症状等。处理：首先查找穿孔部位，确定邻近脏器有无损伤，决定处理方案。穿孔范围小、无活动性出血及脏器损伤时，可使用缩宫素及抗生素，观察；穿孔范围大、可能伤及血管或有脏器损伤时，应立即腹腔镜或开腹探查并进行相应处理。预防：①加强宫颈预处理，避免暴力扩宫；②酌情联合B超或腹腔镜手术；③培训与提高术者手术技巧；④酌情使用GnRH–a类药物缩小肌瘤或子宫体积、薄化子宫内膜。

（3）灌流液过量吸收综合征　宫腔镜手术中膨宫压力与使用非电解质灌流介质可使液体介质进入患者体内，当超过人体吸收阈值时，可引起体液超负荷及稀释性低钠血症，并引起心、脑、肺等重要脏器的相应改变，出现一系列临床表现，包括心率缓慢、血压升高或降低、恶心、呕吐、头痛、视物模糊、焦躁不安、精神失常和昏睡等，如诊治不及时，将出现抽搐、心肺功能衰竭甚至死亡。

①诱因　宫内高压、灌流介质大量吸收等。

②处理原则　吸氧、利尿、治疗低钠血症、纠正电解质紊乱和水中毒，处理急性左心功能衰竭、防治肺和脑水肿。特别注意稀释性低钠血症的纠正，应按照补钠量计算公式计算并补充：所需补钠量 = （正常血钠值–测得血钠值）52% ×体重（kg）。开始补给量按照计算总量的1/3或1/2补给，根据患者神志、血压、心率、心律、肺部体征及血清Na^+、K^+、Cl^-水平的变化决定后续补给量。切忌快速、高浓度静脉补钠，以免造成暂时性脑内低渗透压状态，使脑组织间的液体转移到血管内，引起脑组织脱水，导致大脑损伤。宫腔镜双极电系统以生理盐水作为宫腔内灌流介质，发生低钠血症的风险降低，但仍有液体超负荷的危险。

③预防　宫颈和子宫内膜预处理有助于减少灌流液的吸收；保持宫腔压力<100mmHg或（平均动脉压）；控制灌流液差值在1000~2000ml；避免对子宫肌壁破坏过深。

（4）气体栓塞　手术操作中的组织气化和室内空气可能经过宫腔创面开放的血管进入静脉循环，导致气体栓塞。气体栓塞发病突然，进展快，早期症状如呼气末PCO_2下降、心动过缓、PO_2下降以及心前区闻及大水轮音等；继之血流阻力增加、心排血量减少，出现发绀、低血压、呼吸急促、心肺功能衰竭而死亡。

①处理　立即停止操作、正压吸氧、纠正心肺功能衰竭；同时，输入生理盐水促

进血液循环，放置中心静脉导管，监测心肺动脉压。

②预防　避免头低臀高体位；手术前排空注水管内气体；进行宫颈预处理，避免粗暴扩宫致宫颈裂伤；加强术中监护与急救处理。

（5）感染　严格掌握手术适应证，生殖道感染急性期严禁手术；术后酌情使用抗生素预防感染。

（6）治疗失败与复发　治疗失败或症状复发可酌情选择后续治疗，包括二次宫腔镜手术、药物或子宫切除手术。特别强调宫腔镜手术为治疗子宫疾病的保守性手术，术前应充分履行知情同意义务，切忌违反患者意愿强制施术。

二、子宫肌瘤剔除手术

适用于希望保留生育功能的患者。黏膜下肌瘤或大部分突向宫腔的肌壁间肌瘤可宫腔镜下切除。突入阴道的黏膜下肌瘤经阴道摘除。术后有 50% 复发概率，约 1/3 患者需再次手术。手术可经腹、经阴道或经宫腔镜及腹腔镜进行。

（一）开腹子宫肌瘤剔除术

【适应证】

所有子宫肌瘤均可行开腹切除，腹腔镜、宫腔镜及经阴道手术难以完成的子宫肌瘤切除术及有生育要求的患者优先考虑开腹手术。

【禁忌证】

（1）严重的心、肺、肝、肾等脏器疾病、重度贫血或体质虚弱不能耐受手术者。

（2）盆腔有急性炎症且有广泛粘连者。

（3）不能耐受麻醉者。

（4）考虑肌瘤恶变者或盆腔其他恶性病变者。

【手术核心步骤】

（1）开腹探查。

（2）肌瘤剔除。

①浆膜下子宫肌瘤　于肌瘤表面切开子宫浆膜，切除肌瘤。

②肌壁间子宫肌瘤　于肌瘤最突出处切开子宫肌层达瘤体，于假包膜内切除肌瘤。

③宫颈肌瘤　明确膀胱、输尿管、直肠及子宫血管位置。必要时需推离膀胱、直肠。

④阔韧带肌瘤　根据肌瘤突出的方向打开阔韧带前叶或后叶。辨认子宫血管及输尿管的位置，剔除肌瘤。

⑤黏膜下肌瘤　轻柔分离瘤体与内膜，尽量使内膜完整。穿透宫腔的肌瘤需碘伏消毒创面。

（3）关闭瘤腔，组织解剖复位（关闭穿透宫腔的瘤腔时注意缝线不可穿透内膜，以防医源性子宫内膜异位）。

（4）必要时放置腹腔引流管。

（5）检查盆、腹腔彻底止血，清点纱布及器械。

（6）关腹。

【手术注意事项及围术期处理】

1. 术前准备

术前尽可能明确肌瘤的大小、数目、位置，充分评估手术风险及处理对策，明确手术方式、手术时间、麻醉方法；积极纠正贫血，可术前使用 GnRH-a 类药物、米非司酮等预处理；预计出血多的需术前备血；适当控制高血压及糖尿病；向患者及家属详细交代病情；对于瘤体大、数目多、手术时间长及预计瘤体穿透宫腔者可使用静脉抗生素预防感染。

2. 术中注意事项

对于较大肌瘤估计出血较多者可于肌层注射稀释的垂体后叶素、缩宫素等药物减少出血。特殊部位子宫肌瘤应明确瘤体与周围组织的关系，避免其他损伤。预计术中出血多，有条件者可行自体血液回输。

3. 术后监测及处理

术后常规给予缩宫素以促进子宫收缩。监测体温变化及切口周围情况，及早发现感染征象。术后定期随访，对于有生育要求的患者需根据术中肌瘤的数目、位置、大小等情况综合评估，指导避孕时间及生育计划。

（二）腹腔镜下子宫肌瘤剔除术

【适应证】

腹腔镜下剔除子宫肌瘤的适应证与肌瘤的情况及术者的手术能力相关。一般认为位于宫底及宫体部的浆膜下肌瘤、肌壁间肌瘤，可采用腹腔镜手术。

【绝对禁忌证】

（1）合并有肌壁间多个小肌瘤（"碎石样"），腹腔镜术中探查难以发现而无法切除。

（2）余同开腹手术。

【相对禁忌证】

（1）困难的宫颈肌瘤、阔韧带肌瘤。

（2）腹部多次手术史合并有广泛粘连。

【手术核心步骤】

（1）建立气腹，置镜探查。

（2）肌瘤剔除（同开腹）。

（3）关闭瘤腔，组织解剖复位。

（4）肌瘤取出（可经粉碎器、阴道穹窿或腹壁切口取出；经粉碎器取出时注意防止肌瘤碎片遗留在腹腔，引起播散）。

（5）检查、彻底止血、清点物品，必要时留置引流管。

（6）关腹。

【手术注意事项及围术期处理】

同开腹。

（三）经阴道子宫肌瘤切除术

【适应证】

（1）宫颈肌瘤向阴道生长为主。

（2）子宫下段肌瘤突向浆膜面。

（3）0型黏膜下子宫肌瘤、黏膜下宫颈肌瘤脱出或暴露于子宫颈外口。

【禁忌证】

（1）合并附件肿物。

（2）黏膜下子宫肌瘤瘤蒂宽无法触及或暴露。

（3）子宫粘连固定。

（4）余同开腹手术。

【手术核心步骤】

（1）打开阴道前（后）穹窿。

（2）暴露肌瘤，必要时需打开膀胱或直肠反折腹膜。

（3）完全脱出宫颈的黏膜下肌瘤扭转切除，宫颈肌瘤于瘤体附着处切除。

（4）关闭瘤腔。

（5）缝合腹膜及阴道穹窿切口。

【手术注意事项及围术期处理】

（1）术前积极预防及控制感染。

（2）术后保持外阴清洁，常规抗生素预防感染。余同开腹手术。

（四）宫腔镜下子宫肌瘤切除术

【适应证】

（1）子宫大小≤10孕周，宫腔<12cm，可见瘤体最大径线≤5cm。

（2）子宫黏膜下肌瘤（≤5cm，具体大小的适应证依据术者的技术经验水平而定），距离浆膜面≥0.5cm。

（3）内突型肌壁间肌瘤。

（4）宫颈肌瘤向阴道生长为主。

【禁忌证】

（1）宫颈管狭窄坚硬不能扩张者。

（2）宫体过屈宫腔镜无法进入者。

（3）近期发生过子宫穿孔者。

（4）余同开腹手术。

【手术核心步骤】

（1）探查宫腔。

（2）电切环于包膜内切除瘤体。

（3）检查，电凝止血。

【手术注意事项及围术期处理】

（1）术前扩张宫颈以利于手术操作。向患者及家属交代可能出现的穿孔、中转开腹、二次手术等风险。

（2）术中监测生命体征及膨宫液使用量。手术时间控制在1小时内，膨宫液总量小于10000ml。

（3）术中及术后注意有无心脑综合征、低钠血症等并发症。

（4）出血多、创面大的患者可宫腔内放置球囊减少出血及粘连，根据术中情况可使用雌激素促进内膜生长。

三、子宫切除手术

子宫切除术是妇科最基本及最常见的手术之一，适用于不要求保留生育功能或疑有恶变或因附件病变手术而无必要保留子宫或不能保留子宫者。手术路径有经腹、经阴道及经腹腔镜手术。根据手术范围不同包括全子宫切除术、次全子宫切除术、次广泛性或广泛性子宫切除术以及根治性或超根治性子宫切除术。此处以全子宫切除术为例。

（一）开腹子宫全切术

【适应证】

1. 子宫肿瘤

子宫良、恶性肿瘤仅需或仅能做子宫切除者。

2. 子宫出血

异常子宫出血经药物治疗无效或有恶变倾向者。

3. 附件病变

行双附件切除者一起切除子宫；一侧附件恶性病变切除子宫及对侧附件。

4. 产科因素

产后子宫收缩乏力、前置胎盘、胎盘植入、羊水栓塞、DIC、子宫破裂等子宫大出血难以控制，做紧急子宫切除挽救生命。

【禁忌证】

（1）年轻妇女子宫卵巢良性病变。

（2）子宫内膜癌Ⅱ期以上或宫颈癌ⅠB期以上者不宜行单纯子宫全切术。

（3）严重的心、肺、肝、肾等脏器疾病或体质虚弱不能耐受手术者。

（4）盆腔有急性炎症者。

（5）对麻醉药物过敏或不能耐受麻醉者。

（6）凝血功能异常者。

【手术核心步骤】

（1）卵巢固有韧带、输卵管及圆韧带处理。

（2）剪开阔韧带前后叶。

（3）剪开膀胱反折腹膜，下推膀胱。

（4）子宫血管处理。

（5）主骶韧带处理。

（6）切开阴道穹窿。

（7）缝合阴道断端。

【注意事项】

1. 术前准备

详细询问病史及检查；积极处理贫血、高血压、糖尿病等合并症；术前阴道擦洗；根据病情评估进行肠道准备；酌情术前0.5~2小时静脉抗生素预防感染。

2. 手术注意事项

（1）避免损伤输尿管　处理子宫血管和骨盆漏斗韧带时，应注意触摸输尿管走行方向，跨越髂内外动脉交叉处，防止将其夹闭，损伤输尿管。

（2）避免出血　下推膀胱时应注意避免损伤静脉丛和血管以免引起出血，术中严格缝合止血。

（3）操作时充分分离并保护肠管，避免过度牵拉导致出血，损伤周围组织。

3. 术后监测与处理

酌情使用抗生素预防感染；密切观察体温变化，腹部切口和阴道分泌物，及早发现感染征象并处理；有血栓高危因素的患者术后 12 小时后可常规使用抗凝药物如低分子肝素等预防血栓形成；术后定期复查随访。

（二）经阴道子宫全切术

【适应证】

（1）盆腔无炎症、粘连，附件无肿块者。

（2）子宫脱垂及伴有阴道壁膨出、膀胱脱垂或直肠膨出、压力性尿失禁。

（3）以子宫大小 < 孕 12 周、子宫重 <500g 为宜。

（4）无前次盆腹腔手术史，不需探查或切除附件者。

（5）阴道弹性或容量好。

（6）需要子宫切除伴有糖尿病、冠心病、高血压、肥胖等内科合并症不能耐受开腹手术。

【禁忌证】

（1）较大和位置低的子宫峡部肿瘤、宫颈肿瘤或阔韧带肿瘤。

（2）子宫增大或超过孕 12 周大小（宜术前用药缩小子宫体积）。

（3）附件肿物直径达到或超过 6cm，或壁薄、粘连或疑恶性者，应避免经阴道操作以防破裂、种植。

（4）合并有盆腔子宫内膜异位症或严重的盆腔粘连，估计难以从阴道取出子宫或有可能损伤盆腔脏器者。

（5）盆腔恶性病变。

（6）患者全身情况差，如重度贫血伴有心、肺、肝、肾等疾病，均应治疗好转后再考虑手术。阴道炎也需治愈后手术。

（7）阴道有明显畸形、狭窄难以手术纠正或粘连严重无法进行手术者。

（8）宫底高度超过脐部，骨盆极度狭窄及阴道弹性差。

（9）术者技能不熟练。

【手术核心步骤】

（1）暴露术野，牵拉宫颈。

（2）切开阴道前壁，分离膀胱。

（3）切开阴道后壁，分离直肠。

（4）主骶韧带处理。

（5）子宫血管及宫旁处理。

（6）附件及圆韧带处理。

（7）缝合腹膜及阴道壁。

【手术注意事项及围术期处理】

1. 术前准备

同开腹手术，并强调阴道准备。

2. 手术注意事项

术前认真评估适应证及术者扎实的妇科手术基本功是保证手术成功的前提。余同开腹手术。

3. 术后监测与处理

同开腹手术。

（三）腹腔镜下子宫全切术

【适应证】

（1）子宫肌瘤，子宫肌腺瘤、肌腺症，子宫体积小于孕 16 周。

（2）子宫良、恶性肿瘤仅需或仅能做子宫切除者。

（3）异常子宫出血经药物治疗无效或有恶变倾向者。

（4）附件病变 行双附件切除者一起切除子宫；一侧附件恶性病变切除子宫及对侧附件。

【禁忌证】

（1）严重的心血管疾病、肺功能不全。

（2）弥漫性腹膜炎。

（3）脐疝、膈疝、有腹壁疝、腹股沟疝或股疝。

（4）凝血功能异常。

（5）因有手术史，有腹壁广泛的瘢痕或腹腔内广泛的粘连。

（6）过度肥胖。

【手术核心步骤】

同开腹手术。

【手术注意事项及围术期处理】

1. 术前准备

同开腹手术。

2. 手术注意事项

避免穿刺损伤及阴道壁损伤；余同开腹。

3. 术后监测与处理

观察有无皮下气肿，局限者多可自行吸收；观察有无腹壁血管损伤；余同开腹。

第四节　输卵管手术（输卵管切除术）

【适应证】

（1）经保守治疗无效的输卵管积水、积脓者。

（2）输卵管妊娠，不适宜保留输卵管者。

（3）输卵管肿瘤患者。

【禁忌证】

（1）一般情况差，不能耐受手术者。

（2）合并严重内、外科疾病不宜手术者。

（3）盆腔急性炎症期为相对禁忌证，应行药物等治疗控制炎症使之局限。

【手术核心步骤】

（1）分离粘连，恢复解剖。

（2）输卵管系膜处理　近输卵管结扎或电凝输卵管系膜血管直至子宫角。

（3）在近宫角部位切除输卵管。

（4）检查止血是否完善。

【手术注意事项及围术期处理】

（1）围术期酌情应用抗生物预防感染。

（2）必要时可在局部放置防粘连物预防盆腔创面处粘连。

第五节　卵巢手术（卵巢囊肿剥除术）

【适应证】

（1）卵巢赘生性良性肿瘤，如卵巢成熟型畸胎瘤、卵巢浆液性或黏液性囊腺瘤等。

（2）卵巢非赘生性囊肿，如滤泡囊肿、黄体囊肿、出血性囊肿（如子宫内膜异位囊肿）等。

【禁忌证】

（1）患者一般情况差，或合并严重内、外科疾病不能耐受手术者。

（2）卵巢肿物巨大无正常卵巢组织存在者，剥除肿瘤困难，不适于此术式。

（3）卵巢肿物合并感染，剥除时界限不清，剥离困难，不适于此术式。

（4）卵巢黏液性或浆液性囊腺瘤有乳头形成，有潜在恶性倾向者。

（5）肿瘤成长速度快，不能排除恶性肿瘤者。

【手术核心步骤】

（1）探查盆腔，分离粘连，恢复解剖。

（2）选取远离卵巢门或输卵管管腔侧，沿囊肿长轴切开囊肿包膜。

（3）边止血边剪开囊肿包膜，将囊肿完全剥离，尽可能保留正常卵巢组织，并完整取出囊肿（必要时装入标本袋完整取出）。

（4）盆、腹腔冲洗，必要时放置可吸收防粘连物，预防术后粘连发生。

（5）剥除的卵巢肿物需剖视，必要时送术中冰冻病理检查，以排除恶性肿瘤。

【手术注意事项及围术期处理】

（1）巨大卵巢囊肿可穿刺放液缩小体积，放液及自切口娩出时要缓慢，以防腹压骤减出现血流动力学的急剧变化。

（2）术中囊肿完整取出可不必大量盐水冲洗；若术中囊肿破裂，盆腹腔污染严重，特别是卵巢畸胎瘤内容物外溢者，应予以大量温盐水充分冲洗盆腹腔，尽量洗净内容物。

179

（3）缝合创面应注意技巧，尽可能使创面呈光滑面，以减少术后粘连发生。

（4）若粘连严重，创面渗血时可放置止血材料，必要时可放置引流管，以利于术后观察内出血或渗液情况。

（5）围术期酌情应用抗生素预防感染。

第六节　子宫内膜异位症手术及腺肌病手术

一、子宫内膜异位症手术

（一）子宫内膜异位囊肿剥除术

【适应证】

（1）卵巢子宫内膜异位囊肿直径≥5cm。

（2）卵巢子宫内膜异位囊肿直径＜5cm，患者有明显痛经、腹痛、性交痛或肛门坠痛等症状。

（3）卵巢子宫内膜异位囊肿直径＜5cm，合并不孕症。

（4）盆腔手术时，发现卵巢子宫内膜异位囊肿，需要保留卵巢的绝经前患者。

【禁忌证】

（1）一般情况差，合并严重内、外科疾病不能耐受手术者。

（2）急性盆腔炎症，应待严重控制后手术。

【手术核心步骤】

（1）全面探查盆、腹腔，进行 AFS 分期。

（2）分离粘连组织，恢复正常解剖。

（3）囊肿较大时，应以小切口刺破囊肿，吸引器吸净囊液。

（4）分清层次剥除囊肿囊壁。

（5）对卵巢创面进行"针对出血点"的电凝止血，或创面广泛渗血时，缝合止血。

（6）处理盆腔子宫内膜异位病灶。

（7）生理盐水彻底冲洗盆腹腔。

【手术注意事项及围术期处理】

1. 保护卵巢功能

分清卵巢与囊肿之间的层次，剥除囊壁时应轻柔，注意对正常卵巢组织的保护，避免在卵巢组织创面上大面积电凝止血。

2. 避免副损伤

针对盆腔广泛致密粘连患者，应辨明解剖关系，分离粘连组织时应注意避免损伤输尿管、肠管以及膀胱；DIE 病灶切除或子宫切除时，应特别注意肠管与输尿管损伤，一经发现应及时处理。

3. 术后长期管理

对于实施保守性手术的患者，术后应根据患者年龄、生育要求以及手术中分期，制订个性化治疗方案，加强术后管理，避免与延缓复发。

（二）附件切除手术

【适应证】

近绝经期，囊肿较大，可疑恶变，无保留卵巢要求的患者；无明显疼痛与月经过多，子宫体积无明显增大。

【手术核心步骤】

（1）全面探查盆、腹腔，进行 AFS 分期。

（2）分离粘连组织，恢复正常解剖。

（3）电凝（结扎）切断囊肿侧骨盆漏斗韧带。

（4）电凝（结扎）切断囊肿侧卵巢固有韧带及输卵管。

（5）对于过大囊肿，为避免囊壁破裂囊液污染盆腔，可将囊肿拖入取物袋内，以小切口刺破囊壁，吸出囊液，再行上述操作。

（6）处理盆腔子宫内膜异位病灶。

（7）检查各创面无渗血，生理盐水冲洗盆、腹腔。

【手术注意事项及围术期处理】

处理囊肿侧骨盆漏斗韧带时，应辨明输尿管走向，避免误扎。

二、子宫腺肌病手术

（一）子宫腺肌瘤（病灶）挖除术

【适应证】

（1）局灶型子宫腺肌病，痛经严重，保守治疗无效。

（2）弥漫型子宫腺肌病，月经量多，继发贫血，保守治疗无效，患者要求保留子宫且无生育要求。

【禁忌证】

与子宫内膜异位症同。

【手术核心步骤】

（1）子宫腺肌瘤病灶局部注射缩宫素（垂体后叶素）。

（2）按照子宫轴向切除腺肌瘤病灶，对于有生育要求患者，不可对肌壁组织或病灶切除过多，以免影响生育；对于无生育要求患者，尽可能切除病灶组织，避免日后复发。

（3）缝合子宫肌壁创面时应避免遗留"死腔"，有生育要求的患者应注意肌壁组织的解剖学对合。

（4）合并子宫内膜异位症时应一并处理。

【手术注意事项及围术期处理】

（1）术前预处理　对于子宫体积大、迷漫型病灶或患者有生育要求的患者，术前酌情应用 GnRH－a 预处理，缩小子宫及腺肌病灶体积。

（2）术后应用促宫缩药物。

（3）术后应根据患者情况与手术情况制订后续治疗方案，进行长期管理。

（二）子宫切除手术

【适应证】

（1）子宫腺肌病，痛经严重，年长无保留子宫意愿。

（2）子宫腺肌病合并月经量多，继发贫血，药物治疗无效，患者无保留子宫意愿。

【手术核心步骤】

（1）对于子宫体积大于 12 周妊娠，贫血严重的患者，实施微创手术前酌情 GnRH - a 预处理，缩小子宫与病灶体积，纠正贫血。

（2）对于合并 DIE、粘连严重的患者，处理子宫血管时应充分下推膀胱，避免输尿管损伤。

（3）切除子宫同时，应尽可能切除肉眼可见病灶。

【手术注意事项及围术期处理】

（1）术前酌情应用 GnRH - a 预处理，缩小子宫体积。

（2）酌情使用抗生素预防感染。

（3）制订术后长期管理措施，特别是保留卵巢的患者。

（三）子宫内膜切除手术

【适应证】

月经过多，贫血严重，患者无生育要求但希望保留子宫。

子宫体积不超过 8 周妊娠。

对于贫血严重或子宫体积过大者，需 GnRH - a 预处理后施术。

【手术核心步骤】

（1）探查宫腔深度、形态与宫颈管情况。

（2）酌情吸宫薄化子宫内膜厚度。

（3）环形电极自子宫底部一侧子宫角部向下切除子宫内膜全层及其下方 2~3mm 肌层组织，顺序自另一侧子宫底部切除内膜组织→子宫前壁→子宫后壁内膜。

（4）以滚球电极消融破坏双侧子宫角部与子宫腔残留内膜组织。

（5）对于局灶腺肌病或弥漫型病灶，可进行重复病灶组织切除。

【手术注意事项及围术期处理】

（1）应在超声监护下施术，避免子宫穿孔。

（2）子宫角部内膜可用滚球电极消融。

（3）术后酌情联合孕激素控制病灶发展。

（4）术后严格避孕。

（段　华　袁　静）

第七节　生殖道畸形常见手术

一、小阴唇粘连分解术

【适应证】

小阴唇粘连。

【手术核心步骤】

1. 麻醉方式

局部可采用表面浸润麻醉或局部麻醉。

2. 手分离

用手分别放在小阴唇两侧，向两侧轻轻牵拉分离，粘连轻者，手分离即可成功。

3. 钳分离

手分离失败者，采用钳分离，可用小血管钳插入粘连小阴唇的上方或方的小孔中，轻轻向两侧做钝性分离，一般情况下钳分离可获成功。

4. 刀分离

对钳分离失败者，采用刀分离，用尖刀刃自粘连中线分离。

【手术注意事项及围术期处理】

（1）术后小阴唇内侧面涂具有消炎、润滑作用的药物，防止再次粘连。

（2）术后根据情况决定是否每日局部擦洗或坐浴。

二、阴蒂整形术

【适应证】

（1）外生殖器发育异常所致阴蒂肥大，愿意或要求按女性生活。

（2）经治疗，雄激素控制达女性正常范围，或切除男性性腺同时行外阴整形。

【禁忌证】

（1）病因诊断不明。

（2）性激素水平控制不满意。

【手术核心步骤】

1. 麻醉方式及体位

全麻或连续硬膜外麻醉。膀胱截石位，常规消毒铺巾，留置导尿管。

2. 阴蒂背侧皮下注射稀释副肾盐水

使皮下组织与阴蒂海绵体分离。

3. 游离海绵体

沿阴蒂背部正中切开皮肤，游离皮下脂肪组织，暴露阴蒂海绵体。向耻骨联合暴露、分离、游离海绵体，并游离背部的血管神经束。保持血管神经与阴蒂头相连。

4. 切除阴蒂海绵体

在贴近耻骨联合的海绵体分叉脚部切断海绵体，结扎缝合。游离海绵体头部，在靠近头端分两部分结扎、切断、切除、缝扎海绵体。

5. 缝合

将带血管神经的阴蒂头缝合固定在耻骨联合的骨膜上，与海绵体的另一断端相对应吻合。

6. 将多余的皮片做成小阴唇

【手术注意事项及围术期处理】

（1）阴蒂是最重要的性敏感部位，注意保留阴蒂的血管神经。

（2）手术尽量远离背部血管神经丛，从海绵体中部开始游离体部，避免损伤。

（3）注意尿道走行。如果外阴畸形较重，尿道开口于阴蒂头或为尿道下裂型，应进行尿道改道手术，必要时请泌尿外科医师共同手术。

（4）阴部血供极为丰富，术中严格止血，切断、结扎海绵体充分，术后可能渗血较多，应予压迫止血。

（5）手术可能失败，复位的阴蒂头可能不成活而坏死。

（6）手术过程可能阻断淋巴和静脉回流，在侧支循环建立之前可能有外阴水肿等，必要时可行硫酸镁湿热敷外阴。

（7）术后保留尿管2～3天，局部疼痛给予对症处理。术后广谱抗生素预防感染，每日会阴冲洗，大便后冲洗。术后禁性生活1个月。

三、处女膜切开术

【适应证】

处女膜闭锁。青春期少女出现周期性下腹痛或阴部胀感，检查发现下腹部肿块，处女膜无孔，肛查有向直肠方向后压的肿物，有压痛；有时两侧小阴唇间可见外突而呈紫蓝色的处女膜膨出。B超显示阴道内及宫腔内有积血，扩张呈葫芦状，一经确诊应尽快手术。

【禁忌证】

未明确诊断前、幼儿期解剖结构尚未发育完善前不盲目手术。

【手术核心步骤】

1. 麻醉方式及体位

在静脉麻醉或局麻下进行。取膀胱截石位，常规消毒外阴，术前排尿，如有困难时，需导尿。

2. 切口

分开阴唇，在处女膜最膨出部做"X"形切开，必要时先用粗针穿刺处女膜最膨出部，抽出褐色积血后再行切开，达处女膜环。

3. 排出积血

排尽阴道内积血，常规探查宫颈是否正常，必要时以小号宫颈扩张棒扩张宫口，以利宫腔积血引流，但不宜进一步探查宫腔，以免引起上行性感染。

4. 缝合切口边缘

修剪处女膜使处女膜口呈圆形，切缘电凝止血，用2-0号可吸收线间断缝合粗糙面。

【手术注意事项及围术期处理】

（1）如处女膜较厚，可插入导尿管和用示指在肛门指示，防止损伤尿道和直肠。

（2）术后半卧位，保留尿管24小时。次日即可下地活动，以利积血外流。

（3）给予抗生素，保持外阴清洁，预防感染。

（4）术后1个月超声复查有无子宫或输卵管积血。

四、阴道闭锁切开术

【适应证】

Ⅰ型和Ⅱ型阴道闭锁一经诊断应尽快手术。

【禁忌证】

同处女膜切开术。

【手术核心步骤】

1. 麻醉方式及体位

在静脉麻醉或局麻下进行。取膀胱截石位，常规消毒外阴，术前排尿，如有困难时，需导尿。

2. 闭锁段切开

分开阴唇，在阴道开口处横行切开闭锁的阴道，可插入导尿管和用示指在肛门做指引，必要时先用粗针向阴道积血方向穿刺，抽出褐色积血后再行切开。

3. 排出积血

游离有积血的中下段的阴道黏膜，再切开积血包块，排净积血。

4. 缝合切口边缘

尽可能将游离切开的中段阴道黏膜向下牵拉，覆盖下段的创面与下方的黏膜缘缝合。

【手术注意事项及围术期处理】

（1）同处女膜切开术。

（2）术后定期扩张阴道，或佩戴阴道模型 3～6 个月，防止挛缩。

（3）手术中有损伤直肠、膀胱的可能。术后可能发生阴道挛缩或再粘连可能。

五、阴道成形术

【适应证】

（1）先天性无阴道患者，无子宫或仅有始基子宫。

（2）恶性肿瘤切除阴道者。

【禁忌证】

同处女膜切开术。

【手术核心步骤】

常用的术式有生物补片法、羊膜法和腹膜法。

1. 麻醉方式及体位

静脉麻醉、腰麻或硬膜外麻醉下进行。取膀胱截石位，金属导尿管排空尿液，亦可留置金属导尿管做下步手术的指引。

2. 手术步骤

（1）生物补片法

①生物补片制备　生物补片 10cm×8cm，光面朝内，3-0 可吸收线间断缝合成一端闭合，另一端开放的筒（高约10cm）。并在筒表面间断做出数个 0.3～0.5cm 纵行切口。

②人工阴道造穴　阴道前庭处做横行切口，手指钝性分离阴道直肠间隙，宽约2～3 指，深约 9～10cm，分离过程中，可行直肠内指引。冲洗后，止血至创面无活跃出血。

③置入并固定　1-0 可吸收线分别在造出的阴道顶端横行三点缝合固定筒状生物补片于人工造穴道的顶部，中部、左、右侧旁可固定一针，使生物补片紧贴人造穴道，间断缝合生物补片于阴道口一周。两层避孕套内放置宫纱制成的软模具填紧阴道。

关闭人工阴道口　7 号丝线间断缝合两侧大阴唇，关闭阴道内软模具。术毕，肛门直肠检查了解有无直肠损伤，留置并长期开放尿管。

（2）羊膜法

①羊膜准备　新鲜正常分娩的胎膜，生理盐水冲洗干净后，分离出羊膜（约28cm×20cm），生理盐水洗净，放入 100ml 生理盐水（含青霉素 20 万 U，链霉素 1g）浸泡 2 小时即可使用。此前患者须做青霉素、链霉素皮试。

②人工阴道造穴　同生物补片法。

③置入并固定　同生物补片法。将制备好的羊膜包裹在套有避孕套的阴道窥具上，缓慢放入人造穴的腔隙，填塞纱布后取出窥具。

④关闭人工阴道口　同生物补片法。

（3）腹膜法

①体位及消毒　仰卧"人"字位，常规消毒外阴及腹部。

②游离盆腔腹膜　进腹后，前后游离出膀胱浆膜和直肠浆膜成盆腹膜瓣，宽 3 ~ 4cm，长约 8 ~ 10cm。

③人工阴道造穴　同生物补片法。

④盆腹膜阴道形成　打通"人工阴道"与腹腔间隔，腹膜瓣呈"H"形展开，通过阴道穴道翻转拉入阴道并拉至阴道口。间断缝合固定。放置软膜具同前。

⑤关闭阴道顶端　可吸收线荷包缝合成形阴道顶端一周关闭腹腔。

⑥关闭人工阴道口　同生物补片法。

【手术注意事项及围术期处理】

（1）术后 10 ~ 14 天取出软模具及拔除尿管，更换为硬模具至少放置 3 个月以上。指导患者出院后自己换带阴道模型。

（2）大小便后清洗、消毒伤口，保持外阴干净。

（3）视阴道情况及性生活情况放置或自行间断扩张阴道。一般在术后半年左右开始性生活，如暂无性生活，可夜间放置阴道模型白天取出。

六、阴道纵隔切除术

【适应证】

（1）不孕或反复流产史的完全或部分性阴道纵隔。

（2）影响性生活或分娩时阻碍胎先露下降。

【禁忌证】

（1）月经期及孕期。

（2）全身畸形疾病未控。

（3）急性期阴道炎症。

【手术核心步骤】

（1）麻醉方式及体位　在静脉麻醉或局麻下进行。取膀胱截石位，常规消毒外阴，术前排尿，如有困难时，需导尿。

（2）纵隔切开　打开阴道窥器或用阴道拉钩或手指暴露阴道纵隔，用两把止血钳夹住纵隔，从中间剪开。

（3）创面缝合　用2-0号可吸收线间断缝合粗糙面，或电凝止血；如纵隔薄无出血，亦可不缝。

【手术注意事项及围术期处理】

（1）留置尿管24小时。阴道填塞油纱条24小时后取出，以避免粘连。

（2）分娩时若发现纵隔弹性好，可待儿头下降、阴道扩张、纵隔变薄时立即切开。待胎盘娩出后阴道检查，必要时予以缝合止血。

（3）选择月经刚干净时施行。

（4）如孕期发现，可能造成软产道难产者，应于临产前择期剖宫产。

七、子宫斜隔切开术

【适应证】

有症状的阴道斜隔综合征患者，一经确诊应行阴道斜隔切开术。

【禁忌证】

（1）全身畸形疾病。

（2）急性期阴道炎症。

【手术核心步骤】

（1）麻醉方式及体位　同阴道横隔切除术。

（2）切除斜隔　由囊壁小孔或阴道内包块最突出处进行粗针穿刺定位，抽出陈旧积血或脓液表明定位准确。沿定位点纵行充分切开阴道隔膜，暴露后方宫颈。沿斜隔附着处最大范围切除斜隔，引流通畅。

（3）创面缝合用　2-0号可吸收线间断缝合粗糙面。

【手术注意事项及围术期处理】

（1）选择月经期手术较好。

（2）术中碘仿纱条填塞囊腔及切口，压迫止血，预防切口挛缩粘连。术后24～72小时取出。

（3）术后随诊斜隔切除部位是否发生粘连闭锁。

八、阴道横隔切除术

【适应证】

（1）完全性阴道横隔患者在阴道发育成熟后或青春期月经来潮后出现腹痛症状，引起子宫、阴道甚至输卵管积液或积血，一旦明确诊断应尽早手术。

（2）不完全阴道纵隔患者生育期前出现症状或影响生育、分娩时阻碍胎先露下降。

【禁忌证】

同阴道纵隔切除术。

【手术核心步骤】

1. 麻醉方式及体位

在静脉麻醉或局麻下进行。取膀胱截石位，常规消毒外阴，术前排尿，如有困难时，需导尿。

2. 切除横隔

示指或弯曲的探针插入阴道，摸清横隔的位置及与宫颈的关系。粗针穿刺，抽出积血表明定位准确，或由弯探针、止血钳探入不全横隔的小孔作引导，由定位处向左右切开约1cm，使积血排出。钝性和锐性向四周分离，至上下阴道贯通，探查阴道有无狭窄和宫颈发育情况。尽可能切除阴道横隔。

3. 创面缝合

用2-0号可吸收线间断缝合粗糙面，或电凝止血；如横隔薄无出血，亦可不缝。

【手术注意事项及围术期处理】

（1）手术　手术时小心前面的尿道、膀胱，后面的直肠。横向剪开纵向缝合，避免造成阴道狭窄。

（2）留置尿管24小时。阴道填塞油纱条覆盖切面，必要时放一顶端有孔的阴道模型，每日更换冲洗，以避免粘连。

（3）产程中切开者，产后应检查切口处有无撕裂、出血，必要时缝合止血。

（4）选择月经刚干净时施行。如孕期发现，可能造成软产道难产者，应于临产前择期剖宫产。

九、子宫整形术

【适应证】

（1）双角子宫、纵隔子宫影响妊娠，已排除其他原因不孕者。

（2）宫腔较小不足以容纳正常发育的胎儿者。

（3）月经过多或痛经久治无效者。

【禁忌证】

同腹部手术。

【手术核心步骤】

1. 术前准备

不孕患者术前1~2个月做子宫输卵管造影。做泌尿系统检查排除畸形。

2. 麻醉方式及体位

同其他子宫手术。

3. 开腹

常规开腹，将子宫提出腹腔。

4. 子宫切口

对于纵隔子宫，选择从一侧或两侧宫角横行切开，切除切除子宫纵隔及其附着的子宫部分。对于双子宫单宫颈，选择于两子宫角内侧做"V"形切口，尖端指向宫颈，将宫底及前后壁切开，直达宫腔。将两侧子宫的内侧半部宫壁及中间的隔一并切除，将两侧宫腔相通。

5. 缝合

子宫体的切面分两层缝合。

6. 关腹

常规关腹。

【手术注意事项及围术期处理】

（1）术中注意设计子宫切口，不要损伤两侧输卵管的间质部。

（2）术后宫腔内可放置避孕环，以防止宫腔粘连。

（3）术后避孕1～2年，不推荐使用含孕酮类避孕药。妊娠后密切观察。

（周　莹　朱　兰）

第八节　剖宫产远期并发症处理

一、子宫下段愈合不良/剖宫产瘢痕憩室

（一）宫腔镜剖宫产切口憩室流出道切开术

【适应证】

（1）剖宫产术后月经期延长（≥8天）排除子宫腔占位病变与功能失调出血，药物治疗无效，影响患者生活质量。

（2）患者无再次生育要求。

（3）剖宫产切口憩室底端距子宫浆膜面厚度3mm以上。

【禁忌证】

（1）有生育要求患者。

（2）剖宫产切口憩室距子宫浆膜面连续性中断。

（3）盆腔炎症急性期。

（4）严重疾病不能耐受手术。

【手术核心步骤】

（1）探查子宫腔全貌，子宫下段缺损处范围、大小、形态、流出道受阻情况及憩室内是否有增生血管、息肉等情况。

（2）环形电极切开阻碍经血流出的憩室下方组织。

（3）滚球电极电凝破坏憩室内增生的子宫内膜。

【手术注意事项及围术期处理】

（1）该术式不适合有生育要求的患者。

（2）手术应在超声监护下进行。

（3）憩室下方宫颈组织应充分切除。

（4）术后应严格避孕、充分告知再次妊娠子宫破裂的风险。

（二）腹腔镜剖宫产切口憩室修补术

【适应证】

剖宫产切口憩室，憩室底端距离浆膜层厚度<3mm，患者有再次生育要求。

【禁忌证】

（1）盆腔炎症急性期。

（2）严重疾病不能耐受手术。

【手术核心步骤】

（1）腹腔镜打开膀胱反折腹膜，充分下推膀胱。

（2）宫腔镜直视下以针状电极由憩室的两端向腹腔方向切开，准确定位憩室的部位与范围。

（3）腹腔镜下按照上述定位切除憩室部位瘢痕组织。

（4）缝合修复子宫下段缺损。

（5）宫腔镜检查确认憩室已修复。

（6）缝合膀胱反折腹膜。

【手术注意事项及围术期处理】

（1）对拟切除之瘢痕部位应准确定位，完整切除。

（2）子宫下段切口缝合时应仔细对合，避免错位。

（3）术后严格避孕，至少 1 年时间。

（4）术后子宫创面愈合不良，憩室再形成可能。

二、剖宫产切口妊娠

剖宫产切口妊娠（cesarean scar pregnancy，CSP）有以下几种术式。

（一）超声监护下宫腔镜 CSP 清除术

【适应证】

（1）生命体征平稳。

（2）孕周 <8 周的 I 型 CSP。

（3）部分 II 型 CSP 以及孕周 ≥8 周的 I 型 CSP，应预防性子宫动脉栓塞术后，再行宫腔镜手术。

【禁忌证】

（1）生命体征不平稳。

（2）部分 II 型 CSP 子宫下段包块较大、血流丰富或子宫前壁瘢痕处肌层菲薄，患者有再生育要求。

（3）III 型 CSP 患者。

【手术核心步骤】

（1）探查宫腔深度全面观察子宫下段胚胎着床部位、范围，并结合 B 超评估宫腔镜切除 CSP 可行性。

（2）超声监护下以宫腔镜环形电极清理切除宫腔下段胚物组织，可结合吸宫清除胚物组织。

（3）待胚物组织清除后，宫腔镜联合再次评估子宫下段胚物组织附着部位，特别是距子宫浆膜面的厚度。

【手术注意事项及围术期处理】

（1）术前备血。

（2）术前酌情子宫动脉栓塞。

（3）术中缩宫素使用，酌情放置宫腔球囊压迫止血。

 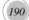

（4）术后复查血 hCG 至正常。

（二）宫腹腔镜联合 CSP 清除术 + 子宫下段修补术

【适应证】

（1）包块较大的Ⅱ型 CSP，子宫下段瘢痕处肌层菲薄，血流丰富。

（2）Ⅲ型 CSP，患者有再生育要求。

【禁忌证】

（1）血 hCG 水平过高，CSP 局部血流极丰富。

（2）盆腔炎症急性期。

【手术核心步骤】

（1）宫腔镜探查子宫腔形态与子宫下段情况。

（2）腹腔镜打开膀胱反折腹膜，充分下推膀胱。

（3）腹腔镜监护下以 8 号吸管吸宫，清除妊娠组织。

（4）腹腔镜切除子宫下段憩室瘢痕（CSP）着床部位。

（5）缝合切口，修复薄弱的肌层组织。

（6）宫腔镜检查子宫下段，确保子宫下段组织对合完好。

（7）关闭膀胱反折腹膜。

【手术注意事项及围术期处理】

（1）术前应充分评估术中出血的风险，可酌情行子宫动脉栓塞术。

（2）腹腔镜充分下推膀胱后再行吸宫（宫腔镜）手术操作。

（3）子宫下段菲薄的瘢痕组织应尽量切除，保证对合的上下缘有正常的子宫肌层，以免再次 CSD 形成。

（4）术后复查血 hCG 至正常。

（段　华　袁　静）

第九节　盆底功能障碍性疾病与生殖道损伤

一、腹腔镜高位骶韧带阴道断端悬吊术

【适应证】

以中盆腔缺陷为主的盆腔脏器脱垂，表现以子宫脱垂为主，可同时合并有阴道前、后壁上段的轻度膨出。

【禁忌证】

（1）盆腔粘连严重，无法分离出骶韧带解剖结构。

（2）伴有明显的前盆腔和后盆腔缺陷。

（3）保留子宫者若合并有宫颈延长，需同时做宫颈部分切除。

【手术核心步骤】

（1）提拉阴道断端右侧缘，将右侧骶韧带牵拉出张力；向前上方牵拉断端，看清

腹膜后右侧输尿管走行。

（2）在右侧输尿管和骶韧带之间，打开后腹膜；将输尿管向外侧推开，充分显露右侧骶韧带中下段。

（3）在腹膜后找到骶骨岬，作为判定高位悬吊骶韧带的参照点，一般高位骶韧带悬吊的起始点在骶骨岬下方4cm处。

（4）向上牵拉阴道顶端右侧，感受阴道顶牵拉后的骶韧带张力。

（5）用不可吸收缝线，连续缝合骶韧带中下段至阴道顶端右侧，缝线不穿透至阴道黏膜。

（6）拉紧缝线，结扎。

（7）相同方法做左侧高位骶韧带悬吊。

（8）若同时发现存在子宫直肠窝凹陷明显，可用可吸收缝线缝合直肠前壁腹膜、两侧腹膜及阴道后方腹膜，关闭直肠陷凹，避免手术后发生直肠疝。

还有学者选择分离双侧骶韧带后，对缝两侧骶韧带，分次并与阴道断端缝合固定，远离阴道顶端的上端骶韧带缝合在阴道断端中部，也起到悬吊阴道顶的作用。

【手术注意事项及围术期处理】

（1）监测体温，预防性用抗生素。

（2）保持外阴清洁与干燥，每天予以会阴擦洗。

（3）注意观察阴道流血、流液情况。

（4）排尿护理，可下地活动即可拔出尿管，嘱尽早排尿，观察尿量及排尿情况。

（5）禁止性生活3个月。

（6）术后避免增加腹压的运动、纠正慢性咳嗽、便秘等，定期复查。

二、腹腔镜/经阴道阴道断端骶骨固定术

【适应证】

（1）以中盆腔缺陷为主的POP，包括子宫脱垂、阴道穹窿脱垂（POP-Q分期在Ⅱ期及以上），特别适合于年龄相对较轻、性生活活跃的患者。

（2）子宫骶韧带薄弱。

（3）盆腔脏器脱垂术后阴道顶端脱垂复发（有症状，且＞POP-QⅡ度）。

（4）其他手术方式失败患者，尤其适用于既往有网片暴露，不适合或不愿意再进行经阴道网片置入术。

【禁忌证】

（1）过度肥胖导致阴式手术骶前区暴露困难为相对禁忌证。

（2）子宫腺肌病、深部内膜异症或盆腔炎致直肠窝封闭者。

（3）盆腔及阴道炎症急性发病期。

（4）有生育要求者应完成生育后再行重建手术。

（5）盆腔及阴道炎症急性发病期。

（6）凝血功能障碍，严重心、肺功能不全，严重肝、肾功能不全等内科合并症不能耐受手术。

（7）其他　包括全身结缔组织病、绞窄性肠梗阻、大的腹壁疝或膈疝、弥漫性腹

膜炎和腹腔内大出血等。

【手术核心步骤】

（1）患者手术体位　膀胱截石位。麻醉方式：全麻或脊髓麻醉。留置尿管。

（2）经阴道行子宫切除术，伴（不伴）附件切除术。若患者既往已切除子宫，则在阴道顶端做一个斜切口进入子宫直肠陷凹。严重盆腔粘连或刁开阴道穹窿困难时，应行经腹腔镜切除子宫和附件，具体步骤可参考全子宫、附件切除术。

（3）将 Y 网的长臂置入盆腔内，将 Y 网的两个断臂分别固定于膀胱阴道筋膜和阴道直肠筋膜上，一般用不可吸收线。

（4）缝合阴道断端。阴道内填塞一块纱布卷，将阴道断端保持在正常的位置。

（5）转腹腔镜手术，进镜探查，暴露出阴道直肠窝，用纱垫把直肠推向左侧，并用纱布排垫其他肠管，暴露骶前区域。

（6）使用超声刀或剪刀打开骶前腹膜及腹膜下组织，出血点可用双极凝固、钝性分离暴露出前纵韧带，注意不要损伤到骶正中血管。

（7）继续向下，沿右侧直肠旁处打开后腹膜，注意不要损伤到右侧输尿管，直至阴道断端。

（8）在 S_2 水平的骶正中血管旁中线上分离出的前纵韧带。

（9）将 Y 网的长臂无张力地放入刚刚打开腹膜后间隙内，根据患者的 S_2 的情况裁剪网片长臂。

（10）将网片长臂缝合固定在前纵韧带，一般用不可吸收线，缝合固定 2~3 针。

（11）可吸收线连续缝合后腹膜，直至阴道断端，将网片完整地包埋于腹膜下。

（12）检查出血，手术结束。

【手术注意事项及围术期处理】

（1）监测体温，预防性用抗生素（选择高级抗生素）。

（2）保持外阴清洁与干燥，每天予会阴擦洗。

（3）术后 48 小时拔除阴道纱布卷，注意观察阴道流血、流液情况，注意外阴和会阴有无渗血、渗液和血肿等形成。

（4）保留尿管 2~3 天，嘱尽早排尿，观察尿量及排尿情况。

（5）禁性生活 3 个月。

（6）术后避免增加腹压的运动、纠正慢性咳嗽、便秘等，定期复查。

三、阴道后壁修补术

【适应证】

（1）阴道后壁脱垂Ⅲ期。

（2）阴道后壁脱垂Ⅰ~Ⅱ期，伴前盆腔及中盆腔脱垂，经前、中盆腔手术修复后，阴道后壁已经有初步的解剖复位，可行简单的阴道后壁修补术。

【禁忌证】

同一般的手术禁忌证。

【手术核心步骤】

（1）暴露阴道后壁，钳夹会阴体及阴道后壁，将阴道黏膜保持张力，稀释后的肾上腺素盐水注射于黏膜下，沿阴道后壁正中纵向切开，上至阴道断端（或宫颈）下方1～2cm，下至会阴后联合。

（2）钝性分离直肠阴道间隙，充分暴露直肠阴道筋膜，不可吸收线（一般4号丝线或3-0带针线），"U"形缝合（或荷包缝合）加固直肠阴道筋膜。

（3）可吸收线（2-0可吸收线）连续缝合阴道壁，多余部分可以剪除。

（4）术后阴道内可填塞碘伏纱布。

【手术注意事项及围术期处理】

（1）监测体温，预防性用抗生素。

（2）保持外阴清洁与干燥，每天予会阴擦洗。

（3）术后24～48小时拔除阴道纱布卷，注意观察阴道流血、流液情况。

（4）排尿护理，可下地活动即可拔出尿管，嘱尽早排尿，观察尿量及排尿情况。

（5）禁性生活3个月。

（6）术后避免增加腹压的运动、纠正慢性咳嗽、便秘等，定期复查。

四、阴道前壁修补术

【适应证】

阴道前壁脱垂Ⅱ期及以上者，或有症状的Ⅱ期脱垂。

【禁忌证】

同一般的手术禁忌证。

【手术核心步骤】

（1）暴露阴道前壁，稀释后的肾上腺素盐水注射于黏膜下，沿阴道前壁正中纵向切开，上至阴道断端（或宫颈）下方1～2cm，下至膀胱沟。

（2）钝锐性分离膀胱阴道间隙，充分暴露膀胱阴道筋膜，不可吸收线（一般4号丝线或3-0带针线），"U"形缝合（或荷包缝合）加固筋膜。如为阴道旁缺陷，需行阴道旁修补。

（3）可吸收线（2-0可吸收线）连续缝合阴道壁，多余部分可以剪除。

【手术注意事项及围术期处理】

（1）监测体温，预防性应用抗生素。

（2）保持外阴清洁与干燥，每天予会阴擦洗。

（3）术后24～48小时拔除阴道纱布卷，注意观察阴道流血、流液情况。

（4）排尿护理，可下地活动即可拔出尿管，嘱尽早排尿，观察尿量及排尿情况。

（5）严禁性生活3个月。

（6）术后避免增加腹压的运动，纠正慢性咳嗽、便秘等，定期复查。

五、经阴道的阴道前壁补片置入术（trans vaginal mesh，TVM）

【适应证】

（1）患者年龄较大（60岁以上）。

（2）脱垂较重（POP-Q分期前壁脱垂Ⅲ期及以上）。

（3）性生活要求不高。

（4）经传统修补术术后复发的患者。

（5）术者有较好的手术操作经验。

【禁忌证】

下列患者慎重使用网片：慢性免疫抑制性疾病、吸烟、盆腔疼痛、盆底紧张性肌痛、间质性膀胱炎、外阴痛、纤维肌痛及性功能障碍尤其是有性交痛和盆腔痛病史的患者。

【手术核心步骤】

（1）暴露阴道前壁，稀释后的肾上腺素盐水注射于黏膜下，沿阴道前壁正中纵向切开，上至阴道断端（或宫颈），下至膀胱沟。

（2）钝性分离膀胱阴道间隙，直至耻骨后间隙，充分暴露出闭孔区、白线和坐骨棘。

（3）会阴穿刺点选取，第一水平穿刺点位于阴蒂旁开4cm，第二水平穿刺点为第一水平穿刺点下方2~3cm，旁开1~2cm。

（4）穿刺器穿刺第一水平穿刺点，过耻骨后向内下方穿刺，由之前分离出的膀胱阴道间隙穿出，挂线。

（5）穿刺器穿刺第二水平穿刺点，穿刺器向内下方，尽量靠近坐骨棘，向内穿刺白线，由之前分离出的膀胱阴道间隙穿出，挂线。

（6）同法穿刺对侧。

（7）将网片裁剪至合适大小。

（8）将网片的4个臂由经挂线置入穿刺路径，3-0带针线将网片下方固定于膀胱颈两侧，将网片深支固定于骶棘韧带处。

（9）拉出网片的四臂，伸展网片，并调整网片至无张力状态。

（10）可吸收线缝合阴道前壁；阴道内填塞碘伏纱布1~2块。

【手术注意事项及围术期处理】

（1）监测体温，预防性用抗生素，高级抗生素。

（2）保持外阴清洁与干燥，每天予会阴擦洗。

（3）术后48~72小时拔除阴道纱布，注意观察阴道流血、流液情况。

（4）保留尿管24小时~72小时，拔除尿管后嘱勤排尿，并行残余尿超声。

（5）严禁性生活3个月。

（6）局部雌激素软膏外用。

（7）术后避免增加腹压的运动，纠正慢性咳嗽、便秘等，定期复查。

六、经阴道的阴道后壁补片置入术

【适应证】

（1）患者年龄较大（60岁以上）。

（2）伴有症状性的高位阴道后壁重度膨出（后壁脱垂Ⅲ期以上）。

（3）伴有复发高危因素的直肠膨出患者，尤其是性生活不活跃的患者。

（4）经传统修补术术后复发的患者。

（5）术者有较好的手术操作经验。

【禁忌证】

下列患者慎重使用网片：慢性免疫抑制性疾病、吸烟、盆腔疼痛、盆底紧张性肌痛、间质性膀胱炎、外阴痛、纤维肌痛及性功能障碍，尤其是有性交痛和盆腔痛病史的患者。

【手术核心步骤】

（1）暴露阴道后壁，稀释后肾上腺素盐水注射于黏膜下，沿阴道壁正中纵向切开，上至阴道断端（或宫颈）下方 1~2cm，下至会阴。

（2）分离阴道直肠侧间隙，以手指钝性推进获取穿刺途径至两侧骶棘韧带近坐骨棘处。

（3）定位穿刺点，肛门向外 3cm，再向下 3cm，穿刺器自上述穿刺点穿入，并在手指引导下穿过骶棘韧带，将用于后盆的网片长臂引出体外。

（4）调整网片松紧，剪除外露的多余吊带，平铺网片，保持无张力状态。

（5）2-0 可吸收线缝合阴道前壁；阴道内填塞碘伏纱布 1~2 块。

【手术注意事项及围术期处理】

（1）监测体温，预防性用抗生素，高级抗生素。

（2）保持外阴清洁与干燥，每天予会阴擦洗。

（3）术后 48~72 小时拔除阴道纱布，注意观察阴道流血、流液情况。

（4）如单纯后壁修补，保留尿管 24 小时，如同时阴道前壁修补，按前壁修补处理尿管。

（5）严禁性生活 3 个月。

（6）局部雌激素软膏外用

（7）术后避免增加腹压的运动，纠正慢性咳嗽、便秘等，定期复查。

七、经耻骨后无张力阴道吊带手术

【适应证】

（1）首次和二次压力性尿失禁手术。

（2）尿道高活动性。

（3）尿道内括约肌功能障碍（ISD）。

（4）伴随以下脱垂压力性尿失禁 阴道前壁膨出，阴道后壁膨出，阴道穹窿脱垂。

（5）肥胖和老年患者。

【禁忌证】

（1）尿路感染。

（2）有生育要求和计划怀孕的患者。

（3）现行抗凝血治疗，前次盆腔手术可能存在严重盆腔粘连。

【手术核心步骤】

（1）推荐阴道前部尿道处和耻骨联合前部局部麻醉加静脉注射镇静剂，或采用腰麻或脊髓硬膜外麻醉。

（2）用 18 Foley 导尿管排空膀胱，导管囊确定膀胱颈位置，测量尿道长度。

（3）在腹部耻骨联合上 1~2cm，距离中线两侧 2~3cm 做两个腹部切口。

（4）在尿道中部水平做一个阴道中线切口长 1.5cm。

（5）利用组织剪分离尿道和阴道间隙，将导引器插入 18 Foley 导尿管，重新放置 18 Foley 导尿管，向同侧的小腿移动手柄，导针从同侧通过尿道旁筋膜，进入耻骨后间隙，从腹部切口穿出。

（6）导针每次穿过后，进行膀胱镜检查，如果穿孔，取出再穿刺。

（7）去处吊带护套前，调节吊带的张力，在吊带和尿道之间插入钝性器械如组织剪，拉动吊带的腹部端使组织剪和吊带微微接触，保证吊带无张力。

【手术注意事项及围术期处理】

（1）术前准确诊断，注意是否有残余尿，必要时尿动力学检查。

（2）绝经后患者注意阴道壁状况，必要时使用雌激素。

（3）膀胱穿孔　膀胱镜检查时，膀胱应充盈到 250~300ml，穿孔通常发生在膀胱前壁 1 点到 11 点的位置。术后保留导尿管 7 天。

（4）术后保留尿管 24~72 小时，需行残余尿检查，如有尿潴留请示上级医生。

（5）耻骨后血肿：多数为静脉血肿，如血肿小于 4~5cm 无须手术治疗，如血肿大于 6cm，应考虑局麻下引流。

（6）尿道损伤不能防置网片。

（7）尿急、尿道感染需对症处理。

八、经闭孔无张力阴道吊带手术

【适应证】

（1）首次压力性尿失禁手术。

（2）尿道高度移位。

（3）伴随以下脱垂压力性尿失禁：阴道前壁膨出、阴道后壁膨出、阴道穹窿脱垂。

（4）肥胖和老年患者。

【禁忌证】

（1）尿路感染。

（2）有生育要求和计划怀孕的患者。

（3）现行抗凝血治疗，前次盆腔手术可能存在严重盆腔粘连。

【手术核心步骤】

（1）患者平躺在手术台上时臀部应和手术台边水平，患者的双腿应该被放置在膀胱截石位的位置并且髋骨过度弯曲在腹部之上。

（2）推荐阴道前部尿道处和耻骨联合前部局部麻醉加静脉注射镇静剂或采用腰麻或脊髓硬膜外麻醉。

（3）用 18 Foley 导尿管排空膀胱，导管囊确定膀胱颈位置，测量尿道长度。

（4）标记大腿出口点，在尿道中部水平做一个阴道中线切口长 1.5cm。

（5）利用组织剪分离尿道和阴道间隙，45°角锐性分离至闭孔膜并打孔。

（6）插入蝶形导引杆后插入螺旋手柄，然后移走蝶形导引杆，处于中心位置时旋转螺旋手柄。

（7）帮助器械经过皮肤切口穿过。

（8）抓紧塑料套管尖端并且稳定套管，然后从相反方向撤除螺旋导杆。

（9）拔出塑料套管，使吊带完全通过皮肤。

（10）同法处理对侧。

（11）调整吊带，抽出塑料外套，关闭切口

【手术注意事项及围术期处理】

（1）术前准确诊断，注意是否有残余尿，必要时尿动力学检查。

（2）绝经后患者注意阴道壁状况，必要时使用雌激素。

（3）术后保留尿管 24~72 小时，需残余尿超声，如尿潴留请示上级医生处理。

（4）尿道损伤不能防置网片。

（5）尿急、尿道感染需对症处理。

九、经阴道膀胱阴道瘘修补术

【适应证】

（1）单纯性瘘在保守治疗 4~6 周无效后进行手术修补。

（2）复杂性瘘在 12 周后手术。

（3）尿瘘修补失败需再次修补者，需等待至少 3 个月。

（4）放疗导致的瘘需等待 6~12 月后方可手术。

【禁忌证】

（1）局部炎症水肿期。

（2）局部感染。

【手术核心步骤】

（1）暴露瘘孔，将小号的 Foley 导尿管自瘘孔插入膀胱内，充气囊后往外牵引该导尿管，可以清晰暴露瘘口周围组织。在瘘孔外缘 0.3~0.5cm 处做一环形切口，切开阴道壁全层，分离阴道壁与膀胱壁间隙。

（2）瘘孔周围组织游离必须充分，游离 2cm 以上，瘘口周边组织瘢痕明显时，可修剪瘢痕组织，保持缝合口周围组织新鲜及血运良好，创面避免电凝止血。

（3）采用分层缝合法，瘘孔用 3-0 可吸收线缝合，缝合时两个顶点处需注意不可遗漏空隙。瘘口较小时，可先缝合两个顶端，缝线不打结，以免影响暴露，导致中间瘘口漏缝，待中间几针缝合完成后退出 Foley 导尿管，一起打结。缝线间距以 2~3mm 为宜，间距过小易导致血供不良，影响创面愈合，间距过宽易导致创面密闭性不够，仍有尿液溢出。瘘口缝合完成后，再以 4 号丝线或 2-0/3-0 可吸收线间断缝合膀胱浆肌筋膜层。

（4）行膀胱亚甲蓝试验，膀胱充盈后，检查瘘口有无蓝色液体溢出。

（5）术前需行膀胱镜检查，确定瘘口与输尿管开口的位置，如瘘口接近输尿管开口，需先在膀胱镜下行输尿管插管，缝合瘘口时需特别注意。如瘘孔特别靠近输尿管

开口者，需请泌尿外科会诊，必要时行输尿管移植。

【手术注意事项及围术期处理】

（1）术中膀胱镜检查十分必要，以明确瘘口的位置和数量；如瘘孔接近输尿管开口时，应先进行输尿管插管，防止缝合瘘孔时缝扎到输尿管。

（2）暴露好瘘孔的位置，必要时膀胱内充盈美蓝液体以显示瘘口，这对于小的瘘口有用。如果瘘口的位置较高或凹陷建议在瘘口内插入一根8号的气囊导尿管，注入5ml生理盐水然后牵拉导尿管暴露瘘口。

（3）切开瘘孔周边的阴道壁应在正确的间隙中，避免分离层次不对导致的出血过多和损伤；一般情况下不用电凝止血，保证组织的血供。

（4）充分游离瘘口周边阴道壁组织达瘘口外1.5～2cm，修剪瘘孔周围瘢痕及缺血坏死组织，再次手术者，取出残留缝线或异物。

（5）瘘孔的黏膜层可用"000"可吸收线连续缝合，但必须注意瘘口的两个角部，也可间断缝合，间距约0.2cm，然后用肌筋膜覆盖。如果瘘口较大，应选用血运丰富的周边组织填充修复减轻张力。

（6）修复后行亚甲蓝膀胱内充盈试验，确认缝合是否到位。

（7）术后抗感染，保持留置导尿通畅。

第 二 篇
产科诊疗常规

第二十一章 产前检查

产前检查是贯彻预防为主，保障孕妇及胎儿健康，安全分娩和优生优育，减少妊娠合并症、并发症，降低围生期病死率的必要措施。根据目前我国孕期保健的现状和产前检查项目的需要，推荐的产前检查孕周分别为：妊娠 6~13 周，14~19 周，20~24 周，25~28 周，29~32 周，33~36 周，37~41 周。共 7~11 次。有高危因素者，酌情增加次数。

一、首次检查

妊娠 6~13 周$^{+6}$。

目的：①确定为宫内正常妊娠。②确定孕周。③排除全身不宜妊娠的疾病及妊娠合并症的内科咨询和诊治。④提供孕早期保健知识。

（一）病史

1. 月经史

初潮年龄、月经周期、经期、前次月经日期、末次月经日期（按此计算预产期）。

2. 现病史

孕早期妊娠反应出现时间及程度，初感胎动日期，有无头晕、眼花、阴道流血等，孕期内发热及服药情况，特别注意有无内、外科疾病及严重程度。

3. 既往史

有无高血压，心、肺、肾、内分泌疾病，出血、传染病等病史及其治疗情况，有无手术史。

4. 婚育史

有无自然流产、胎停育、早产、难产、死胎、死产史及既往分娩情况；有无产后出血、感染，婴儿体重及健康情况；如为手术生产，应了解手术指征、手术方式、术后情况。

5. 家族史

有无高血压、精神病、糖尿病及遗传等有关疾病史及有无双胎史；丈夫年龄及健康状况；有无遗传性疾病等。

（二）体格检查

1. 一般情况

观察孕妇营养状况、精神状态、身材体态，注意步态，面色是否苍白、有无黄染等。

2. 全身情况

测血压、体重、身高，全身有无皮疹、黄染，心、肺、肝、脾等脏器有无异常，乳房发育、脊柱及下肢有无畸形等。计算体重指数（body mass index，BMI）。

（三）产科检查

1. 四步触诊

检查子宫底高度、胎位及胎先露是否入盆。

2. 子宫高度测量

软尺沿腹壁皮肤测量自耻骨联合上缘至宫底的高度。

3. 听胎心

每次至少半分钟。

4. 孕早期的妇科检查

外阴、阴道有无炎症、畸形、肿瘤，窥器查看有无宫颈柱状上皮异位、息肉、肌瘤等，阴道分泌物常规检查滴虫、真菌、淋球菌，根据情况做宫颈防癌涂片检查。孕12周前检查有无附件肿物。

（四）实验室检查

（1）血红细胞计数，血红蛋白、白细胞计数及分类、血小板及血型检查（ABO 和 Rh 血型）。地中海贫血筛查（广东、广西、海南、湖南、湖北、四川、重庆等地区）。

（2）尿常规检测　注意有无尿蛋白、尿糖及镜检。

（3）产科特异感染检查　肝炎病毒、梅毒螺旋体、人类免疫缺陷病毒等的抗原抗体检查。

（4）肝、肾功能，甲状腺功能，空腹血糖检测，心电图检查。

（5）B 超检查　在孕早期（妊娠6~8周）行超声检查，以确定是否为宫内妊娠及核对孕周、胎儿是否存活、胎儿数目、子宫附件情况。如前次剖宫产，需确定胚胎与瘢痕的关系。早孕期有出血者，应排除异常妊娠。有条件的医院孕11~14周间应测量胎儿 NT 值。

（6）高龄初产妇，曾有死胎、死产、畸形儿史的孕妇及有遗传病的孕妇，应行羊水细胞培养及染色体核型分析等。

（五）处理

经一系列检查后，发现有异常的做相应处理。例如贫血者给予铁剂、叶酸、维生素 C 等治疗；严重内、外科合并症不能妊娠者，或发现严重胎儿畸形，则终止妊娠。

发现高危因素做相应级别的高危登记。

对每一个孕妇做好孕期保健的宣教，改变不良的生活方式，避免接触有害物质，慎用药物，根据孕前 BMI 等给予正确的营养和生活方式的指导。

二、复诊检查

1. 测体重及血压、检查血尿常规

（1）体重增加　自妊娠13周起平均每周增加350g，一周内体重增加≥500g 应予重视。建议晨起排空大小便后着睡衣称重。

（2）血压　孕妇正常血压 <18.7/12kPa（140/90mmHg），超过者属病理。

（3）血尿常规　正常者4周一次，异常者增加次数，尿应留中段清洁尿。

2. 产科检查

（1）询问主诉　询问前次产前检查，有无特殊情况出现，并给予相应检查与治疗。

（2）复查胎位、听胎心。

（3）测宫底高度及腹围，填写妊娠图，估计胎儿大小。

（4）检查下肢有无水肿。

3. B 超

（1）孕 20～24 周左右常规检查，除外胎儿畸形，孕 28～32 周再次筛查以除外继发的胎儿异常情况。

（2）孕末期胎位不能确定，或羊水过多、羊水过少，或胎儿发育异常，或怀疑巨大儿时应做B超检查。

4. 孕期必要的检查

（1）孕 15～20 周。胎儿染色体非整倍体异常的中孕期母体血清学筛查（最佳检测孕周为 16～18 周）。

（2）预产期年龄在 35～39 岁而且单纯年龄为高危因素，签署知情同意书可先行无创产前 DNA 检测（NIPT）进行胎儿染色体非整倍体异常的筛查，适宜孕周为 13～22 周 $^{+6}$；预产期年龄≥40 岁的孕妇，建议绒毛穿刺取样术或羊膜腔穿刺术，进行胎儿染色体核型分析和（或）染色体微阵列分析（chromosomal microarray analysis，CMA）。

（3）孕 24～28 周做正规糖耐量试验（75g 葡萄糖 OGTT），空腹、服糖后 1 小时和服糖后 2 小时血糖分别为 5.1mmol/L、10.0mmol/L、8.5mmol/L，其中任意一项大于或等于上述标准即诊断为妊娠期糖尿病，转糖尿病门诊监测血糖，调整饮食，必要时应用胰岛素治疗。

（4）正常妊娠孕 37 周起做无刺激胎儿监护（NST），每周 1 次，高危对象应提前至 32～34 周，并增加次数。

（5）孕 36～37 周应由高年资医师作鉴定，评估全身情况，有无合并症、并发症，测量骨盆大小（骨盆出口径线），估计胎儿体重，做出分娩时机及方式计划并提出相关的预防和处理意见。

（6）有条件者，妊娠 35～37 周行 B 族链球菌筛查：具有高危因素的孕妇（如合并糖尿病、前次妊娠出生的新生儿有 B 族链球菌感染等），取直肠和阴道下 1/3 分泌物培养。

三、高危门诊

孕妇有以下情况应在高危门诊随访和检查，进行系统监护，并针对不同病因进行治疗，必要时与相关科室的医师共同处理。

1. 合并症

某些疾病影响孕妇本身健康和胎儿发育，如心脏病、糖尿病、甲状腺功能亢进症、原发性高血压、慢性肾炎、血液病、肝病、精神疾病等。

2. 不良分娩史

如早产、死胎、死产、产伤史、新生儿死亡、难产、新生儿溶血性黄疸、新生儿有先天性或遗传性疾病等。

3. 并发症

妊娠期高血压疾病、前置胎盘、胎儿生长受限、母儿血型不合、羊水过多或过少、多胎妊娠、性传播疾病、宫内感染等。

4. 估计有分娩异常

身高 <150cm，体重 <45kg 或 >85kg，胸廓脊柱畸形，胎位异常，瘢痕子宫，骨盆异常，软产道异常等。

第二十二章　正　常　分　娩

妊娠≥28周，胎儿及其附属物从母体排出的过程称为分娩。分娩发动前孕妇常会出现时间长短不等的假阵缩、尿频和见红的先兆症状，从临产开始到胎盘娩出的全过程分为三个产程。产后在产房观察2小时称第四产程。

一、第一产程

第一产程是指临产（有规律的子宫收缩，间歇5~6分钟、持续30秒或以上，同时伴有进行性子宫颈管展平，子宫颈口扩张和胎先露部下降）开始到子宫口开全。潜伏期为宫颈扩张的缓慢阶段，初产妇一般不超过20小时，经产妇不超过14小时。活跃期为宫口扩张的加速阶段，可在宫口扩张4~5cm即进入活跃期，最迟至6cm进入活跃期，直至宫口开10cm。活跃期宫口扩张速度应≥0.5cm/h。

1. 临床表现

（1）规律性宫缩随产程进展间歇期逐渐缩短，持续时间逐渐增长，强度逐渐增强。

（2）阴道血性分泌物增多，当宫颈口接近开全时胎膜自破，流出羊水。

2. 检查

（1）腹部检查　能扪及间隔时间逐渐缩短，持续时间逐渐增长，强度逐渐增强的规律宫缩。

（2）肛查或阴道检查　子宫颈管逐渐缩短，宫颈口逐渐扩张，胎头逐渐下降。

（3）胎心监护　胎心入室试验若正常，可间断听胎心。

3. 处理

（1）尽量减少人工干预。产妇选择自由体位，产妇可自由活动，如有下列情况需卧床。

①胎膜已破，胎头未入盆或胎位异常者。

②阴道流血者。

③血压≥20/13.5kPa（150/100mmHg）者。

④产妇发热或有胎儿窘迫等。

（2）注意产妇的休息、饮食和排尿情况。

①潜伏期长，进展慢或产妇疲乏可给予药物保护产力（如潜伏期给予盐酸哌替啶100mg肌内注射，活跃期给予地西泮10mg静脉注射）。

②休息后产程进展欠佳，可内诊，人工破水，酌情缩宫素加强宫缩。

③建议少量多次摄入无渣饮食，进食差者给予补液，鼓励产妇2~4小时排尿一次，必要时给予导尿。不能自然排尿者给予导尿。

④精神支持，克服阵痛带来的无助感和恐惧感，增强产妇对自然分娩的信心。

（3）仔细观察产程。

①注意观察宫缩强弱、间隔时间、持续时间，一般应连续观察3次宫缩并记录。

②正确记录临产开始时间。

③胎膜破裂时即听胎心，记录流出的羊水量及性状。

（4）阴道检查　根据胎产次、宫缩强弱、产程进展情况，适时检查，检查应在宫缩时进行，内容应包括以下各项。

①宫颈扩张情况。

②胎膜破否。

③胎先露的性质、位置及方位。

④中骨盆以下的骨产道情况，如骶骨下段弧度、坐骨棘突出程度、棘间径大小、骶棘切迹宽度、尾骨活动度等。

（5）测量血压　正常产妇每4小时测一次，产程中血压有增高者，则根据情况监测血压。

（6）胎心监护　有条件者根据情况进行监护，如宫口扩张到 3cm 及 7～8cm 时各做一次，宫口开全后连续监护。胎头于活跃期下降加快，平均每小时下降 0.86cm。建议通过腹部触诊估计胎先露入盆的深度。

①听胎心　每小时 1 次，每次至少听 30 秒。

②电子胎心监护　胎心入室试验正常者在宫口开大 7～8cm 和开全后再次监护。

（7）绘记产程图　新产程已不设警戒线。

二、第二产程

第二产程是指从子宫颈口开全到胎儿娩出的过程。新产程时限：实施分娩镇痛的初产妇 4 小时，经产妇 3 小时；未实施分娩镇痛的初产妇 3 小时，经产妇 2 小时。第二产程不能盲目等待，初产妇第二产程超过 1 小时即应关注，超过 2 小时应由有经验的医师全面评估及处理。对于有分娩并发症的产妇，应积极处理第二产程。

1. 临床表现

（1）宫缩比第一产程增强，每次阵缩可达 1 分钟，间歇期 2 分钟。

（2）宫缩时产妇有排便感而屏气用力，会阴部渐膨隆，肛门松弛。

（3）胎头逐渐于宫缩时露出阴道口，露出部分随产程进展不断增大。

2. 阴道检查

宫颈口开全。

3. 处理

（1）母、婴监测　每 5～10 分钟听胎心一次或连续胎心监护，测血压。

（2）准备接产　初产妇宫口开全后，经产妇宫口开 6cm 或以上，估计 0.5 小时左右能分娩的，会阴清洁、消毒，做接产准备。

①做好宣教，指导产妇屏气用力。

②胎头"着冠"时，开始以右手掌保护会阴，左手轻压胎头枕部，帮助俯屈，使胎头以最小的枕下前囟径娩出，减少会阴撕裂。当胎头仰伸，面部外露时，先挤出鼻腔黏液。

③胎头娩出后面部向下，再挤去鼻、口腔黏液和羊水。

④协助胎头复位及外旋转，使胎儿双肩径与出口前后径一致，先娩前肩再娩后肩，

松开右手协助胎体及下肢娩出，处理好第一口呼吸。新生儿娩出后应立即拭去皮肤外的羊水，保持干燥，并注意保暖。

⑤胎儿（双胎系第二胎儿）前肩娩出后，立即给产妇缩宫素 10U 于 500ml 溶液中静脉滴注，有出血倾向者，可以预防性应用卡前列素氨丁三醇 250μg，宫颈注射。

⑥接生时，如产包已打开暴露 1 小时以上，需要更换。

4. 胎儿窘迫或异常胎位分娩

需要做好新生儿抢救准备。应有新生儿科医师在旁，便于及时处理。

5. 第二产程延长者

需要提前 10 分钟刷手上台助产，查清头、盆情况，估计可阴道分娩的，再切开会阴助产，必要时做好胎吸或产钳助产准备。

三、第三产程

胎儿娩出至胎盘娩出的过程，约需 5~6 分钟，不超过 30 分钟。

1. 胎盘剥离征象

（1）阴道口外露的一段脐带自行延长。

（2）子宫体变硬，子宫底升高。

（3）手掌尺侧在耻骨联合上方轻压子宫下段，将子宫上推时，外露脐带不再回缩。

（4）阴道少量流血。

2. 处理

（1）胎头娩出后 20 分钟以上胎盘未剥离或等待期间阴道流血多于 100ml，做人工剥离胎盘。

（2）胎盘娩出后记录胎盘大小、重量，是否完整，有无副胎盘，脐带长度，有无单脐动脉。

（3）胎盘胎膜有缺损者，会阴再次消毒，更换消毒手套，入宫腔手取残留组织，必要时用钝匙刮取。

3. 新生儿处理

（1）新生儿评分　出生后 1 分钟、5 分钟和 10 分钟时给予 Apgar 评分，4~7 分为轻度窒息，1~3 分为重度窒息，需紧急抢救。脐动脉血气可更好地反映窒息的病理生理本质，提示有无酸中毒及其严重程度，较 Apgar 评分更客观。

（2）接产者以消毒纱布包绕两示指，分开婴儿双眼，以往滴 1% 硝酸银液，现最好用红霉素软膏以预防淋球菌性及衣原体性新生儿眼炎。

（3）胎儿娩出后 30~90 秒断脐，结扎脐带。脐带夹或橡皮圈扎紧脐轮上方 0.5cm 处切断，用 2.5% 碘酊或 75% 乙醇消毒断面。应注意脐带断端有无渗血。

（4）测身长、体重，并放于母亲胸前进行皮肤接触和开始早吸吮。

（5）盖新生儿的足印于新生儿病历单上，缚手圈，手圈上写明姓名、住院号、床号及性别。注意有无畸形，做好婴儿记录。产妇的合并症、并发症，特别是胎膜早破者要写明破膜时间。

4. 正确测量和估计产后出血量

胎儿娩出后接产者立即于产妇臀下放置消毒贮血器，收集阴道流血并测量记录。

总的出血量还应包括会阴口（尤其侧切伤口）出血及敷料和纱布的估计量。

四、第四产程

（1）了解产后流血量　每 15～30 分钟观察子宫收缩、子宫底高度、膀胱是否充盈、会阴有无血肿等，发现情况及时处理并记录。

（2）观察新生儿皮肤颜色、呼吸情况，再次检查脐部有无出血。

（3）宫缩良好，无宫腔积血，于产后 2 小时测量一次血压，计量贮血器中血量后，送回病房。

五、分娩镇痛

1. 目的

有效缓解产痛，提高分娩期母儿的安全性。

2. 要求

对产妇和胎儿及新生儿应是安全的；不影响产程的进展；药物起效快，作用可靠，方法简便；产妇清醒，能主动配合分娩。

（1）非药物性镇痛　产前教育、心理诱导、陪伴分娩、呼吸镇痛、按摩、物理经皮刺激法、水针法等。

（2）药物性镇痛　麻醉镇痛药（哌替啶、地西泮）、吸入性镇痛（氧化亚氮，即笑气）、硬膜外阻滞镇痛、阴部神经阻滞麻醉等。WHO 主张首选非药物性镇痛。

第二十三章　正常产褥

从胎盘娩出后至产妇除乳腺外全身各器官恢复或接近正常元孕状态的一段时间,称为产褥期,一般为6周。

【临床表现】

(1) 阴道有恶露排出,产后3～5日内为血性,以后呈浆液性,2周后变为白色恶露。恶露有血腥味、无臭味。

(2) 产后1～2日可有子宫阵发性收缩所致的产后痛,持续2～3日自然消失。

(3) 排汗增多,尤其睡眠和初醒时更明显,称为褥汗。产后1周左右自行好转。

(4) 产后24小时内体温可略升高,一般不超过38℃。脉搏在1周内可略缓慢,约50～60次/分,呼吸深慢,10～16次/分。

(5) 腹部扪及圆而硬的子宫,子宫底从平脐处每日下降1～2cm,至产后10日腹部扪及不到。

【处理原则】

1. 下地活动

经阴道自然分娩产妇,应于产后6～12小时内起床稍事活动.于产后第2日可在室内随意走动和做产后健身操。剖宫产分娩的产妇,可推迟至产后第2日下地活动。尽早适当活动及做产后健身操,有助于机体恢复,避免或减少静脉拴塞的发生。

2. 饮食

产后建议少食多餐,可进流质或清淡半流质饮食,以后可进普通饮食。食物应富营养,有足够热量和水分。

3. 小便与大便

鼓励产妇尽早排尿,自然分娩应在4小时内排尿,如有排尿困难可用温开水冲洗外阴或听流水声等诱导排尿,也可采用针刺关元、气海、三阴交及阴陵泉或肌内注射甲基硫酸新斯的明1mg等方法促进排尿。上述方法无效时留置导尿管2～3日,并给予抗生素预防感染。便秘时口服缓泻剂,或开塞露塞肛或肥皂水灌肠。

4. 观察子宫复旧及恶露

测宫底高度时应排空膀胱。产后子宫收缩痛严重时可服用止痛药物。子宫复旧不良时给予子宫收缩剂。恶露有臭味者应给予抗生素,口服或肌内注射。

5. 会阴处理

保持会阴干燥清洁,会阴部有缝线者每天擦洗消毒2次,侧切伤口较深缝线较多者便后擦洗,于产后3～5日拆线,伤口如有红肿及时理疗或局部封闭,有感染时可提前拆线或行扩创术。

6. 母婴同室及母乳喂养

产后30分钟内给新生儿吸吮乳头,指导正确哺乳姿势及按需哺乳。产妇乳量不足时可:①多吃汤汁食物;②针刺外关、合谷穴;③灸膻中、乳根、少泽穴;④中药当归 12g，通草 2g，穿山甲 12g，王不留行 12g，木馒头 6g 煎汤服，每日一剂。产妇胀奶时，他人协助轻轻揉开乳房内硬块，然后用吸奶器或奶泵吸出足够的乳汁，使乳窦变软，进行频繁和有效的喂哺。如有乳头破裂不必停止哺乳但应纠正哺乳姿势，哺乳后挤出少许乳汁涂在乳头和乳晕上，短暂暴露和干燥乳头帮助乳头皮肤愈合。

7. 回奶

婴儿患有先天性代谢病（半乳糖血症、苯丙酮尿症、枫糖尿症）或产妇患有严重疾病不可母乳喂养时用下列方法回奶：①芒硝 250g 打碎，用纱布包裹后置乳房外敷；②维生素 B_6 200mg，1 日 3 次，口服 5～7 天；③生麦芽每日 60～90g 煎服代茶，连服 3～5 天；④溴隐亭 2.5mg，1～2 次/日，共用 2 周。

8. 其他

告知产妇产褥期内禁性交，产后 42 天内可有排卵，哺乳者应以器具避孕为首选。不哺乳者可以选用药物避孕。

产妇应于产后 42 天去分娩医院做健康检查。测血压，必要时检查血、尿常规，了解哺乳情况，并行妇科检查，观察盆腔内生殖器是否恢复正常。婴儿应测身高、体重，全面检查发育及营养情况。

第二十四章 妊娠合并症

第一节 妊娠合并贫血

妊娠期血红蛋白在 110g/L，血细胞比容（HCT）<33% 以下者称妊娠期贫血。血红蛋白 <70g/L 或血细胞比容 <0.13 者称重度贫血。血红蛋白 <40g/L 称极重度贫血此时易发生贫血性心脏病，甚至导致贫血性心力衰竭。可能危及母婴生命。

一、妊娠合并缺铁性贫血

【诊断标准】

1. 病史

（1）孕前已有长期少量出血史如痔疮出血、月经过多、牙龈出血及鼻出血等。

（2）孕前已有慢性腹泻等胃肠道功能紊乱，影响铁剂吸收。

（3）患慢性肝、肾疾病者，可抑制机体利用储备铁的能力。

（4）钩虫感染者。

2. 临床表现

（1）轻度 血红蛋白在 100～109g/L；可出现乏力、疲劳、脱发等。

（2）中度 血红蛋白 70～99g/L，可出现明显乏力、头晕、眼花、耳鸣等，皮肤及口唇黏膜稍苍白。

（3）重度 血红蛋白 <70g/L，面色极度苍白常伴有全身水肿或腹腔积液，可有眩晕和晕厥；血红蛋白 <50g/L，可出现贫血性心脏病，视网膜水肿，视网膜乳头苍白、边缘模糊。

3. 辅助检查

（1）血常规检查符合上述标准。外周血常规为小红细胞、低血红蛋白性贫血，白细胞及血小板计数无异常。

（2）红细胞平均容积（MCV）下降，低于 80fl，红细胞平均血红蛋白量（MCH）低于 27pg，红细胞平均血红蛋白浓度（MCHC）低于 32%。

（3）血清铁量下降，血清铁蛋白低于 20μg/L 为铁缺乏。

（4）骨髓象示红系造血呈轻度或中度增生活跃，以中晚幼红细胞增生为主，粒细胞和巨核细胞无异常，含铁血黄素及铁颗粒减少或消失，说明骨髓铁储备下降。

【治疗原则】

妊娠 20 周以后，每月检查一次血红蛋白，测定值低于 110g/L 者，应予以药物治疗。

不同程度缺铁性贫血的补铁原则：轻度贫血以口服铁剂治疗为主，改善饮食，进食含铁丰富的食物。必要时加服小剂量叶酸。重度贫血可选择少量、多次输血，症状改善后，可改为口服铁剂或注射铁剂。

1. 饮食

孕期加强营养指导，多吃含铁丰富的动物肝脏、瘦肉、动物血制品以及蛋类。

2. 药物治疗

补铁为主。铁剂治疗分口服铁剂和注射铁剂两种途经。首选口服补铁，不能耐受口服铁剂、依从性不确定或口服铁剂无效时可选择注射铁剂。口服补铁是有效、廉价和安全的补铁方式。各种亚铁盐间铁吸收效率存在微小差异。铁主要以亚铁形式在十二指肠和空肠上段吸收，口服铁剂一般为亚铁离子。治疗铁缺乏，建议每天补充元素铁 100～200mg，同时服维生素 C 以加强铁的吸收。

（1）富马酸亚铁 0.2g，每日 3 次，口服。

（2）琥珀酸亚铁 0.1～0.2g，每日 3 次，口服。

（3）多糖铁复合物 0.15g，每日 1 次，口服。

（4）10% 枸橼酸铁铵 10ml，每日 2 次，口服。

（5）硫酸亚铁 0.3g，每日 3 次，口服。

（6）右旋糖酐铁 25mg，肌内注射，每日或隔日 1 次（不良反应为注射部肌肉疼痛，胸背痛、发热、恶心等。偶有严重的过敏反应），或山梨醇铁 75～100mg，每日 1 次，深部肌内注射，两者较适用于有消化道疾患不能口服者。

（7）治疗导致贫血的疾病如胃肠疾病等。

3. 输血

血红蛋白在 70g/L 以下时，可多次少量输血，每次浓缩红细胞 200ml，每分钟 15～20 滴。避免输全血，以免增加心脏负担。输血前可用地塞米松 5mg 静脉注入减少输血反应，输血中应监测心率，有无颈静脉充盈、肺部啰音等。

4. 产科处理

（1）血红蛋白低于 80g/L，临产时备血以防出血时应用，密切观察心脏功能。

（2）防止产程延长，必要时手术助产缩短第二产程。产程中间断吸氧，第二产程持续吸氧。

（3）产时严格执行无菌操作，产后用抗生素预防感染。

（4）产后及时使用宫缩剂以防产后出血。

（5）产后如出血较多，需寻找出血原因加以处理，并及时补充容量。

（6）极重度贫血并发心血管疾病者不宜哺乳。

二、妊娠合并巨幼细胞贫血

本症主要是由营养不良或偏食致叶酸或维生素 B_{12} 缺乏所引起。严重者，可引起流产、早产、死产、胎儿宫内生长受限及妊娠期高血压疾病等。孕妇可发生贫血性心脏病，甚至死亡。

【诊断标准】

1. 临床表现

（1）起病急，有食欲不振、腹胀、腹泻等消化系统症状。

（2）严重贫血。有乏力，手足麻木、感觉障碍等周围神经症状。

（3）皮肤干燥，脱屑性皮炎，色素沉着。

2. 辅助检查

（1）红细胞及血红蛋白低下，平均红细胞体积大于正常。MCV>100fl、MCH>32pg。

（2）中性多形核粒细胞体积增大，分叶过多，可多达5叶以上，还可见巨型血小板。

（3）骨髓涂片巨幼红细胞增生，幼红细胞成熟不佳，红细胞系列增生。

（4）血清叶酸<3ng/ml，红细胞叶酸<100ng/ml示叶酸缺乏。

（5）血清维生素B_{12}<90pg/ml维生素B_{12}吸收试验<7%，诊断为维生素B_{12}缺乏。

【治疗原则】

（1）叶酸 10~20mg，每日3次，口服，持续至分娩后1个月；不能口服者给予10~30mg，肌内注射，每日1次。

（2）维生素B_{12}100μg，肌内注射，每日1次，连续14天，以后每周2次。

（3）维生素C有稳定和增加叶酸吸收作用，可每次给予0.1g，每日3次，口服。

（4）贫血严重者输浓缩红细胞。

（5）多进食绿色蔬菜、动物肝脏和豆类等。

三、妊娠合并再生障碍性贫血

病因尚不明确，可因药物如氯霉素、匹拉米酮或使用抗癌化学药物或接触放射性物质而致骨髓抑制。妊娠可使病情加重，易发生贫血性心脏病甚至心衰。常死于产后出血和产褥感染。贫血易致流产、早产或死胎。根据发病急缓分为急性型和慢性型，前者常以出血、感染为首发症状，随即发生严重贫血；后者呈慢性进行性贫血、常伴有皮肤黏膜出血。

【诊断标准】

1. 病史

常有服用抗癌药物，接触放射性物质、苯及严重感染等病史。

2. 临床表现

（1）呈严重贫血貌及伴有出血倾向，出血灶多局限于皮肤及黏膜，严重者可引起蛛网膜下隙出血。

（2）常合并感染，如口腔溃疡、呼吸道感染及消化道炎症。

3. 辅助检查

（1）外周血常规 全血细胞减少，血小板和网织红细胞减少。

（2）骨髓象 骨髓造血功能显著减退或衰退。涂片中有核细胞甚少，幼粒细胞、幼红细胞及巨核细胞均减少，甚至消失；有时可见淋巴细胞、网状细胞及浆细胞。组织嗜碱细胞相对增多，血小板分布稀疏。

【治疗原则】

1. 基本原则

（1）内科已确诊为再生障碍性贫血（再障），且病情较严重者，应劝其避孕，一旦妊娠应于早孕时进行人工流产。

（2）病情较轻，经内科诊治后病情稳定，尤其已达妊娠中、晚期者，可在严密监护下继续妊娠，产科和血液内科医师密切配合处理患者。

2. 孕期处理

允许继续妊娠者，给予以下处理。

（1）多吃新鲜蔬菜及富含铁的食物，纠正偏食。

（2）口服叶酸、维生素 C 及肌内注射维生素 B$_{12}$。

（3）及时纠正贫血 血红蛋白在 70g/L 以下者可输全血或浓缩红细胞，但应少量多次，每次量不超过 200ml。

（4）激素治疗 适用于严重出血倾向者，常用泼尼松 30～40mg，每日 1 次，口服。苯丙酸洛龙每日或隔日肌内注射 50～125mg；羟甲酮，每次 20～30mg，口服，每日 3 次。

（5）必要时接受骨髓移植。

（6）重症者考虑适时计划分娩，采用地塞米松促胎儿肺成熟，随后终止妊娠，以减少孕妇的负担及危害胎儿。

（7）孕期监测血小板水平变化，视情况给予不同治疗，必要时输血小板。

3. 分娩期

（1）接近预产期时可考虑成分输血，尽量使血红蛋白达到 80g/L，血小板维持在 $(30～50)×10^9/L$，临产时备血以备产时或产后大出血时应用。

（2）防止产程延长，缩短第二产程。

（3）严格无菌操作，产时给予广谱抗生素预防感染。

（4）重症者在妊娠 35 周左右，加强胎儿监护，一旦有胎儿窘迫出现，以剖宫产为宜，术前注意给予促胎儿肺成熟的处理。

4. 产褥期

继续用铁剂，用抗生素预防感染，有重度贫血并发心血管疾病者不宜哺乳。

第二节 妊娠合并心脏病

心脏病患者在妊娠期、分娩期及产褥早期都可能因心脏负担加重而发生心力衰竭，甚至威胁生命，是孕产妇死亡的四大原因之一，故早期诊断和及时处理极为重要。

【诊断标准】

1. 病史

（1）如有心脏病史，应明确疾病种类及所用治疗方式。

（2）询问有无心衰发作史，发作时有无诱因。

（3）了解孕期劳累后有无心悸、气急、发绀及能否平卧。

（4）了解能否胜任家务劳动或工作。

（5）近 2 周服过洋地黄类制剂者，询问用法、剂量及停药情况。

2. 临床表现

（1）视诊 注意有无发绀、呼吸困难、颈静脉怒张、水肿、贫血等症状。

（2）心肺检查 注意心脏有无扩大；有无杂音，杂音部位、性质、程度；心率，肺部有无啰音。

（3）腹部有无腹腔积液、肝大。

（4）下肢有无水肿。

3. 辅助检查

（1）初诊　孕 20 周后每月 1 次血尿常规检查，视病情变化酌情增加。

（2）胸部 X 线检查　妊娠期必要时摄片（疑肺感染或心衰时）。

（3）心电图常规检查。

（4）超声心动图检查。

（5）心脏 Holter 检查　依心电图检查结果决定。

（6）心肌酶检测。

4. 心功能分类

根据纽约心脏病协会心功能分级（NYHA，1994）对心脏病妇女的心功能进行评估：

Ⅰ级：患者有心脏病，但日常活动量不受限制，一般体力活动不引起过度疲劳、心悸、气喘或心绞痛。

Ⅱ级：心脏病患者的体力活动轻度受限制。休息时无自觉症状，一般体力活动引起过度疲劳、心悸、气喘或心绞痛。

Ⅲ级：患者有心脏病，以致体力活动明显受限制。休息时无症状，但小于一般体力活动即可引起过度疲劳、心悸、气喘或心绞痛。

Ⅳ级：心脏病患者不能从事任何体力活动，休息状态下也出现心衰症状，体力活动后加重。

5. 心力衰竭诊断

（1）早期表现　①轻微活动即有胸闷、气急和心悸；②休息时心率达 110 次/分，呼吸多于 20 次/分；③夜间常因胸闷不能平卧，需坐起或到窗前呼吸新鲜空气才能缓解；④肺底部有持续性少量啰音，深呼吸后仍不能消失。

（2）心衰表现　①端坐呼吸或需两腿下垂于床边；②气急、发绀、咳嗽、咯血或咳血性泡沫痰；③颈静脉怒张，肝大，肝颈静脉回流阳性；④肺底部有持续性湿啰音。

【治疗原则】

产前检查发现为重症病例，转有条件的救治中心治疗。

1. 终止妊娠指征

心脏病妊娠风险分级Ⅳ级属妊娠禁忌证，如果妊娠，必须讨论终止问题，如果患者坚持继续妊娠，需充分告知风险。

2. 终止妊娠方法

早孕期可行人工流产术。中孕期应充分告知病情，根据医疗条件、患者及家属意愿等综合考虑是否终止妊娠；心脏病妊娠风险分级Ⅳ级或心脏病加重，出现严重心脏并发症和心功能下降者应及时终止妊娠。终止妊娠的方法根据心脏病严重程度和心功能而定，重度肺动脉高压、严重瓣膜狭窄、严重心脏功能衰竭、心功能≥Ⅲ级者剖宫术较为安全。

3. 妊娠期处理

产前检查自妊娠 12 周后每 2 周一次，20 周起每周一次，严密观察心脏功能，应及早发现早期心衰，及时处理，并注意以下情况。

（1）充分休息，限制体力活动，避免劳累和情绪激动。

（2）限制钠盐摄入，每日 3～4g，预防水肿，采用高蛋白、低脂肪、富含维生素饮食，少量多餐。

（3）防治贫血、上呼吸道感染、高血压及便秘。

（4）心脏病妊娠风险分级 I～II 级且心功能 I 级者可以妊娠至足月，如果出现严重心脏并发症或心功能下降则提前终止妊娠。心脏病妊娠风险分级 III 级且心功能 I 级者可以妊娠至 34～35 周终止妊娠，如果有良好的监护条件，可妊娠至 37 周再终止妊娠；如果出现严重心脏并发症或心功能下降则提前终止妊娠。心脏病妊娠风险分级 IV 级但仍然选择继续妊娠者，即使心功能 I 级，也建议在妊娠 32～34 周终止妊娠；部分患者经过临床多学科评估可能需要在孕 32 周前终止妊娠，如果有很好的综合监测实力，可以适当延长孕周；出现严重心脏并发症或心功能下降则及时终止妊娠。

（5）心脏功能 III～IV 级者，立即住院治疗。

（6）如需输血宜少量多次，200ml/次。补液量限制在 500～1000ml/24h，滴速10～15 滴/分或按病情酌情处理。

（7）应与心血管内科医师共同监护心功能情况。

4. 待产及临产时处理

心功能 I～II 级者可阴道分娩。

（1）待产时处理　①卧床休息，间断吸氧，进少盐饮食。②测体温、脉搏及呼吸，每 2 小时 1 次。③血、尿常规，心电图，必要时做血 Na^+，K^+，Cl^- 测定及血气分析。④水肿明显者，可用呋塞米（速尿）20～40mg 静脉注射或肌内注射。⑤适量镇静剂应用，如地西泮（安定）2.5mg，每日 3 次，口服。⑥纠正贫血，如为重度贫血需少量多次缓慢输浓缩红细胞，滴速＜16 滴/分。

（2）临产时处理　如产程发生异常或心功能不全应剖宫产终止妊娠。

1）第一产程处理　①注意饮食摄入量，保证必要休息，适当使用哌替啶（度冷丁）、异丙嗪（非那根）等，使患者安静；②半卧位，吸氧，监测体温、脉搏、呼吸及血压，每 4 小时一次，必要时每 1～2 小时一次；③抗生素预防感染；④心率＞110 次/分，呼吸＞20 次/分，可用毛花苷 C（西地兰）0.2～0.4mg ＋25% 葡萄糖溶液 20ml，缓慢静脉注射，并应终止妊娠。

2）第二产程处理　缩短第二产程，防止产妇用力屏气，可行产钳助产。

3）第三产程处理　①预防产后出血，胎盘娩出后以按摩子宫为主，如出血较多，活动出血＞200ml 可肌内注射或宫底注射催产素 5～10U，促使子宫收缩，防止产后出血；②产后立即用哌替啶 50～75mg，肌内注射（肺源性心脏病、发绀者禁用），或地西泮 10mg 肌内注射或苯巴比妥钠 0.2～0.3g，使产妇安静休息；③腹部置沙袋，防止腹压突然下降，内脏血管充血而发生心衰；④在产房观察 2 小时，待病情稳定后送病房。

5. 产褥期处理

（1）产后 2 小时内尤其在 24 小时内，要严密观察呼吸、脉搏，每 4 小时一次，心功能 III～IV 级者，每 2 小时一次。严密注意心衰症状，最好采用心电监护仪监护心率、血压。

（2）产后 24 小时内绝对卧床休息，心功能Ⅲ～Ⅳ级，应卧床至少 3 天，产后至少观察 2 周，病情稳定后可出院。

（3）产程开始至产后 1 周使用抗生素预防感染。

（4）心功能Ⅲ～Ⅳ级者，不宜哺乳。

6. 剖宫产

（1）心功能Ⅰ～Ⅱ级有产科指征，或曾行复杂心脏畸形矫正术或心功能Ⅲ～Ⅳ级者，有明显肺动脉高压、扩张型心肌病、心脏病栓子脱落有过栓塞病史及较重的心律失常者，均应行剖宫产分娩。

（2）取连续硬膜外麻醉，麻醉不宜过深。

（3）胎儿娩出后立即于腹部放置沙袋以维持腹压。

（4）输液量严格控制在 500～1000ml，并注意输液速度。在胎儿娩出后可酌情应用强心苷类药物及利尿剂。

（5）采用心电监护仪术中和术后密切监护心率、血压和呼吸。

（6）术中禁用麦角新碱；缩宫素 5～10U 子宫肌内注射，不作静脉滴注；必要时可采用小剂量前列腺素 F_{2a} 子宫肌内注射。

（7）尽量缩短手术时间。选有经验的产科医师执行手术，要求手术操作稳、准、轻、巧、快。严格无菌操作。

（8）术中应有内科医师参加监护。

7. 急性心衰处理

（1）半卧位绝对卧床休息。

（2）镇静剂吗啡 8～10mg，肌内注射；或哌替啶 50～100mg，肌内注射。

（3）氧吸入　必要时氧吸入。

（4）利尿　速尿 20～40mg，肌内注射或静脉注入。

（5）洋地黄药物　对心瓣膜病、先天性心脏病、高血压心脏病引起的充血性心脏病疗效较好。阵发性室上性心动过速和快速型心房颤动或搏动并发心衰时有明显效果，而高排型心衰、肺源性心脏病、活动性心肌炎、严重心肌劳损等疗效差。

低排高阻性心衰予以强心利尿，多采用快速洋地黄类药物如毛花苷 C0.2～0.4mg 置 25% 葡萄糖溶液中缓慢静脉注射，1～2 小时后可再给 1 次，注意总量勿超过 1.0mg，因心衰者易发生洋地黄中毒。然后改为口服药维持，同时给予快速利尿剂呋塞米 40mg 静脉注射。对合并肺水肿者，更为需要。

（6）慢性心衰　地高辛 0.25mg，每日 1 次，6～7 天；心率 <70 次/分者，不用洋地黄。

（7）妊娠高血压并发心衰时应给予扩血管药。首选酚妥拉明，酌情选用硝普钠或硝酸甘油。

（8）扩张型心肌病者还应酌情应用激素，有血栓形成者，加用抗凝剂。

第三节　妊娠合并心律失常

妊娠合并心律失常，临床上可发生于器质性心脏病患者，也可为妊娠期的生理性改变所致的良性心律失常，两者对心功能影响不同，临床处理与预防亦不同。

常见的妊娠合并心律失常如下。

一、妊娠合并期前收缩

【诊断标准】

1. 病史

（1）妊娠期间有感冒、发热等病史。

（2）器质性心脏病史，如风湿性心脏病、先天性心脏病、心肌炎史等。

（3）其他　在洋地黄治疗过程中是否使用药物、是否有电解质紊乱及是否有心脏手术史等。

2. 临床表现

（1）常无症状，部分可有心悸、胸闷，偶有暂时性眩晕。

（2）频繁出现的期前收缩，往往有缺脉，听诊时存在期前收缩呈持续性或频发以及二联律、三联律等，提示为病理性。

（3）功能性期前收缩　于加快心率时，期前收缩常消失或明显减少。

（4）器质性心脏病期前收缩　于运动时常可使期前收缩增多。

3. 辅助检查

（1）心电图。

（2）Holter 24 小时监测（动态心电监测）。

（3）心功能检查。

（4）彩色心脏 B 超检查（超声心动图监测）。

【治疗原则】

功能性或无症状者，一般无须治疗；若期前收缩频繁或症状明显者可用以下药物。

（1）镇静剂　地西泮 2.5mg，每日 3 次，口服。

（2）β 受体阻滞剂（有哮喘史禁用）　①普萘洛尔（心得安）10mg，每日 3 次，口服。②阿替洛尔（氨酰心安）12.5mg，每日 2 次，口服。

（3）钙通道阻滞药　①美西律片（慢心律）50～100mg，每日 3 次，口服，肝、肾功能不全，传导阻滞、心动过缓者禁用。②维拉帕米片（异搏定）40mg，每日 3 次，口服，心动过缓及房室传导阻滞者禁用。

（4）心力衰竭而出现心律失常　洋地黄类药物为首选药物，毛花苷 C 0.4mg 加入 25% 葡萄糖溶液 20ml，缓慢静脉注射，若无效则 1 小时后可再注射 0.2～0.4mg，总剂量不宜超过 1.0mg。

（5）洋地黄中毒引起的室性异位节律或频发室性期前收缩者可用利多卡因 500mg 加入 5% 葡萄糖溶液 500ml 中静脉滴注，每分钟 1～2mg，约 6 小时滴完。

二、妊娠合并阵发性室上性心动过速

系心室内异位节律点兴奋性增强、激动的连续折返和并行心律 3 种。主要是激动的连续折返。

【诊断标准】

1. 病史

（1）多见于无器质性心脏病妇女。

（2）迷走神经兴奋，体位改变，过度用力等。

（3）药物如洋地黄中毒，麻黄素、三氯甲烷等药物引起。

2. 临床表现

（1）短暂阵发性室上性心动过速通常无明显症状。

（2）持续室上性心动过速常有心悸、胸闷、不安和气短。

（3）当心排出量明显降低时，出现气短、眩晕甚至晕厥、休克；冠状动脉血流量显著减少可能会发生心绞痛。

（4）体征　心率快而规则，心率常在 160～200 次/分，心律规则，心音常呈钟摆律，心音强度无变化。

（5）心电图检查。

【治疗原则】

（1）兴奋迷走神经，先使用简便方法兴奋迷走神经如压舌板刺激咽喉、压迫颈动脉窦以及压迫眼球等。

（2）药物治疗

①洋地黄类　毛花苷 C 0.4mg 加入 25% 葡萄糖溶液 20ml 中缓慢静脉注射，若无效，则 1 小时后重复 1 次，总量不超过 1.2mg。

②利多卡因　500mg 加入 5% 葡萄糖溶液 500ml 中静脉滴注，每分钟 1～2mg，约 6 小时滴完。

③可请内科协助处理。

三、妊娠合并心动过缓

每分钟心率≤50 次，用阿托品 0.15～0.3mg，每日 3 次，口服；每分钟心率≤40 次者，需装起搏器。

四、其他

心房、心室颤动及二度传导阻滞以上者，需请内科会诊，根据病情给予适当处理。

第四节　妊娠合并肝病

一、妊娠合并病毒性肝炎

急性病毒性肝炎已知有甲、乙、丙、丁等多型，其中以乙肝居多，在妊娠早期常使早孕反应加重，且易发展为急性重症肝炎，孕期病死率为非孕妇的 2 倍。孕妇患乙型病毒性肝炎极易使婴儿成为慢性乙型肝炎病毒携带者，母婴传播引起的 HBV 感染在我国约占婴幼儿感染的 1/3，40%～50% 慢性 HBsAg 携带者是由母婴传播造成的。如果孕妇 HBeAg 阳性，HBV‑DNA 高拷贝数，产后经过主、被动免疫效果也很显著，HBV 本身不直接致病，不引起胎盘损伤，通常不能通过胎盘，真正宫内感染 HBV 非常罕见。

【诊断标准】

1. 病史

有肝炎接触史或输血、注射血制品史。

2. 临床表现

（1）乏力、恶心、呕吐、食欲缺乏、腹胀、上腹胀痛，肝区痛。

（2）急性重症肝炎时，起病突然，发热、皮肤黏膜下出血、呕血、精神迟钝、昏迷，肝脏迅速缩小，出现腹腔积液。

（3）妊娠早期时可触及肝大伴触痛。妊娠晚期因宫体升高，肝脏不易扪清。

（4）尿色加深如茶色，巩膜、皮肤黄染。

3. 实验室检查

（1）常规检查甲、乙、丙型肝炎病毒抗原及抗体。

（2）尿三胆阳性，血清胆红素增加 $>17.7\mu mol/L$。

（3）血清丙氨酸氨基转移酶（ALT）和天冬氨酸氨基转移酶（AST）升高，前者较为灵敏，诊断价值较大。

（4）若 ALT $>40U$ 需进一步测定出、凝血时间，血小板计数，凝血酶原时间，纤维蛋白原及血糖。

（5）血小板计数下降，血纤维蛋白原下降；血 3P 试验阳性。

（6）肾功能、BUN、Cr 等检查。

4. 辅助检查

（1）超声检查　了解肝脏大小。B 超所见波形改变有助于肝炎和妊娠脂肪肝的鉴别。

（2）肝脏穿刺　肝活检对肯定诊断及鉴别诊断有较大意义。

（3）有条件的检测 HBV - DNA、HCV - RNA。

【治疗原则】

确诊为急性病毒性肝炎或慢性肝炎活动期应转诊到市级妊娠合并肝炎治疗中心（市级传染病医院）治疗。

1. 一般治疗

采用支持疗法。

（1）休息及低脂饮食，补充蛋白质，大量应用维生素 B、维生素 C、维生素 K。

（2）保肝　肌苷 0.2g，每日 1 次，肌内注射；葡醛内酯 0.1 ~ 0.2g，每日 3 次，口服。

（3）退黄疸　丹参 2ml × 10 支或茵栀黄 2ml × 10 支加入 5% 葡萄糖溶液 500ml 中静脉滴注，每日 1 次或天门冬氨酸 20mg 静脉注入，降低胆红素，改善肝功能。

2. 重症肝炎

（1）进低脂肪、低蛋白质、高碳水化合物饮食。

（2）补充凝血因子　早期输新鲜血、冷冻干血浆或白蛋白。

（3）降血氨　14 - AA - 800 氨基酸 250 ~ 500ml 加入等量葡萄糖溶液静脉滴注；或谷氨酸钠 11 ~ 23g，盐酸精氨酸 15 ~ 20g 加入 5% ~ 10% GS 中静脉滴注。

（4）促进肝细胞生长改善肝内循环　可用丹参、维生素 C 等加入葡萄糖溶液中静脉滴注或注射谷胱甘肽 80mg。

（5）抗病毒药　诸如干扰素 300 万 U/d，皮下或静脉注射，可连用 7 日；胰高血糖素 1mg 和胰岛素 8U 加入 10% 葡萄糖 500ml 中静脉滴注；以及促肝细胞生长的生物制品溶液。

（6）预防感染　采取对肝细胞影响小的广谱抗生素，如氨基西林、头孢菌素等。

（7）DIC 时早期可给予肝素 50mg，右旋糖酐 500ml 中静脉滴注，然后可补充凝血因子。

（8）肾衰　按急性肾衰处理。

3. 产科处理

（1）妊娠早期　首先积极治疗肝炎，病情好转后，考虑人工流产。人流前给予维生素 K 以防术时出血。

（2）妊娠中期　尽量避免终止妊娠，一般允许妊娠继续，若病情加重，发展为重症肝炎时，给予终止妊娠。

（3）妊娠晚期　先兆早产可给予安胎处理。重症肝炎则及早终止妊娠。

HBsAg 阳性尤其 HBV - DNA 阳性者，目前不主张在妊娠期对孕妇行主动及被动免疫阻断其母婴间传播。

（4）分娩期普通型肝炎患者，如无产科指征，可经阴道分娩。重症肝炎患者宜行剖宫产，除非宫颈条件好或为经产妇，估计短期可经阴道分娩者。

1）第一产程：止血药，如维生素 K_1 120mg，肌内注射或静脉注射；备鲜血或新鲜冷冻血浆和浓缩红细胞，注意凝血功能的变化。

2）第二产程：缩短第二产程，必要时行产钳或胎头吸引器助产。胎肩娩出时，预防性应用宫缩剂。

3）第三产程：防止产后出血，一旦发生产后出血，补充血容量，在进行成分输血时应注意补充新鲜冷冻血浆，防止发生出血性休克。

4）产后：①观察阴道出血量、子宫缩复情况、有无阴道血肿；②抗生素防止感染，选用对肝脏损害小的抗生素，例如氨苄西林、头孢菌素；③肝炎在急性传染期内，不宜母乳喂养，避免用雌激素回奶。

4. 新生儿处理

（1）不建议新生儿留脐血做乙肝二对半抗原、抗体检查，但为准确，需取婴儿6 ~ 12 个月的血液检查。

（2）主动、被动免疫法

①对于 HBsAg 阴性母亲的新生儿，在出生 12 小时内尽早接种 10μg 重组酵母乙型肝炎疫苗，在 1 月龄和 6 月龄时分别接种第 2 针和第 3 针乙型肝炎疫苗。

②对于 HBsAg 阳性母亲的新生儿，在出生 12 小时内尽早注射 100IU 乙型肝炎免疫球蛋白（HBIG），同时在不同部位接种 10μg 重组酵母乙型肝炎疫苗，并在 1 月龄和 6 月龄时分别接种第 2 针和第 3 针乙型肝炎疫苗。建议对 HBsAg 阳性母亲所生儿童，于接种第 3 针乙型肝炎疫苗后 1 ~ 2 个月时进行 HBsAg 和抗 - HBs 检测。若 HBsAg 阴性、抗 - HBs ＜10mIU/ml，可 0、1 和 6 个月免疫程序再接种 3 针乙型肝炎疫苗；若 HBsAg

阳性，为免疫失败，应定期监测。

③对于 HBsAg 不详的母亲所生早产儿、低出生体重儿，在出生 12 小时内尽早接种第 1 针乙型肝炎疫苗和 HBIG；满 1 月龄后，再按 0、1 和 6 个月程序完成 3 针乙型肝炎疫苗免疫。

④新生儿在出生 12 小时内接种乙型肝炎疫苗和 HBIG 后，可接受 HBsAg 阳性母亲的哺乳。

二、妊娠合并急性脂肪肝

妊娠合并急性脂肪肝一般出现在妊娠晚期，平均发病孕周为 35 周，发病率为 1/13000～1/6659，平均发病年龄 26 岁，多见于初产妇（67%），男婴占 60%～75%，母体死亡率 18%，胎儿死亡率 47%。其主要病变为妊娠期肝脏脂肪变性，以进行性黄疸、凝血功能障碍和肝功能的急剧衰竭为主要临床特点，起病急、病情凶，常伴有肾、胰、脑等多脏器的损害。

【诊断标准】

早期诊断：有以下表现者，应考虑妊娠期急性脂肪肝的可能性。妊娠晚期出现无诱因的恶心、呕吐、乏力、上腹痛；妊娠晚期出现肝功能损害排除其他肝脏疾病；妊娠晚期出现皮肤黄染症状；妊娠晚期高血压疾病伴凝血功能障碍或低血糖。

目前尚无统一的诊断标准，国外采用斯旺西诊断标准，以下共有 14 项，在除外其他肝病的基础上满足以下至少 6 条标准：①呕吐；②腹痛；③多饮/多尿；④脑病；⑤胆红素升高 >14μmol/L；⑥低血糖 <4mmol/L；⑦尿酸升高 >340μmol/L；⑧白细胞升高 >11×10⁹/L；⑨腹腔积液或者超声检查提示亮肝；⑩氨基转移酶升高（AST or ALT）>42U/L；⑪血氨升高 >47μmol/L；⑫肾脏功能不全，肌酐 >150μmol/L；⑬凝血功能障碍，PT >14s 或 APTT >34s，⑭肝脏穿刺提示微泡脂肪变性。

【治疗原则】

1. 综合治疗

（1）支持治疗　低脂、低蛋白、高碳水化合物饮食，行中心静脉置管以补充各种营养液和维生素，保证 125kJ/（kg·d）［30kcal/（kg·d）］的总热量，及时纠正低钠、低氯、低钾血症和碱中毒，维持水、电解质平衡；严密监测血糖直到肝功能恢复正常以及患者能够规律进食，持续静脉葡萄糖输注是治疗该类患者低血糖的要点之一。

（2）使用保肝药和维生素 C、维生素 K、ATP、辅酶 A 等。

（3）纠正凝血功能障碍　有凝血功能障碍时输注大量冷冻新鲜血浆、冷沉淀、血小板、纤维蛋白原、凝血酶原复合物和红细胞等。输入人体血白蛋白可纠正低蛋白血症，降低脑水肿发生率。

（4）早期短期应用肾上腺皮质激素。氢化可的松静脉滴注，每日 200～300mg。

（5）治疗并发症

①产前发生 DIC 时可使用肝素抗凝疗法，然后补充凝血因子。

②肾衰竭时，腹膜透析或血液透析。

③纠正休克，改善微循环障碍。血管活性药物以多巴胺、酚妥拉明、异丙肾上腺素为宜。

2. 产科处理

（1）一经确诊，及早终止妊娠最重要。终止妊娠后，可减轻肝脏负担，尚无产前康复的先例，终止妊娠可改善患者预后，避免病情进一步恶化。

（2）分娩方式　分娩方式首选剖宫产，一般建议放宽子宫切除指征，若出现难以控制的产后出血，宜及时行子宫切除术。

第五节　妊娠合并肾脏疾病

一、妊娠合并慢性肾炎

此合并症多见于年轻妇女，常在孕前有慢性肾小球肾炎史。急性肾炎可发展为慢性肾炎，但大多数患者于发现时已为慢性肾炎，并无急性肾炎的病史。

【诊断标准】

1. 病史

可有急性肾炎或慢性肾小球肾炎史。幼年时有反复链球菌感染史。

2. 临床表现

（1）妊娠 20 周前出现蛋白尿、水肿、高血压等症状。

（2）氮质血症、尿毒症。

（3）蛋白尿性视网膜炎或出血。

3. 辅助检查

（1）尿常规　有不同程度的蛋白尿，红细胞、白细胞及管型，尿比重在 1.010 左右。

（2）血常规　常有贫血。

（3）24 小时尿蛋白质 >0.5g/L。

（4）过夜尿浓缩试验　夜间禁水及食物 8~12 小时，收集过夜尿测比重低，常在 1.010 左右，示肾浓缩功能受损。

（5）血清尿素氮及肌酐测定　血清肌酐值妊娠期平均值为 53μmol/L（0.6mg/dl），若达 79.61μmol/L（0.9mg/dl）示轻度肾功能损害，达 150.3μmcl/L（1.7mg/dl）示肾功能明显受损，不宜继续妊娠。血尿素氮妊娠期平均值为 3.40μmol/L（9.5mg/dl），达 4.64mmol/L 示肾功能受损。有条件时可测定 24 小时内生肌酐清除率或尿酸清除率测定，血 BUN/肌酐比值等，以期明确测验肾小球滤过率及肾功能损害程度。

（6）血内生肌酐廓清试验　正常值平均为 1.5ml/（s·1.73m²），降至 0.85~1.17ml/（s·1.73m²）为肾功能轻度损害，0.5~0.84ml/（s·1.73m²）为中度，0.3ml/（s·1.73m²）以下为重度损害。

（7）尿酸消除率　正常值平均为 8.3±0.2ml/s，清除率在 40%~60%，20%~40%、5%~10% 及 5% 以下，示肾功能损害分别为轻、中、重及严重。

（8）BUN/肌酐比值　正常为 <10，如 >15 示肾功能受损害或血容量减少。受食物和检验方法影响。

（9）眼底检查　可见视网膜出血、渗出及符合肾炎的视网膜炎。

【治疗原则】

1. 妊娠前期

血压在 150/100mmHg 以上或有肾功能不全者均不宜妊娠，一旦妊娠需行人工流产术。

2. 妊娠期

（1）适当足够的休息，孕中期起多采取左侧卧位。

（2）注意适当营养，进食富含优质蛋白质、维生素的低盐饮食。

（3）加强孕期监护，妊娠后半期应住院治疗。一旦发现肾功能恶化，应随时终止妊娠。

（4）对胎龄不足，又需终止妊娠者应及时做剖宫产以免胎死宫内，应用糖皮质激素促胎肺成熟。

（5）妊娠 36 周后，往往血压剧增，有胎儿死亡及肾功能恶化的危险，应及早终止妊娠。

3. 分娩方式

（1）视孕周、宫颈成熟及胎儿状况而定。

（2）多以剖宫产术为主，因胎儿长期呈慢性缺氧状态，难以耐受宫缩压力，易发生死亡、新生儿吸入性肺炎或胎粪吸入综合征，因此难以经阴道分娩。

二、妊娠合并急性肾盂肾炎

急性肾盂肾炎是产科中常见的内科合并症。妊娠期子宫增大及胎盘所产生内分泌激素的影响，常导致输尿管扩张，肾盂积水易由细菌感染导致急性肾盂肾炎。

【诊断标准】

1. 临床表现

（1）常于妊娠后半期或产褥期发病，起病急骤，可有寒战、高热（38℃～40℃）、恶心呕吐等全身症状，严重时出现麻痹性肠梗阻。

（2）尿频、尿急、尿痛等膀胱刺激症状。

（3）腰酸、腰痛，检查时患侧肾区有叩击痛。

（4）继发性贫血。

2. 辅助检查

（1）中段清洁尿常规　RBC >1 个/高倍视野、WBC >5～10 个/高倍视野，偶见少数颗粒管型，尿蛋白质常为（±）～（++），若>（+++）应考虑为其他肾脏疾病。

（2）中段尿细菌培养　菌落计数 >1×10^{6}菌落/L 有诊断意义。

（3）尿沉渣计数　RBC >（0～5）×10^5/12 小时尿，WBC >（3～10）×10^5/12 小时尿为阳性。现多改为 1 小时尿沉渣计数代替 12 小时尿沉渣计数，RBC >1×10^5/小时尿，WBC >4×10^5/小时尿为阳性。

【治疗原则】

1. 有肾盂肾炎史者

初次产前检查时做尿常规及尿细菌培养，以筛选无症状性菌尿。如为阳性可在 2

周内应用有效抗生素治疗，以防妊娠后期发生急性肾盂肾炎。

2. 急性期

需卧床休息，注意营养，并给予大量水分，每日尿量宜保持在 2000ml 以上，以利肾盂和输尿管的冲洗和引流。一侧肾盂肾炎时，则向对侧卧；双侧肾盂肾炎时，则左、右侧轮换侧卧，以减轻对患侧输尿管的压迫。

3. 抗生素的应用

（1）无症状性菌尿选用不良反应小、尿中浓度高的抗菌药做短程 3～5 日治疗。

（2）头孢拉定胶囊 250～500mg，每 6 小时一次，口服。

（3）阿莫西林胶囊 0.5～1g，每日 3 次，口服。

（4）急性期病情较急，则边查尿，边给予抗生素治疗，首先给予对革兰阴性杆菌敏感或广谱抗菌药物，待细菌培养及药物敏感试验提示敏感抗生素后，再更改药物，一般以 10～14 日为一疗程。

（5）伴高热者，可选用下列药物：①氨苄西林 0.5～1.0g，每 6 小时一次，肌内注射；或 2～4g 加入 5% 葡萄糖液 1000ml，静脉滴注，每日 1 次。②头孢拉定注射剂 4～6g，加入 5% 葡萄糖液 1000ml，静脉滴注，每日 1 次。③头孢噻肟注射剂 4～6g，加入 5% 葡萄糖液 1000ml，静脉滴注，每日 1 次。④头孢三嗪（头孢曲松）注射剂 1～2g，稀释后每日静脉注射 1～2 次。⑤急性肾盂肾炎时最常见的致病菌是大肠埃希菌，可联合应用抗生素，一般先用青霉素加头孢氨苄或氨苄西林，2 周为一疗程；若治疗后，细菌培养仍阳性，需继续治疗，直至尿培养 3 次为阴性为止。

（6）对妊娠及胎儿有不良影响的常用抗菌药物需慎用或不用。①磺胺类药物如复方新诺明，磺胺甲噁唑（SMZ）及甲氧苄啶（TMP）联合使用，杀菌力强，在血与尿中均保持很高浓度。估计在 2 周内要分娩者禁用。②四环素易致孕妇发生肝脏急性脂肪坏死，胎儿易发生黄齿综合征等。禁用。③氨基糖苷类药物可引起胎儿的听力及前庭损害。

（7）急性肾盂肾炎经治疗 3～5 日后即使体温已下降至正常，仍不宜立即停用抗生素，需经多次培养均转阴后才可停药，一般持续用药 10～14 日，并于产后及产后 6 周复查。

第六节　妊娠合并急性阑尾炎

妊娠期增大的子宫将盲肠推向上、向外、向后，使阑尾炎症状及体征不典型，诊断难度大，大网膜与肠段被妊娠子宫推向上方，故妊娠合并阑尾炎时，并发穿孔及弥漫性腹膜炎的发生率为非孕期的 1.5～3 倍，易延误治疗。

【诊断标准】

1. 病史

可有慢性阑尾炎病史。

2. 临床表现

（1）起病时上腹或脐周疼痛，继而转移至右下腹。

（2）恶心呕吐、发热。

（3）右下腹压痛、反跳痛。

（4）肛查时直肠右前壁触痛。

3. 辅助检查

（1）血白细胞 $>15 \times 10^9/L$，若达 $20 \times 10^9/L$ 可能形成脓肿。

（2）腰大肌试验阳性。

4. 妊娠期阑尾炎的特点

（1）阑尾位置的改变　妊娠中、晚期时因阑尾发炎引起的腹部疼痛区域和压痛点常不在右下腹部，而随着子宫的长大，阑尾位置可相应地向上、向外移位。

（2）腹部体征不典型　因腹壁松弛，如阑尾移位到子宫右后方，使腹壁压痛及肌紧张不明显，而有明显的后腰部压痛，可误诊为右侧急性肾盂肾炎或肾结石或卵巢囊肿扭转等。

（3）病情发展快　妊娠期盆腔器官充血，阑尾也充血，故炎症发展迅速，容易发生坏死和穿孔。

（4）感染易波及子宫浆膜　妊娠子宫不断长大，将大网膜和小肠推向一侧，妨碍了炎症灶的局限化，或使已被包围的炎症病灶扩散，易形成弥漫性腹膜炎，感染易波及子宫浆膜层。

（5）产后子宫缩复，腹部压痛点约于产后 10 日恢复到非妊娠时的麦氏点。

【治疗原则】

（1）一旦确诊，不论妊娠何期，均应手术切除阑尾。

（2）症状及体征不典型但高度可疑急性阑尾炎者，亦应放宽剖腹探查的指征。

（3）阑尾切除术时，尽量不同时行剖宫产术，以免感染扩大。

（4）术时动作轻柔，术后应予镇静剂及安胎治疗。

（5）妊娠足月合并阑尾炎时，因产科原因需剖宫产者则可先行剖宫产术，最好行腹膜外剖宫产，再行阑尾切除术。下述情况可先行剖宫产术：术中暴露阑尾困难；阑尾穿孔并发弥漫性腹膜炎，盆腔感染严重，子宫已有感染征象；近预产期或胎儿基本成熟，已具备宫外生存能力。术中做细菌培养加药物敏感试验。

第七节　妊娠合并肺结核

妊娠合并肺结核，由于发热、缺氧及营养不良，使流产、早产、胎儿生长受限（FGR）的发生率增加，若并发急性粟粒性肺结核，可引起流产及死胎，甚至形成胎儿结核。妊娠合并肺结核经积极治疗后，预后与未孕者无明显区别。

【诊断标准】

1. 临床表现

（1）轻者可无临床症状。

（2）全身症状　包括低热、乏力、消瘦、盗汗、食欲减退、全身不适等。

（3）呼吸道症状　咳嗽、咳痰、咯血、胸痛。

2. 辅助检查

（1）痰液检查　活动性肺结核痰培养找结核杆菌或痰聚合酶链反应（PCR）法找

结核杆菌抗原。

（2）X线胸部检查　①明确诊断及确定肺结核性质；②有肺结核病史或家属有肺结病的孕妇，于妊娠中期及足月时宜做X线胸部检查。

【治疗原则】

（1）有条件时由呼吸科与产科医师共同商讨拟定治疗计划。

（2）终止妊娠，宜在妊娠早期进行。①粟粒性肺结核；②严重肺结核伴肺功能减退；③活动性肺结核不宜继续妊娠者。

（3）妊娠期治疗

1）一般支持疗法　增加营养，保证休息。

2）抗结核药物治疗

①妊娠期首选药物为异烟肼（INH）及乙胺丁醇（EMB）联合用药。异烟肼片0.3g，每日1次，口服，属孕期C类药，长期服用应注意肝功能。乙胺丁醇片0.25g，每日2～3次，口服，该药孕期对母、儿安全，应注意视力和白细胞变化。

②在病情需要时可加服利福平胶囊（REP），400～600mg，每日一次，口服，属孕期C类药。

③链霉素针剂属孕期D类药，会使胎儿听力减退，妊娠期应禁用。

3）手术治疗　如病情需行肺部手术，可在孕16～28周内施行，避免发生流产或早产。

（4）分娩期的处理　①若无严重心、肺功能障碍，在产程中及分娩时的止痛和麻醉处理，均与正常产妇相同，但应避免吸入麻醉。②给予手术助产以缩短第二产程。减少屏气避免肺泡破裂，病灶扩散。③第三产程积极预防产后出血。④有产科指征可行剖宫产，但须避免应用吸入麻醉。

（5）产褥期　①积极防治产后感染，若有不明原因的产后发热，可能为肺结核灶的扩散，必须加强抗结核药物的应用。②活动性肺结核者，婴儿予以隔离，给予人工哺乳。病灶已静止2年以上者，根据实际情况，可哺育婴儿。

第八节　妊娠合并支气管哮喘

妊娠合并支气管哮喘的发生率为0.4%～1.3%，轻者不影响妊娠，重者尤其在哮喘持续状态时，肺功能障碍引起低氧血症，可致流血、早产、FGR以及新生儿窒息、肺炎等，使围生儿死亡率增加。

【诊断标准】

1. 病史

患者有哮喘反复发作史，有家族遗传倾向，发作常与季节性气候改变或接触致敏原有关，亦有在妊娠期发作分娩后症状消失再次妊娠又发作者。

2. 临床表现

（1）气喘，呼吸困难，多在晚间及清晨发作。

（2）不能平卧，两肺满布哮鸣音，不用听诊器也能闻及，呼气延长。

（3）口唇青紫。

（4）脸色青紫灰暗。

（5）如伴发热，提示合并呼吸道感染。

3. 辅助检查

（1）血嗜酸粒细胞增多。

（2）嗜碱粒细胞晚幼粒试验阳性。血免疫抗体检测如在血内水平高低与病情有关。

（3）肺功能检查下列指标提示肺功能衰竭。①氧饱和度＜70%，正常值为93%～98%。②PO_2＜8.13kPa（60mmHg），正常值为10.6～13.3kPa（80～100mmHg）。③PCO_2＞6.67kPa（50mmHg），正常值为4.67～6kPa（35～45mmHg）。④pH＜7.32，正常值为7.35～7.45。

（4）长期哮喘者尚应做心肺功能监测。

【治疗原则】

1. 孕期

（1）避免接触致敏原。

（2）注意保暖，防止呼吸道感染。

2. 孕期哮喘发作

（1）**轻度发作**　或有发作预兆，可口服或喷雾吸入平喘药，以解除支气管平滑肌痉挛、扩张支气管。

①拟肾上腺素类平喘药　如盐酸麻黄碱25mg，每日3次，口服；0.25%盐酸异丙肾上腺素气雾剂，每日1～2次，吸入，高血压者禁用。

②茶碱类平喘药　如氨茶碱0.1g，每日2～3次，口服。二羟丙茶碱（喘定），每日0.2g，口服；氨茶碱控释片舒氟美每次0.1g，口服，早、晚各1次。

③抗过敏药　如酮替酚每日1次，口服。

（2）**中度发作**　指不能平卧，或经一般口服平喘药治疗无效者，可采用下列措施。

①平喘药　二羟丙茶碱0.25～0.5g，肌内注射；或二羟丙茶碱0.5g＋5%葡萄糖液500ml，静脉滴注。

②二羟丙茶碱　0.25g加25%葡萄糖液40ml，静脉缓慢注射。

③应用抗生素预防或控制感染。

（3）**重复发作**　指哮喘持续发作。①住院观察生命体征变化。②半卧位，面罩吸氧，间歇性正压给氧或鼻导管持续低流量给氧1～3L/min。③在采用中度发作药物基础上加用肾上腺皮质激素氢化可的松4mg/kg；一般可用200mg＋5%葡萄糖液500ml，静脉滴注，3～4小时滴完，总量每日400mg；或泼尼松每日20～30mg，口服，控制症状后，每5～7日逐渐减量。④地塞米松5～10mg＋25%葡萄糖液20ml，静脉推注。

3. 分娩期

（1）吸氧　观察产程进展，适当用镇静剂（如地西泮）。

（2）妊娠后期无哮喘发作，肺功能正常者，可经阴道分娩，宫口开全后用产钳术或胎头负压吸引器助产术。

（3）若哮喘严重频繁发作或肺功能障碍者，行选择性剖宫产。

（4）产后加大抗生素和原有激素量。

（5）有肺功能衰竭者，及时用呼吸机纠正呼吸衰竭及酸中毒。

（6）禁用吗啡类药物止痛，以免抑制呼吸。

第九节　妊娠合并癫痫

癫痫为常染色体显性遗传疾病，妊娠合并癫痫的发生率为 0.15%。癫痫多不影响妊娠和分娩，但妊娠可诱发癫痫发作，增加妊娠和分娩的并发症。持续性癫痫发作和伴发的外伤可引起流产、早产，增加围生儿死亡率。

【诊断标准】

1. 病史

有癫痫家族史或孕前已有癫痫发作史，或曾有脑炎、脑外伤史。

2. 临床表现

（1）孕期首次发作者，孕妇突然意识丧失发生抽搐，先为四肢强直性抽搐，继之为阵挛性抽搐，口吐白沫，数分钟后清醒，发作前大多无先兆症状。

（2）持续性癫痫状态。

3. 辅助检查

脑电图检查有典型的高尖波。

【治疗原则】

1. 妊娠期

（1）避免过度劳累及精神刺激，以减少癫痫发作。

（2）继续用抗癫痫药物

①苯巴比妥 0.03 ~ 0.06g，每日 3 次，口服。

②苯妥英钠 0.1g，每日 3 次，口服，孕早期慎用。

③孕期 D 类药尽量不用，卡马西平属孕期 C_m 类药，每日 3 次，口服。心、肾、肝功能不全者禁用。

（3）癫痫持续发作　保持气道通畅和给予氧气吸入。

①地西泮　为首选药物，剂量 5 ~ 10mg，一次静脉缓慢推注，约 1 分钟，30 分钟后可重复，总量每日不超过 100mg；或地西泮 20 ~ 40mg 加 5% 葡萄糖溶液 500ml 静脉滴注，5 小时滴完。要监测呼吸及血压。

②苯巴比妥　口服首剂 90 ~ 120mg 后，每 15 分钟 60mg，总量达 500mg。注意呼吸及意识改变。

③苯妥英钠　缓慢静脉推注，维持 5 分钟以上，用到症状消失。每日总量不宜超过 20mg/kg。给药时注意血压、心律和心率。

（4）癫痫小发作

①乙琥胺（属孕期 C 类药）从每日 0.5g 开始，以后每 4 ~ 7 日增加 0.25g 至有效疗效。最大剂量不超过每日 1.5g，口服。不良反应有嗜睡、眩晕，偶有皮疹、粒细胞减少甚至引起再生障碍性贫血，长期服用应监测血常规。

②苯妥英钠或苯巴比妥孕期服用可导致维生素 K 缺乏，故在分娩前 2 周，同时口服维生素 $K_1$4mg，每日 3 次。产后如有出血，可给予维生素 K_1，10mg 静脉注射。

③给予铁剂和小剂量叶酸，以防抗癫痫药物所致的叶酸缺乏性贫血及胎儿畸形。

2. 产科处理

（1）孕早期若癫痫频繁发作，以终止妊娠为宜。

（2）药物控制后病情稳定者可自然分娩。

（3）避免产程延长及过度疲劳，适当缩短第二产程，防止产后出血。

（4）癫痫持续状态在症状控制后剖宫产。

（5）哺乳　产妇服用抗癫痫药物的常用剂量，尚可哺乳，但要注意护理，以免癫痫发作时，造成对婴儿损伤。

（6）产后避孕　抗癫痫药物能诱导肝酶活性，对类固醇药物灭活而使其失效，故产后不宜采用口服避孕药避孕。

3. 新生儿

（1）注意畸胎，主要为中线联合不全性畸形，如唇裂、腭裂、心膈缺损、颅骨异常以及手指骨、掌骨、跖骨等缩短畸形。

（2）孕妇服苯巴比妥钠或扑米酮，新生儿可出现苯巴比妥撤药综合征，呈激惹状态，可给予小量镇静剂。

（3）新生儿出生后 2～4 小时，查血小板及出、凝血时间，出生后立即给予维生素 K_1 5mg，每日 1 次，肌内注射，以防新生儿出血。

第十节　妊娠合并糖尿病

妊娠合并糖尿病，包括糖尿病合并妊娠（指在原有糖尿病的基础上合并妊娠）以及妊娠期发生的糖尿病，称为妊娠期糖尿病（GDM）。两者对母儿均有一定危害，必须加以重视。

【诊断标准】

1. 糖尿病合并妊娠

既往具有糖尿病史，或者妊娠期首次被发现血糖升高，血糖程度已经达到非孕期糖尿病标准，如空腹血糖≥7.0mmol/L。

2. GDM

既往无糖尿病史。

（1）于妊娠 24～28 周间，进行 75g 口服葡萄糖耐量试验（OGTT）。

（2）75g OGTT 试验前晚 10：00 后禁食，试验日晨将含 75g 纯葡萄糖粉溶于 300ml 温开水中，5 分钟内服完，取空腹及服糖后 1 小时、2 小时静脉血，测定血浆葡萄糖值；空腹、1 小时和 2 小时血糖上限值分别为 5.1mmol/L、10.0mmol/L 和 8.5mmol/L，任何一项血糖值达到或超过上述界值，即可诊断妊娠期糖尿病。

【治疗原则】

1. 孕期母体监护

（1）有糖尿病史者已出现较严重肾功能不全的患者［血清肌酐＞265μmol/L 或肌酐清除率＜50ml/（min·1.73m²）］者或未经治疗的增殖期视网膜病变者不建议妊娠早孕期应做人工流产。希望怀孕的糖尿病女性患者心功能应达到能够耐受运动试验的水平。

（2）饮食管理　一旦诊断为糖尿病，就要控制饮食，以少量多餐为原则。按标准体重［孕妇标准体重（kg）＝身高（cm）－105］计算，热量应根据孕前BMI、孕周、单胎或双胎计算。少量多餐、定时定量进餐对血糖控制非常重要。早、中、晚三餐的能量应控制在10%～15%、30%、30%，加餐的能量可以在5%～10%，有助于预防餐前的过度饥饿感。对含单糖较多、油脂较高的食物，尽量少食。推荐摄入碳水化合物量宜占总能量的50%～60%，每日碳水化合物不低于150g，对维持孕期血糖正常更为合适。推荐饮食蛋白质占总能量的15%～20%为宜，能够满足母体的孕期生理调节及胎儿生长发育所需。推荐膳食脂肪量占总能量的25%～30%。3～5日后餐前血糖或夜间血糖>5.3mmol/L或者餐后2小时血糖仍>6.7mmol/L的患者，可加用二甲双胍或胰岛素治疗。

（3）药物治疗

1）胰岛素治疗

①维持孕期血糖在正常范围，即空腹、餐前及夜间血糖为3.3～5.3mmol/L，餐后2小时血糖为4.4～6.7mmol/L。

②由于孕期内分泌改变，糖尿病患者孕期胰岛素需要量较非孕期增加，并且随孕周变化，需要量不断增多，血糖调整到正常后，仍应每周监测血糖变化，以便及时调整胰岛素用量。

③胰岛素常用制剂有可溶性人胰岛素（短效胰岛素）、鱼精蛋白锌人胰岛素（中效胰岛素）、长效胰岛素和胰岛素类似物（速效胰岛素）四种制剂，可根据血糖结果加用胰岛素。应用剂量应个体化。夜间及空腹或餐前血糖水平高需加用中效或长效胰岛素，餐后血糖高需加用餐前短效人胰岛素或者速效胰岛素。

④酮症治疗　糖尿病患者，由于糖代谢紊乱，脂肪分解增加1易并发酮症，严重时出现酸中毒，孕期一旦发现酮症应积极纠正。尿酮体阳性时，应同时检查血糖，以鉴别是饥饿性酮症还是血糖高、胰岛素不足所并发的高血糖酮症。妊娠合并糖尿病并发酮症最常见的原因为胰岛素用量不足，治疗原则如下。

小剂量胰岛素持续静脉滴注，如果血糖大于13.9mmol/L，应将普通胰岛素加入0.9%的氯化钠溶液，以每小时4～6U的速度持续静脉滴注，每1～2小时检查一次血糖及酮体；血糖低于13.9mmol/L时，应用5%的葡萄糖或葡萄糖盐水，加入胰岛素（按2～3g葡萄糖加入1U胰岛素）持续静脉滴注，直至酮体阴性。然后继续应用皮下注射胰岛素，调整血糖。

积极补液并纠正电解质紊乱：补液和胰岛素治疗后，血钾常急剧下降，应注意监测血钾并及时补充钾。由于经过控制高血糖和纠正低血容量后，酮体可重新转化为碳酸氢盐，酸中毒得以纠正，所以，一般不需要补充碳酸氢钠。

2）二甲双胍治疗　二甲双胍孕期使用的有效性和近期安全性已在近年来发表的RCT研究和系统评价研究中得到验证。2015年FIGO妊娠期糖尿病指南明确指出GDM患者中晚孕期使用二甲双胍和胰岛素均安全且有效，可作为一线治疗方案，二甲双胍（包括需加用胰岛素时）治疗GDM较胰岛素更有优势。

在药物治疗方案的选择上，推荐根据孕前BMI、诊断GDM的孕周、OGTT餐后1小时血糖水平、治疗前平均血糖水平、治疗后第1周空腹血糖水平等对患者的胰岛素抵抗程度进行分层，胰岛素抵抗轻者单用二甲双胍即可实现血糖控制；部分患者由于存在较多胰岛素抵抗的危险因素，单用二甲双胍血糖控制不满意，应先使用二甲双胍，并在其基础上尽早加用胰岛素；部分患者血糖代谢紊乱程度较重，2015 年 FIGO 指南建议若患者存在以下特点：20 孕周前诊断糖尿病、30 孕周前需药物控制血糖、空腹血糖水平 >6.1mmol/L、餐后 1 小时血糖水平 >7.7mmol/L、妊娠期间体重增长 >12kg，应以胰岛素应作为首选用药。

二甲双胍的使用方法为：最初 500mg/d 随餐服用，可每日增加 500～750mg，1～2 周后剂量可调整为 2000～2500mg/d 的最大剂量。若使用二甲双胍 1～3 周后，血糖控制仍不满意，应加用胰岛素或改用胰岛素进行降糖治疗，以降低巨大儿等不良妊娠结局的发生率。

（4）治疗中的注意事项　孕妇除常规产前检查外，还需做下列检查。

①肾功能监护　必要时做尿培养及血尿素氮、肌酐和尿酸测定，必要时每 1～2 个月复查一次。

②眼底和心电图检查　必要时每 1～2 个月复查一次。

2. 胎儿监护

（1）早孕时孕妇糖化血红蛋白（HbA1c）测定大于 8%，尤其超过 10% 者，则胎儿畸形率增加，经 B 超等检查确定为畸胎者，终止妊娠。

（2）B 超检查　孕 18～20 周常规检查，核对胎龄并排除致命性胎儿畸形，以后密切随访胎儿生长发育，及时发现异常情况。

（3）胎儿情况监护　①胎动计数；②胎心监护；③生物物理评分。

3. 分娩的处理

（1）住院及分娩时间

①无并发症、不需要胰岛素治疗的 GDM 孕妇，可等待自然分娩，妊娠 40 周不能临产者应采取引产措施。

②胰岛素控制良好的孕妇，可于 38 周以后入院，如不能自然临产，孕 39 周后引产。

③并发高血压，羊水过多，胎盘功能不全，过去有死胎、死产者根据病情终止妊娠。

④从 White 分类 D 级以上伴 FGR 者，于孕 32～34 周入院，根据病情终止妊娠。妊娠 36 周前或血糖控制不满意者应考虑终止妊娠，宜做羊膜腔穿刺，测定羊水中卵磷脂/鞘磷脂（L/S）比值或泡沫振荡试验，以便了解胎肺成熟度，并可于羊膜腔内注射地塞米松 10mg 促胎肺成熟，减少新生儿呼吸窘迫综合征。

（2）分娩方式

1）阴道分娩注意　①减少产妇体力消耗，缩短产程；②避免创伤性难产手术；③注意无菌操作，防止感染；④防止产后出血。

2）选择性剖宫产指征　①糖尿病史 10 年以上，伴有血管病变；②并发 FGR 或重度子痫前期等病情较严重者；③巨大儿；④胎位不正；⑤过去有剖宫产史及死胎、死产史；⑥胎儿胎盘功能减退、羊水过少、胎儿窘迫；⑦引产失败。

3）产程中及产后胰岛素的应用　临产后停用中效及长效胰岛素，密切监测产程中血糖、尿酮体的变化，必要时静脉给予胰岛素，维持血糖在 6.2～7.8mmol/L。

4）产后胰岛素应用　妊娠前糖尿病产后胰岛素用量减半，并结合产后血糖水平及时调整胰岛素的用量。妊娠期糖尿病产后一般不需要胰岛素。产后输液可按每4g葡萄糖加1U胰岛素比例，产后血糖过高者，液体中胰岛素加入量应适当增加。

4. 新生儿常规按早产儿处理

为防止新生儿低血糖，可于产后半小时内哺乳并监测血糖，可在出生后 1 小时喂 25% 葡萄糖液 10～30ml，必要时给予 10% 葡萄糖液，按每日 60ml/kg 缓慢静脉滴注。

第十一节　妊娠合并甲状腺疾病

一、妊娠合并甲状腺功能亢进症

轻症和治疗后能较好控制的甲状腺功能亢进症（简称甲亢）一般不影响妊娠；重症不易控制的甲亢患者，可引起流产、早产、胎儿宫内生长受限、死产、妊娠期高血压、甲状腺危象及心力衰竭。伴子痫前期或子宫收缩乏力时，能加重心血管系统症状，甚至出现心衰和甲状腺危象。部分甲亢孕妇的新生儿有暂时性甲亢、甲低或甲状腺肿大、新生儿窒息、畸形等，出生后 3～4 周，新生儿甲亢消退。

【诊断标准】

1. 病史

妊娠前有甲亢病史。

2. 临床表现

（1）症状　心悸、多汗、食欲亢进、消瘦、情绪急躁、夜寐不安、怕热和乏力，有时有腹泻等。

（2）体征　孕妇可有突眼、甲状腺肿大并可有血管杂音，心率＞100 次/分，两手震颤。

3. 辅助检查

（1）基础代谢率＞30%。

（2）血清蛋白结合碘＞0.32～0.63μmol/L。

（3）TT_3、TT_4 明显升高，即高于非孕期正常高界值 1.5 倍，FT_3、FT_4 升高。

【治疗原则】

1. 一般原则

（1）已患甲亢的妇女最好在病情平稳后妊娠，妊娠期禁用放射性核素治疗。

（2）正在使用抗甲状腺药物（ATD）治疗的妇女，一旦发现妊娠，可先停用 ATD 并检测甲状腺功能，综合评估患者情况后决定是否继续用药，并尽量在致畸关键期（妊娠 6～10 周前）停药。如需继续使用 ATD，妊娠早期优先选用丙硫氧嘧啶（PTU）；对于妊娠中晚期的首选药物（PTU 或甲巯咪唑）尚无一致意见。

2. 药物治疗

（1）轻症（静息心率＜100 次/分）　注意休息和使用镇静剂，如入睡时心率＜80 次/分不需用药。

（2）抗甲状腺药物治疗

①丙硫氧嘧啶（PTU） 首选，剂量为每日 100～150mg；重症时每日 200～300mg，分 3～4 次口服。需警惕肝毒性。

②甲巯咪唑（MMI） 孕早期禁用。每日 15mg，重症每日 20～30mg，分 3～4 次口服。一般需经用药后 2～4 周才能见效，症状改善后逐渐减量。直至维持量，丙硫氧嘧啶的维持量为每日 25～50mg；甲巯咪唑为每日 2.5～5mg。妊娠期监测甲亢的控制指标首选血清 FT_4/TT_4。控制的目标是应用最小有效剂量的 PTU 或者 MMI，使血清 FT_4/TT_4 接近或者轻度高于参考范围上限。在妊娠早期每 1～2 周检测一次，妊娠中、晚期每 2～4 周检测一次，达到目标值后每 4～6 周检测一次。

3. 手术治疗

甲状腺次全切除术适用于甲状腺明显肿大且有压迫症状者；或经抗甲状腺药物治疗但不能控制症状者；或怀疑癌变者，手术宜在 16～24 孕周间进行。

4. 产科处理

（1）症状能控制者，可等待自然分娩，分娩方式按产科指征决定。

（2）大多数患者经治疗后能妊娠与分娩，但有下列情况宜终止妊娠。①重症患者用丙硫氧嘧啶 400mg/d 或甲巯咪唑 30mg/d 疗效不满意者；②合并心衰者，于心衰控制后终止妊娠。

（3）分娩时留脐血测 T_3、T_4、TSH，了解新生儿甲状腺功能。

（4）有研究显示，服用低至中等剂量 PTU 和 MMI 对母乳喂养儿是安全的，故哺乳期的甲亢患者如需使用 ATD，应权衡用药利弊。ATD 应当在每次哺乳后服用。

5. 甲状腺危象

甲亢未经治疗或虽经治疗但病情未控制，在感染、严重精神刺激、过度劳累、手术、分娩、产后流血等应激情况下，使病情加重，出现高热（体温 >39℃）、心率增快（>160 次/分），气急、大汗淋漓、心律不齐、呕吐、腹泻、谵妄、昏迷、心力衰竭等现象。甲状腺危象的处理如下。

（1）去除诱因 丙硫氧嘧啶 200～300mg，每 6 小时一次口服或胃管注入。

（2）抑制甲状腺素释放 ①复方碘溶液 30～45 滴，每 6 小时一次，口服或鼻饲。②碘化钠（0.5～1）g + 10% 葡萄糖液 500ml 静脉滴注，8～12 小时可重复用，逐渐减量。③降低周围组织对甲状腺素－儿茶酚胺的反应，普萘洛尔 1～2mg，缓慢静脉注射，然后 40mg 口服，每 6 小时一次。利血平 1～2mg，肌内注射，每 4～6 小时一次，有降压镇静作用。④氢化可的松 200～400mg 或地塞米松 20～40mg 静脉滴注。⑤对症治疗，吸氧、降温退热、补液、大量广谱抗生素、强心剂，纠正水、电解质紊乱。

二、妊娠合并甲状腺功能减退症

甲状腺功能减退症，简称甲减，可分为临床甲减和亚临床甲减。临床甲减与不良妊娠结局相关，如流产、早产、低出生体重儿及妊娠期高血压等，并损害后代的神经智力发育。许多研究发现亚临床甲减亦会增加不良妊娠结局的发生率，但其对胎儿神经智力发育的影响尚不明确。

【诊断标准】

1. 病史

妊娠前有甲减病史。

2. 临床表现

（1）全身症状　乏力、声音嘶哑、畏寒、便秘、眼睑肿胀、语言徐缓、精神活动迟钝等和非妊娠时类似，但比非妊娠时有不同程度的减轻。

（2）体征　检查可有头发与体毛稀疏，皮肤粗糙、发凉、呈淡黄色，甲状腺可肿大、正常或不能触及。

3. 辅助检查

（1）妊娠期临床甲减　血清 TSH > 妊娠期特异性参考范围上限，血清 FT_4 < 妊娠期参考范围下限。

（2）妊娠期亚临床甲减　血清 TSH > 妊娠期特异性参考范围上限，血清 FT_4 在妊娠期特异性参考范围之内。

【治疗原则】

1. 左甲状腺素（LT_4）

（1）妊娠合并临床甲减　一旦确定妊娠，应将 LT_4 的剂量增加 20% ~ 30%，并根据 TSH 的水平调整 LT_4 剂量，治疗目标是将 TSH 控制在妊娠期特异性参考范围的下 1/2。妊娠前半期每 2 ~ 4 周检测 1 次，血清 TSH 稳定后可每 4 ~ 6 周检测一次。

（2）妊娠合并亚临床甲减　应根据血清 TSH 及 TPOAb 是否阳性选择不同的治疗方案：①TSH > 妊娠期特异性参考范围上限，无论 TPOAb 是否阳性，均推荐 LT_4 治疗。②TSH > 2.5mU/L 且低于妊娠期特异性参考范围上限，伴 TPOAb 阳性，考虑 LT_4 治疗。③TSH > 2.5mU/L 且低于妊娠期特异性参考范围上限、TPOAb 阴性，不考虑 LT_4 治疗。④TSH < 2.5mU/L 且高于妊娠期特异性参考范围下限，不推荐 LT_4 治疗。TPOAb 阳性，需要监测 TSH。TPOAb 阴性，无需监测。妊娠期亚临床甲减（SCH）的治疗药物、治疗目标和监测频度与妊娠期临床甲减相同。

（3）患有临床甲减的孕妇产后 LT_4 应调整至孕前水平，妊娠期诊断的亚临床甲减，产后可停用 LT_4，并于产后 6 周复查甲状腺功能。

2. 产科处理

无特殊，轻到中度甲减患者能经受宫缩、分娩和手术。新生儿出生后监测甲状腺功能。

第十二节　妊娠合并血小板减少

血小板减少是妊娠期常见的合并症，包括孕前已诊断及妊娠期首次发生血小板减少的患者。我国目前多采用血小板计数 < 100×10^9/L 为妊娠期血小板减少的诊断标准。血小板减少的病因多样，不同病因对母儿结局影响不同，针对严重血小板减少孕妇给予必要的治疗，维持安全的血小板水平可避免母体出血事件发生，改善母儿结局。目前研究将妊娠期血小板减少分为单纯血小板减少与血小板减少伴系统性损害两类，并按照妊娠特异与非妊娠特异进行病因诊断，最常见的病因见表 24 - 1。

表 24 – 1 妊娠期血小板减少的病因诊断

	妊娠特异	非妊娠特异
单纯性血小板减少	妊娠期血小板减少症（70% ~80%）	免疫性血小板减少症（1% ~4%）
		继发性血小板减少症（<1%）
		药物诱导血小板减少
		血管性血友病 ⅡB 型
		先天性血小板减少症
血小板减少伴系统性损害	严重子痫前期（15% ~20%）	TTP/HUS*
	HELLP 综合征	系统性红斑狼疮
	急性脂肪肝	抗磷脂综合征
		病毒感染
		骨髓造血异常
		营养不良
	脾脏功能亢进症（肝硬化、门静脉血栓形成、贮积病等）	
	甲状腺疾病	

* TTP：血栓性血小板减少性紫癜；HUS：溶血性尿毒症综合征。

对于单纯性血小板减少，在除外继发性、药物性、先天性血小板减少外，其主要病因为妊娠期血小板减少症（gestational thrombocytopenia，GT）及免疫性血小板减少症（primary immune thrombocytopenia，ITP）。GT 与妊娠期首次发生的 ITP 均为排除性诊断，缺乏特异性检查，临床表现和血小板下降水平又常有部分重叠性；ITP 患者孕期可出现重度血小板减少，孕期母体出血风险增加，围生儿可发生免疫性血小板减少、颅内出血等并发症。本章主要针对妊娠期 GT 及 ITP 的诊断与治疗进行重点阐述。

【诊断标准】

1. 病史

病史中应注意是否存在家族性血小板减少、孕前血小板减少、特殊用药、输血及反复自然流产、血栓形成等病史，这些对鉴别遗传性、假性、药物性及免疫疾病导致的血小板减少的病因有很大帮助。对于孕期首次发生的血小板减少，发生的孕周及血小板减少的程度有助于鉴别 GT 与 ITP。目前观点认为，在排除其他病因后，妊娠期血小板计数 $<50 \times 10^9/L$ 者应按 ITP 诊断及处理。

2. 临床表现

血小板严重减少患者可表现为皮肤黏膜瘀斑、瘀点，且呈全身非对称性分布，黏膜出血（包括鼻出血、牙龈出血和口腔黏膜出血），严重时可出现血尿。此外查体有利于鉴别 ITP 与其他原因引起的血小板减少，伴血压升高可能有 HELLP 可能，同时伴有神经系统症状可能提示为血栓性血小板减少性紫癜（TTP），伴有骨骼或其他组织器官的先天异常可能提示为先天性血小板减少，淋巴结肿大提示淋巴系统增殖性疾病、脾功能亢进症等。

3. 辅助检查

（1）外周血涂片　可了解血小板凝集情况，有无破碎红细胞，白细胞有无形态及数目异常。有助于除外先天性巨大血小板减少症、假性血小板减少症及血液系统恶性疾患（如白血病）等。

（2）血压、尿常规（蛋白、潜血、沉渣），肝、肾功检测　有助于诊断是否为妊娠期高血压疾患所致的血小板减少。外周血存在破碎红细胞时应可疑存在血栓性微血管障碍。对于伴发贫血者，需进行贫血常见病因的检查。

（3）感染指标　除外可导致血小板减少的感染性疾病，如幽门螺杆菌、丙型肝炎病毒、乙型肝炎病毒、人类免疫缺陷病毒感染等。

（4）自身免疫性抗体筛查　应常规进行抗磷脂综合征、系统性红斑狼疮等自身免疫病抗体的筛查，鉴别自身免疫病引起的血小板减少。包括抗心磷脂抗体、抗 dsDNA 抗体、狼疮相关抗体检、C - 反应蛋白、类风湿因子、补体 C3、C4、抗 β_2 糖蛋白抗体等。

（5）骨髓穿刺细胞学检查　如果不伴白细胞数量及形态异常，淋巴结无肿大，不推荐常规进行骨髓穿刺检查。对于血小板重度减少伴贫血或三系细胞减少，不能排除血液系统其他疾患，如再生障碍性贫血（AA）、骨髓异常增生综合征（MDS）以及白血病等疾患时，应行骨髓穿刺、染色体活检，有条件者行细胞遗传学及流式细胞术检测。骨髓穿刺虽为创伤性检查，但对血液疾病的诊断意义重大，目前研究已表明孕期骨穿对孕妇及胎儿是安全的。ITP 患者骨髓象多表现为骨髓增生活跃或明显活跃，在无严重出血时粒系、红系大致正常，巨核细胞系统增生活跃，巨核细胞数目正常或明显增多，有明显的成熟停止现象。

（6）血小板相关抗体（PAIgG）及血小板糖蛋白特异性自身抗体检测　PAIgG 检测对 ITP 的诊断虽有较高的灵敏度，但特异度较低，目前认为对诊断意义较低。血小板糖蛋白特异性自身抗体特异度高，但灵敏度稍低，有助于 ITP 的诊断，但检测结果阴性并不能完全排除 ITP。

（7）血小板生成素（thrombopoietin，TPO）　TPO 水平检测不作为 ITP 的常规检测，对诊断复杂原因引起的血小板减少可能有所帮助。可用于鉴别血小板生成减少（TPO 水平升高）和血小板破坏增加（TPO 正常），此外 TPO 还可用于判断激素治疗的疗效。

【治疗原则】

1. 孕期管理

妊娠合并 ITP 及 GT 患者，孕期需要与血液科共同行高危保健。在常规产检基础上，需根据血小板水平、是否存在自发出血倾向及是否伴发母儿并发症而决定产检的频次。建议血小板计数 > 50×10^9/L、无出血倾向者，孕 28 周前每 2~4 周复查一次，孕 28 后 2 周复查一次，36 周后每周复查。血小板计数小于（30~50）× 10^9/L 者，根据血小板计数下降程度、是否伴出血表现，每 1~2 周复查，并严密监测自发出血表现。

2. 孕期治疗指征

血小板减少治疗的目的是预防严重血小板减少引起的出血性并发症。由于目前国内尚缺乏妊娠期血小板减少的治疗规范，治疗指征尚不统一。在除外继发其他疾病所致的血小板减少病因外，由于妊娠期严重血小板减少主要病因为ITP，因此目前治疗指征及药物选择主要参考关于ITP的诊治指南及专家共识。推荐治疗指征为血小板计数<（20~30）×10⁹/L或伴发出血倾向，血小板计数>30×10⁹/L且无出血倾向者需密切监测。公认的一线治疗药物为糖皮质激素或丙种球蛋白。

3. 孕期治疗方式

（1）糖皮质激素　可抑制血小板抗体合成、抑制抗原-抗体反应而减少血小板的破坏；同时阻断单核-吞噬细胞系统破坏已被抗体结合的血小板，延长血小板寿命。关于激素治疗的剂量，2011年美国血液病协会在ITP询证实践指南中推荐参考非孕期剂量，妊娠期口服泼尼松剂量为1mg/（kg·d），该推荐证据的等级为1C。近年有研究表明妊娠期ITP孕妇口服1mg/（kg·d）泼尼松治疗剂量的有效率低于非孕期，且可增加妊娠期糖尿病、妊娠期高血压疾病的发生率。回顾性临床研究显示，口服低起始剂量泼尼松［0.25~0.5mg/（kg·d）］在妊娠期ITP治疗中获得一定的有效性。2013年日本关于妊娠期ITP治疗共识中推荐口服泼尼松10~20mg/d为起始剂量，有明显出血倾向或严重血小板减少时口服泼尼松0.5~1mg/（kg·d）剂量，有效后减量，维持血小板计数>30×10⁹/L的最小有效剂量。2019年美国妇产科协会关于妊娠期血小板减少症指南中推荐泼尼松使用剂量为0.5~2mg/（kg·d）。

（2）免疫球蛋白（IVIgG）　可抑制自身抗体产生，阻断巨噬细胞表面Fc受体而降低血小板清除率，减少血小板的破坏。其优点为安全性好，起效快，不良反应较少，优于糖皮质激素，但药物价格较高。常用剂量为400mg/（kg·d），连续3~5天；也可使用1g/（kg·d）连续1~3天，二者疗效相似，报道治疗有效率可达80%，但疗效较短，维持2~4周后血小板计数可降至治疗前水平。妊娠期推荐在血小板严重减少并伴出血倾向时使用，以期快速升高血小板水平，或分娩期前使用，在升高血小板后实施计划分娩。

（3）输注血小板　由于血小板消耗快速、作用短暂，且血小板输入后能刺激体内产生抗血小板抗体，加快血小板破坏。因此，不推荐预防性输注血小板治疗，在以下情况下可输注：血小板计数<10×10⁹/或存在自发黏膜出血以及需要控制危及生命的脏器出血；血小板计数<（30~50）×10⁹/L，需要阴道分娩或实施剖宫产手术或需要进行有创性产前诊断的操作。

（4）难治性ITP患者　对于一线药物治疗失败的难治性ITP患者，既往曾把脾切除作为治疗的最后手段，建议在血小板计数<10×10⁹/L，并有严重出血倾向时考虑应用，但基于妊娠期脾切除相关并发症问题，目前临床较少应用。而非妊娠期难治性ITP治疗的二线药物在妊娠期应用及疗效已有较多个案及小样本的报道，主要为促血小板生成药物，包括重组人血小板生成素（rhTPO）及抗CD20单克隆抗体（利妥昔单）。

4. 分娩时机及方式

应结合血小板数目及出血倾向、药物治疗的有效性、是否伴有产科并发症、胎儿宫内成熟情况、医院血源供给以及综合救治能力等多方面因素综合评估。血小板计数控制正常情况下，可等待自然临产，但超过预产期、具有产科引产指征、胎膜早破无宫缩时均需考虑人工引产。血小板计数在（50~100）×10⁹/L者，可在妊娠38~40周计划分娩；血小板计数在（30~50）×10^9/L 者，妊娠足月后计划分娩。如果患者对治疗无效，血小板进行性下降或存在出血倾向时，可遵循以下原则计划分娩时机：妊娠不足 34 周者，尽可能保守治疗，延长孕周；妊娠 34 周后，则考虑终止妊娠。目前尚无阴道分娩血小板数目的明确阈值，临床研究结果显示，血小板计数 >50×10^9/L 者经阴道分娩较为安全。因此，分娩前可采取治疗措施提高血小板计数 >50×10^9/L 后计划分娩。围生期升高血小板的治疗措施包括短期使用激素或输注 IVIgG。文献推荐血小板计数 <50×10^9/L，预产期前 2 月口服泼尼松，以 10mg/d 起始剂量，根据血小板上升情况增加剂量；或计划分娩前输入 IVIgG 0.4g/（kg·d）持续 5 天，在血小板计数上升后 1~2 周内计划分娩。对激素或 IVIgG 治疗无效者，根据血小板水平分娩前备相应数量的血小板输注。计划分娩前或临产后应根据血小板、血红蛋白水平配备相应的血制品，包括血小板、红细胞和血浆。若进行硬膜外麻醉，血小板计数应 >80×10^9/L，低于者可行局麻或全麻下手术。产后应积极应用强有效的宫缩剂预防产后出血，并持续维持至产后 12~24 小时。

【新生儿管理】

ITP 患者分娩的新生儿约 20% 发生被动免疫性血小板减少（passive immune thrombocytopenia，PIT），严重者可造成消化道出血或颅内出血（intracranial hemorrhage，ICH）。新生儿血小板计数 <50×10^9/L 的发生率约为 10%，颅内出血的发生率约为 1%。文献报道认为可能为 ITP 孕妇体内的部分抗血小板抗体通过胎盘进入胎儿体内，导致胎儿血小板的破坏所致。目前不推荐孕期通过经皮脐血穿刺或分娩时胎儿头皮血采集测定胎儿血小板数目以明确是否存在胎儿血小板减少。建议分娩后再取脐血查新生儿血小板计数，并动态监测，一般在出生后第 2~5 天血小板可降至最低。新生儿血小板板计数 <50×10^9/L 时应行头颅 B 超或 CT 检查。如新生儿血小板计数 <30×10^9/L，存在出血倾向时，可输注 IVIgG1g/kg 及血小板治疗，维持血小板计数 >50×10^9/L，根据治疗后出血症状以及血小板计数决定是否重复使用。糖皮质激素为二线治疗方案，剂量为泼尼松 2mg/（kg·d），2 周后根据血小板计数变化逐渐减量。目前认为根据母体血小板计数、血小板抗体水平预测胎儿或新生儿发生血小板减少并不可靠，既往分娩过血小板减少患儿是预测胎儿或新生儿发生血小板减少的独立因素。

第十三节 妊娠合并免疫系统疾病

一、妊娠合并系统性红斑狼疮

系统性红斑狼疮（systemic lupus erythematosus，SLE）是一种表现有多系统损害的慢性系统性自身免疫病，其血清具有以抗核抗体为代表的多种自身抗体。病因及发病机制不明，好发于生育期女性，是妊娠合并免疫性疾病中较常见的疾病。由于妊娠期激素及免疫状态的改变，SLE 患者在妊娠期易出现病情复发或加重，母儿并发症增加，可导致不良母儿结局。

【诊断标准】

既往多采用美国风湿病协会 1997 年修订的 SLE 诊断标准，2009 年系统性红斑狼疮国际临床协作组（SLICC）进一步修订了 SLE 的诊断标准，具体如表 24 – 2 所示。

表 24 – 2　2009 年 SLICC 修订的 SLE 诊断标准

临床诊断标准	急性或亚急性皮肤狼疮表现
	慢性皮肤狼疮表现
	非瘢痕性秃发
	口腔或鼻咽部溃疡
	炎性滑膜炎，并可观察到 2 个或更多的外周关节有肿胀或压痛，伴有晨僵
	浆膜炎
	肾脏病变：24h 尿蛋白 > 0.5 或出现红细胞管形；胸膜炎或心包炎
	神经病变：癫痫发作或精神病，多发性单神经炎，脊髓炎，外周或脑神经病变，脑炎
	溶血性贫血
	白细胞减少（至少 1 次细胞计数 < 4000 · mm）或淋巴细胞减少（至少 1 次细胞计数 < 1000 · mm^3）
	血小板减少症（至少 1 次细胞计数 < 100000 · mm）
免疫学诊断标准	ANA 滴度高于实验室参照标准（LRR）
	dsDNA 抗体滴度高于 LRR（除外 ELISA 法测：需 2 次高于 LRR）；抗 Sm 抗体阳性
	抗磷脂抗体：狼疮抗凝物阳性/梅毒血清试验假阳性/抗心磷脂抗体是正常水平的 2 倍以上或抗 β_2 – 糖蛋白 1 抗体中度以上滴度升高
	补体减低：C3/C4/CH50
	溶血性贫血但 Coombs 试验阴性

以上临床及免疫指标中有 4 条以上标准符合（其中至少包含 1 个临床指标和 1 个免疫学指标）者即可诊断。

如既往无相关病史，孕期应注意 SLE 相关的临床症状：①如不明原因的发热、乏力、口腔溃疡、面部红斑、皮肤损害、对称性关节痛、关节肿胀、贫血、血小板减少、肾损害（血压升高、血尿、蛋白尿等）等，较早出现妊娠期高血压疾病、胎儿生长受限（除外胎儿染色体异常等产科因素）等，需考虑是否存在 SLE 可能。②既往有反复流产、胎停育、胎死宫内、死产者，应及时进行免疫学指标的相关筛查：抗 ds – DNA 抗体、抗 Smith 抗体，抗核抗体、抗心磷脂抗体（anticardiolipin antibody，ACA）、狼疮抗凝物（lupus anticoagulation，LAC）和 β_2 – 糖蛋白 1 抗体等，尽早明确诊断。

【孕期监测】

SLE 患者孕前由风湿免疫科专家评估病情程度及是否适宜妊娠，指导孕前用药。

1. 妊娠时机

（1）病情不活动且保持稳定至少 6 个月。

（2）糖皮质激素的使用剂量为泼尼松小于 15mg/d（或相当剂量）。

（3）24 小时尿蛋白排泄定量为小于 0.5g。

（4）无重要脏器损害。

（5）停用免疫抑制药物（如环磷酰胺、甲氨蝶呤、雷公藤、霉酚酸酯等）至少 6 个月；对于服用来氟米特的患者，建议先进行药物清除治疗后，再停药至少 6 个月后才可以考虑妊娠。

2. 妊娠禁忌证

（1）严重的肺动脉高压（估测肺动脉收缩压 >50mmHg）或出现肺动脉高压的临床症状。

（2）重度限制性肺部病变 [用力肺活量（FVC） <1L]。

（3）心功能衰竭。

（4）慢性肾衰竭 [血肌酐（SCr） >2.8mg/L]。

（5）既往有严重的子痫前期或即使经过阿司匹林和肝素治疗仍不能控制的 HELLP 综合征。

（6）过去 6 个月内出现脑卒中。

（7）过去 6 个月内有严重的系统性红斑狼疮病情活动。

妊娠期应在产科和风湿免疫科医师的共同监测下行高危妊娠保健。需要定期监测母体 SLE 病情以及各器官的功能情况，监测母体产科并发症、胎儿生长发育和胎盘功能。

（1）风湿免疫科随诊内容 孕早期需了解 SLE 孕妇详细的病史，进行体格检查及全面的实验室检查，包括血常规、尿常规、24 小时尿蛋白排泄定量、肝功能、肾功能、生化及电解质水平检测、血糖、血尿酸水平、血清补体、免疫球蛋白定量、抗 ds – DNA 抗体水平进行监测，对疾病的整体情况或有无复发进行评估；对合并抗磷脂综合征的患者，应定期监测抗心磷脂（ACL）抗体、狼疮抗凝物（LA）、β_2 – 糖蛋白 1 抗体水平。随诊频率应根据患者的具体情况考虑，推荐妊娠 28 周前每 4 周一次，28 周后每 2 周一次。对于临床表现或血清学检查提示有病情复发可能时，应缩短随访间隔。

（2）产科母儿监测 应根据 SLE 病情程度和是否存在母体并发症进行定期母儿监测。在母体病情稳定情况下，孕 28 周之前至少每 4 周复查一次，孕 28 ~ 36 周至少每 2 周复查一次，36 周后每周复查。

3. 母体监测

孕早期应进行孕妇脏器功能的全面评估，包括血、尿常规，肝、肾、凝血功能，心电图，超声心动图，腹部肝、胆、肾 B 超等检查，注意有无伴发肺动脉高压。孕期在常规产检内容基础上，注意观察有无狼疮活动的表现，如面部红斑、关节痛、口腔溃疡、光过敏等；每次产检监测血压、宫高、腹围、体重的变化；查血、尿常规，有蛋白尿者需监测 24 小时尿蛋白定量。对狼疮肾炎的患者加强血压，肝、肾功能及尿常规的监测。伴有血小板减少的患者，根据血小板水平及治疗情况缩短复诊时间，并注意有无自发出血的表现，对于短期内血小板快速下降的患者，应警惕病情的加重，及时至风湿免疫科就诊。

4. 胎儿监测

在孕期常规 B 超确定孕龄，测定 NT，20 ~ 24 周、28 ~ 30 周筛查胎儿畸形，监测胎儿生长及胎盘功能的基础上，应根据母体 SLE 病情及抗体异常的情况，增加超声检查的次数。在母体血清抗 SS – A（Ro）和抗 SS – B（La）抗体阳性，或前次胎儿发生心脏异常的患者，建议在妊娠 16 ~ 24 周间，每 2 ~ 4 周行一次胎儿心脏超声检查，监测胎儿心脏结构及传导情况；发现胎儿出现心脏异常或传导功能异常，建议每 1 ~ 2 周进行一次胎儿心脏超声检查，直至胎儿出生。孕期需关注胎儿生长发育，警惕胎儿生长受限，建议 28 周后每 2～4 周行超声监测胎儿生长发育、羊水量及脐动脉 S/D 比值，34 周后行胎心电子监护监测胎儿宫内安危状况。

5. 分娩方式

孕期母体病情稳定，无产科并发症及胎儿情况异常者，可监测至孕足月 39 周后计划分娩。根据产科情况评估分娩方式，阴道分娩中加强产程管理，控制产程时间，加强对胎儿宫内窘迫的监测。若监测中提示胎盘功能降低，而胎儿已成熟者；胎儿有缺氧表现，或出现 FGR、经治疗未见好转者，应根据产科情况评估终止妊娠的时间及方式。

孕期病情不稳定或出现产科并发症的患者，若病情严重，如出现并发高血压脑病、心功能衰竭、重度子痫前期伴 SLE 肾病、广泛肺间质炎症合并呼吸衰竭、肾衰竭、血肌酐 >150mol/L、24 小时尿蛋白 >5g，经积极治疗无好转，危及母体安全，不论孕周大小，都应及时终止妊娠，分娩方式选择剖宫产分娩。

【治疗原则】

1. 原发病的治疗

孕期应加强对患者的知识宣教，督促患者规律性用药并定期复查；避免阳光暴晒和紫外线照射；避免过度疲劳，保持充足睡眠。在病情稳定、无产科异常情况时可进行适当活动；注意营养均衡，保证充足的蛋白质摄入，尤其应注意钙（1500mg/d）和维生素 D（800U/d）的摄入，以预防疾病和药物可能导致的骨质疏松症和新生儿先天性佝偻病。针对 SLE 原发病的治疗药物如下。

（1）糖皮质激素　是治疗妊娠合并 SLE 最重要的药物，适用于维持病情稳定及妊娠期 SLE 活动的病例，首选药物为泼尼松。孕前已停药者，孕期可用 5～10mg/d；孕前已用 5～15mg 者，孕期根据病情维持或增加剂量；孕期病情活动者，可加大泼尼松用量至 40～60mg/d，快速控制病情后减至维持量。手术和分娩可诱发 SLE 病情的活动，应在分娩当日改用甲泼尼龙 30～40mg/d，静脉滴注 3 天，产后 2～3 天恢复至原口服药物剂量，视病情调整用药。病情危重者，根据病情决定激素用量及持续时间。

（2）抗疟药　羟氯喹（HCQ）是 SLE 治疗的基础药物，可减少泼尼松的用量，阻止肾脏和神经系统的损害，减轻狼疮的临床表现。孕期对于抗磷脂抗体阳性的患者，使用 HCQ 可减少血栓形成的危险；对于抗 SSA 或抗 SSB 阳性的患者，服用可以降低胎儿心脏传导阻滞的发生率，推荐剂量为 200～400mg/d，分 2 次服用。目前专家共识认为 HCQ 孕期用药尚未见对母体及胎儿安全性问题的相关报道，认为其可作为孕期安全用药。常用剂量为 200～400mg/d。

（3）免疫抑制剂　SLE 患者妊娠期间可以使用的免疫抑制剂包括硫唑嘌呤、环孢素、他克莫司。可用于狼疮性肾炎者或孕期病情严重、单用皮质激素不能控制，尤其是伴有激素抵抗性肾病者。常用剂量环孢素剂量为 3～5mg/（kg·d），分 2 次口服；硫唑嘌呤 1～2mg/（kg·d）。禁用的免疫抑制剂有甲氨蝶呤、霉酚酸酯、来氟米特、环磷酰胺和雷公藤等。

（4）非甾体抗炎药　对于既往有不良妊娠史、抗磷脂抗体阳性和有妊娠期高血压疾病史者，可应用小剂量阿司匹林（75～100mg/d）。

（5）低分子肝素　有反复流产及胎盘血管梗阻导致死胎史的患者可应用低分子肝素皮下注射，具有疏通循环、改善胎儿预后的作用。剂量为0.4～0.6ml/d，皮下注射。

2. 相关并发症的治疗

（1）狼疮性肾炎　妊娠期狼疮肾炎活动需注意与子痫前期鉴别，两者都可出现高血压、蛋白尿、血小板减少、肾功能受损和多器官功能损害的表现，但狼疮性肾炎可同时具有皮肤和关节病变、溶血性贫血等肾外表现，病情加重时出现血尿，细胞管型，补体C3、C4、C50降低，抗dsDNA升高，治疗首选药物是泼尼松；而子痫前期常见高尿酸血症、肝功能异常和抗凝血酶Ⅲ水平降低，治疗以解痉、降压为主，孕32周前肾活检有助于鉴别活动性狼疮肾炎和子痫前期。

（2）血小板减少　SLE是导致妊娠合并血小板减少的常见病因之一，其程度往往与原发病的严重程度相关，特别是以重度血小板减少、短期内下降严重时，常提示病情进展迅速，易发展至多脏器衰竭，死亡率高，治疗应积极。孕期应维持血小板计数 >（30～50）×10^9/L、无出血倾向。当血小板计数 <30×10^9/L，需增加糖皮质激素的剂量，在激素治疗效果不佳或有出血症状时需联合输注丙种球蛋白、输注血小板快速升高血小板治疗。

（3）子痫前期　SLE患者妊娠期易并发子痫前期。其中孕前狼疮性肾炎、病情控制不稳定、孕期停药、SLE处于活动期、孕期首次发生SLE、合并抗磷脂抗体等因素均可增加子痫前期的发生率。治疗在积极控制高血压、必要解痉预防子痫前期的基础上，需注意原发疾病的治疗。

3. 妊娠期病情复发的治疗

对于病情轻度活动的患者，可将糖皮质激素加量至中等剂量的泼尼松（或相当剂量的其他糖皮质激素，但不建议使用含氟的糖皮质激素）4周，然后逐渐减量至泼尼松15mg/d以下维持。妊娠前未使用HCQ的患者应加用，推荐剂量为200mg，2次/日；病情中、重度活动的患者，可采用大剂量泼尼松治疗或使用甲泼尼龙冲击治疗；使用大剂量糖皮质激素的时间应尽量短，以控制病情为宜，并尽快将泼尼松的剂量减至15mg/d以下，并加用HCQ 200mg，2次/日。如果病情需要加用免疫抑制剂，尤其是肾脏病变严重需要进行免疫抑制治疗时，可使用硫唑嘌呤、环孢素或他克莫司。胎儿房室传导阻滞的治疗：宫内超声发现胎儿出现心脏一、二度房室传导阻滞，可以使用地塞米松或倍他米松进行治疗，建议地塞米松剂量为4mg/d或倍他米松4mg/d，一直使用至终止妊娠时，并建议在37周时终止妊娠。对于发现有心肌病变的胎儿，可试用丙种免疫球蛋白静脉输注1g/dl。但对于完全性房室传导阻滞，上述治疗几乎均不可逆转，因此发现早期的房室传导阻滞十分重要。

【新生儿管理】

新生儿出生后全面查体，判断有无新生儿狼疮综合征（neonatal lupus syndromes，NLS）。注意颜面、头皮、躯干、四肢伸侧、手足掌面皮肤等有无圆形或环形红斑，心率及心脏听诊有无杂音。查血常规、肝肾功能、狼疮5项。对母体抗SSA抗体、抗SSB抗体阳性的新生儿，进一步行心电图、超声心动检查。

新生儿狼疮综合征：是一种获得性自身免疫病，可能与母体SSA/RO抗体、SSB/

LA 抗体通过胎盘到胎儿有关，以母体抗 RO/LA 抗体为血清标志，以患儿暂时性皮肤狼疮和（或）永久性先天性心脏传导阻滞（congenital heart block，CHB）为主要表现的少见综合征，可累及一个或多个器官。皮肤、血液和肝脏病变多为暂时，6~12 个月可消除，与自身抗体消失平行，而 CHB 则是永久性的。

二、妊娠合并抗磷脂抗体综合征

抗磷脂综合征（antiphospholipid syndrome，APS）是由抗磷脂抗体（antiphospholipid antibody，APA）引起，主要表现为血栓形成、血小板减少、习惯性流产、早发型重度子痫前期等症状的一组临床综合征。临床上根据有无合并其他自身免疫病，将 APS 分为原发性抗磷脂综合征（primary antiphospholipid syndrome，PAPS）和继发性抗磷脂综合征（secondary antiphospholipid syndrome，SAPS）。SAPS 多见于系统性红斑狼疮患者，还可以继发于类风湿性关节炎、干燥综合征、强直性脊柱炎等其他自身免疫病。另外还有一种较少见的 APS，称为暴发性抗磷脂综合征（catastrophic antiphospholipid syndrome，CAPS），在 APS 中的发病率低于 1%，常在短期内出现多器官功能衰竭，病死率高于 50%。

【诊断标准】

1. 病史

若存在反复流产，胎儿生长受限，妊娠中、晚期原因不明的胎死宫内，早发型重度子痫前期，血小板减少，血栓形成，自身免疫疾病或胶原病，自身抗体阳性等情况时应怀疑是否存在 APS。

2. 抗磷脂抗体

常规抗体包括狼疮抗凝物 IgG/IgM（lupus anticoagulant，LA）、抗心磷脂抗体 IgG/IgM（anticardiolipin，aCL）和抗 β_2 – 糖蛋白 1 抗体 IgG/IgM（anti – β_2 glycoprotein – 1antibody）。

3. 诊断标准

目前采用 2006 年 Sapporo 的诊断标准，如同时符合 Sapporo 标准的临床标准中的一项和实验室标准中的一项，即可诊断 APS。如表 24 – 3 所示。

表 24 – 3 Sapporo 标准

项目	内容
临床标准	1. 血管栓塞：任何器官或组织发生 1 次以上的动脉、静脉或小血管血栓，血栓必须被客观的影像学或组织学证实。组织学还必须证实血管壁附有血栓，但没有显著炎症反应
	2. 病态妊娠：①发生 1 次以上的在 10 周或 10 周以上不可解释的形态学正常的死胎，正常形态学的依据必须被超声或被直接检查所证实，或②在孕 34 周之前因严重的子痫或先兆子痫或严重的胎盘功能不全所致 1 次以上的形态学正常的新生儿早产，或③在孕 10 周以前发生 3 次以上的不可解释的自发性流产，必须排除母亲解剖、激素异常及双亲染色体异常
实验室标准	1. 血浆中出现 LA，至少发现 2 次，每次间隔至少 12 周
	2. 用标准 ELISA 在血清中检测到中~高滴度的 IgG/IgM 类 aCL 抗体（IgG 型 aCL >40 GPL；IgM 型 aCL >40MPL；或滴度 >第 99 百分位数）；至少 2 次，间隔至少 12 周
	3. 用标准 ELISA 在血清中检测到 IgG/IgM 型抗 β_2 – 糖蛋白 1 抗体，至少 2 次，间隔至少 12 周（滴度 >99 的百分位数）

【孕期监测】

孕期由产科及风湿免疫科专家共同行高危管理。孕早期重点监测及预防流产发生。在常规孕期各项化验检查基础上，增加抗磷脂抗体及其他常见免疫系统疾患抗体的检测，行肝肾B超、超声心动图、下肢血管彩色多普勒检查评估相关脏器功能，警惕存在血栓。根据患者既往病史及孕期检查的免疫抗体情况调整治疗方案。孕中晚期重点监测胎盘功能、母体并发症、胎儿宫内生长发育情况，并实时调整治疗方案。孕期在常规超声筛查胎儿畸形、监测胎儿生长发育的基础上，可增加 16 ~ 18 周、30 ~ 34 周超声对胎儿宫内情况的监测。孕 28 周后超声监测胎儿生长发育的同时关注羊水量、脐血流 S/D 比值。若出现胎儿生长受限、S/D 比值升高、羊水过少时，需积极调整治疗方案，加强胎儿宫内情况监测。

【治疗原则】

孕期治疗目标是防止流产，改善母儿并发症、提高新生儿活产率。主要包括抗凝、糖皮质激素、免疫抑制剂及丙种球蛋白等治疗。

1. 抗凝治疗

抗凝治疗为产科 APS 的常规治疗方案，药物为小剂量阿司匹林（常规用量为 50 ~ 100mg/d 口服）联合低分子肝素（剂量 0.4 ~ 0.6ml/d 皮下注射）。阿司匹林具有抗炎、抑制血小板聚集、降低前列腺合成酶活性的作用，从而降低血栓形成的风险。低剂量阿司匹林可在孕前 4 周开始使用，确认妊娠后加用低分子肝素。根据有无血栓史选择预防量或治疗量的低分子肝素。联合用药可一直持续整个孕期，围生期用药建议阿司匹林在孕 35 ~ 36 周停用，低分子肝素可在终止妊娠 24 小时前停用，产后 6 ~ 8 小时恢复低分子肝素并用至产后 6 周。有血栓史者在产后 2 ~ 3 周改用华法林（INR 2.0 ~ 2.5）治疗。华法林需覆盖血栓形成后至少 3 个月。对于出现血栓而血小板计数 $< 100 \times 10^9$/L 的患者，抗凝治疗应慎重。血小板计数 $< 50 \times 10^9$/L 的患者禁用抗凝治疗，可以应用激素联合丙种球蛋白输注，在血小板计数上升后再予抗凝治疗。

2. 免疫调节治疗

常用的免疫调节药物主要为羟氯喹、糖皮质激素和免疫球蛋白。

（1）羟氯喹（HCQ） HCQ 对 SLE、APS 患者均有显著的效果，包括抗炎、免疫调节和代谢效应。在 APS 患者预防流产、降低血栓形成和提高活产率方面有显著作用。推荐用量（200 ~ 400mg/d）在整个孕期是安全的。

（2）糖皮质激素 糖皮质激素能抑制 APL 的产生，同时可以减少血小板破坏。泼尼松是首选药物。小剂量泼尼松（5 ~ 15mg）对于 aPLs 滴度高、合并 SLE、血小板减少、溶血性贫血的 APS 者治疗效果较佳，且在孕期用药安全。可在确认妊娠后即开始用药，持续至 aPL 检测阴性 1 ~ 2 周后。对于单纯使用抗凝药物效果不明显的难治性 APS，在使用标准抗凝治疗（小剂量阿司匹林 + 低分子肝素）的基础上加用小剂量泼尼松可降低早产、先兆子痫、HELLP 综合征等风险，提高新生儿活产率。当病情活动或恶化时，需可加大泼尼松用量至 40 ~ 60mg/d。

（3）丙种球蛋白 免疫球蛋白具有抑制 NK 细胞活性、调节淋巴细胞免疫功能、降低抗体滴度、抑制 B 细胞和抗体、封闭 Fc 受体抑制补体功能、减少被致敏的血小板在网状内皮系统的破坏等作用。丙种球蛋白可作为妊娠合并 APS 患者的二线治疗药物，剂量为 400mg/（d·kg），一般用 3 ~ 5 天，可在以下情况考虑使用：灾难性 APS 的治疗；抗凝治疗无效者；APA 滴度重度增加，使用糖皮质激素控制不理想者；APS 合并其他严重自身免疫病；APS 合并血小板减少，糖皮质激素治疗效果不理想者。

（4）其他 主要是他汀类药物及利妥昔单抗。研究发现他汀类药物具有多效抗感染作用及抗血栓作用，对于出现子痫前期或宫内生长受限的 APS 患者，在给予低剂量阿司匹林联合低分子肝素治疗基础上，加用普伐他汀 20mg，可以改善围生儿结局，但其安全性尚缺乏足够的证据，目前不推荐妊娠期使用。利妥昔单抗是一种抗 CD20 单克隆抗体，APS 中应用于抗凝治疗失败的患者以及 SLE 活动、但非标准表现的患者，如难治性皮肤溃疡、严重血小板减少症、溶血性贫血、肾微血管病以及灾难性抗磷脂综合征等。

（5）灾难性 APS（CAPS） CAPS 是 APS 的一种少见类型，病情危重，累及多个器官、系统，病死率高。急性期治疗需采取大剂量糖皮质激素，即甲泼尼龙每日静脉注射 500～1000mg，连续 3～5 日后维持剂量，配合使用肝素，静脉注射免疫球蛋白（IVIG，2～3g/b）和（或）血浆置换术可降低死亡率，改善结局。

【围生期处理】

根据患者 APS 病情程度、是否伴发母儿并发症、孕周及胎儿宫内情况综合评估终止妊娠的时机及方式。

1. 分娩时机

APS 病情稳定，无母儿并发症，可维持妊娠至预产期后实施计划分娩；有母儿并发症者，根据病情程度及孕周，个体化评估决定终止妊娠时机。

2. 分娩方式

根据病情及产科指征，决定分娩方式。病情平稳、无母儿并发症、头盆评估具备阴道分娩条件者，在严密监测下阴道分娩；有剖宫产指征者实施计划性剖宫产手术。

第二十五章　妊　娠　病　理

第一节　妊娠期高血压疾病

妊娠期高血压疾病（hypertensive disorders of pregnancy）为多因素发病，可存在各种母体基础病理状况，也受妊娠期环境因素的影响。妊娠期间病情缓急不同，可呈现进展性变化并可迅速恶化。

【诊断标准】

1. 临床表现

（1）妊娠期高血压（gestational hypertension）　妊娠期首次出现收缩压≥140mmHg和（或）舒张压≥90mmHg，于产后 12 周恢复正常。尿蛋白阴性。收缩压≥160mmHg和（或）舒张压≥110mmHg 为重度妊娠期高血压。

（2）子痫前期 – 子痫（preeclampsia – eclampsia）

1）子痫前期　妊娠 20 周后孕妇出现收缩压≥140mmHg和（或）舒张压≥90mmHg，伴有下列任一项：排除污染因素，尿蛋白≥0.3g/24h，或尿蛋白/肌酐比值≥0.3，或随机尿蛋白≥1 +（无法进行蛋白定量时的检查方法）；无蛋白尿但伴有以下任何一种器官或系统受累：心、肺、肝、肾等重要器官，或血液系统、消化系统、神经系统的异常改变，胎盘、胎儿受到累及等。血压和（或）尿蛋白水平持续升高，发生母体脏器功能受损或胎盘、胎儿并发症是子痫前期病情向重度发展的表现。子痫前期孕妇出现下述任一表现为子痫前期重症表现（severe preeclampsia）。①血压持续升高：收缩压≥160mmHg和（或）舒张压≥110mmHg；②持续性头痛、视觉障碍或其他中枢神经系统异常表现；③持续性上腹部疼痛及肝包膜下血肿或肝破裂表现；④肝酶异常：血丙氨酸氨基转移酶（ALT）或天冬氨酸氨基转移酶（AST）水平升高；⑤肾功能受损：尿蛋白>2.0g/24h；少尿（24 小时尿量<400ml 或每小时尿量<17ml）或血肌酐>106μmol/L；⑥低蛋白血症伴腹腔积液、胸腔积液或心包积液；⑦血液系统异常：血小板计数呈持续性下降并低于 100×10^9/L；微血管内溶血表现有贫血、黄疸或血乳酸脱氢酶（LDH）水平升高；⑧心功能衰竭；⑨肺水肿；⑩胎儿生长受限或羊水过少、胎死宫内、胎盘早剥等。

2）子痫　发生不能用其他原因（如癫痫、脑动脉缺血或梗死、颅内出血等情况）解释的强直性抽搐，可以发生在产前、产时或产后。

（3）妊娠合并慢性高血压（chronic hypertension）　母体孕前存在各种原因的继发性或原发性高血压，病程可长可短，病情可轻可重，高血压可以持续性也可以是间歇性，表现不一。如既往存在的高血压或在妊娠 20 周前发现收缩压≥140mmHg和（或）舒张压≥90mmHg，妊娠期无明显加重；或妊娠 20 周后首次诊断高血压但持续到产后 12 周以后。

（4）慢性高血压并发子痫前期（chronic hypertension with superimposed preeclampsia） 慢性高血压孕妇孕 20 周前无蛋白尿，孕 20 周后出现尿蛋白≥0.3g/24h 或随机尿蛋白≥1 +（排除污染后）；或孕 20 周前有蛋白尿，孕 20 周后尿蛋白量明显增加；或出现血压进一步升高等上述重症子痫前期的任何一项表现。

2. 辅助检查

（1）血压和尿蛋白检查，必要时行 24 小时动态血压变化和 24 小时尿蛋白定量检查。

（2）血常规 包括 Hb、HCT、PLT。

（3）肝功能 包括 AST、ALT、LDH、白蛋白、胆红素。

（4）血脂。

（5）肾功能 包括肌酐、尿酸、BUN。

（6）凝血功能 血浆凝血酶原时间、凝血酶时间、部分活化凝血活酶时间、血浆纤维蛋白原、凝血酶原国际标准化比率、纤维蛋白（原）降解产物、D－二聚体、3P 试验、抗凝血酶－Ⅲ。

（7）必要时动脉血气分析，检查血电解质，心肌酶谱检查。

（8）必要时查 ACL、$β_2$－Gp1 及自身免疫疾病相关指标检查。

（9）心电图，必要时超声心动图检查，同时了解心包积液。

（10）眼底检查。

（11）超声等影像学检查肝、胆、胰、脾、肾等脏器，腹腔积液、胸腔积液。

（12）胎心监测 胎心电子监测；超声检查胎儿、胎盘、羊水情况，脐动脉、子宫动脉等血流指数；必要时做胎儿生物物理评检查。

（13）必要时行头颅 CT 或 MRI 检查。

【治疗原则】

1. 原则

（1）全面获得孕前、孕期病史及发病过程和就诊过程。

（2）重度子痫前期和重度妊娠期高血压收住院评估监测治疗，尽量及早转诊到三级医院。

（3）轻度子痫前期和妊娠期高血压（非重度），因为医院床位的限制条件，需要根据产前检查情况、发现疾病时的母胎状况、孕妇及家人的依从性、医院追访条件等多方面因素进行个案处理。有条件可以收住院评估，也可以在院外严密监测，评估母胎双方情况。

（4）轻度子痫前期和妊娠期高血压（非重度）应注意孕妇发病风险分析，注意休息和营养及蛋白质的补充，取侧卧位。缩短产前检查时间，依据变化酌情收入院监测评估和干预。

（5）重度子痫前期和重度妊娠期高血压治疗基本原则是休息、镇静、解痉，有指征地降压、利尿，密切监测母胎情况，适时终止妊娠。应根据病情轻重分类，进行个体化治疗。

（6）子痫 控制抽搐，病情稳定后终止妊娠。

2. 评估和监测

重度子痫前期病情复杂、变化快，分娩和产后生理变化及各种不良刺激等均可能导致病情加重。因此，对产前、产时和产后的病情进行密切监测和评估十分重要。目的在于了解病情进展情况，及时合理干预，早防早治，避免不良临床结局发生。

（1）注意症状和体征改变　有无头痛、胸闷、眼花、上腹部疼痛等自觉症状，注意右上腹触诊、神经系统检查等。

（2）测体重　每日 1 次。

（3）血压和尿常规、尿量监测　注意 24 小时的动态波动变化。

（4）实验室检查和眼底检查。

（5）胎心、胎动、胎儿电子监护。

（6）超声检查　包括母体和胎儿胎盘血流的检查。

根据病情决定检查频度和内容，注意动态演变，以掌握病情变化。

3. 治疗

（1）休息和饮食　应注意休息，并取侧卧位。保证摄入充足蛋白质和热量。保证充足睡眠，必要时可睡前口服地西泮 2.5~5mg。

（2）降压治疗。

①应用时机　收缩压≥160mmHg 和（或）舒张压≥110mmHg 的重度高血压孕妇应降压治疗；收缩压≥140mmHg 和（或）舒张压≥90mmHg 的非重度高血压患者可使用降压治疗。

②目标血压　孕妇无并发脏器功能损伤，控制收缩压在 130~155mmHg，舒张压应控制在 80~105mmHg；孕妇并发脏器功能损伤，则收缩压应控制在 130~139mmHg，舒张压应控制在 80~89mmHg。

③注意事项　降压过程求下降平稳，不可波动过大，且血压不可低于 130/80mmHg，以保证子宫胎盘血流灌注。孕期一般不使用利尿剂降压，以防血液浓缩、有效循环血量减少和高凝倾向。不推荐使用阿替洛尔和哌唑嗪。硫酸镁不作为降压药使用。禁止使用血管紧张素转换酶抑制剂（ACEI）和血管紧张素 Ⅱ 受体拮抗剂（ARB）。

可选择的常用降压药物如下。

①常用口服药有拉贝洛尔、硝苯地平短效或缓释片。如口服药物血压控制不理想，可使用静脉用药，静脉常用药物有酚妥拉明、拉贝洛尔、盐酸乌拉地尔和尼卡地平。

②拉贝洛尔（柳氨苄心定）　50~150mg，口服，3~4 次/天。静脉注射：初始剂量 20mg，10 分钟后如未见有效降压则剂量加倍，最大单次剂量为 80mg，直到血压被控制，每日最大总剂量为 220mg。静脉滴注：50~100mg 加入 5% 葡萄糖溶液 250~500ml，根据血压调整滴速。血压稳定后改口服。心动过缓和传导阻滞者不宜使用。

③硝苯地平　5~10mg，口服，3~4 次/日，24 小时总量不超过 60mg。紧急时舌下含服 10mg，起效快，但不推荐常规使用。

④酚妥拉明　10~20mg 溶入 5% 葡萄糖溶液 100~250ml，以 10μg/min 静脉滴注。

⑤盐酸乌拉地尔　100mg（20ml）＋0.9% 氯化钠注射液 30ml，每小时 0.3ml（10μg/min）起始静脉泵滴注，每次增加 0.6ml（20μg/min），最大剂量为 400μg/min。

⑥尼卡地平　口服初始剂量为 20~40mg，3 次/天。静脉滴注，根据血压变化每 10 分钟调整剂量。

⑦尼莫地平　二氢吡啶类钙离子通道阻滞剂，可选择性扩张脑血管。用法：20~

60mg 口服，2~3 次/天；静脉滴注：20~40mg 加入 5% 葡萄糖溶液 250ml，每日总量不超过 360mg。

⑧硝酸甘油　可同时扩张静脉和动脉，降低前、后负荷，主要用于合并急性心力衰竭和急性冠脉综合征时高血压急症的降压治疗。起始剂量为 5~10μg/min，静脉滴注，每 5~10 分钟增加滴速至维持剂量 20~50μg/min。

⑨硝普钠　强效血管扩张剂。用法：50mg 加入 5% 葡萄糖溶液 500ml 按 0.5~0.8μg/（kg·min）静脉缓滴。孕期仅适用于其他降压药物应用无效的高血压危象孕妇。产前应用不超过 4 小时。

（3）硫酸镁　硫酸镁是子痫治疗的一线药物，也是重度子痫前期预防子痫发作的预防用药。

①预防用药　重度子痫前期预防子痫；子痫前期临产和引产中预防子痫；产后用药预防子痫及迟发产后子痫。

②治疗用药　子痫、复发子痫。

③控制子痫　静脉用药，负荷剂量为硫酸镁 2.5~5g，溶于 10% 葡萄糖溶液 20ml 静脉推注（15~20 分钟），或者 5% 葡萄糖溶液 100ml 快速静脉滴注，继而 1~2g/h 静脉滴注维持。或者夜间睡眠前停用静脉给药，改为肌内注射，用法：25% 硫酸镁 20ml + 2% 利多卡因 2ml 臀肌深部注射。24 小时硫酸镁总量为 25~30g。

④预防子痫发作（适用于重度子痫前期和子痫发作后）　负荷和维持剂量同控制子痫处理。重度子痫前期预防子痫发作次日不用负荷量，用药时间长短根据病情需要掌握，一般每天静脉滴注 6~12 小时，预防用药 24 小时总量不超过 25g。用药期间每日评估病情变化，决定是否继续用药。

使用硫酸镁必备条件：①膝腱反射存在；②呼吸 ≥16 次/分；③尿量 ≥25ml/h 或 ≥600ml/d；④备有 10% 葡萄糖酸钙。镁离子中毒时停用硫酸镁并静脉缓慢推注 10% 葡萄糖酸钙 10ml。如患者同时合并肾功能不全、心肌病、重症肌无力等，则硫酸镁应慎用或减量使用。条件许可，用药期间可监测血清镁离子浓度。

（4）扩容剂

①扩容疗法可增加血管外液体量，导致一些严重并发症发生，如肺水肿、脑水肿等。因此，除非有严重低蛋白血症或严重液体丢失（如呕吐、腹泻、分娩失血），一般不推荐扩容治疗。

②血浆白蛋白低可给予白蛋白 10~20g，注意必要时给予呋塞米。

③其他扩容剂有血浆、全血和低分子右旋糖酐。需严格掌握适应证。

（5）镇静药　目的是缓解孕产妇精神紧张、焦虑症状，改善睡眠。可用药物如下。

①地西泮（安定）　口服 2.5~5.0mg，2~3 次/天，或者睡前服用，可缓解患者的精神紧张、失眠等症状，保证患者获得足够的休息。地西泮 10mg 肌内注射或者静脉注射（>2 分钟）可用于控制子痫发作和再次抽搐。

②苯巴比妥　镇静时口服剂量为 30mg/次，3 次/日。控制子痫时肌内注射 0.1g。

③冬眠合剂　冬眠合剂由氯丙嗪（50mg）、哌替啶（度冷丁，100mg）和异丙嗪（50mg）三种药物组成，可抑制中枢神经系统，有助于解痉、降压、控制子痫抽搐。通常以 1/3~1/2 量肌内注射，或以半量加入 5% 葡萄糖溶液 250ml，静脉滴注。由于氯丙

嗪可使血压急剧下降，导致肾及胎盘血流量降低，而且对母胎肝脏有一定损害，故仅应用于硫酸镁治疗效果不佳患者。

（6）促胎肺成熟　子痫前期和妊娠期高血压患者在孕周＜34周终止妊娠的产前接受糖皮质激素促胎肺成熟治疗。①地塞米松5mg，肌内注射，每12小时一次，连续2天；或倍他米松12mg，肌内注射，每天一次，连续2天。②临床已有宫内感染证据者禁忌使用糖皮质激素。

（7）分娩时机和方式　子痫前期患者经积极治疗母胎状况无改善或者病情持续进展的情况下，终止妊娠是唯一措施。

1）终止妊娠时机　①小于孕26周的重度子痫前期患者经治疗病情不稳定者建议终止妊娠。②孕26~28周的重度子痫前期患者根据母胎情况及当地围生期母儿诊治能力以及家属意愿决定是否可以行期待治疗。③孕28~34周的重度子痫前期患者，如病情不稳定，经积极治疗24~48小时病情仍加重，应终止妊娠；如病情稳定，可以考虑期待治疗，但应转至具备早产儿救治能力的2~3级医疗机构。④孕34周后的重度子痫前期患者，胎儿成熟后可考虑终止妊娠。⑤孕37周后的子痫前期患者可考虑终止妊娠。⑥子痫控制后可考虑终止妊娠。

2）终止妊娠指征　重要的是进行病情程度分析和个案评估，既不失终止时机又争取获促胎肺成熟时间。子痫前期严重并发症包括不可控制的重度高血压、高血压脑病和脑血管意外、子痫、心功能衰竭、肺水肿、完全性和部分性HELLP综合征、DIC、胎盘早剥和胎死宫内。子痫前期发生母胎严重并发症者，需要稳定母体状况后尽早终止妊娠，不考虑是否完成促胎肺成熟；当存在母体器官系统受累及时，评定母体器官系统累及程度和发生严重并发症的紧迫性以及胎儿安危情况综合考虑终止妊娠时机，例如血小板计数＜100×10^9/L、肝酶水平轻度升高、肌酐水平轻度升高、羊水过少、脐血流反向、胎儿生长受限等，可同时在稳定病情和严密监护之下尽量争取给予促胎肺成熟后终止妊娠；对已经发生胎死宫内者，可在稳定病情后终止妊娠。总之，母体因素和胎盘－胎儿因素的整体评估是终止妊娠的决定性因素，尤其需要个体化处置。

3）终止妊娠的方式　如无产科剖宫产指征，原则上考虑阴道试产。但如果不能短时间内阴道分娩，病情有可能加重，危急母胎安全，可考虑放宽剖宫产指征。

（8）分娩期间和产后注意事项

①应继续降压治疗并将血压控制在≤155/100mmHg。

②依据病情继续监测血压、尿蛋白。

③继续硫酸镁应用，防止产时子痫、产后子痫。对于早发子痫前期、产后硫酸镁用药时限需个案化处理，至少应用24~48小时，并酌情延长用药时间。

④严密监测母胎状况。

⑤酌情缩短二程。

⑥积极预防产后出血。

⑦预防感染。

⑧产后不可使用任何麦角新碱类药物。

⑨在重要器官功能恢复正常后方可出院。

（9）子痫的处理　处理包括控制抽搐，控制血压，预防子痫复发及适时终止妊娠等。

①一般急诊处理　保持气道通畅，维持呼吸、循环功能稳定，密切观察生命体征，留置导尿管监测尿量等。避免声、光等刺激。预防坠地外伤、唇舌咬伤。

②控制抽搐　硫酸镁是治疗子痫及预防复发的首选药物。硫酸镁用法及注意事项参见前述。当患者存在硫酸镁应用禁忌或硫酸镁治疗无效时，可考虑应用地西泮、苯妥英钠或冬眠合剂控制抽搐，具体参见镇静药物的应用。在使用镇静药物时注意发生误吸及时气管插管机械通气。

③控制血压　当收缩压大于 160mmHg，舒张压大于 110mmHg 时要积极降压以预防心脑血管并发症。注意监测子痫之后的胎盘早剥、肺水肿等并发症。发生肺水肿注意及时气管插管和机械通气。

④适时终止妊娠　子痫患者抽搐控制后可考虑终止妊娠。

（10）其他治疗　子痫前期尤其是重度子痫前期患者，存在高凝倾向时可考虑预防性抗凝治疗。卧床期间应注意血栓形成。小剂量阿司匹林对预防子痫前期有一定作用，但对其治疗未见明显影响，子痫前期患者不建议常规给予小剂量阿司匹林治疗。

不主张常规应用利尿剂，出现全身性水肿、肺水肿、脑水肿、肾功能不全、急性心力衰竭时，可酌情使用呋塞米等快速利尿剂。甘露醇主要用于脑水肿。严重低蛋白血症有胸、腹腔积液和心包积液者应补充白蛋白并应用利尿剂。有指征性选择抗凝。

（11）严重并发症处理原则

1）注意多学科诊治和必要的院内外会诊和转诊。

2）对于高血压性心脏病：①强心利尿同时抗高血压。②进行液体管理。整体状况评估后，保证出量 > 入量或出入量平衡；24 小时总入量 1500～2000ml，补液速度 < 100ml/h。

3）HELLP 综合征的诊断和治疗。

【诊断标准】

（1）微血管内溶血　LDH 水平升高；外周血涂片见破碎红细胞、球形红细胞，胆红素≥20.5μmol/L（即 1.2mg/dl），血清结合珠蛋白 < 25mg/dl；血红蛋白轻度下降。

（2）肝酶升高　ALT≥40U/L 或 AST≥70U/L。

（3）血小板减少　血小板计数 < 100×10⁹/L。

【治疗原则】

HELLP 综合征的孕产妇严重并发症与重度子痫前期严重并发症有重叠，包括：心肺并发症，如肺水肿、胸腔积液或心包积液、充血性心力衰竭、心肌梗死或心脏停搏；血液系统并发症，如弥散性血管内凝血；中枢神经系统并发症，如脑卒中、脑水肿、高血压性脑病、视力丧失、后部可逆性脑病综合征（PRES）；肝脏并发症有肝包膜下血肿或破裂；肾脏并发症，在血清肌酐超过 1.2mg/dl 时，伴有急性肾小管坏死或急性肾衰竭及胎盘早剥等。在诊断 HELLP 综合征的同时注意评估有无严重并发症的发生。注意临床上可见在子痫抽搐后 HELLP 综合征临床表现随即就显现出来。

HELLP 综合征必须住院治疗。在按照重度子痫前期对重要器官监测和保护及治疗的基础上其他治疗措施包括以下几种。

1. 有指征地输注血小板和使用肾上腺皮质激素

（1）血小板计数 $>50 \times 10^9/L$ 且不存在过度失血或血小板功能异常时，不建议预防性输注血小板或剖宫产术前输注血小板。

（2）血小板计数 $<50 \times 10^9/L$ 可考虑肾上腺皮质激素治疗。

（3）血小板计数 $<50 \times 10^9/L$ 且血小板计数迅速下降或者存在凝血功能障碍时应考虑备血。

（4）血小板计数 $<20 \times 10^9/L$ 时阴道分娩前强烈建议输注血小板，剖宫产前建议输注血小板。

2. 孕妇状况整体评估，适时终止妊娠

（1）时机　HELLP 综合征孕妇应在积极治疗后终止妊娠；目前不推荐期待治疗；HELLP 综合征存在严重并发症时多学科管理和治疗，母体情况稳定后积极终止妊娠。

（2）分娩方式　HELLP 综合征孕妇可酌情放宽剖宫产指征。

（3）麻醉　血小板计数 $>75 \times 10^9/L$，如无凝血功能障碍和进行性血小板计数下降，可以区域麻醉。

3. 其他治疗

在 HELLP 综合征治疗中必要时需进行血浆置换或血液透析，关键是注意全面的母体状况整体评估和病因鉴别，给予合理的对症治疗和多学科管理，存在严重并发症时注意强化危重症管理。

第二节　早　产

妊娠满 28 周至不足 37 周间分娩称为早产，分为自发性早产和治疗性早产两种，自发性早产包括未足月分娩和未足月胎膜早破；治疗性早产为妊娠并发症或合并症而需要提前终止妊娠者。

【诊断标准】

（1）早产　妊娠 28～37 周间的分娩称为早产。

（2）早产临产　妊娠晚期（28～37 周）出现规律宫缩（每 20 分钟 4 次或 60 分钟 8 次），同时伴有宫颈的进行性改变（宫颈容受度 ≥80%，伴宫口扩张）。

【早产预测】

当妊娠不足 37 周，孕妇出现宫缩可以应用以下两种方法进行早产临产的预测。

（1）经阴道测量或经会阴测量或经腹测量（在可疑前置胎盘和胎膜早破及生殖道感染时）超声检测宫颈长度及宫颈内口有无开大。

妊娠期宫颈长度正常值：经腹测量为 3.2～5.3cm；经阴道测量为 3.2～4.8cm；经会阴测量为 2.9～3.5cm。

对有先兆早产症状者应动态监测宫颈长度和形态变化：宫颈长度大于 30mm 是排除早产发生较可靠的指标；漏斗状宫颈伴有宫颈长度缩短有意义。

（2）阴道后穹窿分泌物胎儿纤维连接蛋白（fFN）检测，fFN 阴性者发生早产的风险降低。1 周内不分娩的阴性预测值为 98%，2 周内不发生分娩的阴性预测值为 95%。fFN 检测前不宜行阴道检查及阴道超声检测，24 小时内禁止性生活。检测时机：妊娠

22~35 周。

（3）超声与 fFN 联合应用　两者均阴性可排除早产。

【早产高危因素】

（1）早产史。

（2）晚期流产史。

（3）年龄 <18 岁或 >40 岁。

（4）母体患有躯体疾病和妊娠并发症。

（5）体重过轻（体重指数 ≤18kg/m^2）。

（6）无产前保健，经济状况差。

（7）吸毒或酗酒者。

（8）孕期长期站立，特别是每周站立超过 40 小时。

（9）有生殖道感染或性传播感染高危史，或合并性传播疾病如梅毒等。

（10）多胎妊娠。

（11）助孕技术后妊娠。

（12）生殖系统发育畸形。

【治疗原则】

1. 休息

孕妇应卧床休息。

2. 应用糖皮质激素

糖皮质激素促胎肺成熟。

（1）糖皮质激素的应用指征

①妊娠未满 34 周、7 天内有早产分娩可能者。

②孕周 >34 周但有临床证据证实胎肺未成熟者。

③妊娠期糖尿病血糖控制不满意者。

（2）糖皮质激素的应用方法

①地塞米松 5mg，肌内注射，每 12 小时一次连续 2 天；或倍他米松 12mg，肌内注射，每天一次连续 2 天。

②羊膜腔内注射地塞米松 10mg 一次。羊膜腔内注射地塞米松的方法适用于妊娠合并糖尿病患者。

③多胎妊娠则适用地塞米松 5mg，肌内注射，每 8 小时一次连续 2 天，或倍他米松 12mg，肌内注射，每 18 小时一次连续 3 次。

（3）糖皮质激素应用注意事项　不良反应有孕妇血糖升高及降低母、儿免疫力。目前一般情况下，不推荐产前反复、多疗程应用。禁忌证为临床存在宫内感染证据者。

3. 应用宫缩抑制剂

宫缩抑制剂可争取时间将胎儿在宫内及时转运到有新生儿重症监护室（NICU）设备的医料机构，并能保证产前糖皮质激素应用。目前无一线用药。所有宫缩抑制剂均有不同程度的不良反应而不宜长期应用。

（1）硫酸镁　孕期用药属于 B 类。硫酸镁也有胎儿神经系统保护作用。

1）用法 负荷剂量为 3～5g，半小时内静脉滴入，此后依据宫缩情况以 1～2g/h 速度静脉点滴维持，宫缩抑制后继续维持 4～6h 后可改为 1g/h，宫缩消失后继续点滴 12 小时，同时监测呼吸、心率、尿量、膝腱反射。有条件者监测血镁浓度。血镁浓度 1.5～2.5mmol/L 可抑制宫缩。

2）禁忌证 重症肌无力、肾功能不全、近期心肌梗死史和心肌病史。

3）不良反应

①孕妇 发热、潮红、头痛、恶心、呕吐、肌无力、低血压、运动反射减弱，严重者呼吸抑制、肺水肿、心跳停止。

②胎儿 无负荷试验（NST）无反应型增加，胎心率变异减少，基线下降，呼吸运动减少。

③新生儿 呼吸抑制、低 Apgar 评分、肠蠕动降低、腹胀。

④监测指标 孕妇尿量、呼吸、心率、膝腱反射，血镁浓度。

备用 10% 葡萄糖酸钙 10ml 用于解毒。注意长期应用胎婴儿骨代谢的影响。

（2）β 肾上腺素受体激动剂类药物 孕期用药属于 B 类。

1）用法 心率≥140 次/分应停药。

2）绝对禁忌证 心脏病、肝功能异常、子痫前期、产前出血、未控制的糖尿病、心动过速、低钾血症、肺动脉高压、甲状腺功能亢进症、绒毛膜羊膜炎。

3）相对禁忌证 糖尿病、偏头痛，偶发心动过速。

4）不良反应

①孕妇 心动过速、震颤、心悸、心肌缺血、焦虑、气短、头痛、恶心、呕吐、低钾血症、高血糖、肺水肿。

②胎儿 心动过速、心律失常、心肌缺血、高胰岛素血症。

③新生儿 心动过速、低血糖、低钙、高胆红素血症、低血压、颅内出血。

5）监测指标 心电图、血糖、血钾、心率、血压、肺部情况、用药前后动态监测心绞痛症状及尿量，总液体限制在 2400ml/24h。

（3）硝苯地平 孕期用药属于 C 类。

1）用法 首次负荷量为 30mg 口服或 10mg 舌下含服，20 分钟一次，连续 4 次。90 分钟后改为 10～20mg/（4～6）h 口服，或 10mg/（4～6）h 舌下含服，应用不超过 3 天。

2）不良反应 血压下降、心悸、胎盘血流减少、胎心率减慢。

3）禁忌证 心脏病、低血压和肾脏病。

（4）吲哚美辛 孕期用药为 B/D 类。

1）用法 150～300mg/d，首次负荷量为 100～200mg，直肠给药，或 50～100mg 口服，以后 25～50mg/（4～6）h，限于妊娠 32 周前短期内应用。

2）不良反应 孕妇主要是消化道反应，恶心、呕吐和上腹部不适等，阴道出血时间延长，分娩时出血增加。胎儿如在妊娠 34 周后使用可使动脉导管缩窄、胎儿心脏衰竭和肢体水肿，肾脏血流减少，羊水过少等。

3）禁忌证 消化道溃疡、吲哚美辛过敏者，凝血功能障碍及肝肾疾病患者。

（5）阿托西班（缩宫素受体拮抗药） 国外临床试验中用法为：短期静脉治疗，首先单次静脉注射 6.75mg 阿托西班，再以 $300\mu g/min$ 输入 3 小时，继以 $100\mu g/min$ 输入直至 45 小时。此后开始维持治疗（皮下给予阿托西班 $30\mu g/min$）直至孕 36 周。其更广泛应用有待进一步评估。

（6）抗生素　抗生素的应用并不能延长孕周及降低早产率。①有早产史或其他早产高危因素的孕妇，应结合病情个体化应用；②早产胎膜早破的孕妇建议常规给予口服抗生素预防感染（见"早产胎膜早破"的处理）。

（7）胎儿的监测　超声测量评价胎儿生长发育和估计胎儿体重，包括羊水量和脐动脉血流监测及 NST。

（8）孕妇监测　包括生命体征监测，尤其体温和心率监测常可发现早期感染迹象。定期复查血、尿常规、C－反应蛋白等。

（9）分娩时机的选择　①对于不可避免的早产，应停用一切宫缩抑制剂；②当延长妊娠的风险大于胎儿不成熟的风险时，应选择终止妊娠；③妊娠小于 34 周时根据个体情况决定是否终止妊娠。如有明确的宫内感染则应尽快终止妊娠；④对于≥34 周的患者，有条件者可以顺其自然。

（10）分娩方式的选择　分娩方式的选择应与孕妇及家属充分沟通。①有剖宫产史者行剖宫产时，但应在估计早产儿有存活可能性的基础上选择实施；②阴道分娩应密切监测胎心，慎用可能抑制胎儿呼吸的镇静剂，第二产程可常规行会阴侧切术。

【早产胎膜早破】

（1）早产胎膜早破（PPROM）定义　妊娠 37 周以前未临产而发生的胎膜破裂。

（2）PPROM 诊断　通过临床表现、病史和简单的试验及辅助检查来进行。

①病史　对于 PPROM 的诊断有 90% 的准确度，不应被忽视。

②检查　参见"胎膜早破"。

（3）宫内感染诊断　判断有无绒毛膜羊膜炎主要依据临床诊断。PPROM 孕妇入院后应常规进行阴道拭子细菌培养＋药敏检测。分娩后胎盘、胎膜和脐带行病理检查，剖宫产术中行宫腔拭子及新生儿耳拭子细菌培养可以帮助确诊，并作为选用抗生素时的参考。

宫内感染的临床指标如下（有以下三项或三项以上即可诊断）：①体温升高≥ 38℃；②脉搏≥110 次/分；③胎心率 >160 次/分或 <110 次/分；④血白细胞升高达 $15 \times 10^9/L$ 或有中性粒细胞升高；⑤C－反应蛋白上升；⑥羊水有异味；⑦子宫有压痛。

其中胎心率增快是宫内感染的最早征象。

（4）早产胎膜早破处理　药物治疗前需做阴道细菌培养。

①抗生素　作用肯定，可用青霉素类或头孢类抗生素及广谱抗生素如红霉素类，重要的是依据药敏试验。

②糖皮质激素　可应用，用法同"早产"。

③宫缩抑制剂　如无宫缩不必应用；如有宫缩而妊娠 <34 周，无临床感染征象可以短期应用，并根据各医院条件选择转诊。

④转诊　小于 34 周的孕妇建议在有 NICU 的医疗机构治疗，以宫内转运为宜。在给予基本评价与应急措施后，如短期内无分娩可能，尽早将胎儿在宫内转运到有 NICU

的医疗单位。

⑤终止妊娠　如孕周小，但发现感染应立即终止妊娠；妊娠 > 34 周，根据条件可不常规保胎。

第三节　过期妊娠

妊娠达到或超过 42 周，称为过期妊娠。过期妊娠的胎儿围生期患病率和死亡率增高，并随妊娠延长而加剧，妊娠 43 周时围生儿死亡率为正常值的 3 倍，44 周时为正常值的 5 倍。初产妇过期妊娠胎儿较经产妇者危险性增加。

【诊断标准】

注意月经史、孕期变化和超声检查综合评估，核对预产期。

（1）询问平时月经情况，有无服用避孕药等使排卵期推迟情况；B 超监测排卵情况；夫妇两地分居，根据性交日期推算；结合早孕反应时间、初感胎动时间。

（2）平时月经规则，末次月经期明确，按 LMP 核对预产期。

（3）妊娠早期曾做妇科检查者，结合当时子宫大小推算。

（4）B 型超声检查　早孕期测定妊娠囊直径、头臀长；孕中期以后测定胎儿双顶径、股骨长等。

【判断胎盘功能和胎儿安危评估】

（1）胎动计数、胎心率。

（2）胎儿电子监护　无应激试验，注意基线变异和各种减速情况；必要时需做宫缩应力试验（CST），CST 多次反复出现胎心晚期减速，或重度变异减速，或基线变异减小，应警惕胎儿严重宫内缺氧情况。

（3）超声检查　羊水指数测定，羊水偏少或羊水过少提示胎盘功能减退；观察胎动、胎儿肌张力、胎儿呼吸样运动等。彩色超声多普勒检查可通过测定胎儿脐血流来判断胎盘功能与胎儿安危状况。

（4）羊膜镜检查　观察羊水颜色，了解胎儿是否有胎粪排出。若已破膜可直接观察到羊水流出量及其性状。

【治疗原则】

1. 宫颈成熟度检查

通常采用 Bishop 宫颈成熟度评分法。

2. 终止妊娠

（1）确诊过期妊娠者，应终止妊娠。

（2）确诊过期妊娠，若有下列情况之一者应立即终止妊娠：①胎动减少；②胎儿电子监护显示胎儿宫内状况不良；③胎儿生长受限；④羊水过少；⑤羊水粪染；⑥伴有母体并发症；⑦胎死宫内。

3. 终止妊娠方式选择

（1）宫颈成熟，无剖宫产指征，行人工破膜，若羊水量不少，羊水性状清，严密监护下可经阴道试产。

（2）宫颈成熟，人工破膜后宫缩不好，可以人工破膜 + 静脉滴注缩宫素引产。

（3）宫颈条件未成熟，无立即终止妊娠指征，严密监护母胎状况下，可用促宫颈成熟药物，促宫颈成熟和引产（见宫颈成熟和引产）。

（4）对于存在相对头盆不称或头浮者，适宜小剂量缩宫素静脉滴注为主，缓缓引发宫缩，诱导进入产程。

（5）出现胎盘功能不良或胎儿状况不良征象时，不论宫颈条件成熟与否，应行剖宫产术尽快结束分娩。

4. 产时监护

过期妊娠为高危妊娠，过期儿为高危儿，应在促宫颈成熟和引产以及各产程中对母儿实施严密监测。有条件的医院行连续胎儿电子监测，无条件则加倍听诊胎心率监测；观察羊水性状和产程进展，必要时取胎儿头皮血 pH 检测。

5. 剖宫产指征

（1）诊断过期妊娠，有立即终止妊娠指征、不适宜阴道分娩者。

（2）臀先露伴骨盆轻度狭窄。

（3）引产失败。

（4）产程延缓或停滞（包括胎先露下降和宫颈扩张延缓或停滞）。

（5）头盆不称。

（6）产程中出现胎儿窘迫征象（胎心率变化或异常胎儿电子描记图形）。

6. 新生儿复苏准备

分娩前做好新生儿复苏准备。

【延期妊娠】

对于妊娠期限已经超过预产期未满 42 孕周的延期妊娠，需要严密监测母胎情况，41 周后宜收入院观察，适时促宫颈成熟和引产。建议 42 周前结束分娩。

宫颈成熟度评估目前多采用 Bishop 评分法。评分 ≥6 分提示宫颈成熟，评分 <6 分提示宫颈不成熟，需要促宫颈成熟（表 25 – 1）。

表 25 – 1　宫颈 Bishop 评分

指标	0	1	2	3
宫颈口开大（cm）	未开	1～2	3～4	5
宫颈管长度（cm）及消融（%）	>3（0～30）	≥1.5（40～50）	≥0.5（60～70）	0（≥80）
宫颈软硬度	硬	中	软	
宫颈位置	后	中	前	
先露部高低（－3～+3）	－3	－2	－1→0	+1，+2

【促宫颈成熟方法】

1. 前列腺素制剂促宫颈成熟

药物有 PGE_2 制剂，如阴道内栓剂（可控释地诺前列酮栓，Dinoprostone，商品名：欣普贝生）；PGE_1 类制剂，如米索前列醇（Misoprostol，简称米索）。欣普贝生通过美国 FDA 和中国食品和药品管理局（SFDA）批准可用于妊娠晚期引产前的促宫颈成熟。2003 年美国 FDA 已将米索禁用于晚期妊娠的条文删除。

前列腺素制剂促宫颈成熟的注意事项：①严格掌握用药方法和注意事项；②孕妇患

有心脏病、急性肝肾疾病、严重贫血、青光眼、哮喘、癫痫禁用；③有剖宫产史和其他子宫手术史禁用；④主要不良反应是宫缩过频、过强，发现宫缩过强或过频及胎心异常者及时取出阴道内药物，必要时使用宫缩抑制剂；⑤已临产者及时取出促宫颈成熟药物。

2. 其他促宫颈成熟方法

机械性扩张法包括低位水囊、Foleys 管、昆布条、海藻棒等，在无感染及胎膜完整时使用。

【引产方法】

（1）缩宫素静脉点滴引产方法。

（2）人工破膜术引产　适用于宫颈成熟者。不适用于头浮的孕妇。

（3）人工破膜术加缩宫素静脉滴注方法。

第四节　双胎妊娠

一次妊娠子宫腔内同时有两个或两个以上胎儿，称为多胎妊娠。多胎妊娠的发生率与种族、年龄及遗传等因素有关。近年来，由于促排卵药物及辅助生育技术的广泛应用，多胎妊娠的发生率明显上升。多胎妊娠中以双胎妊娠最多见。双胎妊娠分为双卵双胎（70%）和单卵双胎（30%）。

一、双胎妊娠分类及特点

1. 双卵双胎

由两个卵子分别受精形成两个受精卵，两个受精卵往往着床在子宫蜕膜不同部位，可形成自己独立的胎盘，胎儿面见两个羊膜腔，中隔由两层羊膜及绒毛膜组成；有时两个胎盘紧邻融合在一起，但胎盘血循环互不相通。双卵双胎与遗传、应用促排卵药物及多胚胎宫腔内移植有关。如果两个卵子在短期内不同时间受精而形成的双卵双胎称为同期复孕。

2. 单卵双胎

由一个受精卵分裂而成两个胎儿，单卵双胎的发生不受年龄、遗传、种族、胎次的影响。单卵双胎由于受精卵分裂的时间不同有四种形式。

（1）双绒毛膜及双羊膜囊　若分裂发生在受精后 72 小时内（桑葚期），内细胞团形成而囊胚层绒毛膜未形成前即分裂成为两个胚胎。有两层绒毛膜及两层羊膜，胎盘为两个或一个。约占单卵双胎的 18% ~ 36%。

（2）单绒毛膜双羊膜囊　若分裂发生在受精后 72 小时 ~ 8 天内（囊胚期）分裂为双胎，内细胞团及绒毛膜已分化形成之后，而羊膜囊尚未出现前形成的双胎，在单卵双胎中约占 70%。共同拥有一个胎盘及绒毛膜，其中隔有两层羊膜。

（3）单绒毛膜单羊膜囊　在受精后 8 ~ 13 天，羊膜腔形成后分裂为双胎。两个胎儿共用一个胎盘，并共存于同一个羊膜腔内。约占单卵双胎的 1% ~ 2%，围生儿死亡率甚高。

（4）联体双胎　分裂若发生在受精后的 13 天以后，可导致不同程度、不同形式的联体双胎。

【诊断标准】

1. 病史及临床表现

（1）双胎妊娠多有家族史。

（2）孕前有应用促排卵药物史或体外受精多个胚胎移植史。

（3）早孕反应往往较重，持续时间较长。

（4）子宫体积明显大于单胎妊娠。

（5）妊娠晚期，因过度增大的子宫，使横膈升高，导致呼吸困难，胃部饱满，行走不便，下肢静脉曲张和水肿等压迫症状。

2. 产科检查

如有以下情况应考虑双胎。

（1）子宫大于孕周且明显比同孕周单胎妊娠大，羊水量也较多。

（2）在妊娠晚期腹部触及多个肢体及两个胎头或三个胎极。

（3）子宫较大，胎头较小，不成比例。

（4）在不同部位听到两个很强、不同频率的胎心，或两个胎心音间有音区相隔，或同时计数 1 分钟同时听胎心频率不一致。

3. 辅助检查

（1）B 超检查　在妊娠早期可以见到两个胎囊；妊娠中、晚期依据胎儿颅骨及脊柱等声像图，B 超诊断符合率达 100%。

（2）双胎妊娠卵膜性诊断　主要依靠早孕期 B 超检查，最佳诊断时间为 10～14 孕周。早孕期妊娠囊分开很远，如果在各自的妊娠囊中各有 1 个羊膜腔，则是双绒毛膜双羊膜双胎；如果在胎膜相接部位有"lambda"或"双峰"征的为双绒毛膜。在 1 个妊娠囊中观察到 2 个羊膜腔，则为单绒毛膜双羊膜双胎。如果在 1 个绒毛膜腔中同时显示 2 个卵黄囊，则为单绒毛膜双羊膜双胎，如仅显示 1 个卵黄囊，则为单绒毛膜单羊膜双胎。中孕期胎儿性别不同双胎是双绒毛膜（双卵双胎）。

二、双胎妊娠并发症

1. 母体并发症

贫血、早产、先兆子痫、羊水过多（过少）、胎膜早破及脐带脱垂、子宫收缩乏力、产程延长、胎位异常、胎盘早剥、胎头交锁、梗阻性难产和产后出血等。

2. 胎儿并发症

胎儿宫内生长受限（包括 2 胎或 2 胎之一），胎儿畸形，脐带异常，单绒毛膜双胎特有并发症。

（1）双胎输血综合征

①Ⅰ期　受血胎儿羊水过多，供血胎儿羊水过少，胎儿膀胱内可以见到尿液。

②Ⅱ期　受血胎儿羊水过多，供血胎儿羊水过少，胎儿膀胱内看不见尿液。

③Ⅲ期　两胎分别呈羊水过多和羊水过少同时伴有不正常的脐血流。

④Ⅳ期　供血或受血胎儿中有腹腔积液。

⑤Ⅴ期　任何一个胎儿死亡。

（2）双胎中一胎死亡　在早孕期如双胎的一胎发生胎死宫内尚未发现其对幸存者

有任何影响，在中孕期的早期仍然如此。在中孕期的晚期如果发生一胎胎死宫内，则有导致晚期流产发生的可能性。而且在胎儿死亡 4 周左右还有可能发生凝血功能异常。存活胎儿预后与双胎类型、胎儿死亡原因、孕周及胎儿死亡距存活胎儿分娩时间长短等因素有关。在双绒毛膜双胎中，幸存者的预后主要受孕周的影响。单绒毛膜双胎一胎死亡，另一胎也有死亡风险（大约占 20%）或脑损伤风险（大约占 25%）。

（3）双胎逆转动脉灌流（无心畸形 TRAPS）。

（4）双胎生长不一致（选择性 IUGR）　指两胎儿间体重差异≥20%（25%）。可能与胎盘因素（胎盘发育异常，如过小等）、染色体异常及双胎输血综合征等有关。

（5）双胎中一胎畸形。

3. 完全葡萄胎和共存胎儿

一个是伴有一个胎儿的正常胎盘，而另一个则是完全性葡萄胎。大约 60% 的完全性葡萄胎与正常胎儿共存的双胎妊娠者将会因持续性滋养细胞肿瘤而需要化疗。目前尚无理想处理方法，但应监测孕妇血清 hCG 值及呼吸道症状。

三、双胎妊娠产前诊断

（1）双胎妊娠胎儿先天性畸形的发生率是单胎妊娠的 2 倍。

（2）产前血清学筛查（单胎风险值计算）目前尚不适宜推广应用于双胎妊娠。胎儿游离 DNA 检查发现异常时不能确定是哪一个胎儿异常。

（3）早孕期 10~14 周，B 超胎儿颈后透明层（NT）测量对于发生胎儿染色体异常风险较高孕妇有重要价值。

（4）产前诊断指征同单胎。羊膜腔穿刺抽吸羊水进行染色体分析，可以提高双胎妊娠染色体异常诊断率。对于双卵双胎妊娠需要注意羊水样本来源之羊膜囊，分别提取 2 个样本。单卵双胎提取 1 个样本，若单卵单绒毛膜双羊膜囊双胎之一畸形需提取 2 个样本。

（5）绒毛活检对双胎妊娠不适宜，很难确定两个胎盘都取到样本，尤其是当两者很靠近时。

四、多胎妊娠产科处理

1. 妊娠期

（1）定期产前检查，尽早确诊双胎妊娠。

（2）在妊娠早期尽早 B 超确定卵膜性质；单绒毛膜双胎妊娠在妊娠 16 周始每 2 周一次 B 超检查；双绒毛膜双胎妊娠每 4 周一次 B 超检查，包括胎儿生长发育、脐血流、羊水、宫颈等。胎儿超声心动图检查。

（3）加强营养，注意补充足够的蛋白质、铁剂、维生素、叶酸、钙剂等，避免过度劳累。

（4）预防并发症。

（5）预防早产。

（6）如果胎儿之一在妊娠早期死亡，可被活胎压缩变平而成纸样儿，两者均不需要处理；妊娠晚期死亡，一般不造成母体损害，但如有少量凝血活酶向母体释放，应监测母体凝血功能。

（7）若发现双胎输血综合征、双胎生长不一致、双胎逆转动脉灌流或双胎中一胎畸形应及早转诊；在有条件和资质的医疗机构可以采取多次反复抽取受血儿羊水过多侧羊水、选择性减胎术、脐带血管凝固或结扎、胎儿镜下胎盘血管交通支激光凝固术、羊膜隔造口术、在 B 超引导下经胎儿腹壁穿刺胎儿腹腔或脐静脉输血等医疗干预措施。

2. 分娩期处理

双胎妊娠多能经阴道分娩，需做好输血、输液及抢救孕妇的应急设备，并熟练掌握新生儿抢救和复苏的技术。

（1）终止妊娠指征　合并急性羊水过多，引起压迫症状；母体合并严重并发症，如子痫前期或子痫，不允许继续妊娠时；胎儿畸形；已达预产期（38 周）尚未临产，胎盘功能逐渐减退或羊水减少者。

（2）分娩方式选择　结合孕妇年龄、胎次、孕龄、胎先露、不孕史及产科合并症等因素综合考虑，原则上适当放宽剖宫产指征。

①阴道试产　选择双胎均为头先露或胎 1 为头位，胎 2 为臀位。

②剖宫产分娩指征　异常胎先露如第一胎儿为肩先露、臀先露；宫缩乏力导致产程延长，经处理无改善；胎儿窘迫短时间不能经阴道分娩者；严重并发症需要立即终止妊娠者，如子痫前期、胎盘早剥或脐带脱垂者；联体畸形无法经阴道分娩者。

3. 产程中和产后处理

（1）严密母胎安危监测。

（2）产程中注意宫缩及产程进展，宫缩乏力可以给予低浓度缩宫素缓慢滴注。

（3）第一个胎儿娩出后，但绒毛膜双胎妊娠注意小儿所置的高低水平位置，并立即钳夹脐带，防止第二个胎儿失血。

（4）第一个胎儿娩出后，固定第二个胎儿成纵位，监测胎心。

（5）第一个胎儿娩出后，若无阴道出血，第二个胎儿胎心正常，等待自然分娩，一般在 20 分钟左右第二个胎儿可以娩出。若等待 10 分钟仍无宫缩，可以给予人工破膜或给予低浓度缩宫素滴注促进子宫收缩。

（6）第一个胎儿娩出后，若发现脐带脱垂或可疑胎盘早剥或胎心异常，立即用产钳或臀牵引，尽快娩出第二个胎儿。

（7）预防产后出血　产程中开放静脉通道，做好输液及输血准备；第二个胎儿娩出后立即给予缩宫素促进子宫收缩；产后严密观察子宫收缩及阴道出血量，尤其注意产后出血多发生在产后 2 小时内。必要时应用抗生素预防感染。

第五节　羊水过多

羊水过多指妊娠期间羊水量超过 2000ml 者。在较长时期内形成，称为慢性羊水过多；在数日内羊水急剧增加，称为急性羊水过多。一旦诊断为羊水过多，应进行一系列检查以确定潜在的胎儿先天缺陷或染色体异常、一些潜在的异常如控制不佳的妊娠前糖尿病或妊娠期糖尿病、Rh 同族免疫、微小病毒感染或母 - 胎溶血导致胎儿贫血、胎儿心排血量增加均可引起羊水过多。妊娠合并羊水过多，母胎病死率风险明显增加，需加强监护，同时要考虑可行的干预措施。

【诊断标准】

1. 病史

了解和检查是否存在发生羊水过多的相关病因，包括胎儿和母体双方因素。

2. 临床表现

（1）急性羊水过多　多发生在妊娠20~24周，数日内子宫迅速增大，横膈上抬，呼吸困难，不能平卧，甚至出现发绀，腹部张力过大，皮肤绷紧发亮，胎位不清，由于胀大的子宫压迫下腔静脉，影响静脉回流，可引起下肢及外阴部水肿及静脉曲张。

（2）慢性羊水过多　多发生在妊娠28~32周，羊水可在数周为逐渐增多，属缓慢增长，孕妇多能适应，常在产前检查时发现宫高、腹围大于停经孕周。腹壁皮肤发亮、变薄，触诊时感到皮肤张力大，胎位不清，有时可扪及胎儿部分有浮沉感。

（3）羊水过多容易并发妊娠高血压、胎位异常、早产。破膜后因子宫骤然缩小，可以引起胎盘早剥，破膜时脐带可随羊水滑出造成脐带脱垂。产后因子宫过大容易引起子宫收缩乏力导致产后出血。

3. 辅助检查

通常是因腹部触诊及宫高过度增加而怀疑，并通过B超检查确诊。

（1）B超检查羊水指数（AFI）测定　妊娠晚期AFI＞25cm。

（2）B超测定单个最大羊水暗区深度（AFV）　B超测定单个最大羊水暗区深度（AFV）≥8cm。

（3）同孕龄正常妊娠AFI的百分位数判定　也有认为羊水过多为AFI超过同孕龄正常妊娠AFI的第95个百分位数（≥95th）。

（4）B超胎儿发育检查。

（5）母血相关指标检查　血糖代谢、感染指标、血型、AFP等。

（6）胎儿染色体检查和羊水AFP测定等。

【治疗原则】

处理主要取决于胎儿有无畸形、孕周和孕妇症状的严重程度。

1. 羊水过多合并胎儿畸形

治疗原则为及时终止妊娠。

（1）利凡诺引产　中期妊娠，慢性羊水过多，孕妇的一般情况尚好，无明显心肺压迫症状，经腹羊膜腔穿刺，放出适量羊水后注入利凡诺50~100mg引产。

（2）采用高位破膜器，自宫颈口沿胎膜向上15~16cm刺破胎膜，使羊水以每小时500ml的速度缓慢流出，以免宫腔内压力骤减引起胎盘早剥。破膜放羊水过程中注意血压、脉搏及阴道流血情况。放羊水后，腹部放置沙袋或加腹带包扎以防休克。破膜后12小时仍无宫缩，需用抗生素。若24小时仍无宫缩，适当促进宫颈成熟，或用催产素、前列腺素等引产。

（3）注意监测阴道出血和宫高变化，及早发现胎盘早剥。

2. 羊水过多合并正常胎儿

应根据羊水过多的程度与胎龄而决定处理方法。

（1）症状严重孕妇无法忍受（胎龄不足37周），应穿刺放羊水，用15~18号腰椎穿刺针行羊膜腔穿刺，以每小时 500ml 的速度放出羊水，一次放羊水量不超过 1500ml，以孕妇症状缓解为度。放出羊水过多可引起早产。放羊水应在 B 超监测下进行，防止损伤胎盘及胎儿。严格消毒防止感染，酌情用镇静保胎药以防早产。3～4 周后可重复以减低宫腔内压力。

（2）吲哚美辛（Indomethacin）　在孕 32 周前可考虑使用该药，超过 32 周使用可导致胎儿动脉导管过早闭合、胎儿大脑血管收缩和肾损害。起始剂量为母亲 25mg 口服，每天 4 次。每周测量 AFI 2～3 次，一旦 AFI 恢复正常即停药。鉴于吲哚美辛有使动脉导管闭合的不良反应，故不宜广泛应用。

（3）如果患者因羊水过多出现先兆早产，胎龄未满 34 周应使用糖皮质激素并给予宫缩抑制剂。在使用宫缩抑制剂后如仍不能控制宫缩可考虑羊水抽吸。

（4）妊娠已近 37 周，在确定胎儿已成熟的情况下，行人工破膜，终止妊娠。注意羊水流出速度控制，防止胎盘早剥。

（5）症状较轻可以继续妊娠，注意休息，低盐饮食，酌情用镇静药。

（6）严密动态观察羊水量变化。

（7）病因治疗。

（8）预防并发症。

3. 分娩期和产后处理

（1）注意产程进展和母儿监测。

（2）保证先露为顶部。

（3）及早发现胎盘早剥、脐带脱垂。

（4）预防产后出血。

第六节　羊水过少

妊娠晚期羊水量少于 300ml 者为羊水过少。

【诊断标准】

1. 临床表现

（1）宫高腹围小于停经孕周。

（2）子宫紧裹胎体，子宫外形不规整感。

（3）胎膜早破者有阴道流液。

（4）临产后阴道检查可见前羊水囊不明显。

（5）破膜时羊水少，或稠厚黄绿。

2. 胎心电子监护

取决于对胎儿影响程度。

（1）基线变异减少。

（2）NST 无反应型。

（3）胎心监护可有变异减速、晚期减速。

3. B 型超声检查

（1）羊水量检查　①目前确定羊水量主要通过 B 超测量，包括测定羊水指数（amniotic fluid index，AFI）和单个最大羊水暗区深度。因为单个最大羊水暗区深度未考虑到胎儿位置可能相对于子宫并不对称，诊断羊水过少主要依靠 AFI。②B 超诊断羊水过少标准是妊娠晚期羊水指数（AFI）＜5cm，5～8cm 考虑羊水较少。最大羊水池深度＜2cm 为羊水过少，≤1cm 为严重羊水过少。③因羊水量随着妊娠进展而发生改变，所以仅以足月时的 AFI 作为诊断标准。④也有将羊水过少定义为 AFI 小于同孕龄正常妊娠 AFI 第五百分位数（≤5th）。

（2）胎盘－胎儿检查 ①胎儿畸形检查。②胎儿生长大小检查。③胎儿脐动脉血流 S/D 比值。

（3）并发症相关指标检查。①子宫胎盘功能不良相关，如高血压、慢性胎盘早剥、系统红斑性狼疮、抗磷脂综合征等相关检查。②过期妊娠。③胎膜早破检查，包括阴道流液 pH 检测和羊齿状结晶检查。

【治疗原则】

晚期妊娠羊水过少的治疗原则是针对病因治疗，同时给予对症处理。

（1）未足月胎膜早破、妊娠高血压、胎儿宫内生长受限、过期妊娠、胎儿畸形参见相应章节。

（2）羊水过少，胎儿无畸形，胎盘功能严重不良，短时间不能阴道分娩，剖宫产结束妊娠。

（3）先行 OCT 试验，如 OCT（－），胎儿储备能力尚好，宫颈成熟，严密监护下破膜后观察宫缩，必要时行缩宫素引产。

（4）孕周较小，胎儿不成熟，羊膜腔灌注法期待治疗。

（5）母体输液水化 羊水量与母亲血容量间存在相关性，给予母亲输液提升体液量或降低母亲渗透压可增加胎儿尿流量从而改善羊水过少。

（6）产程中严密监测胎儿安危，包括持续胎儿电子监护。

（7）产程中注意母体供氧和监测。

（8）新生儿复苏准备。

（9）羊膜腔灌注法临床应用。①经腹壁羊膜腔灌注，通常在未破膜情况下，B 超引导避开胎盘，以 10ml/min 输入 37℃ 的 0.9% 生理盐水 200～500ml，注意监测羊水指数，预防感染和保胎处理。②经阴道羊膜腔灌注，通常在产程中或已经破膜时。以 10ml/min 输入 37℃ 的 0.9% 生理盐水 200～500ml，使 AFI 达 8cm。如 AFI 已≥8cm，胎心减速无改善，停止输注，考虑剖宫产尽快结束分娩。

羊水较少者动态监测，病因查找，及时处理。

第七节 胎膜早破

胎膜破裂发生于产程正式开始前称为胎膜早破。胎膜早破的影响因素有创伤，宫颈内口松弛，生殖道病原微生物上行性感染，支原体感染，羊膜腔压力增高，胎儿先露部与骨盆入口衔接不好，胎膜发育不良，孕妇缺乏铜、锌等微量元素以及有羊膜腔侵入性医疗操作等，不同的影响因素对胎膜早破的发生时间有一定影响。孕龄＜37 孕周的胎膜早破又称为早产（未足月）胎膜早破。

【诊断标准】

1. 临床表现

（1）孕妇突感较多液体自阴道流出，继而有少量间断性或持续性的阴道流液。

（2）腹压增加时，如咳嗽、负重时阴道流出较多液体。

（3）有些病例并无明显的阴道流液突增感，仅为持续的少量阴道流液主诉。

（4）检查可见阴道口有液体流出，或阴道窥视见宫颈口有液体流出。

（5）感染时阴道排液可有臭味。

（6）存在相关诱发因素的临床表现。

2. 辅助检查

（1）阴道检查见阴道流液，或见阴道后穹窿有羊水池，或见宫颈口有液体流出，必要时将胎先露部上推或增加腹压如咳嗽等。

（2）阴道液酸碱度检查　pH≥7.0 时，胎膜早破的可能性极大。注意排除血液、尿液、精液及感染因素影响。

（3）阴道液涂片检查　阴道液干燥片检查有羊齿状结晶为羊水；涂片用 0.5% 美蓝染色，可见淡蓝色或不着色的胎儿上皮及毳毛；用苏丹Ⅲ染色可见橘黄色脂肪小粒；用 0.5% 硫酸尼罗蓝染色可见橘黄色胎儿上皮细胞等可确定为羊水。

（4）B 超检查　羊水减少，必要时动态观察。

（5）羊膜镜检查　可以直视胎先露部，看不到前羊膜囊，即可确诊胎膜早破。

【治疗原则】

（1）足月前胎膜早破见本章第二节，足月胎膜早破收入院。臀位等胎位异常按相应处理原则。有剖宫产指征则行剖宫产。

（2）足月妊娠伴胎膜早破者约 80%~90% 在破膜 24 小时内临产。

（3）监测 T、P、R、BP 等。

（4）监测伴发影响因素的相关指标，例如监测感染指标；如感染存在，原则是尽快结束分娩。

（5）胎儿电子监护　基线率、加速、减速及宫缩情况。

（6）卧床休息，尤指胎头高浮者。

（7）破膜后 6~12 小时应用抗生素预防感染，目前倾向于早用抗生素。

（8）宫颈条件成熟，12 小时无宫缩者引产，目前倾向于 4~6 小时及早引产。

（9）宫颈条件未成熟者，促宫颈成熟后引产。

（10）引产过程中及产程中注意严密观察产程进展及母胎监测。

（11）破膜时间长，建议产后行宫腔内容物细菌培养，胎盘送病理检查，小儿出生后做咽或耳拭子细菌培养。

（12）注意预防产后出血及产后感染。

第八节　前置胎盘

前置胎盘是指胎盘全部或部分位于子宫下段，甚至达到或覆盖宫颈内口，其位置低于胎儿先露部。

1. 前置胎盘分类

根据胎盘边缘和宫颈内口的位置关系，将前置胎盘分为4类。

（1）完全性前置胎盘　胎盘组织完全覆盖宫颈内口。

（2）部分性前置胎盘　胎盘组织部分覆盖宫颈内口。

（3）边缘性前置胎盘　胎盘下缘达宫颈内口，但未覆盖宫颈内口。

（4）低置胎盘　胎盘位于子宫下段，边缘接近但未达宫颈内口，距离＜20mm。前两种称前置，后两种称低置。

2. 前置胎盘诊断

（1）既往史　多次人工流产清宫史、分娩史、引产史、剖宫产史；此次妊娠中、晚期或临产时突然发生无诱因的无痛性反复性阴道流血，出血量多少不一。

（2）根据失血量不同而表现不同，多次出血，呈贫血貌；急性大量出血，可发生休克。失血过多可出现胎儿宫内缺氧，严重者胎死宫内。腹部检查胎先露高浮或胎位异常，如臀位、斜位或横位。于耻骨联合上方可能听到胎盘杂音（胎盘附着在子宫下段前壁时），可能有宫缩，但宫缩间歇期子宫松弛好，无明显频繁的低张宫缩。

（3）阴道检查　一般只做阴道窥诊，仅适用于无规律产前检查以及缺乏孕期超声检查的紧急就诊者。在备血、输液或输血及可立即手术的条件下进行，不应盲目行指诊检查。

（4）超声检查

①B型超声是诊断前置胎盘的基本方法，可显示子宫壁、胎先露部、胎盘和宫颈的位置和关系，进一步明确前置胎盘类型。

②B型超声诊断前置胎盘时须注意妊娠周数和胎盘附着部位。对于妊娠中期前壁附着的低置胎盘不宜过早诊断。无出血可在34~36周复查超声，有出血者可以在28~34周依据病情动态检查。

③经腹部超声检查对于子宫后壁前置胎盘确诊有一定难度。经会阴超声或经阴道超声准确性高于经腹超声，但需要注意探头位置和方向。

④提示胎盘植入征象　胎盘与膀胱或浆膜层之间的正常低回声边界消失；胎盘位置接近膀胱壁；胎盘内接近子宫壁的地方可见到低回声区；彩色多普勒显示在胎盘基底部和子宫肌层之间有持续的血流影像。

（5）磁共振（MRI）检查　适用于剖宫产术后瘢痕处胎盘附着或对于胎盘在子宫后壁附着而超声不能明确诊断的病例。

（6）剖宫产术中见胎盘附着于子宫下段或覆盖宫颈内口。

（7）产后检查胎盘及胎膜　以便核实诊断。阴道分娩者若胎膜破口距胎盘边缘距离＜7cm提示部分性前置胎盘。

【鉴别诊断】

（1）胎盘早剥　依据病史、妊娠并发症伴发情况、症状、体征、B超进行鉴别。

（2）帆状胎盘前置血管破裂　为产科急症，对胎儿威胁大。通过病史、妊娠并发症伴发情况、症状、体征、B超检查鉴别；阴道血涂片见有核红细胞考虑此病可能性大。

（3）胎盘边缘血窦破裂及宫颈病变如息肉、糜烂样变、宫颈癌等，结合病史通过阴道检查或活检、B型超声检查及分娩后胎盘检查可以明确诊断。

【治疗原则】

1. 期待疗法

（1）处理原则是抑制宫缩、止血、纠正贫血预防感染及促进胎儿生长。

（2）适用于妊娠 36 周以前或胎儿体重估计 ＜2300g，阴道出血不多，患者一般情况好，胎儿存活者。

（3）有出血应住院观察，B 型超声明确诊断，禁止阴道指诊肛诊。

（4）绝对卧床休息，侧卧位，适当镇静。

（5）严密注意出血，必要时配血备用，注意补血药应用纠正贫血。

（6）观察宫缩，有宫缩给予宫缩抑制剂。

（7）反复出血需要监测感染指标；预防感染用广谱抗生素。

（8）监测胎儿生长情况，注意孕妇营养和进食。

（9）估计在 34 周前分娩者，给予促胎肺成熟；反复出血者，在 32 周后促胎肺成熟；紧急时羊膜腔内注射。

（10）若在观察期间发生大量阴道流血或反复流血，终止妊娠。

2. 终止妊娠

（1）大量出血、出血不止，甚至休克，有孕妇生命危险时，不论孕周如何，迅速选择剖宫产。

（2）无症状的完全性前置胎盘妊娠达 37 周后终止妊娠。

（3）部分性或边缘性前置胎盘可在妊娠达 38 周终止妊娠。

3. 终止妊娠方式

（1）剖宫产是处理前置胎盘的主要手段。

（2）完全性前置胎盘必须以剖宫产结束分娩。

（3）部分性或初产妇边缘性前置胎盘，近年倾向行剖宫产。

（4）前置胎盘伴发严重出血以剖宫产结束分娩。

（5）低置胎盘或前壁附着的边缘性前置胎盘，胎头已衔接，无头盆不称和胎位异常，估计短时内分娩者，可尝试阴道分娩；需要备血，开放静脉，严密观察。做好随时剖宫产可能的准备。防止产后出血。

4. 剖宫产术前、术中注意事项

（1）术前应积极纠正休克，输液、输血，补充血容量，备血。

（2）腹部切口依据手术操作者和病情个案化处理。剖宫产瘢痕处妊娠尤其怀疑或诊断胎盘植入者可以腹部纵切口。

（3）子宫切口应根据胎盘附着位置确定，原则上应避开胎盘做下段横切口或依据具体情况选择子宫下段纵切口或体部切口；胎儿（新生儿）存活可能性小者，子宫切口选择有必要考虑再次妊娠问题，避免宫体部切口为宜。

（4）胎儿娩出后及时应用缩宫素，持续静脉点滴缩宫素。

（5）有效止血　酌情选择局部缝扎、局部楔形切除、压迫、填塞、B‐lynch 缝合术；子宫动脉结扎术（上行支、下行支）；髂内动脉结扎术。

（6）子宫动脉、髂内动脉介入治疗　有条件的医院，对于术前诊断剖宫产瘢痕处胎盘附着尤其怀疑或诊断胎盘植入者，在术前行髂内动脉介入置管。

（7）注意出血量评估和凝血功能检查。

（8）各种止血方法无效，或胎盘植入止血困难者，子宫切除术。

5. 产后处理

（1）应用子宫收缩剂预防产后出血。

（2）抗生素预防感染。

6. 孕妇转诊

（1）无条件救治大出血的医院、对于前置胎盘的胎盘植入病例，建议在终止妊娠前转诊到有条件的三级医院。

（2）分娩中和术中发生大出血，建议在险情出现前及时启动院外援助系统。

（3）紧急情况转院时处理　若阴道大量流血，而当地无条件处理，应在静脉输液或输血，并在消毒下进行阴道填塞，暂时压迫止血，迅速护送转院。

第九节　胎盘早剥

正常位置的胎盘，在妊娠 20 周以后至胎儿娩出之前的任何时期，从子宫壁部分或全部分离称胎盘早剥。是一种严重的妊娠并发症，发病急，危害大，可引起母体低血容量休克、肾衰、DIC、产后出血。若对其诊断及处理延误，均可造成母儿死亡。

【诊断标准】

主要根据病史、临床症状及体征以及伴发的相关妊娠并发症诊断。轻型胎盘早剥临床症状与体征不典型，需仔细观察分析。重型胎盘早剥常具有典型症状与体征，临床诊断多无困难。B 超检查主要在与前置胎盘的鉴别上更有意义。后壁胎盘附着排除诊断时应谨慎。

1. 临床分型

（1）隐性型　胎盘剥离后形成胎盘后血肿，无阴道出血。

（2）显性型　胎盘剥离后出血沿胎膜下行经子宫颈口向外流出。

（3）混合型　既有胎盘后血肿，又有外出血。

2. 临床表现

胎盘早剥的严重程度与剥离面的大小及剥离部位有关。

（1）显性剥离或外出血型　胎盘剥离面小，出血停止，血液凝固，临床多无症状。如继续出血，血液直接冲开胎盘边缘，并沿着胎膜与子宫壁之间自宫颈流出。

（2）隐性剥离或内出血型　血液在胎盘后形成血肿使剥离面逐渐扩大。当血肿不断增大，胎盘边缘仍然附着在子宫壁上，或胎膜与子宫壁未分离，或胎头固定于骨盆入口，均使胎盘后的血液不能外流而积聚在胎盘与子宫壁之间，此时子宫容积增大，宫底升高。

（3）混合型　胎盘后的血肿达到一定程度时血液冲破了胎盘边缘，经宫颈管流出时表现混合性出血。

（4）子宫胎盘卒中　当血液冲破羊膜渗入羊水中，可致血性羊水。在隐性出血时，血肿积聚在胎盘及子宫壁之间，由于胎盘后血肿的压力加大，使血液渗入子宫肌层，引起肌纤维的分离、断裂、变性，当血液渗入子宫肌层至浆膜层时，子宫表面呈紫蓝色的瘀斑，在胎盘附着处更明显，此种情况称子宫胎盘卒中。

3. 体征

临床表现与体征主要与胎盘剥离面积的大小及出血的严重程度有关。

（1）轻型　以外出血为主，胎盘剥离面<1/3胎盘面积，多在胎盘边缘部位。主要症状为阴道流血，量较多，色暗红，可有轻微腹痛或无腹痛，无明显贫血征，如在分娩期则产程进展较快。腹部检查：子宫软，压痛不明显或局部有轻压痛，宫缩有间歇，子宫大小与孕周相符，胎位清楚，胎心正常或异常，可以有频繁的、密集的宫缩。轻度胎盘早剥时，产后检查胎盘可见35%胎盘母面有血块压迹。

（2）重型　内出血为主，胎盘剥离面>1/3胎盘面积，多伴有严重的妊娠期高血压疾病、慢性高血压等。主要症状为突然发生的持续性腹痛和（或）腰酸、腰痛，疼痛的程度与胎盘后积血的多少有关，积血越多，疼痛越重。严重时可出现恶心、呕吐、面色苍白、出汗、脉细数及血压下降等休克症状，皮肤可见出血点及牙龈出血。可无（少量）阴道出血或有血性羊水流出。贫血程度与失血量不成比例。腹部检查：子宫张力大，宫缩间歇子宫松弛不完全，重者硬如板状，压痛明显，胎位触不清。若胎盘附着在子宫后壁，压痛可不明显。随着胎盘后血肿的增大，宫底随之升高，检查子宫大于孕周。因胎盘剥离面积大，胎儿宫内缺氧严重，致胎儿死亡。

（3）常见的不典型的临床表现还有密集的宫缩和胎心基线降低等。

4. 辅助检查

（1）B超检查　对可疑胎盘早剥患者，B超可协助诊断。若胎盘后出现血肿，B超图像显示胎盘与子宫壁间出现液性暗区，界限不太清楚。若血肿较大时显示胎盘胎儿面向羊膜腔凸出。如血液流出未形成血肿时B超则无特异图像，后壁胎盘B超往往显示不清楚，故不能完全依赖B超检查。

（2）实验室检查　血、尿常规及凝血功能，主要了解贫血程度及凝血功能有无障碍。重型患者应做DIC筛选试验，包括血小板计数、凝血酶原时间、纤维蛋白原测定、血浆鱼精蛋白副凝试验（3P试验）、纤溶确诊试验（Fi试验，即FDP免疫试验）、凝血酶时间以及优球蛋白溶解时间等，还应做相关疾病的病因检查（如肝功能、肾功能、LDH等），注意动态监测。

【治疗原则】

1. 住院治疗

胎盘早剥者立即收住院，包括有疑似胎盘早剥者。

（1）严密监测生命体征。

（2）监测子宫体、子宫底变化，包括高度、宫缩和压痛情况。

（3）监测胎儿安危。

（4）B超监测　注意动态监测，重型和紧急情况不必等待和依赖B超检查。

（5）完成和完善实验室检查指标。

（6）依据病史、症状和体征及辅助检查项目尽早做出判断和诊断。

2. 纠正休克

（1）立即开放静脉，建立有效静脉通道，补液。

（2）配血，输新鲜血，补充血容量。

（3）根据临床表现和实验室指标补充有关凝血因子。

3. 病因治疗

4. 终止妊娠

胎盘早剥一旦诊断，为抢救母亲及胎儿生命，应尽快终止妊娠，减少并发症发生。

5. 分娩方式

（1）阴道分娩　适合轻型胎盘早剥而患者一般情况好或经产妇宫口已开大、估计短时间内迅速结束分娩情况，应先行人工破膜以减少子宫内张力，防止胎盘继续剥离及子宫胎盘卒中发生。需要严密监测病情进展或胎心率变化，胎儿状况不良，立即结束阴道试产急行剖宫产。

（2）剖宫产　轻型早剥及初产妇胎儿可存活，但不具备短期内阴道分娩的条件；重型早剥胎儿存活，立即行剖宫产术终止妊娠，避免胎儿缺氧和死亡；重型早剥胎儿死亡，但患者状况不良或紧急亦需要考虑行剖宫产。

6. 阴道分娩注意要点

（1）继续严密监测各项临床指标。

（2）严密监测产程进展。

（3）严密监测胎儿安危。

（4）母胎任一方出现危险和病情加重立即停止阴道试产急行剖宫产。

（5）胎儿娩肩后立即给予缩宫剂，并注意持续静脉维持和联合用药。

（6）胎盘娩出后注意子宫收缩情况，包括缩宫剂和按摩子宫。

（7）注意阴道出血的性状变化，及早发现 DIC。

（8）抗生素预防感染。

7. 剖宫产注意要点

（1）防止术中出血　胎儿娩出后，立即给予宫缩剂并注意持续静脉维持。

（2）胎盘娩出后，注意结合子宫按摩，促进子宫收缩。

（3）术中和术后都需注意实验室指标动态监测，包括血小板、纤维蛋白原等。

（4）存在子宫胎盘卒中时，更要注意应用缩宫剂、子宫按摩、热盐水纱垫湿敷子宫等措施。子宫胎盘卒中，不是子宫切除指征。可选择的治疗方法还包括局部缝合、捆绑术及子宫动脉结扎等，可选择药物有各种宫缩剂（如缩宫素、米索前列醇、卡前列甲酯等）和凝血活性因子，仍无好转，最后考虑子宫切除术。

（5）抗生素预防感染。

8. 凝血功能障碍治疗

胎盘早剥持续时间越长，发生凝血功能障碍的概率越高，所以及时终止妊娠是减少 DIC 的重要手段。

（1）输新鲜血　及时、足量输入新鲜血液是补充血容量及凝血因子的有效措施。库存血若超过 4 小时，血小板功能即受破坏，效果差。为纠正血小板减少，有条件者可输血小板浓缩液。

（2）输纤维蛋白原　若血纤维蛋白原低，同时伴有活动出血，且血不凝，经输入新鲜血等效果不佳时，可输纤维蛋白原 4g，将纤维蛋白原溶于注射用水 100ml 中静脉滴注。通常给予 4~6g 纤维蛋白原即可收到较好效果。每 4g 纤维蛋白原可提高血纤维蛋白原 1g/L。

（3）输新鲜血浆　新鲜冰冻血浆疗效仅次于新鲜血，尽管缺少红细胞但含有多种凝血因子，一般 1L 新鲜冰冻血浆中含纤维蛋白原 3g，且可将 V、Ⅷ因子提高到最低有效水平。因此，在无法及时得到新鲜血时，可选用新鲜冰冻血浆作为应急措施。

（4）肝素　肝素有较强的抗凝作用，适用于 DIC 高凝阶段及不能直接去除病因者。胎盘早剥患者 DIC 的处理主要是终止妊娠以中断凝血活酶继续进入血内。对于处于凝血障碍的活动性出血阶段，应用肝素可加重出血，故一般不主张应用肝素治疗。

（5）抗纤溶剂　6-氨基己酸等能抑制纤溶系统的活动，若仍有进行性血管内凝血时，用此类药物可加重血管内凝血，故不宜使用。若病因已去除，DIC 处于纤溶亢进阶段，出血不止时则可应用，如 6-氨基己酸 4～6g、氨甲环酸 0.25～0.5g 或对羧基苄胺 0.1～0.2g 溶于 5% 葡萄糖液 100ml 内静脉滴注。

9. 预防急性肾衰

（1）在治疗中，注意留置导尿管，监测尿量。

（2）血容量不足时尿量少于 30ml/h，需及时补充血容量。

（3）当可疑肾衰竭时每小时尿量则少于 17ml 或表现为无尿，此时应静脉注射呋塞米（速尿）40mg，尿量仍不增加可重复使用，一般在 1～2 日内症状可好转。

（4）若短期内尿量不增多，血尿素氮、肌酐、血钾增高，CO_2 结合力下降，提示肾功能已严重衰竭，如出现尿毒症应及时抢救孕妇的生命，进行血液透析。

第十节　妊娠期肝内胆汁淤积症

妊娠期肝内胆汁淤积症（intrahepatic cholestasis of pregnancy，ICP）以皮肤瘙痒和血清胆汁酸浓度升高为特征，通常发生于中期妊娠后期和（或）晚期妊娠，分娩后迅速消退，是一种严重的妊娠期并发症，其对孕、产妇的主要影响是皮肤瘙痒及凝血功能异常导致产后出血。其对胎儿的主要危害是早产、胎儿宫内窘迫及胎儿死亡。此病是导致围生儿病死率升高的主要原因之一。

【发病率和流行病学】

ICP 是最常见的妊娠期特有肝病。各地的 ICP 发病率有很大差异，从不足 1% 到 27.6% 不等，有明显的地域和种族差异；有家族史及复发倾向；地域差异可能反映了不同族群之间的易感性差异，以及环境因素的差异。

【病因】

ICP 的病因尚未完全清楚，但其可能是遗传易感性、激素因素和环境因素共同作用的结果。

【高危因素】

1. 母亲因素

（1）孕妇年龄 >35 岁以上。

（2）具有慢性肝胆疾病（慢性肝病、胆囊炎、胆囊结石）。

（3）家族中有 ICP 者。

（4）前次妊娠为 ICP 史。

2. 本次妊娠因素

（1）双胎妊娠 ICP 患病率较单胎显著升高。

（2）人工授精后孕妇 ICP 发病相对危险度增加。

【临床表现】

1. 瘙痒

主要首发症状，初起为手掌、脚掌，逐渐加剧而延及四肢、躯干，瘙痒程度各有不同，夜间加重，70% 以上发生在妊娠晚期，平均发病孕周为 30 周。还可能伴有右上腹疼痛、恶心、食欲不振、睡眠不良或脂肪泻。

2. 黄疸

瘙痒发生后 2~4 周内部分患者可出现黄疸，发生率为 20% ~50%。

3. 皮肤抓痕

皮肤抓痕是因瘙痒抓挠皮肤出现条状抓痕，皮肤活检无异常表现。

4. 其他表现

少数病例可有消化道非特异性表现，极少数孕妇出现体重下降及维生素 K 相关凝血因子缺乏。

【辅助检查】

1. 胆汁酸系列

（1）血清总胆汁酸浓度升高是关键的实验室检查结果（可见于 >90% 的受累妊娠），也是最先出现和唯一的实验室检查异常。

（2）胆汁酸可用于评估 ICP 严重程度。

2. 肝功能系列

（1）丙氨酸氨基转移酶和门冬氨酸氨基转移酶血清氨基转移酶（在 60% 的患者中升高），通常低于 2 倍正常上限。

（2）碱性磷酸酶，可能升高至 4 倍，但由于胎盘同工酶的表达，其对妊娠期胆汁淤积症不具特异性。

（3）血清 γ-谷氨酰转肽酶（gamma glutamyl transpeptidase，GGT）的浓度正常或轻度升高（见于 30% 的患者），这在多数其他类型的胆汁淤积性肝病（GGT 水平与其他胆汁淤积标记物相平行）中并不常见。

3. 胆红素系列

总胆红素和直接胆红素浓度（在 25% 的患者中升高），不过总胆红素水平很少超过 6mg/dl，以直接胆红素升高为主。

4. 肝炎系列病毒学检查

单纯 ICP 者，其肝炎病毒学系列检查结果为阴性。

5. 肝脏 B 超

ICP 患者肝脏无特征性改变，因此肝脏 B 超对于 ICP 诊断意义不大，仅对排除孕妇有无肝胆系统基础疾病有一定意义。

6. 肝脏病理学检查

组织病理学特征为不伴炎症的胆汁淤积，仅在诊断不明，而病情严重时进行。

7. 胎盘病理学检查

ICP 胎盘绒毛间腔狭窄，但胎盘重量、容积及厚度是否差异不明。

【诊断标准】

1. 妊娠期筛查

（1）产前检查发现瘙痒者应测定血清总胆汁酸水平并动态监测其变化。

（2）有 ICP 高危因素者，孕 28～30 周测定血清总胆汁酸浓度和血清氨基转移酶（ALT 和 AST），结果正常者 3～4 周后复查。

（3）无瘙痒症状及非 ICP 高危孕妇，在孕 32～34 周常规测定血清总胆汁酸和血清氨基转移酶（ALT 和 AST）。

2. 诊断要点

（1）出现其他原因无法解释的皮肤瘙痒症状。

（2）空腹检测血总胆汁酸升高 ≥10μmol/L。

（3）血清总胆汁酸浓度水平正常，但其他原因无解释的肝功能异常，血清氨基转移酶（ALT 和 AST）轻、中度升高，可伴有谷氨酰转肽酶（GGT）和胆红素升高。

（4）产后皮肤瘙痒消失，肝功能恢复正常。

（5）鉴于甘胆酸敏感性强而特异性弱，总胆汁酸特异性强而敏感性弱，因此确诊 ICP 可根据临床表现并结合这两个指标综合评估。一般空腹检测血甘胆酸升高 >500μg/dl（>10.75μmol/L）或总胆汁酸升高 ≥10μmol/L，可诊断为 ICP。

3. 疾病严重程度判断

常用的分型指标包括瘙痒程度和时间、血清甘胆酸、总胆汁酸、氨基转移酶、胆红素水平，但没有一项指标能单独预测与不良围生儿结局间的确切关系，比较一致的观点认为总胆汁酸水平与疾病程度的关系最为相关。

（1）轻型　①血清总胆汁酸 10～39μmol/L，甘胆酸 10.75～43μmol/L（500～2000μg/dl）；②总胆红素 <21μmol/L，直接胆红素 <6μmol/L；③丙氨酸氨基转移酶 <200U/L，天冬氨酸氨基转移酶 <200U/L；④临床症状以瘙痒为主，无明显其他症状。

（2）重型　①血清总胆汁酸 ≥40μmol/L，甘胆酸 >43μmol/L（>2000μg/dl）；②总胆红素 ≥21μmol/L，直接胆红素 ≥6μmol/L；③丙氨酸氨基转移酶 ≥200U/L，天冬氨酸氨基转移酶 ≥200U/L；④临床症状：瘙痒严重，伴有其他症状；⑤可于 34 周前出现 ICP、双胎、子痫前期及复发性 ICP，可因 ICP 致围生儿死亡。

【鉴别诊断】

（1）妊娠相关疾病（如 HELLP 综合征、伴重度表现的子痫前期、妊娠期急性脂肪肝），但 ICP 与子痫前期和妊娠期急性脂肪肝的发生有相关性，应该警惕。

（2）肝功能异常的相关疾病。

（3）妊娠特异性瘙痒性皮肤疾病。

【治疗原则】

1. 治疗目标

缓解瘙痒症状，降低血清总胆汁酸水平，改善肝功能；延长孕周，降低围生期并发症和死亡的风险

2. 病情监测

（1）孕妇生化指标监测　每 1～2 周血清总胆汁酸浓度和肝功能等指标直到分娩，可以同时复查肾功能、血压及凝血功能。

（2）胎儿宫内状况监测　　强调发现胎儿宫内缺氧并采取措施与治疗同样重要。

①胎动　评估胎儿宫内状态最简便、客观、即时的方法。

②胎儿电子监护　NST 在 ICP 中的价值研究结果不一致，更应认识到胎心监护的局限性，并强调 ICP 具有无任何预兆胎死宫内的可能，而产程初期 OCT 异常者对围生儿预后不良的发生有良好的预测价值。

（3）脐动脉血流分析　对预测围生儿预后有意义，建议孕 34 周后每周一次。

（4）产科 B 超　只能作为了解胎儿宫内情况的瞬间指标。

3. 门诊管理

（1）风险告知　一旦诊断 ICP，须告知患者 ICP 对胎儿的危害，随时发生不可预测的突然的胎死宫内、早产（自发性和医源性）、胎粪吸入、胆酸性肺炎、颅内出血等风险。

（2）药物治疗

①熊去氧胆酸（UDCA）是 ICP 的首选治疗，熊去氧胆酸治疗［一日 3 次或 15mg/（kg·d），直至分娩］后大约 42% 的患者瘙痒完全消退，约 61% 的患者瘙痒改善；还能改善 ICP 相关实验室指标异常，改善围生期结局，且无见胎儿（新生儿）毒性。

②难治性病例　如果给予最大剂量 UDCA 后仍瘙痒难耐，则可加用谷胱甘肽前体 SAMe。

4. 入院时机

（1）妊娠≥39 周的轻度 ICP。

（2）妊娠>36 周的重度 ICP。

（3）伴有先兆早产者。

（4）伴有产科并发症或有其他情况需立即终止妊娠者。

5. 药物治疗

（1）基本原则　尽可能遵循安全、有效、经济和简便原则。目前尚无一种药物能治愈 ICP，治疗中及治疗后需及时监测治疗效果、不良反应，及时调整用药。

（2）降胆酸基本药物

①熊去氧胆酸　缺乏大样本随机对照试验，与其他药物对照治疗相比，在缓解瘙痒、降低血清学指标、延长孕周、改善母儿预后方面具有优势，为 ICP 治疗的一线药物。停药后可出现反跳情况。建议按照 15mg/（kg·d）的剂量，分三次口服。

②S－腺苷蛋氨酸（S－Adenosylmethionine，SAMe）　没有良好的循证医学证据证明其确切疗效和改良围产结局方面的有效性。建议作为 ICP 临床二线用药或联合治疗。停药后可出现反跳情况。常用剂量：静脉滴注，每日 1g，疗程 12~14 天。

③地塞米松（Dexamethasone，DX）主要应用在：妊娠 34 周之前估计在 7 天之内可能发生早产的 ICP 患者。

（3）降胆酸联合治疗　比较集中的联合方案是：UDCA + SAMe。

【产科处理】

1. 继续妊娠，严密观察

（1）血清甘胆酸 <43μmol/L 或总胆汁酸浓度 <30μmol/L，肝酶正常或轻度升高，无黄疸，孕周 <37 周。

（2）孕周<34周，尽可能延长孕周。

2. 分娩时机

（1）支持早期分娩，以降低胎儿死亡风险及缓解疾病。应在权衡期待治疗的胎儿死亡风险与早期分娩的潜在早产风险后，确定分娩时机。

（2）提倡在妊娠37~38周分娩终止妊娠。

（3）妊娠≥37周时诊断ICP后立即分娩。

（4）妊娠34~37周前若出现药物治疗无法缓解的持续剧烈瘙痒、有ICP导致妊娠36周前胎儿死亡的既往史，且当前妊娠复发ICP、伴黄疸、血清总胆汁酸≥100μmol/L。

（5）具体时机取决于患者具体情况，包括症状的严重程度、既往胎儿死亡时的孕龄等。

3. 权衡后综合考虑

（1）孕周34~37周，血甘胆酸43~64.5μmol/L或总胆汁酸30~40μmol/L。

（2）孕周<34周，血甘胆酸>64.5μmol/L或总胆汁酸>40μmol/L。

（3）ICP合并其他产科合并症，如双胎妊娠、子痫前期等。

4. 阴道分娩指征

ICP不是剖宫产的指征，大部分可以阴道分娩，但由于胎儿死亡和非致死性窒息事件的发生率增加，分娩期间应进行连续胎儿监测。

（1）血清甘胆酸<21.5μmol/L，肝酶正常或轻度升高，无黄疸。

（2）无其他产科剖宫产指征者。

（3）<40周。

5. 剖宫产指征

（1）重症ICP。

（2）既往死胎死产、新生儿窒息或死亡史。

（3）胎盘功能严重下降或高度怀疑胎儿窘迫。

（4）合并双胎或多胎、重度子痫前期等。

（5）存在其他阴道分娩禁忌证。

6. 产后管理及随访

（1）瘙痒通常在分娩后几日消失，同时伴有血清胆汁酸浓度和其他肝功能指标恢复正常。

（2）分娩后6~8周时，检查肝脏生化指标和胆汁酸浓度以确保先前发现的异常已经恢复。

（3）如实验室指标异常未恢复正常，应将患者转给肝脏专科医生以评估是否存在潜在肝胆疾病。

（4）母乳喂养　ICP不是母乳喂养的禁忌证。产程开始时停用熊去氧胆酸，不会对母乳喂养婴儿造成任何不良反应。

第十一节　母胎Rh阴性血型不合的孕期监测与处理

Rh血型抗原共有5种，即D、C、c、E和e。由于D抗原是最早被发现的，且抗原性最强，故临床上将D抗原阳性者称为Rh阳性，无D抗原者称为Rh阴性。母胎Rh

血型不合所致胎儿溶血是由于 Rh 阴性母体产生了针对 Rh 阳性胎儿血型抗原的特异性抗体，特异性抗体通过胎盘进入胎儿循环，引起胎儿红细胞破坏，从而发生进行性溶血，可引起胎儿贫血、心力衰竭、水肿，甚至死胎或新生儿死亡等严重后果。

1. 母胎 Rh 阴性血型不合的发生

R，h（D）同种免疫发生的原因：母胎 Rh 阴性血型不合是由 Rh（D）同种免疫导致的。

孕期未注射 Rh（D）免疫球蛋白的 Rh 阴性孕妇如分娩 Rh 阳性新生儿，有 16% 会发生同种免疫，其中 2% 在分娩时发生，7% 在产后 6 个月内发生，其余 7% 虽然被致敏，但由于致敏太微弱而不能检测到抗体，当再次妊娠 Rh（D）阳性的胎儿时，则会显现出来。接近 90% 的同种免疫发生在分娩时的母胎输血，而 10% 是由于产前自发母胎输血，绝大多数发生在孕晚期。导致发生同种免疫的 Rh 阳性血量非常少，母胎输血时仅需不到 0.1ml 即可发生。其他发生在早孕期和中孕期的事件，如人工流产、自然流产、先兆流产、异位妊娠或其他破坏绒毛膜蜕膜间隙的临床操作（如绒毛膜穿刺、羊膜腔穿刺和脐静脉穿刺）等，均可引起 Rh（D）同种免疫的发生。孕晚期外倒转术，无论成功与否，均可引起母胎输血，亦可引起 Rh（D）同种免疫的发生。

2. 母胎 Rh 阴性血型不合的预防

应用抗 D 免疫球蛋白，即非致敏 Rh 阴性孕妇分娩后 72 小时内注射合适剂量的抗 D 抗体，减少了约 90% 的 Rh（D）同种免疫及随后发生的 Rh 相关的胎儿和新生儿溶血等问题。28 ~ 29 孕周预防性应用 Rh 免疫球蛋白，可将孕晚期 Rh（D）同种免疫发生率从 2% 降至 0.1%，将随后发生的 Rh 相关胎儿和新生儿问题阻断率从 95% 升高至 99%。产前宫内输血技术的实施和受累胎儿适时终止妊娠，均提高了新生儿存活率。宫内输血技术使单纯严重贫血胎儿的存活率提高到 90% 以上，而贫血合并水肿胎儿的存活率也达到 70%。

Rh（D）同种免疫一旦发生，使用抗 D 免疫球蛋白无效。故 Rh 阴性孕妇一旦妊娠 Rh 阳性胎儿，如存在发生母胎输血的风险，即可应用抗 D 免疫球蛋白。罕见情况下，已经致敏的女性在再次妊娠的孕早期间接 Coombs 试验阴性，前次妊娠原发免疫反应已发生，在本次妊娠后期可能产生抗 D 免疫球蛋白，孕妇注射抗 D 免疫球蛋白不能预防此类免疫反应。

3. 母胎 Rh 阴性血型不合孕期监测

（1）判断 Rh 阴性孕妇是否致敏　所有 Rh 阴性孕妇首次就诊时，均应行间接 Coombs 试验，筛查有无抗 D 抗体。如果抗体阳性，则孕妇已经致敏；如果为阴性，则未致敏。根据既往妊娠时胎儿是否出现溶血，可分为首次致敏和再次致敏。大多数首次致敏的孕妇，孕期只需定期监测抗体水平，如滴度超过临界值，建议监测胎儿大脑中动脉收缩期峰值流速（middle cerebral artery peak systolic velocity，MCA – PSV）。

（2）孕妇血清间接 Coombs 试验的意义和临界值的确定　初次与再次致敏的 Rh 阴性孕妇的孕期处理不同。初次致敏病情通常较轻，而再次致敏者每次妊娠均加重。间接 Coombs 试验仅用于初次致敏孕妇的病情监测，且仅为筛查性试验，即检查胎儿是否存在溶血风险，而不是借此方法诊断已经发生的溶血，或预测溶血是否将出现进展。在临界值以下时，仍有发生轻到重度贫血的风险，但发生严重胎儿溶血性贫血机会很小。目前各机构实验室间的方法学不同，故均应建立本单位的临界值，大多数中心的临界值为 1 :（8 ~ 32）。初次致敏者，20 孕周后只要滴度在临界值以下，就可隔 2 ~ 4 周重复测定抗体滴度。如果达到或超过临界值，通常有 2 种选择，其一是行胎儿游离 DNA 检测 Rh 血型，或行羊膜腔穿刺，以明确胎儿 Rh 基因型；其二是行超声评价胎儿 MCA – PSV。

（3）孕妇血清间接 Coombs 试验阳性者的处理　当初次致敏孕妇行间接 Coombs 试验阳性，即建议先行胎儿父亲 Rh 基因型检查。如父亲亦为血型 Rh 阴性时，因 Rh 血型系统已明确为单基因隐性遗传，即基因型为 dd，故胎儿血型亦可推断为 Rh 阴性，不存在母胎 Rh 阴性血型不合的风险，临床无须监测。如胎儿父亲为 Rh 阳性纯合子，即基因型为 DD，故胎儿血型亦可推断为 Rh 阳性，存在发生母胎 Rh 阴性血型不合的风险，而建议动态监测胎儿 MCA – PSV。如测定胎儿父亲 Rh 基因型相对困难，则建议行胎儿游离 DNA 测定血型或行羊膜腔穿刺检测胎儿 Rh 基因型，同时应告知介入性操作有致敏的可能，术后应给予 Rh 免疫球蛋白。

（4）孕期胎儿超声测量 MCA – PSV 对母胎 Rh 阴性血型不合的意义　应用超声多普勒技术测量 MCA – PSV 可以监测胎儿中、重度贫血，MCA – PSV 诊断胎儿重度贫血的敏感性为 75.5%，特异性为 90.8%；通过监测 MCA – PSV 的变化趋势，判断胎儿中、重度贫血的情况（图 25 – 1）。

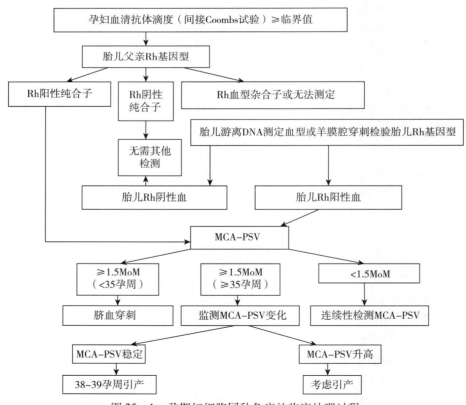

图 25 – 1　孕期红细胞同种免疫的临床处理过程

MCA – PSV：大脑中动脉收缩期峰值流速（middle cerebral artery peak systolic velocity）；MoM：中位数倍数（multiple of median）

4. 胎儿贫血与宫内输血

（1）胎儿贫血的诊断　不同孕周胎儿血红蛋白正常值和贫血定义与分类不同。正常血红蛋白 ≥ 0.84MoM，其中 0.65MoM ≤ 血红蛋白浓度 < 0.84MoM 为轻度贫血，0.55MoM ≤ 血红蛋白浓度 < 0.65MoM 为中度贫血，血红蛋白浓度 < 0.55MoM 为重度贫血〔表 25-2，MoM 为中位数倍数（multiple of median）〕。胎儿宫内输血指征即为胎儿贫血。筛查胎儿贫血的最理想方式是测量胎儿的 MCA - PSV。如测得 MCA - PSV ≥ 1.5MoM，则建议行脐静脉穿刺明确诊断。由于脐静脉穿刺后有可能需要胎儿宫内输血，建议考虑为胎儿贫血且可能需宫内输血的孕妇转诊至有诊疗经验的胎儿医学中心。

表 25-2　不同孕周胎儿血红蛋白参考值

孕周（周）	0.55MoM	0.65MoM	0.84MoM	1.0MoM
18	58	69	89	106
19	60	71	91	109
20	61	72	93	111
21	62	74	95	114
22	64	75	97	116
23	65	76	99	118
24	66	78	100	120
25	67	79	102	121
26	68	80	103	123
27	68	81	104	124
28	69	82	106	126
29	70	83	107	127
30	71	83	108	128
31	71	84	109	130
32	72	85	110	131
33	72	86	111	132
34	73	86	111	133
35	74	87	112	134
36	74	87	113	115
37	75	88	114	135
38	75	89	114	136
39	75	89	115	137
40	76	90	116	138

注：MoM 为中位数倍数（multiple of median）。

（2）胎儿宫内输血的指征和途径

①宫内输血的指征　虽然胎儿贫血诊断以胎儿血红蛋白浓度为标准，但目前国际上胎儿宫内输血的指征均为血细胞比容 < 0.30。

②输血的途径　首选血管内输血。应根据胎盘位置、胎儿孕周决定。超声引导下

脐静脉输血是应用最为广泛的途径。如果脐静脉穿刺困难，可选择行肝内静脉作为输血途径。若孕周过小（＜20孕周），血管内输血困难，可尝试应用腹腔内输血。

（3）胎儿宫内输血后的孕期监测、终止妊娠时机与新生儿预后

①胎儿宫内输血后的孕期监测　对于因胎儿严重贫血首次实施宫内输血者，如孕周偏小，需要二次输血的概率将明显增加。输血后因同种免疫仍存在且继续，胎儿血红蛋白及血细胞比容逐渐下降，估计血红蛋白平均每天下降4g/L，血细胞比容每天下降约1%。宫内输血术后，应定期监测胎儿MCA－PSV。对于监测频率目前尚无明确建议，但需行介入性操作的MCA－PSV阈值为1.69MoM，同时强调二次输血时机应个体化，根据胎儿状况、首次输血后胎儿血细胞比容预计血细胞比容下降水平，而不能仅依靠胎儿MCA－PSV阈值决定。有研究表明，MCA－PSV预测重度贫血的敏感度为100%，假阳性率为6%。

②胎儿宫内输血后终止妊娠的时机　对于胎儿贫血行宫内输血后终止妊娠的时机，一般认为，应权衡胎死宫内风险、胎儿贫血预后、再次宫内输血风险和早产风险等。所以目前一般认为，34～35孕周后不建议行宫内输血。胎儿宫内输血后希望分娩胎儿贫血程度不重，分娩时准备和新生儿科积极配合与产前处理同样重要。

③新生儿预后：应用宫内输血可使严重贫血围生儿病死率降至10%以下。新生儿娩出后因溶血导致高胆红素血症，治疗原则主要是预防胆红素脑病，主要手段包括光疗和输血等。近期并发症包括新生儿贫血、血小板减少、肝内胆汁淤积和呼吸系统疾病。新生儿肝内胆汁淤积与结合胆红素升高相关。

第十二节　胎儿窘迫

胎儿窘迫（fetal distress）是指胎儿在子宫内因急性或慢性缺氧危及其健康和生命的综合征。临床上十分重视对胎儿窘迫的早期诊断和有效处理。

1. 诊断胎儿窘迫的方法

（1）胎动　胎动减少或消失与多种不良围生结局关系密切。母体感知胎动过度与急性胎儿窘迫和晚期胎死宫内也有联系，特别是胎动突然增加或增强，称为胎动急剧。胎动急剧后停止，往往提示胎儿因急性缺氧而死亡。目前临床上尚无理想的胎动计数方法，也缺乏公认的胎动减少的定义。2018年加拿大妇产科医师学会（SOGC）提出：孕妇感知胎动≤6次/2小时后应立即前往产科行进一步的母胎状况评估。2018年澳大利亚国家健康与医学研究理事会（NHMRC）联合澳大利亚和新西兰围产学会（PSANZ）则认为：孕妇对胎动减少（包括强度、特点或持续时间）的主观感觉比任何一个定量计数胎动的方法更具临床意义。胎动计数易受胎儿睡眠觉醒周期、孕周、情绪、药物等多种因素影响。然而，胎动减少是提示胎儿可能宫内状况不良甚至死胎的第一信号，不容忽视。

（2）电子胎心监护

①电子胎心监护（EFM）又称胎心宫缩图（CTG），包括无应激试验（NST）和宫缩应力试验。常见的EFM异常图形包括NST无反应型、减速、心动过速或过缓和基线变异不良等，其中应提高对基线变异的重视。基线变异是评估胎儿心脏功能的重要指

标，反映了从脑干到自主神经系统至心脏的冲动传导和胎儿氧合状态。显著变异可见于胎动频繁及急性缺氧早期，微小变异和变异缺失往往提示胎儿储备能力下降，是存在酸中毒的重要参考指标。正弦波是一种特殊的基线变异，表现为明显、光滑的类正弦波形，常提示胎儿溶血、胎儿严重缺氧等不良状况。

②异常的基线变异合并其他异常胎心图形时，诊断胎儿窘迫的准确性更高。a. 单独出现的微小变异持续≥30min，应采取胎儿宫内复苏后再观察；如≥90min，应实施 FBS 确认胎儿酸碱状况。b. 微小变异持续≥30min，且伴有胎儿心动过速或胎心基线<100bpm 或变异减速或晚期减速时，应采取宫内复苏措施，并考虑尽快娩出胎儿。c. 一旦出现变异缺失合并反复性晚期减速或反复性变异减速或胎心基线<110bpm 以及胎心正弦波形，提示胎儿缺氧严重，此时已非常明确胎儿宫内状况不良，无须进一步检查，立即抢救胎儿。

（3）改良生物物理评分　出现电子胎心监护异常时应进一步给予评估；超声评估胎儿生物物理状况以及羊水量检查可考虑作为首选。传统的生物物理评分常用 5 项评分法，由 NST 及超声观察胎儿呼吸运动、胎动、胎儿张力和羊水最大暗区垂直深度所构成，并进行综合评分。由于传统的 BPP 评分耗时耗力，2014 年 ACOG 胎儿产前监护指南提出了更实用的改良 BPP，仅包括反映短期内胎儿酸碱平衡状态的 NST 和反映较长时间内胎盘功能的羊水量 2 项评估：如果 NST 为反应型且羊水深度>2cm，认为正常；如果 NST 为无反应型和（或）羊水深度<2cm，则视为异常。改良 BPP 简便省时，诊断胎儿窘迫的灵敏度为 73.68%。

（4）血流动力学检测　超声监测脐动脉（UA）血流指数有助于降低围生儿死亡率和剖宫产率，改善胎儿预后。胎儿缺氧早期即脑血流量代偿性增加，即胎儿"脑保护效应"，出现于脐血流改变和晚期减速的前 2~3 周，故胎儿大脑中动脉（MCA）血流指数变化比胎儿宫内缺氧出现得更早、更敏感。脑-胎盘率（C/P）是大脑中动脉搏动指数 PI 与脐动脉 PI 之比。大脑中动脉 PI 反映胎儿大脑血管扩张程度及脑动脉血流量，是胎儿缺氧及酸中毒的指标；脐动脉 PI 则反映胎盘血管阻力、胎盘灌注变化及预测胎儿缺氧状况。正常妊娠的 C/P 平均约为 1.8~1.9，C/P 降低与 EFM 异常和羊水粪染等胎儿宫内不良状况以及多种新生儿不良结局（低 Apgar 评分和酸中毒等）显著相关；C/P 显著减低（C/P<1）提示严重胎儿窘迫，需行紧急剖宫产。在预测不良围产结局和胎儿窘迫所致的紧急剖宫产方面，C/P 较单用 UA 或者 MCA 指标更有价值。

（5）胎儿血样血气分析（fetal blood sampling，FBS）　FBS 被认为是目前唯一客观且可定量分析胎儿娩出前是否存在缺氧和酸中毒的方法，其中最常用的指标是 pH 和剩余碱。目前国际共识的胎血 pH 和乳酸测量值的意义，此外，也可采用脐动脉血碱剩余≤-12mmol/L 作为诊断胎儿酸中毒的截断值。-16mmol/L≤脐动脉血碱剩余<-12mmol/L时，新生儿中重度脑病和呼吸系统疾病等并发症的发生率显著增加至 10%；脐动脉血碱剩余<-16mmol/L 时，并发症的发生率更高。由于缺氧状态下胎儿乳酸增加先于 pH 降低，且持续时间更长，故脐动脉血乳酸水平在诊断胎儿酸中毒方面更为灵敏，预测新生儿不良结局方面优于 pH 和剩余碱。

（6）胎儿监护联合使用　胎儿监护结果的假阴性率很低，正常结果可靠性很高，但假阳性率高，阳性预测值低，联合多种胎儿监护方法可以提高阴性预测值，降低围生期不良事件发生率，避免单一结果异常导致的过度干预。

2. 治疗原则

积极寻找母儿各自的原因：如心衰、呼吸困难、贫血、脐带脱垂等。如宫缩过强致胎儿窘迫情况，应立即停止滴注催产素或用抑制宫缩的药物，若胎心率变为正常，可继续吸氧观察；若无显效，立即终止妊娠。

（1）产妇改变体位　左侧卧位，吸氧（5L/min，面罩供氧）观察10分钟，纠正酸中毒，入量不足者补液。

（2）尽快终止妊娠　若宫内窘迫严重者必须尽快结束分娩。分娩方式的选择：①宫口开全，先露已降至盆底：胎先露部已达坐骨棘平面以下3cm者，吸氧同时应尽快助产，经阴道娩出胎儿。②宫口未开全，先露未达盆底，不具备助产条件者，立即行剖宫产手术。③宫颈尚未完全扩张，不严重者，应行剖宫产手术。

第十三节　胎儿生长受限

胎儿生长受限（fetal growth restriction，FGR）是胎儿在子宫内生长发育受到遗传、营养、环境、疾病等因素的影响未能达到其潜在所应有的生长速率，表现为足月胎儿出生体重<2500g；或胎儿体重低于同孕龄平均体重的2个标准差；或低于同孕龄正常体重的第10百分位数。

【诊断标准】

1. 病史

（1）孕妇及丈夫身高、体重的影响　如身材短、体重低者易发生胎儿生长受限。

（2）营养　如孕妇在孕前或妊娠时有严重营养不良，其摄入热量明显减少者，偏食者，可发生胎儿生长受限。

（3）高原地区　海拔3000～3500米地区因氧分压低，胎儿生长受限发生率高。

（4）双胎与多胎　在双胎及多胎中，胎儿平均体重明显低于同胎龄单胎，FGR发生率亦显著增高。

（5）孕妇有长期大量吸烟、饮酒，甚至毒瘾史者。

（6）胎儿因素　①染色体异常，如21－三体、18－三体及13－三体等，胎儿生长受限发生率高；②感染，已肯定风疹病毒及巨细胞病毒感染，可引起胎儿生长受限。

（7）母体妊娠并发症或合并症　如妊娠高血压疾病、妊娠合并慢性高血压、妊娠合并慢性肾炎、妊娠合并伴有血管病变的糖尿病，均可影响子宫血流量，子宫－胎盘血流量降低，营养的传递及氧供减少，导致胎儿生长受限。

（8）胎盘病变　胎盘小或伴有滋养细胞增生，血管合体膜增厚及广泛梗死，可发生胎儿生长受限；另外，胎盘血管瘤，脐带病变如脐带帆状附着及单脐动脉均可导致胎儿生长受限。

2. 辅助检查

（1）准确判断孕周　核实预产期。根据末次月经、早孕反应、初感胎动日期、初次产前检查时子宫大小及B超情况核实预产期。

（2）产前检查　①测量子宫底高度（耻骨联合中点至宫底的腹壁弧度实长），若小于平均宫底高度 3cm 或连续 2 次在妊娠同上位于第 10 百分位数或以下，提示胎儿生长受限。②测孕妇体重，妊娠晚期体重增加缓慢，明显低于平均水平，小于 0.3kg/周，应考虑胎儿生长受限。

3. B 超检查

（1）测量双顶径、头围、腹围、股骨长度等项目，按计算式预测胎儿体重。如估计胎儿体重在同孕周平均体重的第 10 百分位数或以下注意动态观察变化情况。

（2）仔细检查胎儿有无畸形。

（3）测量羊水量与胎盘成熟度。

（4）测量子宫动脉血流及脐动脉血流，S/D、脉搏指数（PI）、阻力指数（RI）。

（5）胎儿生物物理评分。

（6）测量胎儿血管血流（脐动脉、大脑中动脉、静脉导管）。

（7）测量脑 - 胎盘比值。

4. 实验室检查

（1）孕早、中期发现胎儿生长受限，可考虑做羊水细胞培养以除外染色体异常的可能。

（2）血液黏稠，血细胞比容高。

（3）胎儿胎盘功能监测。

5. 胎儿生长受限的筛查和评估

（1）病史和体格检查　在妊娠 24~38 周之间测量宫高，用于粗略判断胎儿生长情况。宫高测量值小于对应孕周数值 3cm 以上，应考虑胎儿生长受限可能。妊娠 32~34 周之间测量一次宫高，筛查生长受限胎儿的敏感度和特异度分别为 65%~85% 和 96%。孕妇肥胖、妊娠次数较多和子宫肌瘤等可能导致误差较大。

（2）超声诊断和评估　超声通过测量胎儿双顶径、头围、腹围和股骨长度，可估算胎儿体重。如果估算的胎儿体重低于相应孕龄第 10 百分数，则应进一步检查（如羊水指数和脐动脉多普勒血流监测）。2 次超声间隔最好 3~4 周。

（3）多普勒血流测量　评估胎儿生长受限多普勒血流测量，尤其是脐动脉的测量。脐动脉舒张末期血流消失或反流与 FGR 围生儿死亡率增加有关，是决定分娩时机的重要指标。同时，包括大脑中动脉和心前区静脉系统（如静脉导管）的评估。

（4）前次小于胎龄儿妊娠史　孕妇该如何评估小于胎龄儿再发风险，任何有小于胎龄儿妊娠史的孕妇均应详细询问病史，寻找任何可能的风险因素，尤其是可能纠正的风险因素。针对这类孕妇，应进行连续的超声检查来评估胎儿生长情况。

（5）行遗传咨询和产前诊断　建议当胎儿生长受限合并胎儿结构异常时，应进行相关的遗传咨询并考虑产前诊断。此外，妊娠中期发现的胎儿生长受限更有可能与非整倍染色体相关，因此，孕中期胎儿生长受限是遗传咨询和产前诊断的指征。

【治疗原则】

1. 一般治疗

（1）纠正不良生活习惯，加强营养，注意营养均衡。

（2）卧床休息，取左侧卧位改善子宫胎盘血液循环。

（3）给予面罩低流量吸氧，每日 2~3 次，每次 30 分钟。

（4）胎儿安危状况监测 动态监测 NST、胎儿生物物理评分、胎盘功能监测、胎儿大脑中动脉血流比值和脑胎盘比值等。

2. 合并症

积极治疗妊娠合并症及并发症。

3. 宫内治疗

（1）补充复合维生素、矿物质及叶酸。

（2）改善子宫血流 β-肾上腺素受体激动剂、低分子肝素、阿司匹林。

（3）预计 34 周前分娩的胎儿，应促胎肺成熟治疗。

4. 产科处理

（1）产前诊断明确有染色体异常或严重先天畸形者，征得患者同意后，应终止妊娠。

（2）对胎盘功能不良者，经治疗有效，胎儿宫内情况良好，可在严密监护下继续期待至足月，不宜超过预产期。

（3）终止妊娠 出现下列情况者，应终止妊娠：①单纯生长受限胎儿可在 38～39^{+6} 周分娩。②生长受限合并其他危险因素（如羊水过少，脐动脉多普勒测量异常，孕妇因素或其他合并症）时，可考虑在 32～37^{+6} 周分娩。越早的分娩孕周提示越严重的病情。③生长受限胎儿分娩的最佳时机取决于生长受限的病因、校正后的孕周以及其他临床情况。单纯胎儿生长受限并非剖宫产的指征，分娩方式选择应该基于其他临床情况。④对于 34 周前分娩的生长受限胎儿，应该在拥有新生儿监护室的医学中心进行。⑤预计在妊娠 33^{+6} 周之前分娩，建议行糖皮质激素治疗。⑥妊娠 34～36^{+6} 周之间，预计会在 1 周之内分娩，孕妇之前从未使用糖皮质激素治疗，建议行糖皮质激素治疗。妊娠 32 周之前分娩，应使用硫酸镁用于胎儿和新生儿神经保护。⑦脐动脉多普勒血流监测与标准的胎儿监护方法（如 NST、生物物理学评分）联合使用，可改善生长受限胎儿的结局。⑧预防胎儿生长受限的营养和膳食补充策略无效。

（4）终止妊娠方式选择 根据有无胎儿畸形、孕妇合并症及并发症严重情况，胎儿宫内状况综合分析决定分娩方式，适当放宽剖宫产指征。

①阴道分娩 胎儿情况良好，NST 及脐动脉血流正常，胎儿成熟，宫颈条件较好，无其他并发症，密切观察产程，胎心监护下，可经阴道分娩。

②合并胎盘功能不良，发现羊水有胎粪污染或胎心有重度变异减速、晚期减速，立即行剖宫产。

分娩时应有新生儿科医师在旁，并做好新生儿窒息抢救准备，并做认真查体。

第二十六章　分娩期并发症

第一节　先兆子宫破裂及子宫破裂

阻塞性难产时，随着子宫收缩的加强，子宫下段逐渐伸展变薄，如不及时处理，有可能发生破裂，此时称先兆子宫破裂；子宫下段或体部已发生破裂，称子宫破裂。一旦发生子宫破裂，母婴病死率都很高。

【诊断标准】

1. 原因和诱因

（1）子宫瘢痕，如剖宫产史、肌瘤剔除史、宫腔操作穿孔史。

（2）阻塞性难产，头盆不称、胎位不正、胎儿畸形、产程停滞或延长。

（3）宫缩剂使用不当，人为造成宫缩过频或过强。

2. 先兆子宫破裂的症状

（1）子宫下段或原有手术瘢痕部位有压痛。

（2）病理性缩复环。

（3）血尿及先露多于正常。

（4）脱水、酸中毒等衰竭表现。

（5）胎心率改变或听不清。

3. 子宫破裂的症状

（1）产程中急骤腹痛后宫缩停止，产妇迅速呈休克状态。

（2）全腹压痛、反跳痛。

（3）胎心音消失，胎儿部分经腹部触诊特别明显。

（4）阴道检查先露部升高或消失。

【治疗原则】

（1）一经诊断，无论是先兆破裂、部分破裂还是完全破裂，均应立即手术。

（2）配血、输液、维持静脉通路，抗休克。

（3）手术方式应根据子宫裂口的整齐与否、有无感染、对生育的要求来决定行修补术、次全子宫或全子宫切除术。①子宫破裂口不大、边缘整齐、无明显感染者，经修补后血运仍佳且组织够厚，应尽量修补。②子宫破裂口较大或不整齐，且有感染可能者，产妇一般状态差，可考虑次全子宫切除术。③子宫破裂口不仅在下段，且向下延及宫颈管或为多发性撕裂者应考虑做全子宫切除术。④术中应仔细检查子宫，除前壁及下段外还应仔细检查子宫侧壁及后壁有无破裂。

（4）应用广谱抗生素防治感染。

285

第二节　脐带脱垂

胎膜破裂后，脐带脱出位于子宫颈口以下者，称脐带脱垂。脐带脱垂多发生于胎位异常，如横位、臀位、羊水过多破膜时、骨盆狭窄或头盆不称等情况。

【诊断标准】

（1）有胎膜破裂（自然破膜或人工破膜）。

（2）阴道检查发现阴道内有脐带，或先露部前方及侧方有条索状物。

（3）若脱垂刚发生，胎儿尚存活，则可扣及脐带内有血管搏动；若时间较长，胎儿死亡，则脐带血管搏动消失。

（4）发生常较突然，在孕妇体位改变或羊水过多胎膜破裂时随羊水冲出。

（5）胎心监护发现异常图形，疑有脐带问题，应立即阴道检查。

（6）遇有初产头浮、羊水过多、胎位不正等情况，行阴道操作时应随时警惕脐带脱垂的可能。

【治疗原则】

（1）孕妇吸氧，头低脚高位。

（2）估计不能立即阴道分娩者应用25%硫酸镁16ml加5%葡萄糖20ml静脉推注。

（3）如胎儿存活，应选择最快捷、最安全娩出胎儿的生产方式。①宫口开全，胎儿头位，先露部位低，应立即用阴道器械助产。②宫口开全，臀位，应立即臀助产，出头困难时可应用后出头产钳。③宫口未开全，立即还纳脐带于阴道内，用手上托儿头，防止压迫脐带。同时准备急诊剖宫产术，不需去手术室，应在产房就地手术。④准备新生儿复苏，请儿科医生到场。

（4）胎儿心跳消失，等待自然分娩，阴道分娩有困难者，可行穿颅术。

第三节　羊水栓塞

羊水栓塞（AFE）是分娩过程中或产后短期内羊水及其有形成分进入母体血液循环，引起肺栓塞、休克、弥散性血管内凝血及肾衰竭甚至猝死等一系列严重症状的综合征。临床上少见，但来势凶险，产妇死亡率高，可达80%以上。近年来，对其认识有所提高，死亡率有所下降。

【诊断标准】

1. 病史　常为胎膜已破及宫缩过强，尤其易发生在产前静脉滴注催产素者。也可发生在子宫有异常血窦开放而致羊水进入母血循环，如剖宫产、胎盘早剥、前置胎盘等。

2. 临床症状

（1）呼吸系统衰竭　胸闷、气短、呼吸困难、发绀、咳嗽。

（2）循环系统衰竭　心率加快、血压下降、昏迷、休克。

（3）DIC表现　全身多处出血及血液不凝。

（4）羊水栓塞的临床经过可分三期，即休克期、出血期、急性肾衰竭期。症状不一定同时出现，也不一定按阶段出现。

3. 辅助检查

（1）血常规。

（2）血气分析。

（3）血液检查符合 DIC 表现（见"弥散性血管内凝血"）。

（4）血液生化检查　心肌酶、BNP 等。

（5）床边 X 线心肺摄片可见肺部有弥漫性、片状浸润影，沿肺门周围分布，伴右心扩大及轻度肺不张。

（6）心电图或心脏彩色多普勒超声。

（7）特殊检查　经食管超声心动图。

（8）晚期可有肾功能改变。

【治疗原则】

1. 纠正呼吸循环衰竭

（1）纠正缺氧　面罩吸氧或气管插管机械通气，积极阻断急性呼吸窘迫综合征（ARDS）的发生。

（2）纠正肺动脉高压　盐酸罂粟碱 30～60mg 加入 10% 葡萄糖溶液中静脉注射；酚妥拉明 10mg 加入 5% 葡萄糖溶液 100ml 中静脉滴注。

（3）防止心力衰竭　毛花苷 C 0.4mg 加入 25% 葡萄糖溶液 20ml 中静脉注射。

（4）呼吸、心脏停搏时实施心肺复苏。

2. 抗休克

（1）补充血容量　可用晶体液、胶体液，输血时最好用新鲜血。最好有中心静脉压监测。

（2）血管活性药物　补充血容量后血压仍不稳可用多巴胺 40mg 加入 10% 葡萄糖溶液 500ml 中静脉滴注。

3. 抗过敏

地塞米松 20～40mg 静脉注射或小壶，抑或氢化可的松 200mg 静脉滴注。

4. 防治 DIC

详见本章第七节。

5. 防治肾衰竭

（1）少尿时，给予呋塞米或甘露醇。

（2）必要时透析。

6. 预防感染

选用对肾脏影响小的广谱抗生素。

7. 产科处理

（1）宫口未开全，临产或静脉滴注催产素时发生羊水栓塞，首先停止催产素，按上述处理同时行剖宫产术。

（2）宫口开全接近分娩，先露低，行产钳或胎头吸引器助产。

（3）DIC、产后出血无法控制者，可做全子宫切除。

第四节　产后出血

胎儿经阴道娩出后 24 小时内出血量超过 500ml，或剖宫产胎儿娩出后 24 小时内出血量超过 1000ml，则为产后出血。是导致孕产妇死亡的主要原因之一。

【诊断标准】

1. 临床表现

（1）显性出血　胎儿娩出后，接产者立即于产妇臀下置一贮血器，收集阴道出血并测量。接产过程中所用纱布及敷料上的吸血量，均应正确估计后计入。

（2）隐性失血　产妇一般情况与外出血量不符时，应考虑隐性出血，如宫底升高应注意宫腔积血，产妇有持续排便感应注意阴襞血肿。

2. 寻找出血原因

宫缩乏力是最常见的产后出血原因。

（1）胎盘尚未排出而出血过多者，则首先考虑为胎盘滞留；胎盘已排出经检查有缺损或边缘有离断的血管，应考虑为胎盘或副胎盘残留。

（2）胎盘已排出，经检查无缺损及副胎盘残留，应观察子宫收缩力是否良好。

（3）阴道手术产后，应常规立即检查软产道，包括阴道、穹窿、子宫颈管、子宫下段。宫颈管检查应在良好照明下，用两把无齿卵圆钳轻轻夹持宫颈，按顺时针或逆时针方向交替移行，环视一圈确定有无撕裂。

（4）产妇过去有凝血功能障碍史或此次有可能引起凝血功能障碍的病史，如胎盘早剥、死胎滞留、羊水栓塞等，应考虑凝血功能障碍。可行凝血酶原时间及纤维蛋白原测定等。

【治疗原则】

（1）子宫收缩乏力

①经腹壁按摩子宫或一手置于阴道前穹窿另一手握住腹部的子宫后壁，两手相对压迫。

②药物　催产素、PGF_{2a}（卡孕栓、欣母沛）、长效催产素受体激动剂（卡贝缩宫素）。

③宫腔填塞。

④子宫动脉栓塞。

⑤手术止血　B－lynch 缝合；缝扎子宫动脉上行支或双侧髂内动脉；子宫次全或全切术。

（2）胎盘滞留或残留　迅速在消毒情况下行人工剥离胎盘术，必要时产后刮宫。次日后应追随血 hCG 水平，如持续不降至正常，应考虑为胎盘残留或滋养细胞肿瘤。

（3）软产道损伤　及时进行出血点的缝扎及裂伤的缝合。

（4）凝血功能障碍。

（5）抗生素预防感染。

（6）输血等支持治疗。

第五节　晚期产后出血

分娩 24 小时后，在产褥期内发生阴道多量流血（出血量无明确规定，但明显多于月经量），需用药物、手术甚至输血干预的称晚期产后出血。最常见的原因为子宫复旧不全、部分胎盘或副胎盘残留、子宫内膜炎等；发生于剖宫产者，应考虑子宫切口肌壁感染或坏死；极少见有绒毛膜癌。

【诊断标准】

1. 病史

产后 24 小时至产后 42 天内阴道多量流血。

2. 临床表现

（1）阴道出血　常发生在分娩后 1 ~ 2 周，偶有更晚者。

（2）剖宫产后出血　常发生在分娩后 2 周左右，可突然大量阴道流血，达 500ml以上，甚至发生休克。

（3）检查　子宫正常或稍大而且软，宫口松弛，有时可在子宫颈管内触及残留的胎盘组织。

3. 辅助检查

B 超能提示子宫腔内有无胎盘残留迹象及子宫下段切口愈合情况。

【治疗原则】

（1）阴道分娩且 B 超示无宫内残留组织者，可用宫缩剂，并给予抗感染药物治疗。

（2）阴道分娩后 B 超示有宫内组织残留时，应在补液、配血情况下做清宫术，刮出物应送病理检查。

（3）剖宫产术后出血，B 超除外胎盘残留者，绝对卧床，大量广谱抗生素和宫缩剂静脉滴注。如反复多量出血，应考虑子宫切口裂开，不宜刮宫及填塞，应剖腹探查，视情况决定子宫切除。

（4）剖宫产术后如疑有胎盘残留，应在手术室做好输液、输血及开腹手术准备，由有经验的医生行清宫术，或在 B 超引导下清宫，一旦出血不止立即开腹手术。

第六节　产科休克

【分类】

1. 失血性休克

任何原因的产科出血，量多时都可发生休克，是产科最常见的休克。

2. 非失血性休克

（1）阻塞性休克　羊水栓塞、血栓栓塞。

（2）感染性休克　产科原因、非产科原因。

（3）心源性休克　围生期心肌病、先心病。

（4）过敏性休克及神经源性休克　少见。

一、产科失血性休克

【诊断标准】

（1）有显性或隐性出血的病史。

（2）休克代偿期　烦躁、面色苍白、手足湿冷、过度换气、心率增快、血压正常或增高、脉压缩小、尿量正常或减少。

（3）休克失代偿期　淡漠、反应迟钝、昏迷、面色苍白或发绀、冷汗、脉细速、心率快、血压下降、脉压更小、少尿或无尿。

【治疗原则】

1. 统一指挥

妥善组织在场各级医务人员，按轻重缓急，有条不紊地进行抢救。

2. 抢救休克

取平卧位，吸氧，保暖，至少开放 2 条静脉通路并保持通畅。

3. 液体复苏

（1）液体选择　① < 15% ~ 20% 血容量失血，以晶体液为主，辅以胶体液；② 20% ~ 50% 血容量失血，以晶体液为主，辅以胶体液及红细胞；③ > 50% 血容量失血，需按比例输入晶体液、胶体液、红细胞、血浆及凝血物质。

（2）输液速度　宜快速加压输入，20 分钟先输入晶体液 1000ml，第 1 小时内根据情况酌情输入 2000ml 左右，根据生命体征、血化验检查酌情输血及胶体液。

（3）输液量通常为出血量的 2 ~ 3 倍。

对未控制的大量失血、应注意液体复苏的稀释性凝血障碍问题。

4. 评估

密切监测患者的精神状态，肢体温度、色泽，血压、脉率、尿量、中心静脉压，并行血气分析及 DIC 检查，以指导治疗。

5. 止血

边抢救休克边寻找出血原因，针对性地进行止血治疗，具体参见本章第四节。

6. 治疗并发症

维持心脏、肾脏功能，纠正酸中毒。

二、产科感染性休克

常见于严重产褥感染引发的急性盆腔炎、腹膜炎、败血症等情况。多为革兰阴性菌和厌氧菌的混合感染，发病机制复杂。

【诊断标准】

（1）高排低阻型（暖休克）　皮肤温暖、色红，血压下降。

（2）低排高阻型（冷休克）　皮肤苍白、湿冷，血压下降，少尿、无尿。

【治疗原则】

（1）抗休克。

（2）补充血容量，以平衡液为主，配合适量的血浆和全血。

（3）应用心血管活性药物。

（4）皮质类固醇，早期应用效果好，如地塞米松 1～3mg/kg 加入 5% 葡萄糖溶液中静脉滴注，24 小时不超过 2 次。

（5）控制感染　①处理原发感染灶；②根据药敏试验结果，应用有效抗生素。

第七节　弥散性血管内凝血

弥散性血管内凝血（DIC）是在某些致病因素的作用下，引起毛细血管、小静脉、小动脉内广泛性的微血栓形成，在微血栓形成过程中，凝血因子大量消耗，继发性纤维蛋白溶解产物的抗凝作用，引起凝血功能障碍性出血，继而发生循环功能障碍及组织坏死的综合征。

【诊断标准】

1. 病史

存在易引起 DIC 的基础疾病，如胎盘早剥、死胎滞留过久、羊水栓塞、重度子痫前期、妊娠期急性脂肪肝、严重感染、休克持续过久等。

2. 临床表现

有下列两项以上的临床表现。

（1）多发性出血倾向，出血持续不凝，以子宫出血为主的全身出血。

（2）不易用原发病解释的微循环衰竭或休克，发生早，不易纠正。

（3）存在多发性微血管栓塞的症状和体征以及早期出现的多脏器衰竭。

（4）抗凝治疗有效。

3. 辅助检查

（1）三项筛选试验

①血小板 $<100 \times 10^9$/L 或进行性下降。

②血浆 Fbg 含量 <1.5g/L，或进行性下降。

③凝血酶原时间（PT）延长 3 秒以上。

（2）其他试验

①3P 试验阳性。

②血浆纤维蛋白降解产物（FDP）>200mg/L。

③D - 二聚体水平升高。

（3）三项筛选试验结果异常即可诊断，若只有两项异常则要参照其他试验中一项。

【治疗原则】

1. 病因治疗

病因治疗是 DIC 治疗的首要原则。以最快的方法终止妊娠，排除宫腔内容物。如宫缩不佳，出血不止时，可考虑子宫切除。

2. 抗休克

（1）补充血容量　输血补液，维持足够血容量，最好采用新鲜血。

（2）纠正酸中毒及电解质紊乱。

3. 补充凝血因子

（1）新鲜血、新鲜冰冻血浆在产科 DIC 中最常用、最有效。

（2）血小板 1 单位可提高血小板 $(5 \sim 10) \times 10^9$/L。

（3）纤维蛋白原 $< 1.25 \sim 1$g/L 时，每 2g 纤维蛋白原可提高血浆纤维蛋白原 1g。

（4）凝血酶原复合物及冷沉淀物。

4. 抗凝药物的使用

（1）适应证 诊断明确，血液高凝状态，应尽早用（如羊水栓塞确诊早期）。肝素用量按照 1mg/kg，如每次 $25 \sim 50$mg，稀释时后静脉滴注，可多次给药，同时监测凝血时间。

（2）禁忌证 有明显的出血倾向；有大出血创面，未完善止血；已为纤溶亢进阶段。

5. 抗纤溶治疗

应有确切的实验室证据，只用于纤溶亢进期，病因已去除。可用 6 - 氨基己酸、止血芳酸、止血环酸。

6. 注意事项

DIC 出血得到纠正后注意各脏器微循环栓塞后损伤，如心、肺、脑、肾等脏器的功能。

第二十七章 难 产

第一节 产力异常

产力包括子宫肌、腹肌、膈肌及肛提肌的收缩力，以子宫肌收缩力为主。产力异常指子宫肌收缩力异常。

一、子宫收缩乏力

子宫收缩乏力指子宫收缩虽有正常的节律性、对称性和极性，但间歇期长、持续时间短、收缩力弱，既不能促使子宫颈口逐渐扩张，也不能迫使胎儿逐渐下降，临产后即表现为子宫收缩乏力，称原发性宫缩乏力，导致潜伏期延长；如发生在产程某一阶段时，则为继发性宫缩乏力，常导致活跃期延长或停滞。

原因：头盆不称；胎位异常；精神因素；内分泌失调；子宫肌纤维过度伸展（羊水过多、多胎、巨大胎儿等）或变性（多次妊娠与分娩，曾有子宫急、慢性感染等）；子宫发育不良或畸形；子宫肌瘤；临产后使用较大剂量镇静、镇痛药。

【诊断标准】

1. 临床表现

（1）子宫收缩协调，但间隔时间长、持续时间短、收缩力弱　待产妇有不同程度不适和疲劳。

（2）潜伏期延长　潜伏期 >16 小时。

（3）活跃期延长　活跃期 >8 小时。

（4）活跃期停滞　活跃期 2 小时内子宫颈口扩张无进展。

（5）胎头下降延缓或停滞　初产妇活跃晚期，胎头下降速度 <1cm/h；经产妇 <2cm/h。胎头不下降达 1 小时以上，为下降停滞。

（6）第二产程延长　宫口开全后，初产妇超过 2 小时，经产妇超过 1 小时尚未分娩。

（7）总产程 >24 小时为滞产。

2. 检查

（1）腹部检查　子宫收缩时，子宫硬度用手指压子宫底部肌壁仍有凹陷出现。

（2）肛门或阴道检查　子宫口开张速度：潜伏期 <1cm/4h，活跃期 <1.2cm/h。

【治疗原则】

1. 第一产程

（1）运用四步触诊法复查胎产式及胎方位，重新估计胎儿大小。

（2）阴道检查　了解子宫颈口扩张程度，有无宫颈水肿、胎方位、胎先露高低及产瘤有无和大小；了解骨盆大小、形态，除外头盆不称。如发现产道和（或）胎位异常，估计不能经阴道分娩者，应及时施行剖宫产术。

（3）估计可经阴道分娩而胎儿监测无窘迫征象，采取下列措施。

1）鼓励进食　摄入不足者，可予补液，纠正酸中毒、电解质紊乱。

2）产妇极度疲劳时，可给予哌替啶 50～100mg（潜伏期）或地西泮（活跃期）10mg 静脉或肌内注射，以期起到镇静及促进子宫颈口扩张的作用。

3）经以上处理 2～4 小时后，如子宫收缩不见转强，或宫口无进展时，阴道内检查除外头盆不称后应加强子宫收缩，按下列步骤进行。

①嘱排空膀胱　排尿困难而膀胱胀满者，导尿。

②破膜　注意羊水流出量、颜色及性状。

③静脉滴注缩宫素　破膜后 0.5～1 小时，如宫缩不见转强，静脉滴注缩宫素加强宫缩。

2. 第二产程

（1）胎头颅骨最低点未过坐骨棘，宫口开全已达或超过 2 小时或出现胎儿窘迫征象，应立即施行剖宫产术。

（2）第二产程延长，胎先露已达 S+3，可行产钳或胎头负压吸引器助产。

（3）慎防产后子宫收缩乏力性出血及产褥感染。

二、子宫收缩过强

子宫收缩过强是指子宫收缩的节律性、对称性和极性均正常，仅收缩力过强、收缩持续时间长而间歇期时间短。若头盆相称，过强宫缩可致子宫颈口迅速开全，分娩在短时间内结束，总产程不足 3 小时称急产，以经产妇多见。可致母体会阴、阴道甚至子宫颈裂伤。

【诊断标准】

（1）宫缩持续时间可长达 1 分钟，而间歇期可短至 1～2 分钟。宫缩极期时，子宫硬。

（2）产程进展迅速，子宫颈口扩张及胎头下降均快。

（3）头盆不称时，在子宫颈口扩张同时胎头迟迟不下降。

【治疗原则】

（1）凡有急产史的孕妇，尤其胎先露位置较低者，应在临产前提前住院待产。

（2）产程中吸氧及监测胎儿心率。

（3）宫缩过强时酌情给予阿托品 0.5～1mg，肌内注射，或 25% 硫酸镁 10ml 溶于 5% 葡萄糖溶液 20ml 中缓慢静脉滴注。

（4）产后仔细检查产道，若有裂伤及时缝合。若未及时消毒的接产，应给予抗生素预防感染。

三、子宫收缩不协调

子宫收缩丧失对称性及极性，为无效宫缩。由于宫腔内张力高，易致胎儿缺氧。多由精神过度紧张、头盆不称或胎膜早破羊水过少引起。

【诊断标准】

（1）产妇感持续腹痛，拒按，呼叫，烦躁不安，疲惫不堪。

（2）子宫收缩纤颤样，宫缩间歇时子宫壁仍不放松或有压痛。

（3）胎心过速或不规律，有时胎位扪不清。

（4）子宫颈口不扩张，胎先露不下降。

【治疗原则】

（1）应及时给予宫缩抑制剂，如 25% 硫酸镁 20ml 溶于 5% 葡萄糖溶液 20ml 内缓慢静脉滴注（不少于 5 分钟）。

（2）哌替啶 100mg，肌内注射，使产妇入睡，醒后可能恢复协调性收缩，产程得以顺利进展。

（3）如不协调性子宫收缩已被控制，头盆相称，但宫缩不强，可采用缩宫素静脉滴注催产。

（4）若不协调性子宫收缩未能纠正，伴有胎儿窘迫或头盆不称，应行剖宫产术。

四、子宫痉挛性狭窄环

子宫壁某段肌肉呈痉挛性不协调收缩所形成的环状狭窄，可出现于子宫任何部位，但子宫体部与下段交界处最为多见，也可围绕胎体小部位，如颈、腰处或在子宫颈外口处。宫缩时，狭窄环上部的肌肉收缩传不到环的下部，产程停滞；环紧卡胎体，阻碍胎儿下降。多因精神过度紧张、粗暴的阴道操作使子宫局部受到强刺激或滥用宫缩剂等引起。

【诊断标准】

（1）宫缩时，胎先露部不但不下降，反而上升；子宫颈口不但不扩张，反而缩小。

（2）腹部在子宫上、下段处有狭窄环使子宫呈葫芦形，此环不随宫缩上移。

（3）阴道检查　有时可在子宫腔内触及坚硬而无弹性的环状狭窄，环的上、下部分均不紧张。

【治疗原则】

（1）立即停止阴道操作或停用宫缩剂。

（2）给予镇静解痉剂，哌替啶 100mg，肌内注射或阿托品 1mg 或 25% 硫酸镁 20ml 稀释后，在 5～10 分钟内缓慢静脉推注。

（3）若经上述处理，狭窄环仍不松弛，且出现胎儿窘迫，应行剖宫术，子宫切口视术中狭窄环的位置而定。

（4）如宫口已开全，胎先露已入盆，可在麻醉下，试行阴道助产结束分娩。

第二节　骨产道异常

骨产道即骨盆。畸形骨盆径线较正常短，称狭窄骨盆。狭窄骨盆可为一个径线过短或多个径线同时过短。

【诊断标准】

1. 病史

曾患影响骨骼、脊柱或髋关节的疾病,如脊柱后突或侧突、佝偻病、结核病、脊髓灰质炎等;曾有下肢外伤而致跛足等。既往异常分娩史,如产程延长、分娩困难及新生儿产伤等。

2. 检查

(1) 全身检查 注意孕妇身材、体型及步态,有无悬垂腹、驼背,米氏菱形窝是否对称等。

(2) 腹部检查 注意有无胎先露及胎位异常。初产近预产期、经产妇临产后胎头仍未入盆,检查胎头是否有无跨耻征阳性。

(3) 骨盆测量

1) 外测量 可间接判断骨盆大小及形态。

①髂前上棘间径 正常值 23~26cm,临界值为 22cm。

②髂嵴间径 正常值 25~28cm,临界值为 24cm。

③骶耻外径 正常值 18~20cm。

④骨盆出口横径 正常值 8~9cm,加测出口后矢状径 <8cm,两径之和应 >15cm。

2) 内测量 骨盆外测量疑有狭窄,应补充内测量,以明确狭窄程度。

①骨盆入口平面前后径 以骶耻外径表示,此径短则测骶耻内径。耻骨联合下缘至骶岬上缘中点的距离,即对角径,如 <11.5cm 为狭窄,减去 1.5~2cm 相当于骨盆入口前后径的长度。

②中骨盆横径 即坐骨棘间径,正常值 10cm,即容 6 指左右;坐骨切迹底部宽度,可容 3 指,正常值 4.5cm。坐骨棘间径不能精确测得,从坐骨棘突出程度及坐骨切迹宽窄,粗略估计。

3. 狭窄骨盆类型

(1) 均小骨盆 骨盆形态属女性型,骨盆各平面径线皆较正常低值小 2cm 或更多。

(2) 扁平骨盆 入口呈横扁圆形,骶耻外径 <18cm,骶耻内径 <11.5cm。

(3) 男性型骨盆 入口平面各径线尚正常,但骨盆两侧壁自上向下逐渐向内倾斜呈漏斗状,故又称漏斗型骨盆。坐骨棘间径 <10cm;坐骨结节间径 <8cm,坐骨结节间径与后矢状之和 <15cm;耻骨弓角 <90°。

(4) 横径狭窄骨盆 曾称类猿型骨盆,入口、中骨盆和出口的横径均短而前后径稍长,坐骨切迹增宽。

此外,尚有因骨科疾患致骨盆外形失去正常形态及对称性的畸形骨盆。

【治疗原则】

1. 骨盆入口平面狭窄

(1) 骶耻外径 ≤16cm(入口前后径小于等于 8.5cm),正常大小的足月活胎常不能入盆,以剖宫产为宜。

(2) 骶耻外径 17~18cm(入口前后径 8.5~9.5cm),足月活胎,胎儿中等大小不宜试产,若胎儿偏小可以试产。进入产程后观察胎头下降。若发生胎膜早破或胎头始终不见下降，或产程无明显进展，或胎儿窘迫，均应考虑行剖宫产术。

（3）骨盆临界性狭窄，初产臀位，不宜试产，应行剖宫产术。

2. 中骨盆狭窄

（1）如宫口已开全，胎头双顶径已降至坐骨棘水平以下，可经阴道行产钳或负压吸引器助产。

（2）如胎头双顶径停留在坐骨棘水平之上或出现胎儿窘迫，应行剖宫产术。

3. 骨盆出口狭窄

（1）出口横径显著狭窄或出口横径与出口后矢状径之和 < 15cm，足月胎儿（3000g左右）应行剖宫产术。

（2）出口横径与出口后矢状径之和 > 15cm，可经阴道分娩，应做较大的会阴侧切以防发生严重会阴裂伤。

4. 畸形骨盆

凡畸形严重，头盆明显不称者，均应行剖宫产。

第三节　软产道异常

软产道包括阴道、宫颈、子宫及盆底软组织。

一、外阴阴道异常

1. 阴道纵隔

组织薄或不全纵隔可阴道分娩，产时切断并缝合止血。如坚韧则以剖宫产为宜。

2. 阴道横隔

位置低、薄、可在产程中行"X"形切开，产后缝扎。位置高、厚、坚韧，应计划性行剖宫产术。

3. 外阴白色病变

严重者弹性消失，组织萎缩，宜行剖宫产术。

4. 其他

陈旧性会阴Ⅲ度修补术、生殖性瘘修补术后，应行剖宫产。

二、子宫宫颈异常

1. 子宫畸形

多见双子宫、双角子宫、纵隔子宫等，常导致胎位及胎盘位置异常，出现宫缩乏力、产程异常，甚至有子宫破裂的风险。双子宫如胎位正常并已入盆，则根据骨盆大小有自然分娩可能。若另侧子宫阻塞产道则需剖宫产；产后未孕侧子宫可排出大块蜕膜组织；若胎位不正者可放宽剖宫产指征。

2. 瘢痕子宫

指曾行剖宫产手术、子宫肌瘤剔除术和子宫角切除术的子宫。再次妊娠及分娩时存在子宫破裂的风险。一次剖宫再妊娠者有阴道分娩意愿，应遵循我国剖宫产后再次妊娠阴道分娩管理专家共识（2016）的要求行阴道试产，试产过程中出现子宫破裂征象时应紧急剖宫产终止妊娠。

第四节 胎位异常

一、先露

因先露不同，分为单臀先露（腿直臀先露）、完全臀先露（先露为臀和双足）及不完全臀先露［足及（或）膝先露］。均以胎儿骶骨为指示点，有骶左前、骶左横、骶左后、骶右前、骶右横、骶右后6种胎方位。

【诊断标准】

1. 腹部检查

胎体纵轴与母体纵轴一致，于子宫底部触及圆而硬的胎头；在耻骨联合上方可扪及较软、宽而不规则的胎臀；胎心音以脐部左上方或右上方最为清楚。

2. 肛门检查或阴道检查

胎先露较低时，可触及较软、形状不规则的胎臀、足或膝，如宫颈已扩张2cm以上、胎膜已破，可扪及胎臀、肛门。

3. 辅助检查

B超检查可提示臀先露类型。并可测量胎儿双顶径等各径线以推算胎儿体重，了解胎头仰伸程度。

【治疗原则】

1. 妊娠期

妊娠32周后发现臀位，无合并症、无不良孕产史、无脐带绕颈者可试予矫正。

（1）膝胸卧位 每日2次，每次15分钟。1周为一疗程，如有不适或胎动改变立即停止。

（2）激光照射至阴穴每日1次，每次15分钟，共1周。

（3）必要时行臀位外倒转术。

2. 分娩期

胎儿无畸形，初产、足月单胎臀位，足先露、胎儿估计≥3500g，胎头仰伸，骨盆任一平面狭窄，高龄初产，珍贵胎儿，以选择性剖宫产结束妊娠为妥。产道正常，经产臀位、胎儿较小、单臀先露，应争取阴道分娩。决定试产者，处理如下。

（1）第一产程

①产妇取左侧卧位，不灌肠，不做肛查，尽可能保持胎膜完整。

②胎膜自破时，立即听胎心，并检查有无脐带脱出。持续胎心监护或每10~15分钟听胎心一次。堵臀过程中每次宫缩后听胎心。

③严密观察产程，进入活跃期后，子宫颈扩张进度在初产妇至少应为1cm/h，经产妇应达1.5cm/h；胎先露下降进度应与子宫颈扩张平行。

④如宫缩时在阴道口见到胎臀或胎足，应消毒外阴部做阴道检查以明确子宫颈扩张情况。即使子宫颈口已开全，为使阴道得以充分扩张、胎臀得以继续下降，应于宫缩时，用消毒治疗巾以手掌堵住阴道口，直至冲力甚大，估计胎臀即将娩出时，才准

备接产。注意胎心变化，排空膀胱，并做好新生儿窒息的抢救准备。

⑤如活跃期子宫颈扩张停滞、宫颈口开全而胎臀仍在坐骨棘水平以上，一般不用缩宫素静脉滴注，改行剖宫产术结束分娩。

⑥产程中发生脐带脱垂，如宫颈开全有条件阴道分娩即做臀牵引术，若宫口未开全立即取臀高位将脐带轻轻还纳并手托在阴道内以最快速度在原地行剖宫产术。

（2）第二产程

①经产妇，胎儿不大，产力良好，等待自然分娩。

②初产妇行会阴侧切术。避免在胎儿脐孔达会阴之前牵引。待胎儿脐部娩出会阴，接产者用双手按分娩机转协助胎肩、胎手及胎头娩出。娩出胎头时，不可猛力牵拉，慎防造成颅内出血或臂丛神经损伤；亦可用后出头产钳助娩。胎儿脐部娩出后，一般须在 7 分钟内娩出胎头。

（3）第三产程　产程长易出现子宫收缩乏力，应预防产后出血。

二、肩先露

根据胎头在母体左或右侧、胎儿肩胛朝向前方或后方，分为肩左前、肩左后、肩右前、肩右后 4 种胎方位。

【诊断标准】

1. 腹部检查

子宫呈横椭圆形，子宫底高度较妊娠月份为低，耻骨联合上方空虚。在母体腹部一侧触及胎头，另一侧为胎臀。胎心音在脐周最清楚。

2. 肛门或阴道检查

胎膜未破时，先露部在骨盆入口上方，不能触及。若胎膜已破，子宫颈已扩张，可触及胎儿肩胛骨、肋骨及腋窝。如胎手已脱出子宫颈口，可用握手法鉴别为胎儿左手或右手。

3. 辅助检查

B 超检查能准确探清肩先露，并能确定具体胎位。

【治疗原则】

1. 妊娠期

妊娠 30 周后发现横位，有明确的原因不必纠正，否则可试用膝胸卧式、艾灸或激光照射至阴穴位等方法纠正。

2. 分娩期

（1）有骨盆狭窄、难产史、前置胎盘等产科指征者，应行剖宫产术结束分娩。

（2）经产妇临产早期，腹壁松弛，胎膜未破，行外倒转术后，用腹带固定胎位。倒转术失败或胎膜已破者，行剖宫产手术。

（3）子宫先兆破裂，无论胎儿是否存活，应立即行剖宫产术。子宫感染严重者，应同时行子宫切除术。

（4）胎儿已死亡，无子宫先兆破裂者，待宫口开全或接近开全时，在全身麻醉下行断头术或碎胎术。

（5）凡经阴道分娩者，胎盘娩出后应常规探查子宫颈、子宫下段及子宫体腔有无裂伤，及时处理。术前、术后应用抗生素防治感染。

三、持续性枕后位

分娩过程中，胎头枕部位于母体骨盆后方，经充分试产，当分娩以任何方式结束时不论胎头在骨盆哪个平面胎头枕部仍位于骨盆后方者称持续性枕后位。

【诊断标准】

1. 腹部检查

头位，在母体腹前壁扪及胎儿肢体，胎背偏向侧方。胎心音在脐下偏外侧较响亮。如胎头俯屈不良，胎背直伸，前胸贴近母体腹壁，则胎心音可在腹中线处闻及。

2. 肛门检查或阴道检查

胎头矢状缝在骨盆右或左斜径上，大囟门在骨盆前方，小囟门在骨盆后方。若因胎头水肿、颅骨重叠，囟门扪不清，可从胎儿耳郭及耳屏位置、方向确定胎头方位。

3. 辅助检查

B超检查时，根据胎头双顶径、颜面及枕部位置，可准确判断胎头方位。

【治疗原则】

1. 第一产程

（1）体位纠正，让产妇向胎儿肢体方向侧卧，以利于胎头枕部转向前方。

（2）活跃晚期，若胎头下降延缓（进度＜1cm/h）或阻滞（停滞不下1小时以上）；或宫颈严重水肿；或出现胎儿窘迫现象，经处理后不进展应行剖宫产术。

2. 第二产程

胎头双顶径已达坐骨棘水平或更低时，准备产钳助娩。注意胎头塑形严重造成先露低的假象，先试用手旋转胎头枕部向前，使矢状缝与骨盆出口前后一致，如转成枕前位困难，可转成枕后位，然后产钳助产。若胎头位置较高，可疑头盆不称者应行剖宫产术。

3. 第三产程

胎盘排出后，立即检查软产道损伤，并预防产后出血。

四、持续性枕横位

临产后，胎头矢状缝取骨盆入口横或斜径入盆，在下降过程中未能完成内旋转者，经充分试产仍持续于枕横位者称持续性枕横位。

【诊断标准】

1. 腹部检查

胎背在母腹一侧，对侧为小肢体。胎头横阔。胎心音在胎背侧最清楚。

2. 肛门或阴道检查

胎头矢状缝位于骨盆横径上。

【治疗原则】

（1）密切观察胎头下降情况。

（2）胎头已入盆而出现第二产程停滞时，做阴道检查，徒手旋转胎头使其矢状缝与骨盆出口前后径一致，继续等待。若不成功，第二产程延长，胎头矢状缝仍位于骨盆出口横位上而先露已达 S^{+3}，可用吸引器边旋转边牵引，也可用手转儿头为枕前位产钳助产。如手转儿头困难，亦可用凯氏产钳回转助产。

五、高直位

胎儿以不屈不伸姿势位于骨盆入口之上，其矢状缝与骨盆入口前后径相一致，偏离不超过 15°，称高直位。胎头枕骨贴近耻骨联合者，为高直前位；枕骨靠近骶岬者，为高直后位。

【诊断标准】

1. 腹部检查

高直前位时，胎背靠近母体腹前壁，耻骨联合后方正中稍显隆起，触摸胎头有较正常狭小感。高直后位时，胎儿小肢体靠近母体腹前壁，在下腹正中可触及胎儿下颏。无论高直前位还是高直后位，胎儿躯干较直，胎心音位置较高，在母体腹中线上。

2. 阴道检查

胎头矢状缝与骨盆前入口后径一致。根据大小囟门位置，判断为高直后位（枕骶位）或高直前位（枕耻位）。

3. 辅助检查

B 超可探明胎头矢状缝位于骨盆入口前后径上，而双顶径位于骨盆入口横径上。

【治疗原则】

1. 高直后位

多需行剖宫产术结束分娩。

2. 高直前位

如胎儿较小、宫缩较强，可严密观察胎头是否俯屈、下降。如胎头双顶径达到或超过坐骨棘水平，有可能产钳助产。若胎头进一步仰伸成为颜面先露或额先露，产程无进展，应行剖宫产术。

六、颜面位

颜面先露，颜部最低，以下颏为指示点，其有颏左前、颏左横、颏左后、颏右前、颏右横、颏右后 6 种方位。

【诊断标准】

1. 腹部检查

胎体伸直，故子宫底较高，在子宫底部扪及胎臀，颏前位时胎儿肢体靠近母体腹壁，故易于触及，而胎心音由胸部传出，故在胎儿肢体侧最响亮。颏后位时，耻骨联合上方触及胎儿枕骨隆突与胎背间有明显凹沟，胎心音多较远且轻。

2. 阴道检查

触及软硬不均、不规则的颜面部，能辨明胎儿的口、鼻、颧、眼、颏各部。按颏部位置确定颏前或颏后位。

3. 辅助检查

B 超可较早确定胎位及除外胎儿畸形。

【治疗原则】

（1）凡骨盆狭窄、高龄产妇、胎儿窘迫，无论颏前或颏后位，应尽早行剖宫产术结束分娩。

（2）经产妇，产道与产力正常，颏前位者，可考虑等待其自然分娩，必要时子宫颈口开全且颏部抵达骨盆底后，以产钳助产；颏后位者，不能经阴道分娩，必须行剖宫产术。

第五节　胎儿因素

一、巨大胎儿

胎儿出生体重≥4000g，称为巨大胎儿。由于胎儿较大及胎头不易变形，即使胎位、产道及产力均正常，也常造成难产。

【诊断标准】

1. 腹部检查

子宫底高度及腹围的增长超过正常范围；妊娠图显示在第90百分位数以上；无羊水过多征象；触诊胎体大、胎头也大。

2. 辅助检查

B超检查胎儿双顶径、股骨长、腹围等值均超过正常范围。宫高＋腹围≥140cm，双顶径＋股骨长＞17cm常提示巨大儿可能性大。

【治疗原则】

（1）孕期筛查有无糖尿病，如GDM，予以积极治疗。

（2）妊娠晚期估计有无头盆不称，估计胎儿体重＞4500g者，为防止发生肩难产，应选择剖宫产。

（3）如估计胎儿体重4000g左右，无明显头盆不称，可予试产，但试产时间不宜过久，临产后密切观察胎头下降和枕位情况，必要时行剖宫产术。

（4）试产成功，胎头娩出后，尚需警惕肩难产，应做好处理准备。

二、脑积水

【诊断标准】

1. 腹部检查

在子宫底部或耻骨联合上方扪及宽大、较软、似有弹性的胎头。

2. 阴道检查

如为头先露而宫颈口已扩张，可扪及胎头颅缝增宽，囟门大且紧张，颅骨骨质软而薄，触之有乒乓球样感觉。

3. 辅助检查

（1）B超　胎头双顶径增宽，脑室扩大，脑室宽度＞1/3大脑半球直径，脑积水可疑；＞1/2大脑半球直径，可以诊断。

（2）X线　腹部摄片可见胎儿颅骨轮廓增大、骨质薄，颅缝增宽，囟门宽大，颜面部分相对变小等影像。

【治疗原则】

一旦确诊，应及早引产。临产后可行穿颅术，避免母体损害。臀先露者，待胎体娩出后，穿刺胎头后液。使胎头体积缩小后再牵出。

三、无脑儿

【诊断标准】

1. 腹部检查

感觉胎头较小。

2. 阴道检查

扪及凹凸不平的颅底部，应与臀位或颜面位鉴别。

3. 辅助检查

（1）B 超　胎儿颅骨不显像。

（2）X 线　腹部平片显示无头盖骨的胎头。

（3）生化测定　羊水或母血中甲胎蛋白值升高。

【治疗原则】

一旦确诊，应及早引产，等待胎儿自然娩出。如发生胎肩娩出困难，可等待或行毁胎术。

第二十八章　产褥期疾患

第一节　产褥感染

产褥感染指分娩及产褥期生殖道受病原体侵袭，引起局部或全身感染。发病率为 1% ~ 7.2%，是产妇死亡的主要原因之一。产褥病率指分娩 24 小时以后的 10 日内，每日测量体温 4 次，间隔时间 4 小时，2 次体温达到或者超过 38℃。

【诊断标准】

1. 临床表现

（1）发热　分娩 24 小时后的 10 日内，4 ~ 6 小时测体温一次，连续或断续 2 次达 38℃ 或以上者（除外生殖器以外的感染）。产褥感染常于产后 2 ~ 3 日发病，有时体温可在 40℃ 以上，重者可有寒战。

（2）腹痛　常有下腹痛。盆腔或下肢血栓性静脉炎者有腿痛伴行走不便。

2. 辅助检查

（1）常规检查　注意腹部伤口、会阴伤口，有无红肿热痛等炎症表现；可有子宫复旧较差，子宫底有压痛，恶露浑浊伴有臭味；延及子宫周围结缔组织时则下腹一侧或双侧有压痛及反跳痛；有下肢血栓性静脉炎者则患肢红肿、静脉压痛或呈红线状。深部静脉炎时患肢粗于对侧，俗称"股白肿"。下肢血栓静脉炎多继发于盆腔静脉炎。

（2）实验室检查

①血常规　白细胞计数可在 $20 \times 10^9/L$ 以上。检测血清急性期的 C – 反应蛋白，有助于早期诊断感染。

②中段尿常规　必要时做尿培养，以除外尿路感染。

③高热或寒战者，抽血做血培养及药敏试验，包括厌氧菌培养。

④子宫底有压痛或恶露有腥臭味者，取宫颈管分泌物做细菌培养及药敏试验、病原体抗原和特异抗体检测。

⑤怀疑有脓肿形成或静脉血栓者，行盆腹腔超声、CT 和下肢静脉超声检查。

【鉴别诊断】

应排除产后常见的发热病变，如上呼吸道感染、急性肾盂肾炎、乳腺炎，夏季应排除中暑。

【治疗原则】

（1）支持疗法　加强营养，增强全身抵抗力，纠正水、电解质失衡。及时给予足量、广谱抗生素治疗。

（2）清除宫腔残留物，脓肿切开引流，半卧位以利于引流。体温过高时给予物理降温。注意血压、脉率，慎防败血症及中毒性休克。

（3）药物治疗　致病菌常为需氧菌与厌氧菌的混合感染，需氧菌以溶血性链球菌、金黄色葡萄球菌和大肠埃希菌为主，厌氧菌以脆弱类杆菌及消化链球菌居多，故常以2~3种药物的联合应用为宜，多选用β-内酰胺类和甲硝唑联合应用。重症时，更应根据药物的半衰期，如4~8小时用药一次，待体温正常后继续用药48小时；如曾有脓肿形成者，继续用药7日。及时根据药敏结果调整抗生素种类及剂量。

（4）适当服用子宫收缩剂，如益母草浸膏4~6ml，每日3次，口服。

（5）对血栓静脉炎，在应用大量抗生素的同时，可加用肝素，即150U/（kg·d）肝素加于5%葡萄糖液500ml中静脉滴注，每6小时一次，体温下降后改为每日2次，连用4~7日，并口服双香豆素、双嘧达莫等。

（6）手术治疗　会阴或腹部伤口感染需及时切开引流；盆腔脓肿者，如局限在直肠陷凹，可经后穹窿做切开排脓；否则可在B超指引下，经腹或后穹窿做穿刺引流；如子宫严重感染，经治疗仍有高热或感染进展，必要时切除子宫。

第二节　乳胀及乳头皲裂

一、乳胀

【诊断标准】

乳胀指产后乳房内血液、体液和乳汁积聚。常发生于不经常哺乳时，经有效护理后将有助于减轻症状。

【治疗原则】

1. 哺乳前

（1）先做乳房湿敷3~5分钟，随后柔和地按摩、拍打和抖动乳房。

（2）用手或吸奶器挤出或吸出少量奶汁，使乳晕变软，以利婴儿能正确地含吮乳头和大部分乳晕。

2. 哺乳时

频繁哺乳，使乳汁排空，或用吸奶器吸尽，以防乳汁淤积。

3. 哺乳后

佩戴支持胸罩，以改善血液循环。

二、乳头皲裂

【诊断标准】

乳头皲裂是指乳头皮肤皲裂。常由于婴儿含吮不正确、过度地在乳头上使用肥皂和乙醇干燥剂之类刺激物以及婴儿口腔运动失调等所引起。

【治疗原则】

1. 哺乳前

采取舒适松弛的喂哺姿势。

2. 哺乳时

（1）先在损伤轻的一侧乳房哺乳，以减轻对另一侧乳房的吸吮力。

（2）待婴儿吸吮结束放下乳头后，再将婴儿抱离。因产妇原因需暂时中断喂乳时，则用示指轻轻按压婴儿下颏，温和地中断吸吮。

3. 哺乳后

（1）挤出少许乳汁涂在乳头和乳晕上，短暂暴露和干燥乳头。因乳汁具有抑菌作用，且含有丰富蛋白质，有助于皲裂的修复。

（2）穿宽松内衣和戴合适的胸罩，以利空气流通，促进皲裂皮肤的愈合。

（3）可敷 10% 复方安息香酊油膏或鱼肝油铋剂等，于下次哺乳前用温开水洗净。

（4）必要时加用抗感染药物。

第三节 乳腺炎

乳腺炎常由乳头皲裂引起，也可因未及时治疗乳腺管阻塞或乳房过度充盈，在此基础上继发感染。常见的致病菌为存在于婴儿咽喉部的金黄色葡萄球菌，其次为链球菌，病菌可经淋巴管蔓延至乳腺小叶间形成蜂窝织炎。

【诊断标准】

1. 病史

常于产后 7 日左右发病，产妇可出现畏寒、发热，患侧乳房肿胀、疼痛。

2. 查体

感染灶常局限于一侧乳房的某一象限，该处局部皮肤发红，有明显肿块，质硬触痛，常伴同侧的腋下淋巴结肿大并有压痛。

3. 实验室检查

血白细胞增加，有时可在乳汁中培养出致病菌。

4. B 超检查

如有液性暗区，示有脓肿形成。

【治疗原则】

（1）早期乳腺炎 此时感染常在乳腺管外的结缔组织内，并非乳腺管内发炎，可以继续喂乳。用胸罩将乳房托起，尽量使乳汁排空，局部冷敷。同时应用抗感染药物。

（2）炎症明显时应停止哺乳，但必须使乳汁排空，可用吸奶器吸空。抗感染药物以肌内注射、静脉注射或静脉滴注为宜，由于金黄色葡萄球菌可能对青霉素耐药，可选用半合成耐酶青霉素苯唑西林（Oxacillin），头孢菌素类药物及克林霉素、林可霉素、红霉素等。

（3）有脓肿形成时，对较小的脓肿可做局部穿刺，抽尽脓液后注入抗感染药物，每日 1 次，直至无脓液抽出为止；脓肿较大，且为多房性时，常需切开排脓，切开时应注意沿乳腺管方向，即以乳头为中心，行放射状切开。

第四节 产褥期中暑

产褥期中暑是在产褥期因高温闷热、通风不良、产妇体质虚弱，使体内余热不能及时散发，进而引起中枢性体温调节功能障碍的急性热病。

【诊断标准】

1. 病史

气候炎热，房间通风不良，产妇分娩不久。

2. 临床表现

起病急骤，表现为高热、水电解质紊乱、循环衰竭、神经系统功能损害等。

（1）先兆中暑 可有胸闷气急、头晕眼花、四肢乏力、大量出汗等不适。

（2）轻度中暑 可有体温上升，面色潮红、头痛、呼吸增快、汗闭、脉搏细数。

（3）重度中暑 体温继续上升可达 40℃ 以上，出现昏迷、谵妄、抽搐、呕吐、脉搏细数、血压下降、呼吸急促、面色苍白等。

【治疗原则】

1. 先兆中暑

（1）宜将产妇移至通风处。

（2）解开衣服，短暂休息。

（3）补充水分及电解质。

2. 轻度中暑

（1）除上述处理外，可用物理降温，在头颈、腋下、腹股沟处放置冰袋。

（2）肌内注射退热药。

3. 重度中暑

（1）物理降温 在空调室用空气调节器降温，用电扇吹风或冰水擦浴。已发生循环衰竭者慎用物理降温，以避免血管收缩加重循环衰竭。

（2）药物降温 如盐酸氯丙嗪 25～50mg 加入生理盐水 500ml 中静脉滴注，注意监测生命体征。

（3）对症治疗 纠正低血压和水、电解质紊乱，必要时给予地西泮镇静；预防感染。

第五节 产褥期精神疾患

产褥期精神疾患包括产后抑郁和产后重症抑郁，多发生在产后 3～7 日，产后 2 周内发病者占半数以上，80% 发生在产后 4 周内。

产后抑郁

围生期抑郁症指孕期及产后 12 个月内发生的抑郁症，其可能在妊娠期即存在，并延续至产后或产后再次发生。国外统计发病率约为 30%，并多在产后 2 周内出现。

【诊断标准】

1. 至今尚无统一诊断标准，可采用 2013 年美国精神疾病诊断与统计手册（DSM-5）对抑郁症的诊断标准如下：产后 2 周内出现下列 5 条或 5 条以上的症状，且必须具有①②两条。①情绪抑郁；②对全部或多数活动明显缺乏兴趣或愉悦；③体重显著下降或增加；④失眠或睡眠过度；⑤精神运动性兴奋或阻滞；⑥疲劳或乏力；⑦遇事均感毫无意义或有自罪感；⑧思维能力减退或注意力不集中；⑨反复出现想死亡的想法。

2. 临床表现

（1）症状　表现为情绪低落、沮丧、忧伤、苦闷。有的无任何诱因；有的仅为琐事（如家属未来探视、丈夫沉默不语、希望生男婴却为女婴），或为新生儿担心（如曾有窒息经抢救），或现有黄疸，或自觉奶少、婴儿夜间哭吵等；有的因产后发热、尿潴留、伤口愈合不良以致拖延出院时期等。多数产妇的流泪是无声的哭泣而非放声大哭。

（2）检查　需排除器质性精神障碍，目前多用爱丁堡产后抑郁量表（EPDS）进行围生期抑郁症筛查，评分≥13时需进一步确诊。

【治疗原则】

（1）心理治疗　应用较多的为认知行为治疗和人际关系治疗，是轻～中度单向抑郁的一线治疗方案。通过心理支持、咨询以及干预，解除致病的心理因素。同时做好家属的工作，取得他们对产妇的关心和支持。

（2）药物治疗　应在精神科医生指导下用药。目前最常用的药物为选择性5－羟色胺再摄取抑制剂（SSRIs），主要包括氟西汀、帕罗西汀、舍曲林、氟伏沙明、西酞普兰和艾司西酞普兰等，推荐由最小剂量开始应用。

（3）保障母婴安全，避免自伤或伤人事件发生。

第六节　妊娠合并血栓栓塞性疾病

妊娠期血栓栓塞性疾病的患病率为（0.5～2/1000），是非妊娠期女性发病风险的4～5倍，其中80%为静脉血栓栓塞症（VTE），包括深静脉血栓、肺栓塞、脓毒性盆腔血栓性静脉炎、卵巢静脉血栓形成等。

【诊断标准】

1. 病史

可有既往血栓性疾病的病史，或合并易栓症、抗磷脂综合征等。

2. 临床表现

深静脉血栓可有下肢疼痛、水肿，触诊患肢皮温升高、腓肠肌压痛；肺栓塞表现为呼吸困难、心动过速、胸痛、咳嗽等。

3. 检查

（1）D－二聚体，在正常妊娠中亦有不同程度的升高，因此其升高不能作为血栓栓塞性疾病的诊断，但阴性可作为排除标准。

（2）下肢静脉加压超声是诊断深静脉血栓的主要手段。

（3）螺旋CT肺动脉造影或肺通气/灌注扫描可用来诊断肺栓塞。

【治疗原则】

1. 预防血栓形成

对于妊娠前已经应用抗凝药物的女性，如人工瓣膜、慢性房颤、既往复发性静脉血栓史等，在孕期及产后仍需要继续应用。既往有血栓病史及一级亲属在50岁之前发生血栓事件、易栓症，尤其是伴有肥胖、长期卧床等高危因素的女性，妊娠期可给予预防剂量低分子肝素治疗。鼓励孕妇活动、避免久坐；控制体重增长；可选择压力梯度袜或下肢充气性压力泵等。

2. 低分子肝素

一旦确诊血栓栓塞性疾病，应立即开始抗凝治疗。

（1）妊娠期　预防剂量：低分子肝素 1mg/kg，或 5000U/次，每日一次，皮下注射；治疗剂量：低分子肝素 1mg/kg，每 12 小时一次皮下注射，或 100U/kg，每 12 小时一次皮下注射。

（2）围生期　预防性低分子肝素抗凝治疗的女性，建议至少在计划性引产或剖宫产 12 小时前停药；对于使用治疗性抗凝治疗的孕妇，24 小时前停药。

（3）用药过程中监测凝血功能。

第二十九章 产科特殊检查

第一节 羊膜腔穿刺

【适应证】

1. 产前诊断

有医学指征的孕 16～22 周胎儿的产前诊断，用羊水经细胞培养后，做染色体核型分析，用于诊断染色体疾病，也可进行 DNA 突变分析以诊断单基因遗传性疾病或行生化测定遗传性代谢病，指征如下。

（1）孕妇预产年龄大于或等于 35 岁。

（2）曾分娩过染色体异常的婴儿，如 21－三体综合征。

（3）夫妇一方有染色体结构异常。

（4）孕妇有曾生育过单基因病患儿或遗传性代谢病患儿史。

（5）21－三体综合征、18－三体综合征、13－三体综合征产前筛查高风险。

（6）其他需要抽取羊水标本检查的情况

2. 判断胎儿预后

母儿血型不合，判断胎儿预后。

3. 了解胎儿成熟度

对高危妊娠孕妇，因病情发展而需提前终止妊娠者，了解胎儿成熟度，结合胎盘功能测定，决定引产时间。

4. 羊膜腔注药

（1）死胎引产。

（2）有终止妊娠指征的中期引产。

（3）胎儿尚未成熟而必须在短期内终止妊娠者，可经羊膜腔内注射肾上腺皮质激素，促胎肺成熟。

（4）因母儿血型不合而需做胎儿输血者。

（5）为排除胎儿体表畸形或消化道畸形等，羊膜腔内注入造影剂可显示胎儿体表形态，并当胎儿吞入造影剂后可显示胃肠道有否畸形。

5. 治疗羊水过多、过少

羊水过多胎儿无明显畸形时，做羊膜腔穿刺放出适量羊水；羊水过少则向羊膜腔中注入生理盐水，以延长妊娠期限，提高胎儿存活率。

【注意事项】

（1）手术需在手术室（操作室）进行，要注意严格消毒，谨防感染。

（2）穿刺前必须排空膀胱以防损伤，如有腹部手术史高度疑有肠粘连者，最好在超声引导下操作。

（3）有条件应尽量在 B 型超声显像下进行手术，先 B 超测定胎盘位置，然后避开胎盘选择羊水较多区做穿刺，穿刺点宜在中线附近，以防因穿刺针损伤宫旁血管引起内出血。

（4）进针不宜过深，以防伤及胎儿。

（5）穿刺针头以 20～21 号腰穿针为宜。

（6）抽出血液可能来自腹壁、子宫壁、胎盘或胎儿；应即刻将针拔出，压迫穿刺点。如出血较多或羊水已血染，应密切观察胎儿变化，如无异常变化，可经 1～2 周后再次手术。

（7）手术尽量做到一次成功，避免多次穿刺。

【并发症及其处理】

（1）胎膜破裂是最常见的并发症，特别是在胎顶前区穿刺时更易发生，由于胎膜早破可致流产、早产，故尽量避免该区的穿刺。

（2）损伤胎儿，多为刺伤胎儿胸背等处的皮肤，故有条件时宜在 B 型超声监视下或经 B 超定位后进行。

（3）穿刺点出血或引起胎盘早期剥离而致出血、脐带血肿等。

（4）引起羊水栓塞，如有发生及时予以抢救治疗。

（5）宫内感染，一旦发生可危及母儿安全，应用大量抗生素，并及时终止妊娠，故手术需注意无菌操作。

（6）引起宫缩，出现先兆早产或先兆流产征兆，需给予保胎处理。

第二节　胎儿宫内状况监护

一、胎动计数

自妊娠 18～20 周起，孕妇即感觉腹中轻微跳动，次数少，以后胎动数随孕周而逐渐增多、增强，至妊娠 29～38 周时胎动次数及强度达最高点，38 孕周后又减少。胎动次数正常，表示胎儿舒适，情况良好。当胎儿有某些疾病或胎儿、胎盘功能不良时，胎动常减少甚至消失，故胎动减少是胎儿缺氧的早期临床表现，是为了维持能量平衡的一种反应。因此，胎动计数有助于临床及早发现胎儿缺氧情况。

1. 方法

因胎动次数不是均匀不变的，每日早、中、晚有一定的变化，因此胎动计数应在早、中、晚各取一定的时间计数。每段时间数为 1 小时，然后把三个数字相加乘 4，即为 12 小时的胎动数。

2. 临床判断与处理

正常胎动数每 12 小时约 30～40 次，20～30 次为交界值，<20 次提示胎儿处于危险状态；或较前 3 日，12 小时胎动数减少 30% 时，表示胎儿在宫内有缺氧情况。孕妇服用镇静剂后可使胎动减少，且自数胎动是一种主观感觉，可受孕妇敏感程度、腹壁肥厚、腹腔积液、羊水过多等影响，因此胎动次数减少时，应结合其他检查，综合分

析考虑。当胎动消失时，必须采取相应措施以挽救胎儿。胎动骤增而剧烈，随后胎动消失，有时是胎儿垂死挣扎的表现，但并非严重缺氧时都发生此现象。

二、胎心监护

（一）胎儿心率电子监测

超声多普勒换能器和宫缩传感器放至孕妇腹壁，记录胎心率和子宫收缩的频率。本法简便，在产前或临产时均可应用，对母、胎无影响，同时可记录胎动。此法已在临床上广泛应用。

1. 胎心基线率

是指一定时间胎儿的胎心率的平均值，除外加速、减速期及胎心率变异超过25bpm（2次/分钟）。在任何一个10分钟内，必须存在至少2分钟的可辨认的基线段，否则此时段的基线不确定，需参考先前10分钟的胎心监护基线结果。正常胎心率为110~160bpm，胎儿心动过缓是指胎心基线小于110bpm，持续≥10分钟；胎儿心动过速：指胎心基线大于160bpm，持续≥10分钟。

2. 胎心基线率的变异

胎心基线在振幅和频率上的不规则波动，这种波动由胎心率曲线的波峰至波谷的测定来决定。可分为以下几类。

胎心率基线变异缺失：指振幅波动消失。

胎心率基线微小变异：指振幅变化可被检测但≤5bpm。

胎心率基线正常变异：指振幅变化在6~25bpm。

胎心率基线显著变异：振幅变化>25bpm。

3. 正弦波形

正弦波形（sinusoidal fetal heart rate pattern）是明显可见的、平滑的、类似正弦波的图形，长变异3~5周期/分钟，持续≥20分钟。

（二）无应激试验

无应激试验（non stress test，NST）是观察胎动后胎心率的变化以了解胎儿在宫内的安危。试验时间一般为20~40分钟。

1. 反应型

胎儿情况良好，诊断标准：20分钟内出现≥2次的胎动；胎动时伴胎心率的加速（上升）>15bpm；时间持续≥15秒。此加速表现为突然上升，从起始到波峰的加速时间小于30秒。妊娠32周前，胎心率加速（上升）>10bpm；时间持续≥10秒。

2. 无反应型

诊断标准：监护时间40分钟内未见胎动或有胎动胎心率无加速反应，提示胎儿宫内窘迫的可能，但NST无反应型的假阳性率为80%左右，故一次无反应后应再复查。

3. NST图形中减速的处理

20%的NST图形中可能观察到变异减速。当变异减速类型为非反复性，且减速时间<30秒时，通常与胎儿并发症无关，不需产科干预。对于反复的变异减速（20分钟内至少3次），即使减速时间<30秒，也提示胎儿存在一定的危险。如NST图形中减速持续1分钟以上，胎死宫内的风险将显著增加，是否终止妊娠，应取决于继续期待的利弊风险评估。

（三）宫缩应激试验

包括自然宫缩应激试验（contraction stress test，CST）或催产素应激试验（oxytocin challenge test，OCT）。

OCT 试验为：将催产素 2.5U 加入 5% 葡萄糖液 500ml 中静脉滴注，从 5～10 滴/分开始，每 30 分可增加 10 滴/分直至 10 分内出现 3 次规律宫缩，每次宫缩持续 30 秒以上，质地中等强度，最大滴注速度不超过 40 滴/分。产前出血、多胎妊娠、胎儿未成熟、胎儿窘迫等禁忌做 OCT。宫缩应激试验有下述结果。

1. 早期减速（early deceleration，ED）

（1）图形特点　胎心率通常表现为均匀的逐渐减速和恢复，与宫缩相关联。胎心率的逐渐减速，指从胎心率出现减速到最低点≥30 秒。胎心率的减速幅度，是从起始到减速的最低点来计算。减速的最低点与宫缩的峰值同时出现。在大多数情况下，减速的起始点、最低点以及减速的恢复分别与宫缩的开始、峰值、结束同时发生。

（2）意义　产生的原因是胎头受压，引起颅内压上升，大脑血流减少，使迷走神经兴奋所致。若 ED 连续出现，减慢幅度大，可能与脐带受压，血流短暂中断有关，应引起重视。

2. 晚期减速（late deceleration，LD）

（1）图形特点　胎心率通常表现为均匀的逐渐减速和恢复，与宫缩相关联。胎心率的逐渐减速，指从胎心率出现减速到最低点≥30 秒。胎心率的减速幅度，是从起始到减速的最低点来计算。减速在时间上延迟，表现为胎心率减速的最低点发生在宫缩的高峰之后。在大多数情况下，减速的起始点、最低点以及减速的恢复分别发生于宫缩的开始、峰值、结束后。

（2）意义　常为胎儿胎盘储备功能欠佳，胎儿处于低氧情况下，提示有胎儿窘迫。

3. 可变减速（variable deceleration，VD）

（1）图形特点　通常表现为胎心率的突然减速，指从起始到胎心率的最低点所用时间 <30 秒。胎心率减速幅度计算指从起始到减速的最低点。胎心率的减速≥15bpm，持续时间≥15 秒。当可变减速与子宫收缩相互关联时，其起始、加深以及持续时间通常随逐次宫缩而变化。

（2）意义　通常是由于脐带受压，或强烈宫缩引起的胎盘血流量突然减少，致胎儿循环血量降低所致。根据胎心率减速幅度与恢复时间长短，提示胎儿预后不良程度，一般以 U 形波减慢的胎儿缺氧最严重。轻度：胎心率下降后立即恢复，持续时间 <30 秒，V 字形；中度：胎心率下降 60～70bpm，持续 30～60 秒；重度：胎心率下降 >60bpm，持续时间 >60 秒。

4. 延长减速（prolonged deceleration，PD）

明显低于基线的胎心率激素下降，减速≥15bpm，从开始到恢复到基线持续≥2 分钟但 <10 分钟，如果减速超过 10 分钟，是基线改变。

5. 反复性减速（recurrent deceleration）

20 分钟观察时间内≥50% 的宫缩均伴发减速。

6. 间歇性减速（intermittent deceleration）

20 分钟观察时间内 <50% 的宫缩均伴发减速。

（四）对于胎心率图形的判读意义

胎心率图形的三级分类及意义见表 29-1。

表 29 – 1　胎心率图形的三级分类及意义

类型	分类	意义
Ⅰ型	胎心率图形包含以下各项： 基线率：110～160bpm 胎心率基线变异：中度 晚期：减速或可变减速：不存在 早期减速存在与否均可 加速：存在与否均可	正常图形，胎儿处于正常酸碱平衡状态。可遵从常规临床操作，不需要特别处理
Ⅱ型	胎心率图形包含除外Ⅰ型和Ⅲ型的所有图形，包含： 基线率：心动过缓不伴有基线变异消失，心动过速 胎心率基线变异：轻度基线变异；不伴反复减速的基线变异消失；显著的基线变异 加速：胎儿受刺激后没有发生加速 周期或间断减速：反复可变减速伴有轻度或中度基线变异；延长减速，2～10分钟；反复晚期减速伴有中度基线变异；可变减速伴有其他特性，如恢复至基线缓慢，"基线型"或"双峰型"	为不确定图形。不能用以预测胎儿酸碱状态的异常，但目前尚无足够证据可以将其归类于Ⅰ型或Ⅲ型。Ⅱ型需要评估和继续监护并重新评估，要考虑综合的临床状况
Ⅲ型	胎心率图形包含以下任意一种情况： 胎心率基线变异消失并伴有以下任意一种情况；反复晚期减速；反复可变减速；心动过缓 正弦曲线图形	在进行监测时，预测胎儿酸碱状态异常，需要进行即时性评估。根据临床特点，采取迅速的临床处理，包括母体吸氧、改变母亲体位、停止产程中宫缩剂应用和纠正母体低血压等

三、胎儿生物物理评分

胎儿生物物理评分（biophysical profile，BPP）是综合胎心电子监护及 B 型超声动态观察胎儿的某些生物物理的活动，来判断胎儿有无缺氧的一种产前监护方法。

1. 指标内容

包括无应激试验（NST）、胎儿呼吸样运动（FBM）、胎动（FM）、胎儿肌张力（FT）及羊水指数（AFI）。

2. 评分标准改良法

评分标准改良法见表 29 – 2。

表 29 – 2　生物物理五项指标评分标准

项目	评分数	标准
NST	2	20 分钟内，胎动出现 2 次及以上，胎动时胎心率加速反应，振幅≥15bpm，持续≥15 秒，胎心率 110～160 次/分
	1	20 分钟内，胎动出现＜2 次，或者胎心率加速反应的振幅＜15bpm，持续时间＜15 秒，或者 40 分钟内未出现睡眠觉醒周期，或者胎心率低于 120 次/分钟或大于 160 次/分钟
	0	40 分钟内，未见胎心率的加速反应
FBM	2	30 分钟至少有 1 次胎儿呼吸样运动，持续时间＞60 秒
	1	30 分钟至少有 1 次胎儿呼吸样运动，持续时间 30～60 秒
	0	30 分钟内无 1 次胎儿呼吸样运动或呼吸样运动持续＜30 秒

项目	评分数	标准
FM	2	30 分钟内，至少有≥3 次以上胎儿躯干或肢体活动，如果躯干和肢体同时运动算作一次
	1	30 分钟内有 1~2 次胎动
	0	30 分钟内无胎动出现
FT	2	30 分钟内至少有 1 次胎儿肢体和躯干伸展，并回复原屈曲位置，或胎儿以握拳的姿势
	1	30 分钟内有 1 次胎儿四肢伸展回复到原屈曲位置，或有 1 次躯干伸展回复到原屈曲位置
	0	30 分钟内胎儿无躯干和四肢伸展活动，或一直处于弛张状态，即四肢和躯干均处于伸展状态
AFI	2	测定四个象限最深羊水液区之和 >80mm
	1	测定四个象限最深羊水液区之和在 51~80mm
	0	测定四个象限最深羊水液区之和 ≤50mm

3. 临床意义

（1）BPP≥8 分　无胎儿宫内窘迫。

（2）BPP 5~7 分　胎儿宫内窘迫可疑，24 小时内复测，如仍 <6 分考虑终止妊娠。

（3）BPP <5 分　胎儿宫内窘迫，严重缺氧，需终止妊娠。

第三节　胎儿成熟度检查

一、检查方法

（1）核实孕周　36 周以后分娩的新生儿，其存活能力和足月儿相似。

（2）超声测量胎头双顶径，如大于 8.5cm，胎盘Ⅲ级也是成熟指标，如胎盘Ⅱ级，有 10% 的可能胎肺不成熟，尤其糖尿病患者。

（3）估计胎儿体重 >2500g，提示胎儿成熟。

（4）羊水检查胎儿成熟度（表 29 - 3），现已很少应用。

也可做简便的羊水震荡泡沫试验，取羊水上清液 0.5ml 加等量生理盐水 0.5ml 稀释混合，再加 95% 乙醇 1ml，然后将试管强力震荡 15 秒后，静置 15 分钟，阳性者液面有一层完整的泡沫环。阳性提示胎儿肺成熟，相当于 L/S≥2。

表 29 - 3　羊水胎儿成熟度检测

测定指标	目的	判定成熟值
卵磷脂/鞘磷脂（L/S）	了解胎肺成熟度	≥2
磷脂酰甘油（PG）	了解胎肺成熟度	阳性
羊水中脂肪细胞出现率	了解胎儿皮肤成熟度	≥20%
肌酐含量	了解胎儿肾成熟度	≥176.8μmol（2mg/dl）

二、胎儿不成熟的处理

1. 单胎妊娠

（1）地塞米松　5mg，肌内注射，每日 2 次，连续 2 日。

（2）倍他米松　12mg，肌内注射，每日 1 次，连续 2 日。

（3）羊水穿刺的同时向羊膜腔内注入地塞米松 10mg。

2. 双胎妊娠

（1）地塞米松　5mg，肌内注射，8 小时 1 次，连续 2 日。

（2）倍他米松　12mg，肌内注射，18 小时 1 次，连续 3 次。

第三十章　引产与催产

第一节　引　产

【适应证】

1. 母体方面

（1）各种妊娠合并症　如慢性肾炎、心脏病、糖尿病等继续妊娠将严重威胁母儿生命的疾病。

（2）妊娠并发症　如妊娠期高血压疾病，子痫前期无重度表现患者妊娠满37周，子痫前期有重度表现患者妊娠满34周或经治疗效果欠佳，而病情严重威胁母儿安全时，终止妊娠是处理本病的重要手段。子痫控制后无产兆，并具备阴道分娩条件者。

（3）孕足月胎膜早破2小时以上未临产者；或早产、胎膜早破、孕周>34周临床已促胎肺成熟者。

2. 胎儿方面

（1）延期妊娠（妊娠达41周仍未临产）或过期妊娠。

（2）确诊死胎与严重胎儿畸形，如脑积水、无脑儿、内脏外翻等。

（3）母儿血型不合，胎儿宫内溶血或宫内窘迫。

（4）胎儿宫内生长受限，在积极治疗同时检查胎儿成熟度，如已具有宫外生活能力时可行引产。

【禁忌证】

1. 绝对禁忌证

（1）孕妇严重合并症及并发症　不能耐受阴道分娩或不能阴道分娩，如心功能衰竭、重型肝肾疾病、子痫前期重度并发脏器功能损害者。

（2）明显头盆不称。

（3）子宫手术史　古典式剖宫产、未知子宫切口位置的剖宫产、穿透子宫内膜的子宫肌瘤剔除术和子宫破裂史。

（4）胎位异常　如横位，初产加臀位估计阴道分娩困难者。

（5）胎儿胎盘功能严重低下者，胎儿宫内窘迫不能耐受宫缩。

（6）前置胎盘和前置血管。

（7）子宫颈癌。

（8）某些生殖道感染性疾病　如未经治疗的单纯疱疹病毒感染活动期等。

（9）未经治疗的HIV感染者。

（10）对引产药物过敏者。

（11）生殖道畸形或有手术史、软产道异常、产道阻塞以及估计阴道分娩困难者。

（12）脐带先露或脐带隐性脱垂。

2. 相对禁忌证

（1）臀位。

（2）羊水过多。

（3）双胎或多胎妊娠。

（4）经产妇分娩次数大于等于 5 次。

【方法】

1. 促宫颈成熟

宫颈 Bishop 评分小于 6 分者，如时间允许时可先予促宫颈成熟。

方法有下列两种。

（1）机械性方法

①机械刺激　经消毒后的海藻棒或 Foley 尿管插入宫颈管内，上端需越过宫颈内口，下端留在宫颈外口，以无菌纱布包裹，12 小时后取出，一般能增加宫颈评分 3 分以上。低位水囊也可应用。以上机械刺激方法需阴道无感染迹象及胎膜完整时应用。

②乳房刺激　采用自动乳房按摩器或手按摩交替按摩双侧乳房，可望增加宫颈评分，但应警惕诱发强直宫缩。

（2）应用药物

①缩宫素　小剂量缩宫素静脉滴注，即缩宫素 2.5U 溶于 5% 500ml 葡萄糖液内，起始剂量为 2.5mU/min，根据宫缩调整滴数，每 30 分钟调整一次，直至出现有效宫缩（10 分钟内 3 次宫缩，每次 30～60 秒）。最大滴数一般不超过 10mU/min，可连续 3 日。缩宫素可刺激子宫内膜释放前列腺素，使宫颈管退缩扩张宫颈口，但单独使用缩宫素促宫颈成熟，效果较差。

②前列腺素　前列腺素 PGE_2 及 $PGE_{1\alpha}$ 能使宫颈组织内胶原纤维溶解，促使宫颈软化成熟。

可控释地诺前列酮栓（普贝生）是可控制释放的前列腺素 E_2 栓剂，含 10mg 地诺前列酮，以 0.3mg/h 速度缓慢释放，低温保存。消毒外阴后将可控释地诺前列酮栓放置于阴道后穹窿处，放置后观察宫缩情况。下列情况下应取出：a. 临产；b. 出现过强和过频宫缩、过敏反应或胎心异常。如取出后仍宫缩过强、过频不缓解，可使用宫缩抑制剂。

应用前列腺素促宫颈成熟的注意事项：a. 孕妇患有心脏病、急性肝肾疾病、严重贫血、青光眼、哮喘、癫痫等禁用；b. 有剖宫产史或其他子宫手术史者禁用；c. 主要不良反应为宫缩过频、过强，要加强观察和记录，发现宫缩过强、过频及胎心率异常时及时取出；d. 临产者取出促宫颈成熟药物。

2. 引产方法

（1）人工破膜引产　适用于宫颈成熟孕妇，引产效果较好。注意无菌操作。羊水过多者可人工破膜放羊水减张，用长针头于高位刺破胎膜，使羊水沿针头缓缓流出，否则易引起胎盘早剥或脐带脱垂，如羊膜腔内压力大，胎膜破裂大量羊水涌出时，则应握拳入阴道或堵塞阴道口，勿使羊水流出过急；破膜后应注意羊水颜色和量，并立即听胎心，注意有无脐带脱垂及胎盘早剥；破膜后 30～60 分钟无宫缩可静脉滴注催产素引产。如超过 12 小时仍未临产者，应给予抗生素预防感染。

（2）催产素静脉滴注引产　常用的引产方法，但宫颈不成熟时，引产效果不佳。5% 葡萄糖液 500ml，控制滴速为 8 滴/分，然后加入 2.5U 催产素，摇匀，溶成每毫升含催产素 0.005U。按目前采用的一次性塑料输液器做静脉滴注时，每毫升约含 20 滴，从 8 滴/分钟即 2.5mU/min 开始，根据宫缩强弱进行调整，可按每 30 分钟增加 8 滴的速度进行调整，直至 10 分钟内有 3 次宫缩。最高滴注速度以不超过 40 滴/分钟为宜。

【注意事项】

（1）静脉滴注时瓶上做醒目标记。

（2）有专人密切观察孕妇血压、脉搏、宫缩频率和持续时间以及胎心音，每 15 ～ 30 分钟记录一次，有条件的可使用胎心监护仪。如发现宫缩呈强直性以及胎心异常等，应立即行静脉滴注。

（3）催产素引产一般在白日进行，一次引产用液以不超过 1000ml 葡萄糖为宜，不成功者第 2 日继续进行或考虑改用其他引产方法。

（4）注意催产素过敏问题，过敏的临床表现为胸闷、气急、寒战以致休克，需用抗过敏药物及对症处理。

（5）禁止肌肉、皮下、穴位注射及鼻黏膜用药。

【并发症及其处理】

1. 子宫破裂

滴速、浓度不当时诱发强烈子宫收缩或有头盆不称未及时发现，如发生须即刻剖腹探查行子宫修补术或子宫切除术。

2. 强直性子宫收缩

应立即停药或应用宫缩抑制剂，如硫酸镁、安宝（盐酸利托君）等。

3. 急产

及时发现软产道裂伤等并给予修补缝合，需警惕产后出血。

4. 羊水栓塞

按羊水栓塞处理。

5. 胎儿窘迫

立即停药，吸氧，应用宫缩抑制剂，如胎儿窘迫继续存在则行剖宫产术终止妊娠，并做好新生儿复苏的抢救准备工作。

第二节　催　产

【适应证】

无明显头盆不称及胎位异常者，发生低张性宫缩乏力并导致潜伏期、活跃期延缓或停滞，胎头下降延缓。

【禁忌证】

（1）头盆不称、胎儿窘迫、先兆子宫破裂。

（2）催产素过敏者。

（3）不协调性子宫收缩乏力者。

（4）严重的心肺功能不良者。

（5）严重的宫内感染者。

（6）瘢痕子宫者慎用。

【剂量与使用方法】

（1）应有专人监护，每 15～30 分钟记录一次血压，脉搏，呼吸，宫缩的频率、强度及持续时间，胎心情况，羊水的颜色、质量等。按宫缩情况随时调节催产素用量。

（2）警惕过敏反应，即使是常用量，甚至小剂量催产素也可发生过敏反应。如发生则及时停用，抗休克，抗过敏。

（3）禁止肌内注射及穴位注射。滴鼻给药法，因难以掌握实际进入体内剂量，故亦不用。

（4）宫口扩张 2～3cm 发现潜伏期延长需催产时，最好先行人工破膜观察 1 小时再用缩宫素催产。

【并发症】

（1）子宫破裂，子宫强直性收缩，胎儿窘迫。

（2）羊水栓塞。

第三十一章 产科手术

第一节 会阴、阴道裂伤修补术

会阴、阴道裂伤按裂伤程度的轻重分为 4 度。

（1）Ⅰ度 会阴部皮肤及黏膜、阴唇系带、前庭黏膜、阴道黏膜等处有撕裂但未累及肌层者。

（2）Ⅱ度 除上述组织的撕裂外，还累及骨盆底的肌肉和筋膜，如球海绵体肌、会阴深、浅横肌以及肛提肌等，如累及阴道后壁黏膜，可致后壁两侧沟向上撕裂，出血较多，缝合困难，但肛门括约肌是完整的。

（3）Ⅲ度 指肛门括约肌全部或部分撕裂，直肠黏膜层完整。

（4）Ⅳ度 裂伤累及直肠阴道隔、直肠壁及黏膜，直肠和阴道壁完全贯通，直肠肠腔外露。

【术中注意事项】

（1）分娩后阴道壁松弛，术时应仔细检查，认清解剖关系，按撕裂的大小与深浅，将组织对合整齐，分层缝合。如阴道壁裂伤较高，无法暴露，可于顶端下方用可吸收肠线先缝合一针做牵引，然后于顶端上方 0.5~1cm 处缝合，以防撕裂的血管回缩出血形成血肿。

（2）在保证有效止血的前提下，缝线不宜过紧、过密，组织间不留间隙，与间断缝合相比连续缝合可减轻疼痛，建议使用 2-0 可吸收线。

（3）修补完毕应常规做肛查，如发现有肠线误缝入直肠腔为时，立即拆除重缝，以防发生感染和引起肠瘘。

（4）会阴Ⅳ度裂伤者，缝合前用消毒液冲洗伤口，用 2-0 号可吸收线或一号丝线间断缝合直肠前壁肌层，注意勿缝穿直肠黏膜，必要时可间断缝合加强。用鼠齿钳寻找、钳夹与拉拢肛门括约肌的两端，以 1 号可吸收肠线或 7 号丝线间断缝合 2 针，可采用重叠或端端链接缝合，这是Ⅳ度裂伤缝合的关键。然后缝合肛提肌、会阴深、浅横肌及球海绵体肌等组织。

【术后注意事项】

Ⅳ度裂伤修补术后注意以下各点。

（1）术后进少渣饮食，控制疼痛，注意评估有无尿潴留。

（2）口服抗生素，控制肠道细菌感染。

（3）缝合后住院期间每日予外阴护理 2 次；每次大、小便后清洁会阴。

（4）术后第 4 天改普食，当日晚服缓泻剂。

（5）术后禁止灌肠或放置肛管。

第二节　会阴切开缝合术

会阴切开缝合术是切开会阴组织以扩大外阴口的手术，为产科常用手术之一。主要目的在于防止会阴造成的分娩阻滞以及自然分娩或手术产所引起的严重会阴损伤。方法有侧斜切开及正中切开两种，手术助产则一般多采用左侧斜切开。

【适应证】

（1）初产妇阴道手术助产。

（2）初产妇臀位。

（3）会阴体过长、过短及伸展不良或胎儿较大。

（4）早产时预防胎儿颅内出血。

（5）需缩短第二产程　如胎心监护异常、妊娠合并心脏病、高血压等。

（6）困难的阴道瘘修补术。

【术中注意事项】

（1）会阴正中切口一般不宜用于产钳术或臀牵引术以及会阴体过短或胎儿过大者。

（2）左侧斜切开术自会阴后联合中线向左侧45°方向剪开会阴，但如会阴高度膨隆时，剪开角度应为60°~70°，长约4~5cm，并切开部分肛提肌。正中切开则沿会阴后联合中间垂直切开，长约2.5~3cm，注意不要损伤肛门括约肌。

（3）行产钳术时如胎儿过大，枕后位时，切口可适当增大。

（4）剪刀刀面需与皮肤垂直，皮肤与阴道黏膜切口宜大小相仿。

（5）较大的会阴侧斜切口时，球海绵体肌、会阴深横肌、会阴浅横肌及肛提肌一部分将被切断，因此会阴切开后出血较多，应立即采用纱布压迫止血，必要时将活跃出血点钳夹结扎止血。

（6）缝合阴道黏膜应从切口顶端上方0.5~1cm处开始，以免切开处的血管回缩未能缝合引起出血。缝合肌层必须两侧对齐，关闭死腔，缝针也不可太深，防止穿透直肠壁。缝合皮肤的丝线只求对合即可，不可扎得过紧，以免水肿疼痛。

（7）缝合结束后，必须检查阴道内有无纱布遗留，做肛门直肠检查有无肠线穿透直肠壁，如有则拆除重建。

【术后注意事项】

（1）保持会阴清洁。

（2）常向健侧卧，以免恶露浸泡伤口。

（3）术后3~5日拆线，外阴伤口肿胀疼痛者，可用95%乙醇湿敷或50%硫酸镁热敷。

【并发症及处理】

会阴切开并发Ⅳ度撕裂的处理见本章第一节。

第三节　人工破膜术

人工破膜术常用于引产、催产，了解羊水性状，有助于鉴别胎儿是否缺氧。

【适应证】

（1）羊水过多者。

（2）胎盘早剥或低置胎盘者。

（3）因各种原因需终止妊娠，且宫颈已成熟者。

（4）临产后宫口扩张 3cm 以上，产程进展缓慢者，头盆相称或胎位无异常者，可施行人工破膜，以加速产程。

（5）决定分娩方式之前，按所流出的羊水性状，了解胎儿是否缺氧。

【禁忌证】

（1）胎位异常　臀位、横位等。

（2）高度可疑脐带隐形脱垂或脐带先露者。

（3）头盆不称、产道梗阻、宫颈不成熟者。

【术中注意事项】

（1）宫颈未成熟者则引产的成功率低，先促宫颈成熟后，再决定是否破膜。

（2）羊水过多者，可在破膜前先做经腹壁羊膜腔穿刺放液或用长针头做高位破膜，使羊水沿针头缓慢流出，以防引起脐带脱垂或胎盘早剥；如羊膜腔内压力很大，胎膜很快破裂，羊水大量涌出时，可握拳置入阴道或堵塞阴道口，尽力使羊水勿流出过急。

（3）钳破胎膜，观察羊水量及性状，如量不多可稍上推胎头或用手指扩张破口，以利羊水流出。羊水过少者应予重视，如羊水呈黄色或黄绿色或呈稠厚糊状深绿色均提示有胎粪污染，可能为胎儿宫内窘迫的表现，应予重视。

（4）破膜后手指在阴道内检查有无脐带脱垂，同时听胎心有无变化，经过 1~2 次宫缩待胎头入盆后，术者将手指从阴道缓慢移出。

【术后注意事项】

（1）胎头未入盆者，应卧床休息以防脐带脱垂。

（2）保持外阴清洁，臀下置无菌会阴垫。

（3）如破膜 12 小时后仍未分娩者，应给予抗生素预防感染。

（4）常听胎心，注意胎心音变化。

（5）破膜 0.5~1 小时无规律宫缩，给予催产素点滴引产。

【并发症及处理】

如胎头先露不能与骨盆入口相衔接，在羊水涌出时，可发生脐带脱垂。一旦发生脐带脱垂，应将孕妇臀部垫高，以减轻胎先露对脐带的压迫，同时给予吸氧，胎心率正常而胎儿不能于短期内分娩者，应迅速就地进行剖宫产术。同时必须有人在阴道内将先露部持续上推，并手托脐带勿受压直至胎儿娩出，并应做好抢救新生儿的准备。

第四节　人工剥离胎盘术

人工剥离胎盘，又名徒手剥离胎盘术，是用手伸入宫腔内将胎盘剥离、取出的手术。

【适应证】

（1）第三产程已达 30 分钟，或虽未到半小时而阴道出血已超过 100ml 以上，剖宫产胎儿娩出 5～10 分钟，胎盘仍未剥离排除，或有产后出血高危因素。

（2）某些阴道手术产后需及早排出胎盘者。

【术中注意事项】

（1）外阴必须重新消毒，术者更换手术衣及手套。

（2）保持静脉通道通畅，注意产妇一般情况和血压，必要时可给予镇痛剂。

（3）若胎盘与子宫壁紧密相连不能分离，可在 B 超引导下进行剥离，如考虑植入性胎盘，不应强行撕拉胎盘，以免损伤宫壁或造成不能控制的产后出血。

（4）取出的胎盘必须立即检查是否完整，如有缺损应再次以手伸入宫腔清除残留的胎盘及胎膜，但尽量减少宫腔内操作次数。

（5）操作必须轻柔，勿损伤子宫。

（6）术时应用宫缩剂。

【术后注意事项】

（1）注意宫缩及阴道出血情况，如宫缩不佳、阴道出血多需用缩宫剂。

（2）应用抗生素预防感染。

第五节　宫腔填塞术

宫腔填塞术包括宫腔纱条填塞术和宫腔球囊填塞术，产后出血时，两者均可作为急救措施，快速、有效、安全止血。

一、宫腔纱布填塞术

【适应证】

子宫收缩乏力致产后出血，用宫缩剂及其他治疗方法无效者；或因前置胎盘行剖宫产术，子宫下段收缩不佳大量出血时，应用此术或可免除子宫切除。

【术中注意事项】

（1）纱布宽 4～6cm，厚四层，长 5～10m，将纱条毛边叠在里面或经缝制后边缘光整。

（2）用三氯甲烷或甲硝唑浸透并拧干。

（3）从左至右有序填塞，依次向下至宫颈内口处，并压紧不留空隙，用手填塞法或器械填塞法均可。

（4）剖宫产前置胎盘出血时，先自宫颈往上填，把纱布断端经宫颈塞入阴道内 2～3cm，更换卵圆钳后，迅速将纱条自宫颈下段向宫底填塞，填紧不留死腔，其他情况先自宫底往下填，填至切口位置先用卵圆钳把纱布断端从宫颈口塞到阴道内 2～3cm，更换卵圆钳从子宫下段往上塞，切口部位汇合。

（5）小心缝合子宫切口，建议采用切口两端连续缝合，中间 3 针间断 "8" 字缝合，避免缝到纱条致取出困难。

【术后注意事项】

（1）加强宫缩并密切注意子宫底高度及阴道出血情况。

（2）24 小时应取出填塞的纱布条，取出前需静脉滴注缩宫剂，然后缓慢取出纱布条。

（3）如疑有感染，取出末端的纱布条时取样，做细菌培养和药敏试验。

（4）术后应用广谱抗生素预防感染。

二、宫腔水囊填塞术

【适应证】

（1）阴道分娩后宫缩乏力致产后出血应用宫缩剂无效。

（2）在放射介入或者手术干预之前。

（3）剖宫产术中、术后或者既往有剖宫产者阴道分娩中出现产后出血。

【术中注意事项】

（1）根据子宫腔大小注入生理盐水 250～300ml，如出血明显减少或停止，证明有效，必要时可注入 500～1000ml 的生理盐水（37℃）膨胀宫腔。

（2）为防止球囊脱出，阴道内填塞无菌纱布。

（3）适当将臀部抬高。

（4）如无 Bakri 球囊，可用 16 号导尿管插入避孕套或无菌手套扎紧自制球囊，也可起到同样效果，但易滑脱，后穹窿要填塞纱布。

【术后注意事项】

（1）加强宫缩，注意宫底高度及阴道出血情况。

（2）保持适当臀高位。

（3）放置 24～48 小时后取出，取出时应慢慢放出球囊内液体，一般 15 分钟放 100ml。

（4）在球囊填充期间预防性使用抗生素。

第六节　胎头负压吸引术

胎头负压吸引术是用胎头负压吸引器置于胎儿的头顶部，形成一定负压后吸住胎头，并通过牵引使儿头娩出的手术。目前常用的胎头吸引器有锥形和牛角形两种。

【适应证】

1. 第二产程延长

因宫缩乏力所致的产程延长，初产妇第二产程超过 2 小时，经产妇超过 1 小时，有分娩镇痛者超过 3 小时，经产妇超过 2 小时。

2. 缩短第二产程

因产科合并症或并发症，不宜长时间屏气用力，需要尽快结束第二产程（如妊娠期高血压疾病、糖尿病、心脏病及肺结核等）。

3. 胎儿窘迫

胎心监护异常或有羊水浑浊等表现或有前置胎盘、胎盘早剥、脐带脱垂，可能存在胎儿宫内状况不良，需要尽快结束分娩。

4. 瘢痕子宫

因有剖宫产史或宫体手术史等，在第二产程子宫收缩力强，易引起瘢痕破裂。

5. 持续性枕横位、持续性枕后位

徒手旋转未成功，产程进展缓慢者。

6. 剖宫产胎头浮

娩出困难时，也可用胎头吸引器吸引。

【禁忌证】

（1）胎儿不能阴道分娩者　如严重头盆不称、产道阻塞和复杂的肛瘘、尿瘘修补术后等。

（2）宫颈口未开全或胎膜未破者。

（3）胎头先露位置高，未达阴道口者。

（4）面先露、额先露、高直位、臀位或横位者。

【操作条件】

（1）宫口开全或接近开全。

（2）胎膜已破，如未破裂，须先人工破膜。

（3）胎先露必须是顶。

（4）胎儿存活，如胎儿已经死亡可等待自然分娩或穿颅。

（5）头盆相称，双顶径在坐骨棘水平，先露部骨质部分已达坐骨棘下 3cm 以下。

【麻醉方式及术前准备】

（1）取膀胱截石位，外阴及手术野常规消毒，铺消毒巾。

（2）导尿排空膀胱。

（3）阴道检查　了解宫口扩张情况，胎头先露部位及位置高低。宫口应已开全，胎膜已破，必须是顶先露，且胎头的骨质部达到坐骨棘水平 3cm 以下。同时复核胎方位，多由检查前囟门的部位或耳郭的方向来确定。

（4）麻醉　一般不需要麻醉，也可予阴部神经阻滞麻醉及局麻。对会阴条件差或胎儿偏大，行会阴侧斜切开。

（5）检查吸引器是否完好，是否漏气，皮管套是否松动，并于吸引器胎头端涂以润滑剂。

【手术步骤】

1. 放置胎头吸引器

将橡皮管接于牵引柄的开口空心管上，将吸引杯外侧涂以润滑剂。左手分开两侧小阴唇，示指、中指掌侧向下，撑开阴道后壁，右手持吸引器，先将胎头端下缘沿阴道后壁放入胎头与阴道后壁之间，然后左手示指、中指掌侧向上，撑开阴道前壁，将吸引器旋转全部滑入阴道内，直抵胎儿先露部，使吸引器紧贴胎头（图 31 -1）。

2. 检查吸引器放置位置

一手握持吸引器，另一手用示指、中指插入阴道，沿吸引器检查一周，确定无阴道壁或宫颈等软组织夹于吸引器与胎头之间，同时调整吸引器牵引横柄与胎头矢状缝一致，以作为旋转胎头标记（图31-2）。

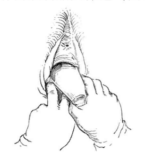
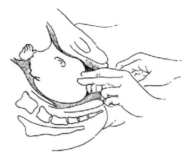

图31-1　放置胎头吸引器　　　　图31-2　检查吸引器放置位置

3. 抽吸负压

术者双手固定吸引器头．助手以空针抽吸吸引器抽气口，大约抽出空气150~200ml，以形成吸引器头内负压，使吸引器牢固地吸附在胎头上，钳夹抽气口的橡皮管。如电动吸引器抽气，将胎吸器的皮管接到电动吸引器上，开动吸引器抽气，一般用负压为400mmHg（300~450mmHg），根据胎儿大小和先露高低调整（图31-3）。

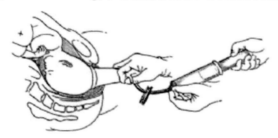

图31-3　抽吸负压

4. 牵引吸引器

宫缩时，嘱产妇向下屏气，同时操作者手持牵引柄，可握式和拉式，沿骨盆轴方向，按分娩机制进行牵引。先向下向外牵引，以保持胎头俯屈．如果胎头为枕横位、枕后位时，应在牵引的同时缓慢旋转吸引器使胎头转为枕前位。当会阴明显膨隆时，向前牵引（图31-4），当胎头枕部达耻骨联合下缘时，操作者上提吸引器，使胎头仰伸娩出（图31-5）。

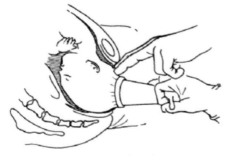
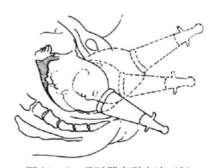

图31-4　吸引器牵引方法（1）　　　　图31-5　吸引器牵引方法（2）

5. 解除负压，娩出胎儿

当胎头双顶径牵出阴道口时，松开夹橡皮管的血管钳，解除负压，取下吸引器，然后按分娩机制助产，娩出胎肩、胎体。

【并发症】

1. 胎儿并发症

（1）头皮下血肿　最常见，主要因负压过大或牵引力过大，牵引时间过长所致，多于1个月左右自然吸收，多无须特殊处理，应避免穿刺或揉搓以免感染和出血。

（2）颅内出血　转新生儿科，按新生儿颅内出血处理。

（3）颅骨骨折　多因负压过大或牵引力过猛有关。多为颅骨线形骨折，可自愈，不需要处理，罕见的凹陷性骨折可影响脑组织，应需手术治疗。

（4）头皮撕裂、头皮挫伤　为牵引方向不正确或牵引力过猛有关，是较严重的并发症，属罕见。

（5）脑膜下出血　较少见，与负压大小有关，并可能与牵引时间长、胎儿宫内状态不良均有关，出血量少不需要特殊处理，出血量多可能会发生颅内高压，需要手术或穿刺治疗。

（6）帽状腱膜下血肿　是严重并发症之一，与负压过大或牵引不当有关，多伴有其他并发症。

（7）新生儿黄疸　多与头皮血肿、颅内出血等并发症相关。

2. 母体并发症

（1）宫颈裂伤　多因宫口未开全造成，术前必须检查宫口是否开全。

（2）外阴阴道裂伤　多因会阴阴道较紧，或组织弹性差，或胎儿偏大，未行会阴切开所致。术前就充分评估，必要时行会阴大侧切。

（3）阴道血肿　多在旋转胎头者发生，应在操作过程中轻缓。

【注意事项】

（1）吸引器放置正确，抽吸达所需负压后宜稍等待，以便形成产瘤后再牵引（图31-6）。

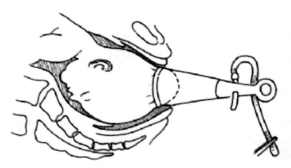

图31-6　放置吸引器

（2）吸引器压力适当，胎头娩出阴道口时，应及时解除负压，以减少负压持续时间。

（3）牵引时间不宜过长，一般20分钟内结束分娩。

（4）牵引过程中若听到"嘶嘶嘶"声，说明漏气，可能与放置不当或牵引方向不妥有关，可稍旋转吸筒或重新抽出一些空气后再牵引，如有滑脱，可能由于阻力过大所致，可重新放置，但一般不超过2次，如牵引失败应改用产钳助产或剖宫产。

（5）术后注意检查子宫颈和阴道，如有裂伤应及时缝合。

（6）新生儿为高危儿，应密切观察有无头皮血肿、颅内出血、头皮损伤等并发症，以及时处理。

（7）行胎头吸引术前应向产妇及家属交代手术指征及可能出现的问题，做到知情同意，并签字。

第七节　产钳术

产钳术是指使用产钳牵引胎头帮助胎儿娩出的助产手术。根据放置产钳时胎头在盆腔内位置的高低分为出口产钳、低位产钳、中位产钳和高位产钳。目前出口产钳和低位产钳在临床中较为常用。

【产钳术分类】

根据放置产钳时胎儿头在盆腔内位置的高低分为高位、中位、低位及出产钳术。通常用胎头骨质部最低部位与坐骨棘平面关系作为产钳术临床分类方法，分类如下。

1. 高位产钳

胎头尚未衔接，胎头骨质最低部在坐骨棘水平以上。

2. 中位产钳

胎头双顶径已过骨盆入口，胎头骨质已达或低于坐骨棘。

（1）高中位产钳　胎头双顶径已过骨盆入口，S＋1。

（2）低中位产钳　胎头双顶径已过骨盆入口，S＋2（胎头双顶径已达坐骨棘水平，但未超过坐骨棘水平，胎头矢状缝仍在骨盆出口平面的横径或斜径上）。

3. 低位产钳

胎头双顶径已达坐骨棘以下，S＋3以下（胎头双顶径已达坐骨棘水平以下，先露骨质最低部已达盆底，胎头矢状缝已转至骨盆出口前后径上）。

4. 出口产钳

胎头先露已降至盆底，宫缩时阴道口处可见胎头（双顶径在坐骨棘水平以下，先露骨质最低部已达盆底，并使外阴扩张、膨出或见部分胎头）。

高位产钳因胎儿头未衔接时上产钳，危险性及损伤大，已不采用。中位产钳术胎头已衔接，高中位产钳也很少采用，低中位产钳可考虑助产。低位产钳术胎儿头颅顶骨最低部位降达会阴部，是产钳助产的最多的类型。出口产钳术因胎儿头显露于阴道口，可以助产，有些分娩机构多采用胎吸术分娩。低位产钳，尤其是出口产钳术，操作困难较小，较安全。

【禁忌证】

明显头盆不称，双顶径在坐骨棘水平以上者。

【产钳的种类及选择】

产钳的种类很多，目前常用有两种。

1. 标准产钳

常用的是辛氏产钳（Simpson 产钳），即产钳具有头弯及盆弯，是应用最多的一种。适用于一般枕前位，且胎头位置较低者。

2. 旋转产钳

常用的是凯氏产钳（Kielland 产钳），其特点为只有较浅的头弯而无盆弯，有利于胎头的旋转。钳柄较长，仅左叶上有锁扣，右叶可滑动。故适用于持续性枕横位及枕后位，胎头倾势不均或变形较大者。

【术前准备】

1. 体位及术前准备

取膀胱截石位，外阴常规消毒、铺巾、导尿。

2. 腹部及阴道检查

腹部检查了解孕妇胖瘦、胎儿大小估计、胎头衔接程度。阴道检查了解是否具备产钳的条件；产道是否异常；宫口是否开全，胎膜是否破裂；明确胎方位和胎先露。

3. 麻醉

一般情况下可采用阴部神经阻滞加局部浸润麻醉，特殊情况下可采用全身麻醉、硬膜外麻醉或骶管麻醉。

4. 会阴侧切

一般需要会阴侧切，也可在放置产钳试拉后再切开，会阴条件好的也可不切。

5. 再次阴道检查

判断是否有头盆不称，在颅骨受压重叠、头皮水肿的情况下容易误诊；摸清胎儿囟门或耳郭，以判断胎头方位和均倾，在枕位异常（枕横位时）可手转胎头纠正。

6. 产钳准备

准备好消毒好的产钳，检查是否是一对，并在产钳匙的外侧涂以润滑剂。

7. 新生儿复苏准备

准备并预热好新生儿复苏台，备好复苏的器械、药品。

【手术步骤】

产钳分左右两叶，操作时左手握左叶柄，凹面朝前，置入产妇盆腔的左侧，胎儿的左侧额部，右叶反之。手术分为产钳的置入、合拢、牵引与下钳几个步骤。现以左枕前位的产钳术为例介绍。

1. 放置左叶产钳

右手在阴道检查后不退出，置于阴道后壁与胎头之间，左手以执笔式握持左叶产钳，将左叶产钳沿右手掌面于胎头与掌心之间，右手慢慢将产钳推送入阴道，右手大拇指托住颈部协助（图 31 - 7），左手顺势向下，推送产钳，最后使左叶达胎头左侧耳前额部，并使钳叶与钳柄在同一水平，并与地面平行（图 31 - 8），在此过程中，右手逐渐退出阴道口，并由助手固定左叶产钳。

2. 放置右叶产钳

右手以执笔式持右叶产钳，左手中、示指伸入胎头与阴道后壁之间，引导右叶产钳进入到左叶产钳相对的位置（图 31 - 9），左手退出。

3. 合拢扣锁产钳

如钳叶放置恰当，则扣锁吻合，钳柄自然对合。如果扣锁稍有错位，可适当调整右叶产钳，以凑合左叶产钳（图 31 – 10）。若合拢不易，表示放置不妥，应取出重放。

4. 检查钳叶位置

伸手入阴道内检查钳叶与胎头之间有无产道软组织或脐带夹着以及胎头矢状缝是否位于两钳叶的中间，胎儿的小囟门在产钳上缘一指处。

5. 合拢牵引产钳

宫缩时合拢钳柄，向外、向下缓慢牵拉（图 31 – 11），牵引应在阵缩时进行，用力应随宫缩而逐渐加强，再渐渐减弱。阵缩间歇期间应松开产钳，以减少儿头受压。当先露部着冠时，助手保护会阴，见胎儿额部露出阴道口时，可将产钳柄渐渐向外向上提起（图 31 – 12），使胎头仰伸。

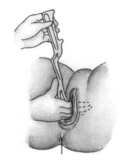
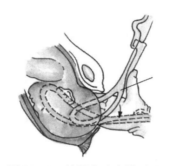
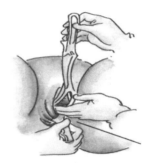

图 31 – 7　放置左叶产钳（1）　　图 31 – 8　放置左叶产钳（2）　　图 31 – 9　放置右叶产钳

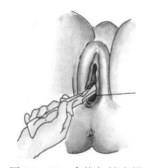
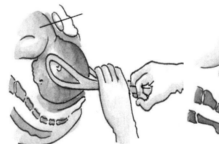
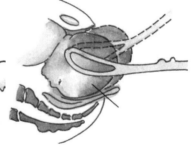

图 31 – 10　合拢扣锁产钳　　图 31 – 11　合拢牵引产钳（1）　　图 31 – 12　合拢牵引产钳（2）

6. 取出产钳

当双顶径娩出时，即"着冠"后，可取下产钳，解锁后先向外放开右叶产钳并取出，以减少产钳对母体软组织的损伤，随后左叶产钳顺着胎头慢慢取出。

7. 娩出胎体

按自然分娩机转用手法使胎头复位外旋转，下压使胎儿前肩娩出，上抬胎头继而后肩及躯干娩出。

8. 检查软产道

胎盘娩出后，仔细检查宫颈及阴道有无撕裂，然后缝合会阴。

【适应证】

（1）第二产程延长　因第二产程中宫缩乏力导致第二产程延长，初产妇达 2 小时，经产妇达 1 小时，有无痛分娩者初产妇达 3 小时，经产妇达 2 小时。

（2）胎头位置不正　只能用于枕先露和臀位后出头困难，如持续性枕后位或枕横位时手法回转困难或臀位徒手助娩后出头困难者。

（3）胎儿宫内窘迫。

（4）产妇疲劳，有明显衰竭。

（5）产妇有合并症或并发症　如心脏病、原发性高血压、妊娠期高血压疾病、肺部疾病、癫痫、精神分裂症、产妇高热等不宜使用腹压或需缩短第二产程。

（6）吸引器助产失败，确认为无明显头盆不称，胎头已入盆双顶径已通过坐骨棘平面。

（7）有前次剖宫产史或子宫有瘢痕而需缩短第二产程。

【禁忌证】

（1）胎膜未破，宫口未开全。

（2）胎头未衔接，有明显的头盆不称，胎头双顶径未达坐骨棘水平，胎先露在 + 2 以上。

（3）胎位异常不适合用产钳的胎位有额先露、高直前位、高直后位以及明显的不均倾（包括前不均倾、后不均倾）。

（4）胎儿畸形　如脑积水、无脑儿、巨结肠、连体胎儿、胎儿巨大畸胎瘤等严重畸形、

（5）死胎　胎儿已经死亡时以保护产妇为主，可用毁胎术。

【手术注意事项】

（1）在放置钳叶时，遇有阻力而不能向深处插入时，可能钳端在阴道穹窿部，此时切忌强行推进钳叶，必须取出检查原因，否则可能引起严重的阴道壁损伤。

（2）检查产钳放置的安全位置　后囟中部位于手柄中间，手柄平面上 1 指处；钳窗中间的缝隙不能容 1 指尖；骨缝：上部为人字缝，每叶上部平面同等距离，矢状缝位于中间。

（3）钳叶扣合有困难时，必须注意：①胎头方位有否误诊，这是最常见的原因，应重做检查，如胎头位置过高，应正确估计牵拉的难度，决定取舍；②胎头是否变形过大，一般弯形产钳因头弯较深，往往不易扣合，可改用旋转产钳；③如果两叶产钳不在一个平面上，扣合亦困难，可用手伸入阴道内，轻轻推动位置不正确的一叶，切忌用力在钳柄上强行扣合。

（4）牵引有困难（即胎头下降不明显）时，其原因可能为：①牵引方向不正确；②骨盆与胎头不相称；③胎头方位不适合时，注意切忌用强力牵引，必须查出原因进行纠正，否则易致胎儿及产道损伤。

（5）牵引时产钳滑脱，其原因可能为：①产钳位置不正确，钳叶位置较浅或径线不合适。②胎头过大或过小，产钳过大或过小。不论在什么情况下，产钳滑脱对胎儿及产道都可引起严重损伤，故在扣合产钳时，必须检查钳叶位置深浅，是否紧贴胎头。并应做试牵，有滑脱可能时立即停止牵引，重新检查胎头方位及放置产钳。

（6）牵引产钳时用力要均匀，按产柄方向向外略向下而后成"J"形。速度也不要

过快，也不能将钳柄左右摇摆。

（7）当胎头即将牵出时应立即停止用力，与助手协作，注意保护会阴，再缓慢牵出。否则易造成严重的会阴裂伤。

【并发症】

1. 产道损伤

包括会阴裂伤、阴道裂伤、宫颈裂伤、骨盆或关节损伤等。

2. 产后出血

产钳手术者多产程较长，易宫缩乏力，加之产道损伤导致出血增多，因此，产后出血的发生率较高。

3. 感染

施行产钳术的产妇，多产程延长，失血较多，产妇抵抗力下降；加之手术操作、组织挫伤，恶露又是细菌良好的培养基，因此，继发感染的危险性很高。

4. 胎儿损伤

包括头面部压挫伤、面部神经损伤、颅内出血、颅骨骨折、大脑镰或小脑幕撕裂伤、眼球损伤等。

【注意事项】

（1）行产钳术前必须排空膀胱，放置产钳前要检查是否是一对产钳。

（2）阴道检查确定宫口已开全，产道无异常，胎头已入盆，先露较低，并除外高直后位、额后位或颏位。有时产程较长，产瘤或胎头变形严重，胎头尚未入盆，易误以为头已入盆，或骨盆较浅也易误诊。故术时应注意腹部检查，确诊胎头是否入盆。

（3）放置前和牵拉前都需要监测胎心。可有异常，但必须存在胎心。

（4）会阴侧切适当放宽，必要时切口适当加长。

（5）在放置钳叶时，遇到有阻力而不能向深处插入时，可能钳端嵌在阴道穹窿部，此时切忌强行推进钳叶，必须取出检查原因，否则可能引起严重的阴道壁损伤。如产钳两叶放置正确一般易于扣合，若扣合困难或滑脱，应取出检查有无异常，重新放置产钳，如再失败应考虑做剖宫产。

1）扣合困难时必须注意以下几点。

①胎头方位有否误诊　这是最常见的原因，应重新检查后再放置，如胎头位置过高，应正确估计牵拉的利弊，决定取舍。

②胎头是否变形过大，往往不易扣合，产柄间可保持一定的距离，不必合拢过紧。

③如果两叶产钳不在一个平面上，扣合亦困难，可用手放入阴道内，轻轻推动位置不正确的一叶，一般调整右叶产钳，切忌用力在钳柄上强行扣合。

④可能产叶与胎头间夹有组织，如宫颈、脐带等，应检查上推组织后重新放置。

2）牵引有困难（即胎头下降不明显）时，必须注意以下几点。

①牵引方向不正确。

②骨盆与胎头不相称。

③不适合的胎头方位，注意切忌用强力牵引，必须查出原因进行纠正，否则易致

胎儿及产道损伤。

3）牵引时产钳滑脱，其原因可能有以下几点。

①产钳放置位置不正确，钳叶位置较浅或径线不合适。

②胎头过大或过小。不论在什么情况下，产钳滑脱对胎儿及产道都可引起严重损伤，所以在扣合产钳时，必须检查钳叶位置深浅，是否紧贴胎头。并应做试牵，有滑脱可能时，立即停止牵引，重新检查胎头方位及放置产钳。

（6）牵引产钳时用力要均匀，一般不需要很大力气，要持续而缓缓加力，按杠杆原理沿产道中轴方向牵引，速度也不要过快，也不能将钳柄左右摇摆。当胎头即将牵出时应立即停止用力，与助手协作，注意保护会阴，再缓慢牵出。否则易造成严重的会阴裂伤。

（7）产后检查有无产道及胎儿损伤。术后再导尿和肛检，以观察有无膀胱、尿道或直肠的损伤，如有损伤应立即处理。

第八节　宫颈、宫腔探查术

【适应证】

（1）阴道手术助产术后，应常规探查子宫颈。

（2）胎盘排出后检查有缺损者或胎膜有大片残留者，应做宫腔探查。

（3）部分产妇阴道分娩后需探查宫腔，如瘢痕子宫、横位内倒转术后、流产或引产术后。

（4）产后子宫收缩良好而阴道持续出血者，应做子宫颈、宫腔探查。

【术中注意事项】

（1）外阴必须重新消毒，术者亦应更换手术衣及手套。

（2）在良好照明下，以两个单叶阴道拉钩暴露宫颈，用两把无齿卵圆钳夹持宫颈，按顺时针方向交替移行，检查宫颈一周有无裂伤。如有裂伤应予缝合，其最高一针需超过裂口的顶端，防止退缩的血管出血。如裂口顶端部位过高，缝合达不到顶点，可先间断缝扎一针，做完牵引后再补缝上面的裂口。

（3）宫腔探查应沿宫体底部向前、后壁及两侧壁与宫角处及柔软的子宫下段，依次探查是否完整，有无撕裂。若有胎盘、胎膜残留，可手取或用卵圆钳夹住，轻轻地向外边牵引，必要时用刮匙取直到取尽为止。

（4）操作尽量一次完成，避免手多次进出宫腔导致感染。

（5）操作宜轻柔勿损伤子宫。

【术后注意事项】

（1）术后应用抗生素预防感染。

（2）预防产后出血，用宫缩剂促使子宫收缩，如出血多需补足失血量。

第九节　剖宫产术

剖宫产术是指妊娠 28 周后，切开腹壁与子宫壁，取出胎儿及胎盘的手术。

【适应证】

1. 胎儿窘迫

指妊娠晚期因合并症或并发症所致的急、慢性胎儿窘迫和分娩期急性胎儿窘迫短期内不能经阴道分娩者。

2. 头盆不称

绝对头盆不称或相对头盆不称，经充分阴道试产失败者。

3. 瘢痕子宫

2 次及以上剖宫产手术后再次妊娠者；既往子宫肌瘤剔除术穿透宫腔者。

4. 胎位异常

胎儿横位，初产足月单胎臀位估计胎儿出生体质量 >3500g 者及足先露。

5. 前置胎盘及前置血管

胎盘部分或完全覆盖宫颈内口者及前置血管者。

6. 双胎或多胎妊娠

第 1 个胎儿为非头位；复杂性双胎妊娠；连体双胎、三胎及以上的多胎妊娠应行剖宫产手术。

7. 脐带脱垂

胎儿有存活可能，评估结果认为不能迅速经阴道分娩时，应行急诊剖宫产手术以尽快挽救胎儿。

8. 胎盘早剥

胎儿有存活可能，应监测胎心率并尽快实行急诊剖宫产手术娩出胎儿。重度胎盘早剥，胎儿已死亡，也应行急诊剖宫产手术。

9. 孕妇存在严重合并症和并发症

如合并心脏病、呼吸系统疾病、重度子痫前期或子痫、急性妊娠期脂肪肝、血小板减少及重型妊娠期肝内胆汁淤积症等，不能承受阴道分娩者。

10. 妊娠巨大儿者

妊娠期糖尿病孕妇估计胎儿出生体质量 >4250g 者。

11. 孕妇要求的剖宫产

美国妇产科医师协会（ACOG）将孕妇要求的剖宫产（cesarean delivery on maternal request，CDMR）定义为足月单胎、无医学指征因孕妇要求而实行的剖宫产。

（1）仅是孕妇个人要求不作为剖宫产手术指征，如有其他特殊原因须进行讨论并详细记录。

（2）当孕妇在不了解病情的情况下要求剖宫产，应详细告知剖宫产手术分娩与阴道分娩相比的整体利弊和风险，并记录。

（3）当孕妇因恐惧阴道分娩的疼痛而要求剖宫产手术时，应提供心理咨询，帮助减轻其恐惧；产程过程中应用分娩镇痛方法以减轻孕妇的分娩疼痛，并缩短产程。

（4）临床医师有权拒绝没有明确指征的剖宫产分娩的要求，但孕妇的要求应该得到尊重，并提供次选的建议。

12. 产道畸形

如高位阴道完全性横隔、人工阴道成形术后等。

13. 外阴疾病

如外阴或阴道发生严重静脉曲张者。

14. 生殖道严重的感染性疾病

如严重的淋病、尖锐湿疣等。

15. 妊娠合并肿瘤

如妊娠合并子宫颈癌、巨大的子宫颈肌瘤、子宫下段肌瘤等。

【分类及其适用范围】

剖宫产术式有子宫下段剖宫产、子宫体部剖宫产、腹膜外剖宫产。

1. 子宫下段剖宫产术

为目前临床上最常用的剖宫产术，切口在子宫下段，宫壁较薄，血窦少，术中出血少，也便于止血。子宫切口因有膀胱腹膜反折覆盖，伤口愈合较好，瘢痕组织少，术后与大网膜、肠管粘连或腹膜炎较少见；术后切口愈合好，再次妊娠分娩时破裂率较低，故该术式已成为目前临床上常规剖宫产术的方法，多选用子宫下段横切口术。

2. 子宫体部剖宫产术

子宫体部剖宫产术又称古典式剖宫产术，切口在子宫体部，为直切口，操作简单、方便。体部切口位置较高，术时宫腔内容物易进入腹腔；缝合后子宫切口无腹膜遮盖，一旦宫腔感染易引起腹膜炎；宫体部肌层壁较厚，血窦丰富，故术中出血较多，术后愈合较差；切口易与大网膜、肠管、腹壁粘连，术后肠胀气、肠麻痹也易发生；再次分娩时较易与膀胱和腹膜粘连。古典式切口的适应证有：早产孕周小，子宫下段狭窄，发育较差，粘连致密；子宫结构异常，如下段肌瘤或子宫缩复环；也适合于某些前置胎盘或胎位异常的孕妇，如背朝下的横位、早产臀位及交锁双胎。

3. 腹膜外剖宫产术

整个手术操作在腹膜外，可避免感染的宫腔内容物进入腹腔，故一般用于已有明显宫腔感染的病例。因其操作较复杂，费时亦长，有胎儿窘迫存在或胎儿巨大者，技术操作不熟练者不适用。

【术中注意事项】

（1）应掌握适应证　剖宫产术有一定的并发症，故在决定手术时应根据孕妇的情况，全面综合分析，慎重考虑。

（2）注意勿损伤膀胱　分层切开腹壁、腹膜、膀胱子宫反折腹膜，推膀胱时层次应分辨清楚，尤在腹膜外剖宫产时，分离膀胱是关键，应认清解剖关系，找到正确膀胱腹膜间隙，必须将膀胱筋膜切开，从左侧找到膀胱边缘开始，一旦分离出间隙后，其余则较易分离。

（3）勿损伤胎儿　因子宫下段较薄，故在切开子宫壁时应逐渐深入，勿一次切透。延长子宫下段横切口可用手指撕开。如用剪刀剪，刀刃必须紧贴宫壁，并以左示指引导。

（4）子宫切口长度适宜　过大容易损伤侧旁血管丛，过小易引起撕裂，尤其是子宫下段剖宫产，宫壁薄，若横切口撕裂时甚至可波及后壁，于止血及缝合时损伤输尿管。

（5）注意出血　出血多为子宫壁静脉窦出血或子宫收缩不佳所致。子宫下段横切口剖宫产时，由于该处肌壁薄，容易向两侧角撕裂，致血管裂伤易出血。手术时应注意子宫右旋的特点，防止切口偏于左侧。切口要够大，娩出胎头时要沉着，稳妥。如有裂伤，一边吸血，一边用卵圆钳夹住裂口边缘，弄清解剖后迅速将出血点缝扎止血。缝合子宫下段横切口时，两角处应超过顶部0.5cm，以防因血管回缩而引起出血或血肿。

（6）娩出胎儿后如无特殊情况应等待胎盘自然剥离，否则子宫肌纤维尚未缩复时取出胎盘，易引起出血增多。

（7）切缘正确对合后再予以缝合，子宫下段横切口时，切勿将子宫下段后壁缝于切口前缘上。

（8）缝合腹膜前应探查两侧附件是否有异常。

【术后注意事项】

（1）术毕应将宫腔及阴道内积血清除，可按压宫底及用手指按压阴道后壁，清除阴道内积血。

（2）术后当日取平卧位，4小时之后改半卧位。

（3）术后12小时内密切注意子宫收缩及阴道出血情况。

（4）术后留置导尿管24小时。取出导尿管后可适当起床活动，以利恶露排出及减少腹腔脏器粘连。

（5）酌情补液及应用抗生素预防感染。

【并发症及其处理】

1. 出血

出血可为子宫切口出血，子宫血管裂伤及子宫收缩不佳所致。

2. 膀胱损伤

膀胱损伤多在切开腹壁腹膜、膀胱子宫反折腹膜以及下段横切口撕裂或娩出胎头时撕裂所致。术前应放置导尿管，注意腹膜膀胱界限，娩出胎头应沉着、稳妥，如膀胱被胎头压迫不能推下时，子宫切口位置可稍高些。一经发现膀胱损伤应立即修补，膀胱破口用0/3号肠线做全层间断缝合，其外再用0/3号肠线做间断包埋缝合。

3. 损伤胎儿

多为切开子宫时不谨慎所切伤，如新生儿被切开伤口较表浅应局部涂消毒药水，如切开伤口较深应予细针细线缝合。

4. 宫腔感染，腹壁切口感染

如胎膜早破，术前阴道操作较多，产程较长，估计有术后感染可能时可采取腹膜外剖宫产，术中做宫腔培养，术后用广谱抗生素。注意子宫缩复及恶露情况、体温变化、血白细胞计数及分类的检查。腹壁伤口有硬结可局部物理治疗，如有化脓则清创换药。

第三十二章　新生儿常见病

第一节　新生儿窒息与复苏

新生儿窒息是由于产前、产时或产后的各种病因引起气体交换障碍，在出生后无自主呼吸或未能建立规律呼吸，引起缺氧并导致全身多脏器损害，是围生期新生儿死亡和致残的主要原因之一。新生儿窒息多为胎儿窒息（宫内窘迫）的延续。在分娩过程中，胎儿呼吸、循环系统经历剧烈变化，绝大多数胎儿能够顺利地完成这种从子宫内到子宫外环境的转变，建立有效的呼吸及循环，以保证机体新陈代谢和各器官系统功能的正常进行。

【病因】

1. 母体与胎儿间血液气体交换障碍

（1）脐带血流受阻　如脐带脱垂、绕颈、打结、压迫、扭转而造成胎儿供血不足或供血中断而引起缺氧，使中枢受抑制以致发生窒息。

（2）胎盘气体交换障碍　如胎盘功能不全、前置胎盘、胎盘早期剥离、低位胎盘等。

（3）胎盘的母体侧面灌流不足　如妊娠高血压、出血、严重贫血、休克以及慢性心、肺、肾疾病或分娩过程中使用麻醉、镇静药物等。

2. 分娩过程异常

（1）胎头过大或母亲骨盆过小，胎儿位置不正、急产、产程延长、宫缩过强或因产钳助产等均可抑制呼吸中枢。

（2）产伤引起膈肌麻痹、气胸、纵隔气肿、胸导管撕裂造成乳糜胸等导致窒息。

（3）胎儿经过产道时吸入羊水或血液，使呼吸道阻塞造成窒息。

3. 胎儿本身的疾病

如呼吸道疾病、心血管的先天畸形、新生儿溶血病、严重贫血、代谢及电解质的紊乱、肺透明膜病以及严重感染等，均可造成窒息。

【诊断标准】

新生儿窒息标准：新生儿生后 1 分钟、5 分钟分别进行 Apgar 评分，以 1 分钟评分结果作为诊断标准，0~3 分为重度窒息，4~7 分为轻度窒息，≥8 分为正常。当 5 分钟评分≤7 分时，应每隔 5 分钟评分一次，直到 20 分钟。

有研究认为应增加脐动脉血气作为新生儿窒息的诊断标准。脐动脉血气代表新生儿在产程中血气变化的结局，能揭示有无缺氧、酸中毒及其严重程度，反映窒息的病理生理本质，被认为比 Apgar 评分更客观、更具有特征性。Apgar 评分敏感度较高而特异度较低，脐动脉血气特异度较高而敏感度较低，两者结合可增加准确性。中华医学会围产医学分会新生儿复苏学组提出关于结合 Apgar 评分及脐动脉血气 pH 诊断新生儿窒息的具体方案如下：

新生儿生后仍做 Apgar 评分，在二级及以上或有条件的医院生后即刻应做脐动脉血气分析，Apgar 评分要结合血气结果作出窒息的诊断。

（1）轻度窒息　Apgar 评分 1min≤7 分，或 5min≤7 分，伴脐动脉血 pH <7.2；

（2）重度窒息　Apgar 评分 1min≤3 分，或 5min≤5 分，伴脐动脉血 pH <7.0。

【复苏前准备】

1. 医务人员的配备

（1）加强产科、儿科合作，儿科医师参加高危产妇分娩前讨论，在产床前等待分娩及实施复苏，负责复苏后新生儿的监护和查房等。产儿科医师共同参与新生儿复苏，保护胎儿完成向新生儿的平稳过渡。

（2）确保每次分娩时至少有 1 名熟练掌握新生儿复苏技术的医护人员在场，其职责是照料新生儿。

（3）复苏 1 名严重窒息的新生儿需要组成 3~4 人组成的复苏团队，团队每个成员需有明确的分工，均应具备熟练的复苏技能。多胎分娩的每名新生儿都应有专人负责。

2. 器械和用品的准备

产房内应备有新生儿复苏所需的全部器械，单独存放，功能良好。

3. 常用的器械和用品

（1）吸引器械　吸引球囊、吸管、吸引器和管道、胃管、胎粪吸引管。

（2）正压人工通气器械　新生儿复苏气囊或 T - 组合复苏器，不同型号的面罩、配有气流表和氧源，脉搏氧饱和度仪，有条件者准备空氧混合仪。

（3）气管插管器械　喉镜（0 号和 1 号）、不同型号的气管导管、金属管芯，可备喉罩气道。

（4）其他　辐射保暖台、预热的毛巾、帽子、肩垫、无菌手套、听诊器、时钟（准确到秒）。

4. 药品和给药的准备

肾上腺素（浓度 1∶1000，使用前用生理盐水配成 1∶1000）、生理盐水。脐静脉插管用品：脐静脉导管（3.5f、5f）、三通管、丝线、剪刀、镊子、胶布、无菌巾、注射器（1、2、5、10、20、50ml）及消毒物品等。

【复苏方案】

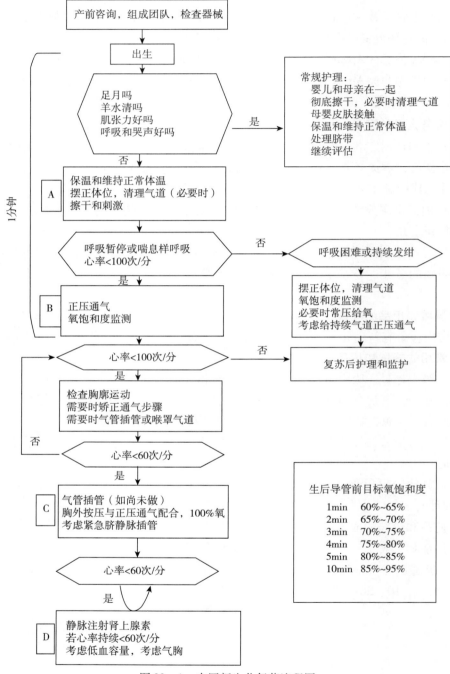

图 32 – 1　中国新生儿复苏流程图

【窒息复苏】

新生儿复苏的目前采用的方案为 ABCD 方案。

A（airway）建立通畅的气道。

B（breathing）建立呼吸，进行正压人工通气。

C（circulation）进行胸外心脏按压，维持循环。

D（drug）药物治疗。

评估－决策－措施的程序在整个复苏中不断重复。评估主要基于以下 3 个体征：呼吸、心率和脉搏血氧饱和度。通过评估这 3 个体征中的每一项来确定每一步骤是否有效，其中心率对于决定进入下一步骤是最重要的。

复苏的步骤如下：

1. 快速评估

出生后立即用几秒的时间快速评估 4 项指标：

（1）足月吗？

（2）羊水清吗？

（3）有哭声或呼吸好吗？

（4）肌张力好吗？

如以上任何 1 项为"否"，则进行以下初步复苏。如羊水粪染，进行有无活力的评估及决定是否气管插管吸引胎粪。

2. 初步复苏

初步复苏需用时大约 30 秒。

（1）保暖　产房温度设置为 23 ~ 25℃。提前预热辐射保暖台，足月儿辐射保暖台温度设置为 32 ~ 34℃或腹部肤温 36.5℃，早产儿根据其中性温度设置。用预热的毛巾包裹新生儿放置于辐射保暖台上，注意擦干头部和保暖。有条件的单位复苏胎龄 < 32 周早产儿时，可将其头部以下躯体和四肢放在清洁的塑料袋内或盖以塑料薄膜，置于辐射保暖台上摆好体位后继续初步复苏的其他步骤。避免高温，防止引发呼吸抑制。

（2）体位　置新生儿头轻度仰伸位（鼻吸气位）。

（3）清理呼吸道　必要时（分泌物量多或有胎粪污染时）用吸引球或吸管（12F 或 14F）按先口咽后鼻腔的顺序清理分泌物。过度用力吸引可能导致喉痉挛，并刺激迷走神经，引起心动过缓和自主呼吸延迟出现。应限制吸管的深度和吸引时间（ < 10 秒），吸引器的负压不超过 100mmHg（1mmHg = 0.133kPa）。

羊水胎粪污染时的处理：当羊水有胎粪污染时，首先评估新生儿有无活力。新生儿有活力时，继续初步复苏；如无活力，应在 20 秒内完成气管插管及连接胎粪吸引管进行胎粪吸引。如不具备气管插管条件，而新生儿无活力时，应快速清理口鼻后立即开始正压通气。有活力的定义是：有强有力的呼吸、肌力张力良好及心率 > 100 次/分。

（4）擦干　快速彻底擦干头部、躯干和四肢，拿走湿毛巾。

（5）刺激　彻底擦干即是对新生儿的刺激以诱发自主呼吸。如仍无呼吸，用手轻拍或手指弹患儿的足底或摩擦背部 2 次，如这些努力无效，表明新生儿处于继发性呼吸暂停，需要正压人工呼吸。

3. 评价新生儿

初步复苏后评价新生儿的 2 项指标：呼吸和心率。评估呼吸可通过观察新生儿有无正常的胸廓起伏及听诊双肺呼吸音。评估心率可用听诊器听诊心跳，数 6 秒的心跳次数，乘以 10 即得出每分钟的心率；也可触摸脐动脉搏动，但不及听诊可靠（尤其在循环不良情况下）。脉搏血氧饱和度仪用于新生儿复苏时测量心率和血氧饱和度。2015年国际新生儿复苏指南推荐应用3导联心电图测量心率，可快速准确获得心率。

4. 正压人工呼吸

新生儿复苏成功的关键是建立充分的通气。

（1）指征　①呼吸暂停或喘息样呼吸。②心率<100次/分。③如果新生儿有呼吸且心率≥100次/分，但在给持续气道正压通气（CPAP）或常压给氧后血氧饱和度不能维持在目标值，可以考虑给正压通气。

对有以上指征者，要求在"黄金一分钟"内实施有效的正压通气。如果新生儿有呼吸，心率>100次/分，但有呼吸困难或持续发绀，应监测脉搏血氧饱和度，可常压给氧或CPAP，特别是早产儿。

（2）气囊面罩正压通气

①用氧浓度　推荐使用空氧混合仪和脉搏血氧饱和度仪，正压通气时均要在血氧饱和度监测指导下进行。胎龄≥35周的早产儿和足月儿开始复苏时，空氧混合仪用氧浓度调至21%。胎龄<35周的早产儿用氧浓度调至21%~30%，流量调节至10L/min。然后在脉搏血氧饱和度仪的监测指导下调整氧浓度，使血氧饱和度达到相应时间的目标值。脉搏血氧饱和度仪的传感器应放在新生儿右上肢，通常是手腕或手掌的中间表面。脉搏血氧饱和度传感器先连接新生儿端，后连接仪器端，以便快速显示数字。胸外按压时给氧浓度要提高到100%。

②频率和压力　正压通气的频率为40~60次/分。通气的压力需要20~25cmH₂O（1cmH₂O=0.098kPa），少数初生新生儿可用2~3次30~40cmH₂O压力通气。使用前要检查减压阀是否功能良好。

③判断有效通气　开始正压通气时即刻连接脉搏血氧饱和度仪，并同时观察胸廓是否起伏。有效的正压通气表现为胸廓起伏良好，心率迅速上升。

④矫正通气步骤　如达不到有效的通气，需矫正通气，包括检查面罩和面部之间是否密闭，再次通畅气道（可调整头位为鼻吸气位、清除分泌物、使新生儿的口张开）及增加气道压力。矫正通气后，如心率<100次/分，可进行气管插管或使用喉罩气道。

⑤评估和处理　经30秒有效的正压通气后，如有自主呼吸，且心率≥100次/分，可逐步减少并停止正压通气，根据脉搏血氧饱和度值决定是否常压给氧。如自主呼吸不充分或心率<100次/分，需继续用面罩或气管插管正压通气；如心率<60次/分，应气管插管正压通气并开始胸外按压。

⑥持续气囊面罩正压通气（>2分钟）可产生胃充盈，应常规插入8F胃管，用注射器抽气并保持胃管远端处于开放状态。

（3）T-组合复苏器（T-Piece）　T-Piece是由气流控制、压力限制的机械装置，能提供恒定的吸气峰压及呼气末正压。指南推荐县级以上医疗单位尤其是三级医院使用，能显著提高早产儿复苏的效率和安全性。

①指征　用于足月儿和早产儿正压通气。

②用法　需接上压缩气源，气体由T-Piece的气体出口经一个管道输送到新生儿

端，与面罩或气管导管相连。预先设定吸气峰压为 20 ~ 25cmH$_2$O，呼气末正压为5cmH$_2$O，最大气道压（安全压）为 40cmH$_2$O。操作者用拇指或示指关闭或打开 T 形管的开口，控制呼吸频率及吸气时间，使气体直接进入新生儿气道。由于提供恒定一致的呼气末正压及吸气峰压，维持功能残气量，更适合早产儿复苏时正压通气的需要。本装置操作容易，使用灵活，压力输出稳定，操作者不易疲劳。

4. 喉镜下经口气管插管

（1）指征 ①羊水粪染无活力需要气管内吸引时；②气囊面罩人工呼吸无效或需要延长时；③胸外按压时；④经气管内注入药物时。⑤需气管内给予肺表面活性物质；⑥特殊复苏情况，如先天性膈疝或超低出生体重儿。

（2）器械准备 不同型号的气管导管、金属导丝、喉镜（镜片：早产儿用 0 号，足月儿用 1 号）、吸引装置以及正压通气装置应一起放置在每个产房、手术室、新生儿室及急救室，随时备用。气管导管型号见表 32 - 1。

表 32 - 1 不同体重和孕周导管内径

体重（kg）	孕周	管内径（mm）
< 1000	< 28	2.5
1000 ~ 2000	28 ~ 34	3.0
> 2000	> 34	3.5

（3）气管插管步骤 暴露声门是插管成功的关键，整个过程助手应常压给氧。①左手持喉镜。②保持新生儿头部呈鼻吸气位。③喉镜沿着舌面右侧滑入，将舌推至口腔左侧，推进镜片，尖端直至会厌软管谷。④轻轻提起镜片，上提时需将整个镜片平行于镜柄方向移动，使会厌软管抬起即可暴露声门和声带，声带似反向字母"V"。如未完全暴露，操作者用自己的小指或由助手的示指向下稍用力压环状软骨使气管下移有助于暴露声门。⑤插入气管导管使管端的声带线达到声门水平。插管时如声带关闭，可采用 Hemlish 手法，即助手用右手示指和中指在胸外按压的部位向脊柱方向快速按压 1 次，促使产生呼气，声门就会打开。⑥撤出喉镜时，将导管紧贴患儿上颚固定。如有金属芯，握住导管撤出金属芯。整个操作要求在 20 ~ 30 秒内完成。

（4）胎粪吸引管的使用 施行气管内吸引胎粪时，将胎粪吸引管直接连接气管导管。吸引时复苏者用右手示指将气管导管固定在新生儿的上腭，左手示指按压胎粪吸引管的手控口使其产生负压，边退气管导管边吸引，3 ~ 5 秒将气管导管撤出，并随手快速吸引一次口腔内分泌物。必要时可重复插管再吸引。

（5）判断气管导管位置的方法 正压通气时导管管端应在气管中点，判断方法如下。①声带线法，气管导管声带线与声带水平吻合。②体重法，新生儿体重公斤数加5 ~ 6cm。③鼻中隔耳屏距离法（nasal - tragus length，NTL），可有效计算足月儿和早产儿气管插管插入深度（管端至气管中点）。NTL 是指新生儿的鼻中隔至耳屏的距离再加1cm。④最近的研究提出根据胎龄也可准确地预测正确的插入深度，此表可贴于抢救台旁或与气管插管器材放在一起（表 32 - 2）。

表 32 − 2　经口插管最初的气管插管深度（管端至唇）

胎龄（周）	管端至唇的深度（cm）	新生儿体重（克）
23 ~ 24	5.5	500 ~ 600
25 ~ 26	6.0	700 ~ 800
27 ~ 29	6.5	900 ~ 1000
30 ~ 32	7.0	1100 ~ 1400
33 ~ 34	7.5	1500 ~ 1800
35 ~ 37	8.0	1900 ~ 2400
38 ~ 40	8.5	2500 ~ 3100
41 ~ 43	9.0	3200 ~ 4200

（6）确定插管成功的方法　①胸廓起伏对称；②听诊双肺呼吸音一致，尤其是腋下，且胃部无呼吸音；③无胃部扩张；④呼气时导管内有雾气；⑤心率、氧饱和度和新生儿反应好转；⑥有条件可使用呼出气 CO_2 检测器，可快速确定气管导管位置是否正确。

5. 喉罩气道

喉罩气道是一个用于正压通气的气道装置。

（1）适应证　①当面罩 – 气囊正压人工通气无效、气管插管失败或不可行时；②小下颌或相对大的舌，如 Pierre – Robin 综合征和唐氏综合征；③多用于出生体重 ≥2000g 的新生儿。

（2）方法　喉罩气道由一个可扩张的软椭圆形边圈（喉罩）与弯曲的气道导管连接而成。弯曲的喉罩越过舌产生比面罩更有效的双肺通气。采用"盲插"法，用示指将喉罩罩体开口向前插入新生儿口腔，并沿硬腭滑入至不能推进为止，使喉罩气囊环安放在声门上方。向喉罩边圈注入 2 ~ 3ml 空气，使扩张的喉罩覆盖喉口（声门）。喉罩气道导管有一个 15mm 连接管，可连接复苏囊或呼吸器进行正压通气。

（3）使用喉罩气道的几个限制　①不能用于从气道内吸引分泌物；②如需要压力较高的正压通气，空气可从声门与喉罩之间的空隙中漏出，导致肺通气不充分；③很少有在施行胸外按压时使用喉罩气道的报道，但如气管插管不成功且需要胸外按压时，尝试用喉罩正压通气配合胸外按压是合理的；④当需要气管内给药时，推荐喉罩气道依据尚不充分，因为气管内给药可由喉罩漏进食道而不进入肺；⑤喉罩气道不能用于很小的新生儿，目前最小的喉罩气道用于体重 >2000g 的新生儿。许多报告描述喉罩已用于体重 1500 ~ 2000g 早产儿。一些报告已将 1 号喉罩气道成功用于体重 <1500g 的极低出生体重儿。

6. 胸外按压

（1）指征　有效正压通气（胸廓有起伏）30 秒后心率 <60 次/分，应在持续正压通气的同时开始胸外按压。此时应气管插管正压通气配合胸外按压，以使通气更有效。

（2）方法

①按压位置和深度　胸外按压的位置为胸骨下 1/3（两乳头连线中点下方），避开剑突。按压深度约为胸廓前后径的 1/3，产生可触及脉搏的效果。按压和放松的比例为

按压时间稍短于放松时间，放松时拇指或其他手指应不离开胸壁。

②手法　推荐胸外按压用拇指法。双手拇指端压胸骨，双拇指重叠或并列，双手环抱胸廓支撑背部。此法能得到更高的血压和冠状动脉充盈压，且不易疲劳。与气管插管进行正压通气操作者配合时，胸外按压者可移至床头进行，这样可给脐静脉插管让出足够的空间。

③给氧浓度　一旦开始胸外按压，正压通气的给氧浓度增加至100%。

④胸外按压与正压通气配合　胸外按压时应气管插管进行正压通气。胸外按压和正压通气的比例为3∶1，即每分钟按压90次，人工呼吸30次，达到每分钟约120个动作。2秒内3次胸外按压加1次正压通气。按压者大声喊出"1－2－3－吸"，助手做正压通气配合。

⑤胸外按压的时间　胸外按压的时间为60秒。

⑥胸外按压时心率的评估　如心率≥60次/分，停止胸外按压，继续正压通气，给氧浓度可根据氧饱和度目标值进行调整。如心率<60次/分，检查正压通气和胸外按压操作是否正确，是否给予100%浓度的氧，如正压通气和胸外按压操作皆正确，做紧急脐静脉插管，给予肾上腺素。评估心率可通过3导联心电图或脉搏氧饱和度仪监测，若无此设备，可在胸外按压和正压通气60秒后短时间（6秒）停止按压，同时评估心率，要尽量避免中断胸外按压，因为按压停止后，冠状动脉灌注减少，延迟心脏的恢复。

7. 药物

在新生儿复苏时，很少需要用药。新生儿心动过缓通常是因为肺部充盈不充分或严重缺氧，而纠正心动过缓最重要的步骤是充分的正压人工呼吸。但是在100%氧的正压通气和胸外按压60秒后，心率仍小于60次/分者，应给肾上腺素或扩容或二者皆给。

（1）肾上腺素

①指征　至少30秒有效的正压通气（胸廓有起伏）和60秒胸外按压配合100%浓度的氧正压通气后，新生儿心率仍<60次/分。在没有建立有效通气前，不应给予肾上腺素。

②剂量　新生儿复苏应使用1∶10000的肾上腺素。静脉用量为0.1～0.3ml/kg；气管内用量为0.5～1ml/kg。必要时3～5分钟重复1次。

③给药途径　首选脐静脉和骨髓腔给药。用脐静脉或骨髓穿刺可迅速将药送入中心静脉循环，不推荐外周静脉给药。当静脉通道正在建立或没有条件做脐静脉插管时，可气管内快速注入，若需重复给药，则应选择静脉途径。静脉给药后用1～2ml生理盐水冲管，气管内给药后要快速给几次正压通气，迅速将药物送入肺内。

④评估心率　给肾上腺素后继续做正压通气（给100%氧）和胸外按压1分钟评估心率，如果心率仍<60次/分，3～5分钟可重复应用。如果开始使用的是剂量范围的下限，以后可增加剂量，但不要超过最大推荐剂量。如静脉给肾上腺素后效果不满意，要考虑是否存在其他问题，如低血容量和张力性气胸。

（2）扩容剂

①指征　如新生儿对有效的正压通气、胸外按压及肾上腺素无反应，有持续心率减慢、急性失血病史及低血容量表现可考虑扩容。低血容量表现为皮肤苍白、毛细血

管再充盈延迟（＞3秒）以及心音低钝或脉搏微弱。如没有低血容量表现或急性失血病史，不常规给予扩容。

②扩容剂　推荐生理盐水。

③方法　首次剂量为10ml/kg，经脐静脉或骨髓腔5～10分钟缓慢推入。必要时可重复扩容1次。

（3）其他药物　分娩现场新生儿复苏时一般不推荐使用碳酸氢钠。

（4）脐静脉插管　当新生儿复苏进行胸外按压时即可考虑开始脐静脉插管，为给药做准备。

插管方法如下：选择3.5F或5F的不透射线的脐静脉导管。沿脐根部用线打一个松结，如在切断脐带后出血过多，可将此结拉紧。在夹钳下离皮肤线约2cm处用手术刀切断脐带，可在11、12点位置看到大而壁薄的脐静脉。脐静脉导管连接三通和5ml注射器，充以生理盐水，导管插入脐静脉2～4cm，抽吸有回血即可。早产儿插入导管稍浅，若插入过深，则高渗透性药物和影响血管的药物可能直接损伤肝脏。务必避免将空气推入脐静脉。

8. 正压通气不能使肺部充分通气的特殊复苏情况

如按复苏流程规范复苏，新生儿心率、氧饱和度和肌张力状况应有改善。如无良好的胸廓运动，未听及呼吸音，持续发绀，出现如表32-3所列的特殊情况。新生儿持续发绀或心动过缓，可能为先天性心脏病，此类患儿很少在出生后立即发病。所有无法成功复苏的原因几乎都是通气问题。

表32-3　正压通气不能产生肺部充分通气的特殊复苏情况

情况	病史/临床症状	措施
气道机械性阻塞		
胎粪或黏液阻塞	胎粪污染羊水	气管导管吸引胎粪/正压人工呼吸
	胸廓运动不良	
后鼻孔闭锁	哭时红润，安静时发绀	口腔气道，气管插管
咽部气道畸形（Robin综合征）	舌后坠进入咽喉上方将其堵塞，空气进入困难	俯卧体位，后鼻咽插管或喉罩气道
肺功能损害		
气胸	呼吸困难，双肺呼吸音不对称	胸腔穿刺术
	持续发绀、心动过缓	
胸腔积液	呼吸音减低	立即插管
	持续发绀，心动过缓	胸腔穿刺术，引流放液
先天性膈疝	双肺呼吸音不对称	气管插管
	持续发绀，心动过缓，舟状腹	插入胃管
心脏功能损害		
先天性心脏病	持续发绀，心动过缓	诊断评价
胎儿失血（母体出血）	苍白；对复苏反应不良	扩容，可能包括输血

【复苏后监护】

复苏后的新生儿可能有多器官损害的危险，应继续监护，包括：①体温管理；

②生命体征监测；③早期发现并发症。

继续监测维持内环境稳定，包括血氧饱和度、心率、血压、血细胞压积、血糖、血气分析及血电解质等。复苏后立即进行血气分析有助于估计窒息的程度。及时对脑、心、肺、肾及胃肠等器官功能进行监测，早期发现异常并适当干预，以减少窒息导致的死亡和伤残。如合并中、重度缺氧缺血性脑病，有条件的医疗单位可给予亚低温治疗。

【早产儿复苏需关注的问题】

（1）体温管理　早产儿有发生低体温（体温＜36.5℃）及其合并症的危险，应采取如下措施。

①提高产房温度至25℃左右。

②预热辐射保暖台。

③带上预热的帽子。

④对于胎龄＜32周的新生儿用塑料膜保温　在辐射保暖台的毯子下放一个化学产热的预热的床垫，新生儿生后不擦干，即刻将颈部以下放于聚乙烯塑料袋中（食物清洁级）或用塑料膜包裹。如果新生儿需要做脐静脉插管，则需要在塑料膜的相应位置剪一个孔，将脐带放在外面进行操作。需监护新生儿体温，不可过热。保持新生儿的腋下温度在36.5～37.5℃。

（2）正压通气时控制压力

①早产儿由于肺发育不成熟，通气阻力大，不稳定的间歇正压给氧易使其受伤害。正压通气需要恒定的吸气峰压及呼气末正压，推荐使用T－组合复苏器进行正压通气。

②应用肺表面活性物质　《新生儿复苏教程（第七版）》推荐，胎龄＜30周的早产儿生后立即给予持续气道正压通气，根据病情选择性使用肺表面活性物质或者进一步呼吸支持。

③给氧浓度　因为早产儿易受高氧损伤，推荐早产儿（胎龄＜35周）开始复苏时用21%～30%浓度的氧，然后用脉搏血氧饱和度仪做指导，用空氧混合仪调整给氧浓度，保持氧饱和度在目标值。

④维持血流动力学稳定　由于早产儿生发层基质的存在，易造成室管膜下－脑室内出血。心肺复苏时要特别注意保温、避免使用高渗药物、注意操作轻柔、维持颅压稳定。

⑤缺氧后器官功能监测围生期窒息的早产儿因缺氧缺血易发生坏死性小肠结肠炎，应密切观察，延迟或微量喂养。注意尿量、心率和心律。

【停止或撤销复苏】

（1）对每个病案，产科、儿科、家长之间相互配合，达成一致的抢救方案非常重要。不进行复苏和复苏过程中或复苏后停止生命支持治疗在伦理学角度意义是相同的。当功能性存活已经毫无可能的时候医生应停止支持。

（2）对于有较高的存活可能，病残率能够接受的情况，通常需要进行复苏抢救。这种情况通常包括：孕周≥25周（除非胎儿有受伤害的证据，如宫内感染或缺氧、缺血）和大多数的先天畸形。

（3）对于预后不能确定的情况（存活率不定，发病率相对较高，对患儿预期责任是高的），父母希望进行复苏抢救的想法应该支持。

（4）停止复苏努力　持续和充分的复苏 10 分钟后，如果仍无生命指征（无心跳且无呼吸），则停止复苏是正当的。

第二节　新生儿产伤

新生儿产伤是指分娩过程中因机械因素对胎儿或新生儿造成的损伤。产伤的原因，包括有产程异常、胎儿大小形状异常以及产位不正常等。

一、软组织损伤

软组织损伤部位与先露方位有关。头位阴道分娩容易发生产瘤，系胎头在产道持续受压，使局部血液循环受阻，血管通透性增加，导致淋巴液淤积，造成局部头皮水肿。临床表现为顶枕部弥漫性头皮与皮下组织可凹性水肿，边界不清，无囊样感，局部可有瘀点或瘀斑，其范围可超越中线和骨缝。有时可同时存在头颅血肿和颅骨腱膜下血肿。临床上不需要任何治疗，通常 2~7 天可自行消失。

二、出血

1. 头颅血肿

头颅血肿系分娩时损伤导致顶枕部骨膜下血管破裂出血引起，常与胎位不正、头盆不称、胎头吸引术或产钳助产有关。临床可见顶枕部不对称性边缘清晰的肿块。肿块不超越骨缝，触之有波动感，皮肤表面颜色正常。头颅血肿 80% 以上的患儿在 3~4 周自然吸收。巨大头颅血肿可引起贫血和新生儿黄疸，长时间不吸收的巨大头颅血肿可出现机化、钙化、最终演变为骨组织。发生头颅血肿尤其是伴颅骨骨折的病例，应考虑头颅 CT、MRI 等影像学检查除外颅内出血。

2. 帽状腱膜下出血

常见于胎头吸引术与产钳术后。因帽状腱膜与骨膜之间是一个疏松的间隙，其出血量多，较为弥散，可随体位变动，不受骨膜限制，表现为跨越骨缝的质硬或波动感肿块。出血多时可出现贫血、休克，损伤严重时可能合并颅骨骨折。轻症以对症治疗为主，如有明显失血则应积极抗休克，输血补充血容量。

3. 颅内出血

产伤所致颅内出血可发生在脑外如硬膜外、硬膜下与蛛网膜下隙，也可发生在脑实质与脑室内。病因有胎位异常或头盆不称所致难产及分娩时使用胎头吸引器或产钳用力不当。治疗手段目前仍以非手术治疗为主。必要时可手术去除血肿。预后与脑内出血与脑积水程度有关。

三、神经损伤

1. 面神经损伤

【病因】

出生时产钳损伤面神经或第二产程延长时面神经被骶骨峡压迫所致。通常神经受压由神经周围组织肿胀所致，而不是因为神经纤维破裂，但一部分面神经损伤由先天发育缺陷或宫内病毒感染所致。

可有产钳助产等难产史，患侧鼻唇沟变浅或消失，啼哭时对侧口角下斜，患侧眼睑不能闭合，口角歪向对侧。

【治疗原则】

面神经损伤通常多为暂时性，症状多在出生后几天内随面神经周围水肿消退或出血被吸收而消失或好转。如无好转并疑有面神经本身被撕裂者，恢复较困难，必要时考虑外科手术治疗。

2. 臂丛神经损伤

【病因】

本病的发生与难产、巨大儿、臀位和难产等因素有关。

【诊断标准】

（1）上臂型　发生率占全部病例90%，主要损伤颈5～颈7神经。表现为肩外展及屈肘不能，肩关节内收及内旋，肘关节伸展，前臂旋前。手腕及手指屈曲二头肌肌反射消失，拥抱反射不对称。

（2）下壁型　少见，发生率1%。累及颈8和胸1神经。致偟手内肌及手腕与手指长屈肌无力，握持反射消失，胸1交感神经纤维损伤时可伴发眼睑下垂、瞳孔缩小及半侧面部无汗。

（3）全臂型　发生率10%，所有臂丛神经均受损伤。表现全上肢松弛、反射消失，可能合并 Horner 综合征。

【治疗原则】

首选保守治疗。第1周将前臂固定在上腹部，出生1周后为了避免挛缩，对肩关节、肘关节及手腕关节进行移动度活动练习。2～3个月不能恢复者行进一步检查。3～6个月不恢复，应考虑手术探查、修补损伤神经。

3. 膈神经损伤

【病因】

膈神经起源于颈3～颈5神经根。臀位头部娩出时，颈与上臂受到挤压、牵拉及产钳损伤导致。损伤多为单侧性，右侧多见。大多数伴有臂丛神经损伤。

【诊断标准】

临床表现出生1天内出现气促、发绀等呼吸困难症状。胸片表现为麻痹侧膈面升高。透视可见膈肌反常运动。

【治疗原则】

损伤不严重可自行恢复。重症需行机械通气改善症状，大部分患者6～12个月内会恢复，严重者需手术治疗。

4. 脊柱损伤

原因为分娩时过度外展或屈曲，特别是侧位牵引使胎儿的脊髓延长轴发生扭转和压缩，引起脊柱和脊髓的伸延性损伤。临床症状和伤害的严重度及位置有相关性，高位脊柱伤害可能会造成死亡、呼吸衰竭、脊髓休克综合征；低位脊柱伤害可能会造成四肢或下肢无力、括约肌无力、感觉消失等症状。临床诊断以磁共振为主。产房可疑脊柱脊髓损伤者应对头颈及脊柱进行固定，单纯性脊柱骨折可采取保守治疗，如伴发脊髓损伤，宜早期手术。

四、骨折

1. 颅骨骨折

【病因】

常为使用产钳、胎头吸引器，骨盆狭窄或助产牵引用力不均匀所致，分娩时胎儿头部受骶骨岬部压迫也可引起颅骨骨折。

【诊断标准】

有难产病史，颅骨可见凹陷性、线性骨折，同时伴有头颅软组织和脑组织损伤。

【治疗原则】

颅骨骨折凹陷深度小于 0.5cm，无临床者可自行恢复。如凹陷性骨折面积大，凹入深，同时伴有损伤血管及脑组织，有颅高压症状、神经系统症状和脑脊液漏出者，争取尽早手术。

2. 锁骨骨折

【病因】

锁骨骨折是产伤性骨折中最常见的一种，与分娩方式、胎儿娩出方位及出生体重有关。肩娩出困难时若牵引用力不当容易造成锁骨损伤。

【诊断标准】

骨折多发生在锁骨中段外 1/3 处，可为青枝性或横断性骨折。新生儿锁骨骨折多数属青枝骨折，骨膜完整，临床症状常不明显，有的患儿出现上臂活动减少或被动活动时哭闹。查体时发现锁骨区软组织肿胀、局部压痛、有（无）骨摩擦感，患侧拥抱反射减弱或消失。后期可扪及骨痂硬块。多为单侧性，X 线摄片可确诊。

【治疗原则】

锁骨骨折可以完全自愈，不影响功能。使患儿保持舒适体位，患侧上肢可屈肘 90°，固定于胸前，2 周后复查 X 线片，了解愈合情况。即使比较显著的错位畸形在生长过程中也会自行矫正。

3. 肱骨干骨折

【病因】

多见于臀位分娩和内倒转时直接外力损伤或当上肢通过耻骨联合时压力过大造成肱骨骨折。

【诊断要点】

骨折多半发生在肱骨上、中 1/3 交界处，以横行和斜行骨折多见。往往完全断离，因疼痛引起患儿哭闹、局部肿胀和运动障碍。检查时可有骨摩擦音，合并桡神经损伤时出现腕下垂，伸拇、伸指活动障碍。X 线摄片可以证实。

【治疗原则】

对于肱骨上中段骨折多采取绷带将上臂在躯干侧固定，于胸廓与上臂之间置一个棉垫，肘关节保持屈曲 90°，固定 3 周后即有明显骨痂形成。若肱骨下端骨折需要采取夹板固定。

4. 股骨骨折

【病因】

多见于臀牵引和内倒转术时，术者用手指拉出下肢时用力不当所致。

【诊断要点】

骨折部位大多在股骨上、中段，呈斜形。由于腰肌的强力收缩，近端骨折片向前上方移位，远端骨折片向内移位，故患肢短缩明显而向前外方隆起，患腿外旋，局部肿胀，少动，被动活动时有哭闹，可感觉到有骨摩擦音。X 线摄片可证实。

【治疗原则】

Pavlik 吊带固定双侧股骨，一般 3 ~ 4 周，至出现骨性连接，症状消失，一般不留后遗症，还可以用悬垂牵引法和绷带固定法治疗，疗程一般为 3 ~ 4 周。

五、其他产伤

1. 眼损伤

最常见的产伤性眼损伤是由于使用产钳不当所致。包括角膜擦伤、球结膜水肿、结膜下出血和眼睑水肿。这些损伤只要及时发现并给予保护，多能很好恢复。角膜水肿和眼球破裂后果严重可产生后遗症。产伤性眼损伤的诊断和处理应请眼科医生会诊。

2. 胸锁乳突肌损伤

其病因不明，常见由于宫内位置异常所致的肌肉间隔综合征，也可见于分娩时肩位难产，头颈部肌肉被过度牵拉或撕裂，造成胸锁乳突肌挫伤和血管破裂，血液在局部贮积，继之纤维增生、挛缩变短。生后或在 1 ~ 4 周查体发现斜颈，在胸锁乳突肌区域可触及 1 ~ 2cm 的硬性包块，头部歪向患侧，面部不对称。采取每日数次进行受累肌肉延伸运动，80% 病例 3 ~ 4 月好转，若功能训练后 6 个月仍有斜颈者需行手术治疗。

3. 内脏损伤

内脏损伤是由于分娩不当导致直接损伤、胸廓压迫肝脾表面或胸部受压导致附着在肝脾表面的韧带撕裂所致。较常见为腹腔内脏破裂及脏器包膜下出血，如肝破裂和脾破裂等。临床症状与出血量和出血速度相关，往往表现为苍白、失血性休克、腹胀及腹壁呈青紫色，腹部移动性浊音。诊断采用腹部超声，腹部 X 线片可见非特异性腹腔积液与受累脏器肿大。治疗需要积极扩容、补充循环血量和纠正凝血障碍，如发生肝脾包膜下血肿如血流动力学稳定，可以保守治疗。如果脏器破裂及血流动力学不稳定，需要剖腹行缝合 - 修补 - 止血术或部分脏器切除术。

第三节　呼吸系统常见疾病

一、新生儿肺炎

根据肺炎发生原因分为吸入性肺炎综合征（胎粪吸入、羊水吸入、血液或奶汁吸入性肺炎）和感染性肺炎（宫内、分娩过程中、出生后，由细菌、病毒或原虫引起）。

两种肺炎可独立存在也可同时存在。

（一）感染性肺炎

宫内感染性肺炎见于胎膜早破 12 ~ 24 小时以上，绒毛膜、羊膜炎，产道上行感染，孕母在妊娠后期感染，本人可无症状，但病原体通过胎盘屏障，经血性传播给胎儿；胎儿在分娩过程中吸入孕母产道内被病原菌污染的分泌物；生后经接触交叉感染，败血症时经血行传播致肺炎。

【诊断标准】

1. 病史

病史有胎膜早破病史、胎粪污染史或者母孕晚期感染征象。

2. 临床表现

出生时常有窒息，复苏后呼吸增快、三凹征及呻吟，肺部呼吸音粗糙或有啰音。生后感染可见于接触感染源、低出生体重、早产、机体抵抗力低等。

3. X 线表现

两肺点片状影，可伴肺气肿、肺不张。

【治疗原则】

（1）保暖　保持中性温度，给予肠内或静脉营养支持，保证液体入量及内环境稳定。

（2）吸氧　保持呼吸道通畅，使氧分压维持在 50 ~ 80mmHg，必要时给予呼吸机呼吸支持。

（3）抗感染　抗生素静脉给药，多采用青霉素类和头孢菌素。用抗生素前要做血培养及药敏试验，并根据病原学检查及时调整敏感药物治疗。

（二）吸入综合征

吸入综合征是指新生儿吸入胎粪、大量羊水、血液或奶汁等引起的呼吸系统的病理改变。胎粪吸入综合征是产前或产时发生的最常见的吸入性肺炎。由于胎儿在宫内排出胎粪污染羊水，宫内或产时吸入被污染的羊水而出现新生儿呼吸困难。多见于足月儿或过期产儿。

【诊断标准】

1. 病史

有宫内窘迫史。

2. 临床表现

出生后有窒息史，复苏后呼吸不规律，发绀、呻吟、鼻翼扇动、三凹征、气促或青紫。肺内可闻及啰音，呼吸困难常持续数天至数周。

3. X 线表现

肺部斑片影伴肺气肿，严重病例可出现大片肺不张或可并发纵隔气肿、气胸等气漏。

【治疗原则】

（1）体温、营养支持　保持中性温度，给予肠内或静脉营养支持，保证液体摄入量及内环境稳定。

（2）呼吸支持　因胎粪阻塞引起气道梗阻，保持呼吸道通畅非常重要。必要时给予呼吸机呼吸支持，呼吸支持模式是用无创或有创常频、高频振荡通气，需根据患儿病情选择应用。

（3）肺表面活性物质的应用　胎粪吸入时，将肺表面活性物质结合高频通气、吸入一氧化氮等联合应用，以取得更好的疗效。

（4）抗生素的应用　常需要选择广谱抗生素进行治疗，同时积极寻找细菌感染的证据以确定抗生素治疗的疗程。

（5）胎粪吸入综合征合并症的治疗　胎粪吸入综合征易并发气漏和持续肺动脉高压，应注意合并症的治疗。

二、新生儿呼吸窘迫综合征

新生儿呼吸窘迫综合征（RDS）又称肺透明膜病，主要发生在胎龄小于 35 周的早产儿，因肺发育未成熟，肺泡上皮细胞合成和分泌肺表面活性物质缺乏或不足，此外，糖尿病母亲婴儿、择期剖宫产儿、围生期窒息的患儿及有相关家族史的患儿易发生此病。

【诊断标准】

1. 临床表现

（1）出生后数分钟或数小时出现呼吸急促（＞60 次/分）、呼气性呻吟及吸气时三凹征，病情呈进行性加重。

（2）两肺呼吸音减弱、呼吸不规则、呼吸暂停、青紫、呼吸衰竭。

2. 辅助检查

（1）血气分析　$PaCO_2$ 升高，PaO_2 下降，BE 负值增加，生后 24～48 小时病情最重，病死率高。

（2）X 线表现　有特征性表现。按病情程度分为 4 级。

①Ⅰ级　两肺野普遍透亮度降低，可见均匀散在的细小颗粒和网状阴影。

②Ⅱ级　出现支气管充气征，延伸至肺野中外带。

③Ⅲ级　肺野透亮度更加降低，心膈边缘模糊不清。

④Ⅳ级　整个肺野呈白肺，支气管充气征更加明显。

【治疗原则】

（1）产前激素应用　对于有可能早产的孕妇，预计将要在 34 周前分娩时，均应在分娩前给予糖皮质激素，最佳用药时间是分娩前 7 天至分娩前 1 天之内应用，用药至分娩间隔 14 天以上时，保护效果减低。可应用地塞米松或者倍氯米松。

（2）维持体温、体位、营养、水电解质平衡等治疗。

（3）肺表面活性物质治疗　早期给药：一旦出现呼吸困难、呻吟，立即给药，当呼吸困难症状加重、呼吸支持的吸入氧气浓度不断升高，超过 30%～40% 时，即考虑给予肺表面活性物质，不要等到 X 线出现典型的 RDS 改变。猪肺磷脂注射液用量为 200mg/kg，牛肺磷脂用量为 70～100mg/kg。

（4）呼吸支持　对可能发生新生儿呼吸窘迫综合征的高危患儿，出生后即刻给予 CPAP 的呼吸支持，呼气末正压（PEEP）压力 6～8mmHg，可避免肺泡萎陷。对重症

RDS 进行机械通气，常频模式或者高频振荡通气模式需根据患儿病情选择。

三、新生儿湿肺

新生儿湿肺，又称暂时性呼吸困难，因肺内液体积聚引起，是一种自限性疾病，多见于足月剖宫产儿，也可见于早产儿。

【诊断标准】

1. 病史

足月儿多见，剖宫产出生、生时有窒息史患儿多见。

2. 临床表现

生后出现呼吸窘迫、呼吸急促、发绀、呻吟、吐沫，肺部呼吸音减低或出现粗湿啰音。早产儿发生湿肺时，发病早、症状重、持续时间长，需要呼吸支持者更多。

3. X 线表现

X 线胸片缺乏典型表现，可能出现的胸片改变如下。

（1）肺泡积液征，肺野呈斑片状，面纱或云雾状密度增深。

（2）间质积液网状条纹影。

（3）叶间胸膜和胸膜腔积液，量少。

（4）肺门血管淤血扩张，呈肺纹理影增粗，且边缘清楚。自肺门呈放射状向外周伸展。

（5）肺气肿征，透光度增加。

【治疗原则】

（1）本病为自限性疾病，病程轻者 1～2 天，重者 3～5 天恢复。

（2）维持体温、体位、营养、水电解质平衡等治疗。

（3）呼吸支持治疗，度过疾病高峰期，个别危重患者需有创机械通气。

四、新生儿呼吸衰竭

各种原因导致的中枢和（或）外周性呼吸功能障碍，使动脉血氧分压降低和（或）二氧化碳分压增加。

【诊断标准】

1. 临床表现

三凹征、呻吟、中心性发绀、难治性的呼吸暂停、活动减少和呼吸频率 > 60 次/分。

（1）呼吸困难　安静时呼吸频率大于 60 次/分或呼吸频率小于 30 次/分，伴三凹征明显，呻吟。

（2）发绀　除外周围性青紫。

（3）神志改变　精神反应差、肌张力低下。

（4）循环改变　毛细血管再充盈时间延长，心率 < 100 次/分。

2. 血气分析

实验室指标如下。

（1）$PaCO_2 > 60mmHg$。

（2）在 FiO_2 为 100% 时 $PaO_2 < 50mmHg$ 或氧饱和度 < 80%。

（3）动脉血 pH < 7.20。

【治疗原则】

（1）一般治疗 镇静、保暖，维持营养及水、电解质平衡。使气道保持通畅，减少呼吸道阻力和呼吸做功，是呼吸衰竭治疗的辅助措施。

（2）治疗原发疾病。

（3）呼吸支持 呼吸机的呼吸支持模式取决于个体病情，应在出现呼吸困难时即开始积极呼吸支持治疗，不应到已经诊断呼吸衰竭时才开始呼吸支持治疗。

五、新生儿持续性肺动脉高压

新生儿持续肺动脉高压征（persistent pulmonary hypertension of the newborn，PPHN）是多种原因导致的出生后肺血管阻力增加、肺动脉压力增高、肺血流下降，体循环回流的静脉血部分经动脉导管和卵圆孔形成右向左分流，不能够在肺循环完成有效气 - 血交换，导致全身性持续性低氧血症。

【诊断标准】

（1）产前和产时窘迫，有胎粪污染羊水、窒息复苏史。

（2）生后数小时内出现严重青紫、呼吸急促，病情加重甚至低氧性呼吸衰竭。

（3）血气分析 $FiO_2 > 0.6$，$PaO_2 < 50mmHg$，$PaCO_2 > 60mmHg$，pH < 7.10。

（4）右桡动脉与左侧桡动脉或者下肢血氧分压差值20%。

（5）X 线表现 原发性肺动脉高压肺部无异常，与临床青紫不相符，继发肺动脉高压为原发疾病表现。

（6）超声心动图 以动脉导管持续开放并右向左分流为主，同时可以存在经卵圆孔的右向左分流和三尖瓣反流征象。

【治疗原则】

1. 支持治疗

纠酸、抗感染、解痉，改善循环。

2. 机械通气

合并低氧血症时，需要有创呼吸支持，当常频呼吸支持效果差时，选用高频振荡通气模式。

3. 药物

（1）吸入 NO。

（2）应用米力农、西地那非，为磷酸二酯酶抑制剂，有扩张血管平滑肌作用，能降低心脏负荷，还能极好地改善肾脏和肌肉供血。

六、呼吸暂停

呼吸暂停（apnea）是指在一段时间内无呼吸运动。如呼吸暂停5～15秒以后又出现呼吸，称为周期性呼吸，如呼吸停止时间 > 20 秒，伴有心率减慢 < 100 次/分或出现青紫、血氧饱和度降低和肌张力低下，称为呼吸暂停。呼吸暂停是新生儿，尤其是早

产儿的常见症状，如不及时发现和处理，可致脑缺氧损伤，甚至猝死，应密切监护，及时处理。

【诊断标准】

1. 原发性呼吸暂停

多见于早产儿，无引起呼吸暂停的相关疾病。常见于胎龄＜34周，体重＜1800g的早产儿，多发生于生后3～5天，呼吸暂停与早产儿脑干呼吸中枢发育不成熟有关。

2. 继发性呼吸暂停

多见于足月儿，也可见于早产儿。包括呼吸、神经、消化系统疾病、生化代谢紊乱和肺炎、败血症等重症感染性疾病等。

3. 心、肺及脑功能异常

呼吸暂停≥20秒，伴有心率＜100次／分，青紫及肌张力异常，往往提示心肺及脑功能异常。

4. 辅助检查

血糖、颅脑超声、血常规、脑脊液等。

【治疗原则】

（1）首先确定是原发性呼吸暂停还是继发性呼吸暂停，继发性呼吸暂停应治疗原发病。

（2）病因治疗控制感染，纠正低血糖及电解质紊乱，纠正贫血，治疗胃食管反流。

（3）药物治疗　枸橼酸咖啡因首次负荷量20mg/kg，20分钟内静脉滴注，12小时后给维持量，5～10mg/kg，每隔12小时1次，静滴或口服，疗程5～7天。对于早产儿原发性呼吸暂停，可能会需要持续用药至校正胎龄34周之后。

（4）正压通气

①鼻塞持续呼吸末正压通气（CPAP）对频繁发作的呼吸暂停，可采用鼻塞CPAP，使患儿气道持续保持呼吸末正压和功能残气量，以保持气道通畅，兴奋肺泡牵张感受器，减少呼吸暂停的发作。

②机械通气　如果药物治疗和鼻塞CPAP不能控制呼吸暂停发作，应气管插管使用人工呼吸机进行机械通气。

第四节　新生儿硬肿症

新生儿硬肿症（scleredema neonatorum）也称新生儿寒冷损伤综合征，是由于寒冷损伤、感染或早产引起的皮肤和皮下脂肪变硬，常伴低体温，甚至出现多器官功能损害。

【病因】

（1）新生儿体温调节功能低下，同时皮下脂肪中的饱和脂肪酸（WAT）比不饱和脂肪酸（SFA）含量多，WAT融点高，当体温降低时，容易发生硬化。

（2）寒冷损伤　环境温度过低时，失热增加，体温即会下降，皮下脂肪容易凝固而变硬，结果产生硬肿。同时低体温时周围循环阻力下降，血液淤滞，组织缺氧。中心血循环量减少，又由于呼吸减慢和糖消耗的增高，血液黏稠度增高，可引起组织缺氧和酸中毒，甚至诱发弥散性血管内凝血（DIC）。

（3）感染　新生儿感染时消耗增加，摄入不足，能量代谢紊乱，这些因素都可成为硬肿的促发因素，硬肿发生常是严重感染的指征，病死率高。

（4）其他　许多非感染因素（如窒息、出血、先天性心脏病、手术或某些畸形等）也可引起硬肿，近年来报道其发生机制与神经、内分泌系统调节紊乱，水、电解质平衡失调有关。

【诊断标准】

1. 病史

寒冷季节或环境温度过低，严重感染，窒息、产伤等所致的摄入不足或能量供给低下史。

2. 临床表现

多发生在出生后7~10天内，体温不升（35℃以下，重症低于30℃），皮肤和皮下组织出现硬肿，皮肤呈紫红或苍黄色，硬肿多为对称性，累及部位顺序依次为下肢、臀、面颊、上肢、背、腹、胸等。重型硬肿症可发生全身多器官和系统的损害，肺出血和DIC。临床上按皮肤硬肿面积占全身的百分数分为轻、中、重三度（表32-4），病情越重，病死率越高。

表 32-4　新生儿硬肿分度及评分标准

评分	体温		硬肿范围（%）	器官功能改变
	肛温（℃）	腋-肛温差（℃）		
0	≥35	—	<20	无明显改变
1	<35	0或正值	20~50	明显改变
4	<30	负值	>50	功能衰竭

注：0分为轻度，1~3分为中度，4分以上为重度。

3. 辅助检查

根据需要检测动脉血气，检测血糖，钠、钾、钙、磷，尿素氮或肌酐，进行心电图、胸部X线检查。

【治疗原则】

1. 复温

复温是治疗的首要措施。

（1）复温时注意监护　生命体征、体温调节状况和出入量。

（2）方法

①轻、中度患儿　用暖箱复温，置于30℃~34℃的暖箱中，使患儿在6~12小时内恢复正常体温。乡村或基层医疗单位可用热水袋、电热毯包裹或母亲怀抱取暖等方法，如无效立即转上级医院。

②重度患儿（体温<30℃）　可先以高于患儿体温1℃~2℃的暖箱温度（低于34℃）开始复温，每小时升高箱温1℃，12~24小时内恢复正常体温。或用远红外抢救台快速复温，床面温度从30℃开始，每15~30分钟升高体温1℃，恢复正常后可移至封闭式保暖箱中。为减少辐射失热，可以塑料薄膜覆盖患儿。

2. 热量和液体供给

要保证供应足够的热量和液体。开始时热量至少应达到基础代谢的需要，以后渐加至正常需要量。液体量一般控制在 60～80ml/（kg·d），重症伴有少尿或明显心肾功能损害者，应严格限制输液速度和液量。

3. 纠正器官功能紊乱

（1）循环障碍　纠正休克，改善微循环，纠正酸中毒。扩容可用 2:1 含钠液 10～15mg/kg（明显酸中毒者用 1.4% 碳酸氢钠等量代替），在 1 小时内静脉滴入，继用 1/3 或 1/4 张液，按生理需要量每天给予 70～90ml/kg。纠正酸中毒可给予 5% 碳酸钠，每次 3～5ml/kg，或根据血气结果计算补充。血管活性药物的应用：首选多巴胺 5～10μg/（kg·min），静脉滴入，或酚妥拉明、山莨菪碱（654-2）。

（2）DIC　经实验室检查证实为高凝状态可立即使用肝素，首剂 1mg/kg，6 小时后按 0.5～1mg/kg 给予。若病情好转，改为每 8 小时一次，逐渐停用。给予第 2 次肝素后应予新鲜全血或血浆每次 20～25ml。

（3）急性肾衰竭　少尿或无尿应严格限制入液量，给予呋塞米每次 1～2mg/kg。无效时可加用多巴胺或氨茶碱。

（4）肺出血　一经确诊应尽早气管内插管，进行正压呼吸治疗，同时积极治疗引起肺出血的病因，如 DIC、肺水肿、急性心肾衰竭等。

4. 控制感染

应积极控制感染。

5. 其他

有缺氧表现或重症应进行氧疗，维生素 E 每次 5mg，每天 3 次口服。

第五节　新生儿黄疸

新生儿黄疸（jaundice）是新生儿期常见症状之一，尤其是早期新生儿，可为新生儿正常发育过程中出现的症状，也可为某些疾病的表现，严重者可致脑损伤。

一、新生儿生理性黄疸

新生儿生理性黄疸是指新生儿早期的一种正常生理现象，与胆红素代谢的特点有关，除外各种病理因素，血清未结合胆红素增高在一定范围内，约有 50%～80% 的早期新生儿可出现生理性黄疸。

【诊断标准】

1. 临床表现

足月儿多于生后 2～3 天出现，4～5 天达高峰，黄疸程度轻重不一，一般无症状，也可有轻度嗜睡和纳差，足月儿在生后 10～14 天消退，早产儿可延长到 3 周。

2. 辅助检查

（1）血清胆红素（主要是未结合胆红素）增高，其增高的生理范围因日龄而异。足月儿 24 小时内 <102.6μmol/L（6mg/dl），48 小时内 <153.9μmol/L（9mg/dl），72 小时内及以后 <220.6.6μmol/L（12.9mg/dl）。早产儿 24 小时内 <136.8μmol/L（8mg/dl），

48 小时内 < 205. 2μmol/L（12mg/dl），72 小时内 < 256. 5μmol/L（15mg/dl）。

（2）红细胞、血红蛋白、网织细胞均在正常范围；尿中无胆红素或过多的尿胆原；肝功能正常。

【治疗原则】

生理性黄疸不需特殊治疗，可自行消退。早期喂养，供给充足奶量，可刺激胃肠蠕动，建立肠道正常菌群，减少胆红素的肠 - 肝循环，有助于减轻黄疸。临床应结合胎龄、体重、病理因素、血胆红素水平，及时诊断，并给予相应的干预和治疗。

二、新生儿病理性黄疸

新生儿黄疸出现下列情况之一时要考虑为病理性黄疸。

（1）生后 24 小时内出现黄疸，胆红素浓度 > 102μmol/L（6mg/dl）。

（2）足月儿血清胆红素浓度 > 220. 6μmol/L（12. 9mg/dl），早产儿 > 256. 5μmol/L（15mg/dl）。

（3）血清结合胆红素 > 36μmol/L（1. 5mg/dl）。

（4）血清胆红素每天上升 > 85μmol/L（5mg/dl）。

（5）黄疸持续时间较长，超过 2 ~ 3 周（足月儿为 2 周，早产儿为 3 周），或进行性加重，或黄疸消退后又复现。

【病因】

新生儿病理性黄疸的病因较多，并常有多种病因同时存在。

1. 以间接胆红素增高为主

（1）胆红素产生过多

①同族免疫性溶血　ABO 血型不合溶血病、Rh 血型不合溶血病。

②红细胞酶缺陷　如 G - 6 - PD 缺乏、丙酮酸激酶缺乏等。

③红细胞形态异常　如遗传性球形、椭圆形、口形及固缩红细胞增多症。

④血红蛋白病　如地中海贫血。

⑤红细胞增多症　如母 - 胎或胎 - 胎输血，脐带结扎延迟等。

⑥体内出血　如头颅血肿、颅内出血等。

⑦感染　细菌或病毒感染。

⑧药物。

（2）肝细胞摄取和结合胆红素能力低下　感染、窒息、缺氧、酸中毒、低体温、低血糖、低蛋白血症及药物影响。

2. 以直接胆红素增高为主

（1）肝细胞对胆红素排泄功能障碍　新生儿肝炎综合征、先天性遗传代谢疾病等。

（2）胆管排泄胆红素障碍　先天性胆管闭锁、胆总管囊肿等。

【诊断标准】

1. 病史

详细询问妊娠及生产史、感染史，引起溶血的各种疾病，家族史、喂养史、输血史等。

2. 临床表现

（1）黄疸出现时间　生后24小时内即出现黄疸多为新生儿溶血病。围生因素所致者多于生后2~3天内出现黄疸。生后1周才出现黄疸或生理性黄疸退而复现见于感染性黄疸。生理性黄疸迁延不退多为母乳性黄疸。

（2）黄疸程度　黄疸仅限于面颈部及巩膜为轻度黄疸，胆红素约102.6μmol/L（6mg/dl）；躯干及大腿黄染，胆红素约153.9~205.2μmol/L（9~12mg/dl）；上肢、膝关节以下也出现黄疸，胆红素约256.5μmol/L（15mg/dl）；手、足心黄染时为重度，胆红素已达到307.8~342.0μmol/L（18~20mg/dl）。

（3）皮肤色泽　间接胆红素增高呈杏黄或金黄色，如伴有贫血则呈苍黄色；直接胆红素增高呈灰黄或暗黄色，重症呈黄绿色。

（4）伴随症状　溶血性黄疸多伴贫血，重者可有水肿、心力衰竭；感染性黄疸多伴发热及感染中毒症状；梗阻性黄疸多伴肝大，大便色发白，尿色黄。

（5）病情进展快、胆红素>342μmol/L（20mg/dl），可发生胆红素脑病（先有精神萎靡、厌食，继而易激惹、高声尖叫、呼吸困难、惊厥或角弓反张、肌张力增高等）。早产儿伴有窒息、缺氧、酸中毒者，即使胆红素<342μmol，也有发生胆红素脑病的危险。

（6）黄疸消退时间　母乳性黄疸多延迟，可经3~12周黄疸才能消退。

3. 实验室检查

（1）检查血清总胆红素、间接胆红素和直接胆红素。

（2）直接胆红素增高为主的应查肝功能、腹部B超等。

（3）怀疑新生儿溶血症者做母子交叉试验。

（4）感染性　疑为败血症者做血培养；疑宫内感染做TORCH特异性检查；考虑肝炎者做有关血清学检查，如HBsAg、抗-HCV等。

（5）先天性代谢缺陷的相关检查。

【治疗原则】

目的是防止胆红素进一步升高，减少胆红素脑病发生的危险性。

1. 一般治疗

注意保暖，生后尽早开奶，入量不足者静脉输葡萄糖。及时纠正缺氧、酸中毒、低血糖等。

2. 光疗

（1）指征　见表32-5，表32-6。

表32-5　足月儿黄疸推荐干预方案

时龄（小时）	总血清胆红素水平（mg/dl）			
	考虑光疗	光疗	光疗失败考虑换血	换血加光疗
<24	≥6	≥9	≥12	≥15
~48	≥9	≥12	≥17	≥20
~72	≥12	≥15	≥20	≥25
>72	≥15	≥17	≥22	≥25

表 33 –6　早产儿黄疸推荐干预方案（总胆红素界值，μmol/L）

出生孕周/体重	24 小时		48 小时		≥72 小时	
	光疗	换血	光疗	换血	光疗	换血
<28 周/1000g	≥5	≥7	≥7	≥9	≥7	≥10
28～31 周/1000～1500g	≥6	≥9	≥9	≥13	≥9	≥15
32～34 周/1500～2000g	≥6	≥10	≥10	≥15	≥12	≥17
35～36 周/2000～2500g	≥7	≥11	≥12	≥17	≥14	≥18
36 周/ >2500	≥8	≥14	≥13	≥18	≥15	≥20

（2）方法　双面光疗优于单面光疗，根据病情选择照射时间。

（3）不良反应　可引起发热、腹泻、皮疹等，停止光疗后自愈。

3. 药物治疗

肝酶诱导剂、白蛋白、免疫球蛋白、肾上腺皮质激素、锡原卟啉。

4. 换血疗法

途径有经脐血管（传统方法）、脐动脉与脐静脉、脐静脉与周围静脉；经外周动静脉双管同步换血法（普遍应用）以及经外周静脉与静脉换血法（很少应用）。血源应选用新鲜血，库血储存时间不要超过 3 天，Rh 溶血症选择和母亲相同的 Rh 血型，ABO 血型用与新生儿同型或 O 型血，在 Rh（D）溶血病无 Rh 阴性血时，亦可用无抗 D（IgG）的 Rh 阳性血。ABO 溶血症选择 O 型红细胞和 AB 型血浆的混合血，也可选用 O 型或新生儿同型血。换血量为体内总血量的 2 倍，即 150～180ml/kg，标准换血速度为 5ml/min。

三、母乳性黄疸

随着母乳喂养率的提高，母乳性黄疸的发生率逐年提高，目前已达 20%～30%。但其病因及发病机制尚未完全明确。

【诊断标准】

1. 临床表现

主要表现为母乳喂养的新生儿出现黄疸，足月儿多见，黄疸一般出现在生理性黄疸发生的时间内，峰值可高于生理性黄疸，消退时间可晚于生理性黄疸。一般情况良好，吃奶好，大便色黄，不影响生长发育，肝脏不大，肝功能正常。

2. 临床分型

（1）早发型母乳性黄疸　发生在母乳喂养的 1 周以内。生后 2～3 天出现，高峰时间为 4～5 天，血清胆红素的最高值超过生理性黄疸，且黄疸消退时间晚于生理性黄疸。

（2）晚发型母乳性黄疸　临床出现时间较晚，常在生后 7～14 天出现，可紧接着生理性黄疸发生，也可在生理性黄疸减轻后又加重。胆红素峰值可在生后 2～3 周，持续 4～6 周或延长到 2～3 个月。

3. 诊断要点

（1）足月儿多见，纯母乳喂养或母乳喂养为主的新生儿。

（2）黄疸出现在生理性黄疸期，血清胆红素＞220.6μmol/L（12.9mg/dl）或黄疸迁延不退。

（3）逐一排除引起病理性黄疸的所有原因。

（4）一般情况好，生长发育正常。

（5）停止母乳喂养1～3天后黄疸明显消退，血清胆红素下降30%～50%。

【治疗原则】

1. 早发型母乳性黄疸

鼓励少量多次喂母乳，保证足够乳量及能量的摄入，如果血清胆红素超过生理性黄疸范围，应予以干预，可继续母乳喂养，同时进行光疗。

2. 晚发型母乳性黄疸

过去主要为暂停母乳喂养。近年来认为，在血清胆红素达到256.5～342.0μmol/L（15～20mg/dl）或更高时，可采取光疗，光疗期间可继续母乳喂养，但对于日龄、胎龄较小的患儿，处理应积极。

第六节　新生儿感染性疾病

感染性疾病是新生儿期疾病及死亡的重要原因，目前在我国其发生率及病死率仍占新生儿疾病的首位，病原体中以病毒及细菌多见。

一、病毒感染

新生儿病毒感染的病原体较多，有巨细胞病毒（CMV）、风疹病毒（RV）、单纯疱疹病毒（HSV）、肝炎病毒（HV）、柯萨奇病毒、埃可病毒（ECHO）、EB病毒（EBV）、腺病毒、呼吸道合胞病毒（RSV）、轮状病毒、人类免疫缺陷病毒（HIV）等。感染的主要方式有宫内感染（先天感染）、分娩时感染及出生后感染。三种感染方式中以宫内感染为主要，是造成死胎、流产、先天畸形以及新生儿期急性病毒感染或慢性潜伏感染的重要原因。

（一）巨细胞病毒感染

巨细胞病毒感染（cytomegalovirus infection）是巨细胞病毒（CMV）引起的一种全身性感染综合征，在人类先天性病毒感染中最常见，是造成儿童听力丧失和神经发育伤残的主要原因。

【感染途径】

1. 垂直传播

（1）出生前感染　经胎盘或子宫颈的感染。

（2）出生时感染　分娩过程中吸入生殖道中污染的分泌物的感染。

（3）出生后感染　接触被污染的母亲的唾液、尿液或母乳的感染。

2. 水平传播

出生后接触亲属、抚育人员含有CMV的体液。

3. 医源性感染

输血后感染。

【临床表现】

1. 先天性症状性 CMV 感染

为宫内感染所致，占 CMV 宫内感染的 5%～10%。

（1）发育落后　早产儿、低出生体重儿、小于胎龄儿及出生后发育迟缓。

（2）肝脏损害　主要表现为黄疸、肝脾大及肝功能损害。

（3）血液系统损害　可表现为轻～中度贫血、血小板减少性紫癜等。

（4）间质性肺炎　起病缓慢，可有呼吸急促、呼吸暂停等表现。

（5）中枢神经系统感染　表现为小头畸形、抽搐、肌张力障碍及智力发育落后。

（6）其他损害　心肌炎、关节炎、视网膜脉络膜炎等。

2. 出生时及出生后 CMV 感染

多数表现为与先天性感染相同的黄疸、肝脾大及肝功能损害。

【诊断标准】

1. CMV 感染

出生后 14 天内确诊，为宫内感染；生后 3～12 周确诊，为围生期感染；生后 12 周后发现的感染为生后感染。具有以下四项之一即可确诊。

（1）病毒分离阳性。

（2）检测出病毒抗原。

（3）检测出 CMV－mRNA。

（4）CMV－IgM 抗体阳性，就可断定是先天性感染。

2. CMV 病

具有 CMV 感染的相关症状、体征及实验室证据，并排除其他病因，受损器官、系统超过两个或两个以上。主要集中于某一器官或系统，如肝脏或肺部时则称为 CMV 肝炎或 CMV 肺炎。

【治疗原则】

（1）对于新生儿先天性 CMV 感染目前仅有更昔洛韦的用药经验，用药倾向于早期、高剂量、足疗程。每次 7.5mg/kg，每 12 小时一次，疗程 6～12 周。用药期间密切监测血常规和肝、肾功能。

（2）其他药物　CMV 高价免疫球蛋白及 CMV 免疫核糖核酸等对治疗有一定帮助。干扰素治疗效果不满意。

【预后】

先天性 CMV 感染病死率高，存活者常留有后遗症，如智力低下、自闭症、学习障碍、脑瘫、癫痫、耳聋或听力损害以及视觉缺陷等。

【预防】

对妊娠或先天性感染，目前尚无有效的预防母亲感染的手段。获得性 CMV 感染的预防手段主要是减少传播的危险性。

（二）乙型肝炎病毒感染

乙型肝炎（hepatitis B）是由乙型肝炎病毒（HBV）感染引起，新生儿 HBV 感染主要来源于母婴传播。

【感染途径】

主要通过 HBsAg 阳性的母亲经过母婴宫内传播及围生期传播。

1. 宫内传播

见于母亲 HBsAg 高滴度、HBsAg 阳性和 HBV - DNA 高载量。

2. 分娩时传播

见于分娩时母血渗入胎儿血或胎儿吞咽病毒污染的羊水所致。

3. 出生后感染

与母亲生活上的密切接触，通过母亲的唾液、初乳、汗液及粪便等传播。

【诊断标准】

1. 病史

在乙肝高发地区，孕母为 HBsAg 阳性的婴儿或新生儿有食欲欠佳、发热、黄疸、肝大等表现应考虑此症。

2. 临床表现

感染后可有数周到 6 个月的潜伏期，新生儿出生时多无症状，常在 1~6 个月间有慢性抗原血症和氨基转移酶的持续性轻度增高。部分病例出现黄疸、发热、肝大、粪色变浅及纳差等表现。实验室检查出现轻度肝功能异常或仅有氨基转移酶升高、血清胆红素增高或呈慢性肝炎经过，极少数病例呈暴发型。

3. 辅助检查

为本病确诊依据。除血清酶及胆红素增高外，HBsAg 阳性示 HBV 现正在感染，抗HBc - IgG 阳性示既往感染，HBeAg 阳性见于 HBV 病毒复制活跃，HBV - DNA 阳性是病毒复制和传染性的直接标志。

【治疗原则】

无特效治疗方法。加强营养，补充维生素，必要时使用激素。可试用干扰素、转移因子、免疫核糖核酸等激活免疫功能的药物。

【预后】

多数预后良好，少数呈暴发型经过，黄疸出现后迅速加重，短期内发展到急性重型肝炎、出血甚至肝功能衰竭，死亡率高。

【预防】

阻断母婴传播是减少及最终消灭 HBsAg 慢性携带的关键措施。

1. 阻断母婴传播

对 HBsAg 阳性的育龄妇女进行健康教育，分娩时对胎儿进行保护，生后对新生儿积极采取主动免疫和被动免疫措施。

2. 被动免疫

采用乙肝免疫球蛋白（HBIG），HBsAg 阳性或 HBsAg/HBeAg 双阳性的孕妇所生婴儿，应注射 HBIG，其方法为出生后 24 小时内（越早越好）肌内注射一次，剂量 100~200IU，1 个月后再肌内注射一次，剂量同前。

3. 主动免疫

对 HBsAg 阳性或 HBsAg 和 HBeAg 双阳性母亲所生婴儿，用乙肝疫苗与 HBIG 联合应用的方法，可使 95%～97% 的婴儿得到保护，建议方案如下：①出生后 6 小时内肌注 HBIG 100～200IU，出生后 1 个月再使用相同剂量一次；②重组酵母乙肝疫苗 10μg 或 CHO 乙肝疫苗 20μg，与 HBIG 同时或出生后 12 小时内肌内注射，此后在出生后 1 个月、6 个月再各接种一次重组酵母乙肝疫苗 10μg 或 CHO 乙肝疫苗 20μg。

二、细菌感染

新生儿细菌感染发病率高（尤其是早产儿、极低出生体重儿），是导致新生儿死亡的重要原因。主要感染途径为产前感染、产时感染和产后感染。按照感染部位可分为全身性感染、肺炎、尿路感染、化脓性关节炎、骨髓炎、腹泻、皮肤化脓性感染、化脓性结膜炎和中耳炎。

（一）新生儿败血症

新生儿败血症（neonatal septicemia）指新生儿期细菌侵入血液循环，并在其中繁殖和产生毒素所造成的全身性感染，其发生率约占活产婴儿的 1‰～8‰，出生体重越轻，发病率越高。

新生儿常表现为非特异性症状。

【感染途径】

（1）宫内感染　母亲孕期有感染时，细菌可经胎盘血行感染胎儿。

（2）产时感染　产程延长、难产、胎膜早破时，细菌可由产道上行进入羊膜腔，胎儿可因吸入或吞下污染的羊水而患肺炎、胃肠炎、中耳炎等，进一步发展成为败血症，也可因消毒不严、助产不当、复苏损伤等使细菌直接从皮肤、黏膜破损处进入血中。

（3）产后感染　最常见，细菌可从皮肤、黏膜、呼吸道、消化道、泌尿道等途径侵入血循环，脐部是细菌最易侵入的门户。

【临床表现】

1. 一般表现

（1）体温改变　可有发热和体温不升。

（2）一般状况　可表现为精神、食欲欠佳，哭声减弱、体温不稳定、体重不增等，不需很长时间即可出现不吃、不哭、不动、面色不好、精神萎靡、嗜睡。

（3）黄疸　可能是本症的主要表现，表现为生理性黄疸加重或减退后又复现。

（4）休克表现　面色苍白，四肢冰凉，皮肤出现大理石样花纹，脉细速，低血压等。

2. 全身各系统表现

（1）皮肤、黏膜　硬肿症、皮下坏疽等。

（2）消化系统　厌食、腹胀、呕吐、腹泻，严重时可出现新生儿坏死性小肠结肠炎（NEC）。

（3）呼吸系统　气促、发绀、呼吸不规则或呼吸暂停。

（4）中枢神经系统　易合并化脓性脑膜炎。

（5）血液系统　可合并血小板减少，瘀点或瘀斑甚至 DIC，呕血、便血、血尿或肺出血。

（6）泌尿系统感染。

（7）其他　骨关节化脓性炎症及深部脓肿。

【辅助检查】

1. 细菌学检查

（1）细菌培养　血培养是诊断的"金指标"，尽量在用抗生素前取周围血做培养，并应严格遵守无菌操作，防止污染。

（2）病原菌抗原及 DNA 检测　可采用对流免疫电泳、乳胶凝集试验及 ELISA 等方法。

2. 非特异性检查

（1）白细胞计数　WBC $<5 \times 10^9/L$ 为白细胞减少；≤3 天者 WBC $>25 \times 10^9/L$，>3 天者 WBC $>20 \times 10^9/L$ 为白细胞增多。

（2）白细胞分类　未成熟白细胞和中性粒细胞比例≥0.16 提示有细菌感染。

（3）C - 反应蛋白（CRP）　C - 反应蛋白 $>8\mu g/ml$（末梢血方法）提示有细菌感染。

（4）血清降钙素原（PCT）或白细胞介素 6（IL - 6）测定　PCT $>2.0\mu g/L$ 为临界值，IL - 6 阳性预测值 $>95\%$。

（5）血小板计数（BPC）　≤$100 \times 10^9/L$ 有意义。

（6）微量红细胞沉降率　（ESR）≥5mm/h 提示败血症。

3. 其他检查

脐部、尿液、大便或其他局部感染灶的培养以及脑脊液检查等。

【诊断标准】

1. 确诊败血症

具有临床表现并符合下列任意一条。

（1）血培养或无菌体腔内培养出致病菌。

（2）如果血培养出条件致病菌，则必须于另次（份）血或无菌体腔内或导管头培养出同种病菌。

2. 临床诊断败血症

具有临床表现且具备下列任意一条。

（1）非特异性检查≥2 条。

（2）血标本病原菌抗原或 DNA 检测阳性。

【治疗原则】

1. 抗菌治疗

（1）一般原则　临床诊断败血症收集标本后不需等病原学结果即应及时应用抗生素，通常应用对 G^+ 菌及 G^- 菌均有效的抗生素。一旦有药敏试验结果及时选用敏感抗生素，疗程 7～14 天。

（2）主要针对 G^+ 菌的抗生素　青霉素与青霉素类，第一、二代头孢菌素，万古霉素。

（3）主要针对 G^- 菌的抗生素　第三代头孢菌素，哌拉西林、氨苄西林、氨曲南。

（4）针对厌氧菌的抗生素　甲硝唑。

（5）其他广谱抗生素　亚胺培南＋西司他丁，帕尼培南＋倍他米隆，头孢吡肟。

2. 支持疗法

静脉补液，维持水、电解质平衡及补充热量，及时纠正酸中毒及缺氧，注意保暖，光疗预防肝性脑病，纠正休克等。

3. 其他治疗

（1）输注中性粒细胞。

（2）交换输血。

（3）静脉注射免疫球蛋白。

（4）清除局部感染灶。

（二）脐炎

脐炎（omphalitis）是由于断脐时或出生后处理不当，导致脐带残端细菌入侵、繁殖所引起的急性炎症。常见病原体为金黄色葡萄球菌，其次为大肠埃希菌、铜绿假单胞菌、溶血性链球菌等。

【诊断标准】

（1）轻者除脐轮与脐周皮肤轻度红肿，可伴有少量脓性分泌物。重者脐部及脐周围明显红肿发硬，脓性分泌物较多，常有臭味。可向周围皮肤扩散形成蜂窝织炎及皮下坏疽，或向临近腹膜蔓延导致腹膜炎。慢性炎症常形成脐肉芽肿。

（2）具有脐炎的炎症局部表现，久治不愈应与脐肠瘘、脐窦、脐尿管瘘、脐带炎等疾病鉴别。

【预防原则】

断脐应严格无菌，生后勤换尿布，保持脐部清洁干燥，护理脐残端注意无菌操作。

【治疗原则】

轻症者局部用2%的碘酊及75%乙醇清洗，每日2～3次。有明显脓液、蜂窝织炎或出现全身症状者可选用适当抗生素治疗。慢性肉芽肿形成可用10%硝酸银溶液涂搽，如肉芽肿较大，可做手术切除。

（三）脓疱疮

新生儿脓疱疮是发生在新生儿中的一种以周围红晕不明显的薄壁水脓疱为特点的葡萄球菌感染。发病急骤，传染性很强，容易造成流行。

【病原体及传播途径】

病原体为凝固酶阴性葡萄球菌，传播途径为通过存在皮肤感染或带菌的家属及医务人员传播。

【诊断标准】

多发生在生后4～10天。在头面部、躯干和四肢突然发生大疱。脓疱表皮薄，大小不等，周围无红晕，易于破裂，痂皮脱落后不留痕迹。初期可无全身症状，随后可有发热，严重者可并发菌血症。

【治疗原则】

（1）避免与有皮肤感染病的人接触，护理新生儿前要认真洗手。

（2）注意新生儿皮肤清洁，尿布应勤洗勤换。

（3）抗感染 及早给予有效抗生素。

（4）局部治疗 无菌消毒后可刺破脓疱，用 0.05% 的依沙吖啶溶液或 0.1% 呋喃西林溶液湿敷或清洗创面。皮肤无破损者可用抗生素软膏涂抹。

三、其他感染性疾病

（一）新生儿鹅口疮

新生儿鹅口疮，是口腔黏膜受白色念珠菌（属真菌）感染所致，占新生儿黏膜念珠菌感染的首位。多发生在口腔、唇、舌和颊部黏膜，牙龈及咽喉部也可累及，表现为局部黏膜呈潮红斑片，表面覆盖大小不等的乳白色块状物，不易剥离，强行剥离可有出血。

【感染途径】

（1）母亲阴道有真菌感染，婴儿出生时通过产道，接触母体的分泌物而感染。

（2）奶瓶、奶嘴消毒不彻底，母乳喂养时，妈妈的奶头不清洁都可以是感染的途径。

（3）接触感染念珠菌的食物、衣物和玩具。

（4）长期应用抗生素或激素治疗，造成体内菌群失调，真菌乘虚而入并大量繁殖，引起鹅口疮。

【诊断标准】

（1）口腔黏膜出现乳白色微高起斑膜，周围无炎症反应，擦去斑膜后，可见下方不出血的红色创面斑膜面积大小不等，可出现在舌、颊腭或唇内黏膜上。

（2）好发于颊舌、软腭及口唇部的黏膜，白色的斑块不易擦掉。

（3）严重时宝宝会因疼痛而烦躁不安、哺乳困难，有时伴有轻度发热。

（4）受损的黏膜治疗不及时可不断扩大蔓延到咽部、扁桃体、牙龈等，更为严重者病变可蔓延至食管、支气管，引起念珠菌性食管炎或肺念珠菌病而出现呼吸、吞咽困难，甚至可继发其他细菌感染，造成败血症。

【治疗原则】

（1）加强护理及营养，健康新生儿一般可自限。

（2）局部用制霉菌素研成末与鱼肝油滴剂调匀，涂搽在创面上，每 4 小时用药 1 次。症状严重的也可应用抗真菌的药物进行综合治疗。

（3）近年国外报道可用氟康唑治疗新生儿反复发生的鹅口疮，3 ~ 6mg/（kg·d），每日 1 次口服或静脉滴注。应用时需注意观察肝、肾功能。

（二）新生儿先天性梅毒

先天性梅毒又称胎传梅毒，是梅毒螺旋体由母体经胎盘进入胎儿血液循环中所致的疾病。

【传播途径】

主要是经胎盘传播。胎儿的感染与母亲的梅毒病程及妊娠期是否治疗有关。

【诊断标准】

主要根据母亲病史、临床表现、实验室检查和 X 线检查进行诊断。

1. 症状和体征

多数新生儿刚出生后症状和体征不明显，约2/3的病例在生后 3 ~ 8 周渐出现症状。如未在早期做出诊断，进行治疗，常发展为晚期先天性梅毒。

2. 早期先天性梅毒常见表现

（1）全身症状　患儿多为早产儿、低体重儿或小于胎龄儿，营养障碍，消瘦。可有发热、贫血、烦躁，易激惹，肝脾大，黄疸及肝功能异常。

（2）皮肤黏膜损害　占20% ~ 30%，可在出生时即存在，多于生后 2 ~ 3 周左右出现。皮疹为散发或多发性，呈圆形、卵圆形或虹彩状，紫红或铜红色浸润性斑块，外围有丘疹，带有鳞屑。分布比外观更具特征性，多见于口周、臀部、手掌、足跖，重者全身分布。掌跖部损害多表现为大疱或大片脱屑。口周病损呈放射状裂纹，持续多年，愈合后遗留放射状瘢痕，有一定诊断价值。

（3）鼻炎　常见为梅毒性鼻炎，表现为鼻塞，张口呼吸，可有脓血样分泌物，鼻前庭皮肤湿疹样溃疡，可损及鼻软骨及鼻骨。

（4）骨损害　受累者占20% ~ 95%，X 线发现异常更多，主要长骨多发性对称性损害。

（5）中枢神经系统梅毒　症状在新生儿期罕见，多出现在生后 3 个月以后。可表现有低热、前囟突起、颈强直、惊厥、昏迷、角弓反张、脑积水等。

（6）其他　约1/6患儿有非免疫性水肿，其原因主要由于低蛋白血症、先天性肾病或梅毒性肾炎，少见的还有脉络膜视网膜炎、指甲炎、青光眼等。

3. 实验室检查

（1）梅毒螺旋体检查　取胎盘、脐带或皮肤黏膜病损的渗出物或刮取物涂片，如发现病原体或螺旋体 DNA 阳性，均有助于诊断。

（2）血清学试验

①非特异性试验　即非梅毒螺旋体抗原血清试验，常用快速血浆反应素试验（RPR）。

②特异性试验　即梅毒螺旋体抗原试验。

③脑脊液检查　对梅毒婴儿腰穿应作为常规。若脑脊液检查有单核细胞增加，蛋白质升高，VDRL 阳性，无论有无症状都可诊断为神经梅毒。

4. 辅助检查

X 线检查骨骼主要表现为骨膜炎、骨髓炎、骨质破坏，胸部摄片显示肺部炎性浸润。

【治疗原则】

1. 一般措施

先天梅毒婴儿应严格隔离，孕妇一经查出患有梅毒，应立即开始正规治疗。青霉素是首选药物，且能通过胎盘到达胎儿体内。

2. 先天性梅毒的治疗

水剂青霉素 G 10 万 ~ 15 万 U/（kg·d），头 7 天按 10 万 U/（kg·d），分 2 次，之后 15 万 U/（kg·d），分 3 次，共 10 ~ 14 天。脑脊液正常者，主要选用苄星青霉素 G 或普鲁卡因青霉素 G；脑脊液异常者（神经梅毒）选用青霉素 G 5 万 U/（kg·d），共

10~15 日；或普鲁卡因青霉素 G 5 万 U/（kg·d）肌内注射，共 10 日。

3. 随访

疗程完后需在 2、4、6、9、12 个月追踪观察血清学试验，如治疗较晚者应追踪更久，直至 VDRL 滴度持续下降最终阴性。

（三）新生儿衣原体感染

由沙眼衣原体感染，可引起包涵体结膜炎及沙眼衣原体肺炎。新生儿衣原体感染主要通过产道时获得。沙眼衣原体在孕妇可累及子宫颈的柱状上皮细胞，很少累及阴道鳞状上皮细胞，还可逆行感染子宫内膜，损伤胚胎，可造成死产、早产、胎膜早破等。新生儿在通过感染衣原体的母亲产道时，可感染衣原体引起结膜炎和肺炎。

【诊断标准】

根据病史、临床表现及实验室检查做出诊断。

1. 新生儿沙眼衣原体结膜炎

多在生后 5~14 天发病，常单侧发病，多有自限性，先有卡他性结膜炎症状，后出现黏液脓性分泌物，眼睑及结膜肿胀、充血，眼睑结膜滤泡形成，持续数周而愈。偶可转为慢性。

2. 衣原体肺炎

主要见于新生儿和婴幼儿，临床可先有上呼吸道感染的表现，一般不发热或仅有低热，呼吸增快，阵发性咳嗽，重者有呼吸困难和呼吸暂停，甚至死亡。一般病情不重，但重症早产儿有时需要呼吸机辅助呼吸。

3. 辅助检查

（1）显微镜直接检查　黏膜表面拭子或刮片分泌物找包涵体及衣原体原始小体。

（2）组织细胞培养分离衣原体　取结膜标本或支气管肺泡灌洗液做细胞培养分离衣原体。

（3）衣原体抗体　血清或分泌物查衣原体抗体应用最广，包括免疫荧光试验、酶联免疫测定法和 PCR 法。

（4）血常规　白细胞数一般正常，可有嗜酸粒细胞增多 >300/mm^3。

【治疗原则】

首选红霉素类治疗，20~50mg/（kg·d），分 3 次，口服，疗程 2 周。新生儿结膜炎，局部可用 0.1% 利福平或 0.3% 诺氟沙星眼药水滴眼。阿奇霉素半衰期长，剂量为 10mg/（kg·d），每日 1 次，连用 3 天。

第七节　消化系统疾病

一、新生儿呕吐

呕吐（vomiting）是新生儿期常见症状之一，由于新生儿消化道解剖和生理特点，使新生儿很容易发生呕吐。呕吐物易呛入气道而引起窒息和（或）吸入性肺炎，长时间呕吐可引起水、电解质紊乱和酸碱平衡失调，甚至导致营养不良。

引起新生儿呕吐的原因临床上分为内科疾病和外科疾病两种，内科方面原因有咽下综合征、溢乳、喂养不当、胃食管反流、贲门失弛缓症、幽门痉挛、胎粪性便秘、感染性疾病、颅内压升高、应激性消化道溃疡、胃扭转、坏死性小肠炎以及遗传代谢病等。外科方面原因有先天性食管闭锁及食管－气管瘘、膈疝、肥厚性幽门狭窄、胃穿孔、肠闭锁和肠狭窄、肠旋转不良、肠套叠、消化道重复畸形、巨结肠、肛门直肠闭锁等。

【诊断标准】

（1）根据呕吐出现时间、呕吐物有无胆汁、呕吐程度轻重、呕吐后食欲如何、是否伴有明显的消化系统以外的症状和体征、有无腹胀及腹胀部位、肠鸣音是否消失或亢进等，结合其临床表现及体征查找可能的病因。

（2）寻找是否有感染因素及病灶，以排除感染引起的呕吐。

（3）如可疑为外科方面因素，可行腹部立位 X 线和腹部 B 超检查，是否有液平面、肠充气如何是确诊的重要手段之一。

【治疗原则】

1. 内科方面因素

根据病因给予相应的处理。

（1）咽下综合征　呕吐轻者，多不需治疗，24～48 小时内可自愈。呕吐重者或进食差有低血糖高危因素存在者，可用 1% 碳酸氢钠溶液或 1/2 张温盐水洗胃 1～2 次。同时注意新生儿血糖及水、电解质平衡，必要时应经静脉补充液体和电解质。

（2）喂养不当　指导合理喂养。

（3）胎粪性便秘　用等渗温盐水 15～30ml 或甘油 5～10ml 灌肠。

（4）贲门或幽门括约肌痉挛　可使用 1：1000 的阿托品溶液，每次喂奶前 15 分钟给予 1 滴，每天增加 1 滴至面红为止，呕吐停止即可停药。但在病因未明确前禁用解痉止吐剂。

（5）体位治疗　采用上半身抬高（斜度为 30°以上）向左侧卧位，防止呕吐物呛入气道。

（6）胃食管反流（贲门－食管松弛）　除体位治疗（采用半卧位或向右侧卧位），少食多餐，还可药物治疗，如多潘立酮增加食管下括约肌（LES）张力，防止反流，喂奶前 30 分钟服用，每次 0.2mg/kg，日服 2～3 次，连续 7～10 日。红霉素及其衍生物可增加 LES 张力、胃底胃窦强烈收缩及小肠收缩，促进胃的排空，用小剂量，5mg/（kg·d）分 3 次服。西咪替丁（每次 3～5mg/kg，日服 2～3 次）或雷尼替丁（每次 2～3mg/kg，日服 2 次）抑制胃酸分泌。硫糖铝中的胃酸，每次 100mg，日服 2 次。蒙脱石散每次 1/3 袋，日服 2～3 次以保护黏膜。保守 6 周无效或出现消化道出血、营养不良、生长迟缓、严重食管炎、反复呼吸道感染等严重并发症，则应外科手术治疗。

2. 外科方面因素

常需请外科会诊，行手术治疗。

二、新生儿感染性腹泻

新生儿感染性腹泻是由病毒和细菌引起的肠道感染。细菌以大肠埃希菌多见，有致病性、产毒性、侵袭性、肠出血性和肠凝聚黏附性大肠埃希菌；鼠伤寒沙门菌可引起暴发性流行性腹泻；还有空肠弯曲杆菌、产气单胞菌、金黄色葡萄球菌、痢疾杆菌等。病毒以轮状病毒、柯萨奇病毒、埃可病毒、肠道腺病毒等为多见，其他如真菌、寄生虫等也可引起新生儿感染性腹泻。由于新生儿免疫系统发育不完善，肠道内缺乏能中和大肠埃希菌的分泌型 IgA，消化功能差，无菌肠道突然暴露在各种细菌存在的环境中，故新生儿感染性腹泻常见于人工喂养儿。

【诊断标准】

（1）临床表现和严重程度因病原的不同而不同。

（2）轻型者主要以消化道症状为主，每日腹泻数次至十多次，大便呈水样，黄或绿色伴有黏液，可伴有低热、呕吐、食欲差、精神稍萎靡或哭闹，也可出现轻度脱水和酸中毒。

（3）重型者发病急，也可由轻型发展而成，每日腹泻 10 次以上，全身症状重，体温高或体温不升、拒食、腹胀、呕吐、尿少、四肢冰凉、面色苍白、精神差、嗜睡或昏迷；脱水征明显如皮肤弹性差、眼窝凹陷、囟门下陷，甚至休克；有明显水、电解质紊乱及酸中毒。

（4）辅助检查　大便常规可见红细胞、白细胞。细菌性腹泻的早期大便培养阳性率较高。病毒性腹泻可做大便涂片电镜检查、病原体抗体检测、PCR 技术进行病原学检测。其他检查包括电解质和血气监测、血常规、C－反应蛋白等。

【治疗原则】

（1）做好隔离，查找致病途径，彻底消毒，防止感染播散。

（2）监测病情　如脱水、中毒症状，心、肾功能，体温，出入量、大便性状及次数等。

（3）继续母乳喂养，因母乳易于消化，而且其含有的免疫物质可协助疾病的恢复。人工喂养儿则应禁食 8～12 小时，再喂配方奶。应从少量淡奶开始，然后逐渐增加浓度和奶量，不足部分应从静脉补充。

（4）纠正水、电解质紊乱及酸中毒。根据脱水程度决定补液量、补液的性质和补液速度。口服补液适用于轻型患儿，但要慎用。电解质紊乱及酸中毒根据检验结果予以纠正，轻度酸中毒无需用碱性药物，中或重度酸中毒，碳酸氢钠量（mmol）= $(22 - 测得\ HCO_3^-) \times 0.5 \times 体重（kg）$，一般先给予计算量的 1/2，之后再根据临床表现和血气分析来决定。

（5）病因治疗　①肠毒型大肠埃希菌性腹泻，因细菌较少侵入组织，应用非肠道吸收型口服药为好，如多黏菌素 E 5 万～10 万 U/（kg·d），分 3～4 次，口服。②如为侵袭性大肠埃希菌感染则应全身用药为好，如氨苄西林 50～150mg/（kg·d）分 3～4 次静脉滴注，或先锋霉素 50～100mg/（kg·d）分 2～3 次静脉滴注。目前对上述药物耐药菌株较多，可用头孢哌酮、头孢曲松或头孢克肟等第三代头孢类药物。③鼠伤寒沙门菌可用羧苄西林 100～200mg/（kg·d）。④病毒性腹泻不用抗生素，腹泻时乳糖酶减少，故以无（或少）乳糖配方奶代替母乳可减轻胃肠道症状和缩短病程。

（6）微生态调节剂和肠黏膜保护剂的应用　常见益生菌有双歧杆菌、乳酸杆菌、粪链球菌和蜡样芽孢杆菌等，药品有双歧三联活菌、金双歧、促菌生和整肠生等。蒙脱石散每次 1/3 袋，每日 3 次。

（7）流行性腹泻的处理　凡同时有 2 个或 2 个以上新生儿患感染性腹泻，应想到可能发生暴发性流行性腹泻。①切断感染源，及时将患儿与健康儿隔离，并分开护理，工作人员要严格执行消毒隔离制度。②有直接或间接接触的新生儿，应集中隔离，每天做大便培养，严密观察腹泻发生。大便培养阳性者再另外集中隔离。③密切观察健康儿是否发病，如不发病，过潜伏期后方可出院。④待全部患儿痊愈，全部检疫儿过潜伏期，不再有新发病例后，病区经彻底消毒后方可重新接收新入院者。⑤工作人员、患儿母亲及其他家属，对设备、用具进行采样做病原体检测，并进行治疗及消毒。⑥消毒方法根据病原体不同而异。⑦报上级有关单位。

三、新生儿非感染性腹泻

非感染性腹泻常见为乳糖不耐受和蛋白吸收障碍或不耐受，因喂养不当引起消化不良外，还可因原发某种酶缺乏或继发于肠道感染后使小肠黏膜上皮细胞受损，致消化酶暂时缺乏，导致消化功能障碍、免疫反应或免疫缺陷等。

【诊断标准】

1. 乳糖不耐受

诊断主要靠临床表现：①大便次数增多，每天可多至十多次；水便分离蛋花汤样；奶瓣多，泡沫多；排气多；肠鸣音重；大便及口腔酸臭、甚至呕吐、腹胀等。②大便化验阴性，便还原糖测定为阳性，pH 降低。③以无乳糖奶粉及乳糖酶治疗效果好，恢复母乳或普通奶粉或停乳糖酶后又出现腹泻。

2. 蛋白吸收障碍或不耐受（蛋白过敏）

新生儿期发病约占病例的 50%，男婴多见。喂配方奶后 24～48 小时出现呕吐、腹胀、腹泻，大便有血丝甚至肠道出血或乳糜泻。停奶粉后缓解，再试喂配方奶又出现上述情况即可确诊。

【治疗原则】

1. 乳糖不耐受

如果大便次数≤6 次/天，不影响生长发育，不一定需要特殊治疗。如果大便次数多，≥6 次/天，体重增长缓慢，应吃乳糖酶，每次奶前 5～10 分钟口服 1 袋乳糖酶，严重者可口服 1.5 袋或 2 袋。母乳是婴儿最好的食品，应尽可能母乳喂养。

2. 蛋白吸收障碍或不耐受

母亲忌口的情况下尽可能母乳喂养，如果仍不能缓解，可吃深度水解蛋白奶粉或氨基酸奶粉。

四、新生儿坏死性小肠结肠炎

新生儿坏死性小肠结肠炎（NEC）临床上以腹胀、呕吐、便血（或潜血）为主要表现；腹部 X 线平片以肠壁囊样积气为特征；病理以回肠远端和结肠近端坏死为特点。大多发生于出生后 2～12 天，病因不明，多见于早产儿、小于胎龄儿、窒息儿、人工喂养儿、感染性疾病儿或换血术后的新生儿，其中早产是坏死性小肠结肠炎的主要高危因素。

【诊断标准】

（1）NEC 的主要临床症状　为腹胀、呕吐、腹泻、便血（潜血）。腹胀为首发症状，肠鸣音减弱或消失；呕吐物带胆汁或咖啡样物；一般先水样腹泻，1~2 天后出现便血。多数病情发展快，出现严重感染中毒表现，精神和反应差，体温不升，皮肤青紫。严重者出现休克和 DIC 表现。

（2）腹部 X 线平片　早期表现为小肠轻、中度胀气，结肠少气或无气或小肠结肠均普遍胀气；之后出现部分肠管扩张、梗阻、肠壁积气。进展期除肠管扩张、梗阻、肠壁积气外，门静脉积气和（或）腹腔积液；肠穿孔后常有气腹，下腹部有积液。如一次腹部平片无阳性发现应多次摄片，在发病开始 48~72 小时内每 6~8 小时复查 1 次。

（3）下列 4 项特征具备 2 项可考虑临床诊断　①腹胀；②便血；③嗜睡、呼吸暂停、肌张力低下；④肠壁积气。若无 NEC 放射影像学及组织学证据，则视为可疑。及早诊断很重要，可降低死亡率。

（4）Bell - NEC 分级　Ⅰ A（疑似 NEC）、Ⅰ B（疑似 NEC）、Ⅱ A［确诊 NEC（轻度）］、Ⅱ B［确诊 NEC（中度）］、Ⅲ A［NEC 进展（重度、肠壁完整）］、Ⅲ B［NEC 进展（重度、肠壁穿孔）］。

【治疗原则】

（1）一旦疑似为 NEC，应先行绝对禁食，胃肠减压，这一过程一般需要 7~15 天，直至腹胀、呕吐消失，有食欲，便潜血转阴为止。

（2）临床上情况明显好转后可开始经口喂养，先喂开水 1 次，再试喂 5% 葡萄糖水 2 次，每次均为 3~5ml，如无呕吐、无腹胀再喂母乳，从每次 3~5ml 开始，每 2~3 小时喂一次，以后可渐增加，每次增加 2ml，切忌用高渗乳汁。

（3）禁食和喂养不足期间给予静脉高营养（糖、氨基酸和脂肪乳）。

（4）根据情况选用抗生素。

（5）对症处理　如机械通气，纠正酸碱平衡、电解质紊乱和休克等。

（6）肠穿孔者及时外科治疗。

第八节　血液系统疾病

一、新生儿贫血

新生儿贫血一般由失血、溶血以及红细胞生成障碍引起。失血性贫血可发生在产前、产时及产后，临床表现因失血过程的急缓和失血量多少而异，急性失血量多者可出现休克，而慢性小量失血者可无或仅出现轻度贫血，常无临床症状。产前失血主要是经胎盘失血，包括胎儿 - 胎盘输血、胎儿 - 母体输血和胎儿 - 胎儿间输血；产时失血常发生于前置胎盘、胎盘早剥或剖宫产时误切胎盘、帆状胎盘、脐带被过度牵扯而突然出血等，可导致出生时重度窒息、休克，甚至死胎、死产；生后失血常因脐带、胃肠道失血和内出血。

【诊断标准】

（1）出生后 1 周，Hb≤140g/L（14.0g/dl）可诊断为贫血。足月儿出生 7 天内 Hb 和 HCT 与出生时一致，如 Hb 水平明显下降，即使 Hb 在正常范围，也要考虑可能存在出血或溶血。

（2）新生儿有失血病史；母亲 Rh 阴性或"O"型血，有较重的黄疸。

（3）新生儿皮肤、口唇特别是口腔黏膜及牙龈苍白。

（4）急性失血时新生儿除皮肤黏膜苍白外，还伴有心率快、呼吸急促、烦躁不安、低血压甚至休克、心力衰竭。

【治疗原则】

（1）急性失血，应立即采取紧急抢救措施，先进行有效复苏，如出现休克，应马上扩容，给予 10ml/kg 生理盐水静脉推注，时间为 5～10 分钟。如纠正不满意，可再给予一次 10ml/kg 生理盐水。复苏后根据血红蛋白的情况以及是否存在贫血的相关症状给予输血治疗。

（2）慢性贫血时除皮肤黏膜苍白外无临床表现，给予补充铁剂，但贫血严重者应输血。

（3）输血指征 ①慢性失血无贫血症状者，血红蛋白＜100g/L。②急性失血≥10% 总血容量。③患有肺部疾病或先天性心脏病有大量左向右分流者，应维持其血红蛋白≥130g/L。④出现与贫血有关的症状如气促、呼吸困难、呼吸暂停、心动过速或过缓、进食困难和淡漠等，急性失血者应输新鲜全血，量为 10～20ml/kg。

（4）铁剂治疗 贫血诊断确定，均要补充铁剂，增加体内铁的贮存以备后用。剂量为元素铁 2～3mg/（kg·d），时间至少 3 个月，甚至持续 1 年。

（5）合并症治疗 当心功能衰竭出现时，可在输血前给予快速作用的利尿剂。

二、新生儿红细胞增多症

红细胞增多症（高黏滞度综合征）在新生儿期发生率约为 1%～5%，多见于小于胎龄儿、足月小样儿、延迟结扎脐带或挤勒脐带、糖尿病母亲的婴儿、双胎输血之受血者、21 - 三体综合征患儿等。血液高黏滞度将减少各脏器的供氧，特别是大脑的供氧，同时降低新生儿血糖，甚至引起血管栓塞。其常见合并症有高胆红素血症、低血糖、充血性心力衰竭、急性肾功能不全、坏死性小肠炎等。

【诊断标准】

（1）有高危因素的新生儿。

（2）多无临床症状，仅表现为活动后皮肤发红，呈多血质貌，皮肤弹性差、发暗，口唇、舌尖和甲床发绀。少数可有气促、面色深红、呼吸暂停、进食差、嗜睡、醒后易激惹、肌张力差、肝大、心率快等心功能不全的表现。

（3）早期新生儿血细胞比容≥0.65（65%），血黏度＞18cps（切变率为 11.5/s）即可确诊。

【治疗原则】

（1）对有症状者进行部分换血治疗，无症状者是否需要治疗还存在争议。一般血细胞比容在 0.65 ~ 0.70 而无症状者给予密切观察，但如血细胞比容 > 0.70 应给予换血。

（2）对症治疗　如监测血糖；对有呼吸窘迫者给予吸氧；摄入差者应适当补液；治疗高胆红素血症。

（3）换血疗法　多用新鲜冰冻血浆或白蛋白进行部分换血，换血量 = 血容量 × （实际血细胞比容 − 预期血细胞比容）÷ 实际血细胞比容，血容量 = 体重（kg）× 血管内容量（80 ~ 90ml/kg，极低体重儿为 100ml/kg）。

三、新生儿血小板减少症

由于血小板生成减少和（或）破坏增加称为新生儿血小板减少症，引起新生儿血小板减少症的原因可分为免疫性、感染性、先天性或遗传性等。免疫性有母儿血小板抗原性不合、母亲特发性血小板减少性紫癜、母亲系统性红斑狼疮、药物致新生儿血小板减少和新生儿溶血病合并血小板减少；感染性为 TORCH 和细菌感染；先天或遗传性有先天巨核细胞再生不良、遗传性（慢性）血小板减少；其他还有新生儿硬肿症、红细胞增多症、围生期缺氧、呼吸窘迫综合征和坏死性小肠结肠炎等。

【诊断标准】

（1）血小板计数低于 $100 \times 10^9/L$ 为血小板减少症，一般新生儿出生时血小板计数 > $150 \times 10^9/L$，如在（100 ~ 150）$\times 10^9/L$ 应视为可疑异常。

（2）免疫性血小板减少症如轻者可无临床表现，数日即好转；重者皮肤出现广泛性瘀点、瘀斑（严重者还可有胃肠道、针眼孔和颅内出血等），尤其以骨骼突出部或受压部位明显，常伴有较严重黄疸，病程为 2 周 ~ 2 个月不等，甚至可长至 4 ~ 6 个月。实验室检查其出血时间延长，血块收缩时间延长且不完全，而凝血时间在正常范围。

（3）感染性血小板减少症有感染的临床表现，宫内感染常见病原为弓形虫、风疹、巨细胞病毒、疱疹病毒、梅毒螺旋体、乙肝病毒、柯萨奇病毒、麻疹、埃可病毒和 HIV 等；出生后感染以细菌为主，多见于金黄色葡萄球菌和革兰阴性杆菌，50% ~ 70% 在感染开始即有血小板减少。

（4）先天性或遗传性血小板减少症较少见，可以是单纯性的先天性巨核细胞增生不良，也可以是一组综合征中的共同表现，如骨骼畸形（短肢或桡骨缺失）、小头畸形、13 – 三体综合征或 18 – 三体综合征、心血管畸形、范可尼综合征、Wiskott – Aldrich 综合征（伴性隐性遗传）或 May – Hegglin 异常综合征（常染色体显性遗传）等。

【治疗原则】

（1）新生儿出生后要注意复苏，查血常规和血小板计数，必要时查凝血酶原时间（PT）和部分促凝血酶原激酶时间（PTT）。

（2）免疫性血小板减少症病情轻者无需特殊治疗；如血小板计数 ≤ $30 \times 10^9/L$ 或出血较重者，应给予治疗。可用丙种球蛋白，1g/（kg·d），用 1 ~ 2 天。口服泼尼松1 ~ 2mg/（kg·d）或地塞米松 0.5 ~ 1mg/（kg·次），每日 1 ~ 2 次。如出血严重，危及生命，应考虑输注血小板、新鲜血或换血。

（3）感染性血小板减少症除积极控制感染外，必要时输注新鲜血或血小板，静脉大量应用免疫球蛋白对治疗细菌感染引起的血小板减少非常有利。

（4）先天性或遗传性血小板减少症对治疗不敏感，可用肾上腺反质激素或输血浆等。

四、新生儿出血病

新生儿出血病又称新生儿自然出血、新生儿低凝血酶原血症、维生素 K 缺乏症、新生儿黑粪等，是由于维生素 K 缺乏而造成依赖维生素 K 的凝血因子活力低下所致的自限性出血性疾病。维生素 K 不易通过胎盘，新生儿出生后体内维生素 K 储存普遍较低。母乳中维生素 K 含量（15μg/L）远较牛奶中（60μg/L）少，新生儿肠道细菌少，婴儿慢性腹泻或口服抗生素等可抑制肠道菌群，均使维生素 K 合戒减少。当存在肝胆疾病（如先天性胆管闭锁或肝炎综合征等）时，胆汁分泌减少可影响肠黏膜对维生素 K 的吸收；或母亲产前用某些药，如抗惊厥药（苯妥英钠、苯巴比妥）、抗凝血药（双香豆素）、抗结核药（利福平和异烟肼）等，影响维生素 K 的代射。近年来对新生儿出生时常规注射维生素 K，此病发生率明显下降。

【诊断标准】

（1）新生儿有维生素 K 缺乏的易患因素存在。

（2）多数于生后 2～3 天发病，最迟可于生后 1 周发病，个别纯母乳喂养儿于出生 1～3 个月发生出血。其特点为突然发生出血，无其他临床症状，也无严重的潜在疾病。常见出血部位为脐残端、胃肠道（呕血或便血）、皮肤受压处及穿刺处。

（3）血小板计数、出血时间和纤维蛋白原均正常，无纤维蛋白降解产物，但凝血酶原时间及部分凝血活酶时间延长，异常凝血酶原（PIVKA – Ⅱ）≥2μg/L 为阳性。

（4）注射维生素 K 后可在数小时内停止出血。

【治疗原则】

（1）预防为主，全部活产儿出生后立即肌内注射维生素 K_1 1～3mg。

（2）妊娠期有使用抗惊厥药、抗凝血药和抗结核药者，应于妊娠最后 3 个月肌内注射维生素 K_1 10mg，共 3～5 次，临产前 1～4 小时再注射 1 次。

（3）对纯母乳喂养儿，除出生时肌内注射维生素 K_1 外，应每周口服维生素 K_1 1mg/次至出生 3 个月；或给乳母口服维生素 K_1（5mg/d），可使乳汁中维生素 K_1 达到配方奶水平。对慢性腹泻、肝胆疾病、脂肪吸收不良或长期用抗生素者应每月肌内注射维生素 K_1。

（4）对已发病者，立即肌内注射维生素 K_1 1～3mg；严重或紧急情况下可静脉推注维生素 K_1（静脉注射制剂）1～5mg，静脉用有一定危险，可引起过敏性休克、心脏或呼吸骤停等。出血重者可输新鲜血或血浆 10～20ml/kg，纠正低血压和贫血。

第九节　新生儿常见代谢性疾病

一、新生儿低血糖

新生儿血糖低于 2.2mmol/L（40mg/dl）称为低血糖，目前有学者认为血糖在

2.2～2.6mmol/L 时也有出现低血糖症状，有学者曾提出血糖以 2.8mmol/L（50mg/dl）作为最低限值较为合理。新生儿低血糖多见于母亲患糖尿病、妊娠高血压综合征，胎盘功能不全、小于胎龄儿、双胎、早产儿、巨大儿、红细胞增多症、窒息儿、RDS、ABO 或 Rh 溶血，遗传代谢病、硬肿症和败血症等严重疾病以及哺乳迟或摄入不足等。新生儿低血糖多数无临床症状，故需靠血糖监测来确诊。新生儿血糖在出生后 3 小时内为逐渐下降的趋势，故在这期间更易于发生低血糖。

【诊断标准】

（1）有低血糖高危病史。

（2）新生儿低血糖常缺乏症状，症状和体征也常无特异性，主要为反应差、体温不升、不哭、不吃、嗜睡、呼吸暂停、阵发性青紫、烦躁不安、激惹、震颤、眼球不正常转动、多汗，甚至抽搐。

（3）血糖测定是确诊低血糖的唯一依据，必要时需查血型、血红蛋白、血钙、血镁、尿常规和酮体，做脑脊液、X 线片、EKG、超声波或 CT 检查等。

【治疗原则】

（1）新生儿有低血糖高危者，在出生 3 小时内应每小时监测 1 次血糖，之后可延长监测的间期，如出生 4 小时、6 小时、12 小时、24 小时。

（2）新生儿低血糖的预防比治疗更为重要，对可能发生低血糖者从生后 1 小时即开始喂 10% 葡萄糖溶液 5～10ml/（kg·h），连续 3～4 次，并尽早开奶。

（3）无症状低血糖但能进食者可先进食 10% 葡萄糖溶液 10ml/kg，并密切监测血糖。不能进食者或口服不能纠正低血糖者，可静脉滴注葡萄糖，滴入速度为 6～8mg/（kg·min），每小时监测血糖，根据血糖测定结果调节输糖的速率。

（4）出现低血糖症状者应先静脉注入 25% 葡萄糖溶液 2～4ml/kg（早产儿用 10% 的葡萄糖 2ml/kg），3 分钟内给完，之后用 10% 葡萄糖维持（无低血糖症状但不能口服者也给予 10% 葡萄糖溶液静脉滴注），速度为 3～5ml/（kg·h），葡萄糖滴入速度为 6～8mg/（kg·min），以维持血糖在正常水平。如 10% 的葡萄糖溶液不能维持正常血糖，可将葡萄糖溶液改为 12.5%～15%，以 8～10mg/（kg·min）的速度输入。如血糖已正常 2 天，可改为 5% 葡萄糖溶液，以后逐渐停止。

（5）如上述方法仍不能维持血糖在正常水平可用氢化可的松 5mg/kg 静脉注射，每 12 小时 1 次或泼尼松 1～2mg/（kg·d）口服，至症状消失，血糖恢复 24～48 小时后停止，激素疗法可持续 3～5 天。

二、新生儿低钙血症

血钙低于 1.75mmol/L（7.0mg/dl）或游离钙低于 1mmol/L（4mg/dl）时为新生儿低钙血症，多发生于新生儿出生 2 周内。低钙血症多见于低体重儿，各种难产儿，患颅内出血、窒息、RDS、败血症、低血糖者，酸中毒用碱性液纠正后，母亲患糖尿病、妊娠高血压综合征、产前出血、饮食中钙及维生素 D 不足和甲状旁腺功能亢进症。

【诊断标准】

（1）低钙血症常发生在春季，特别是有低钙血症高危病史者。

（2）主要表现为神经、肌肉的兴奋性增高，易激惹、烦躁不安、惊跳、手足搐搦、震颤、惊厥等。抽搐时常伴有不同程度的呼吸改变、心率增快和发绀或胃肠平滑肌痉挛引起呕吐、便血等。最严重的表现是喉痉挛和呼吸暂停。

（3）发作间期一般情况良好，但肌张力稍高，腱反射增强，踝阵挛可阳性。

（4）查血钙、血磷、血糖，心电图示 Q-T 间期延长。对持久而顽固的低钙血症应摄胸片，必要时应检测母亲血钙、血磷和 PTH 浓度。

【治疗原则】

（1）用 10% 葡萄糖酸钙每次 2ml/kg，以 5% 葡萄糖液稀释 1 倍缓慢静脉注射（1ml/min）。必要时可间隔 6~8 小时再给予 1 次，最大剂量为元素钙 50~60mg/（kg·d）（10% 葡萄糖酸钙含元素钙 9mg/ml）。

（2）在注钙过程中，注意心率保持在 80 次/分以上，否则应暂停。若症状在短期内不能缓解，应同时给予镇静剂。惊厥停止后改为口服钙维持，可用乳酸钙或葡萄糖酸钙 1g/d。

（3）低钙血症伴有低镁血症（血清镁低于 0.6mmol/L）时，单纯补钙惊厥不易控制，甚至反使镁更低，此时要单独用硫酸镁治疗，不仅可升高血镁浓度，还使血钙恢复正常。

（4）补充维生素 D，于出生后 1 周即可补充维生素 D，每天 500~800 单位。

第十节　新生儿转运

新生儿转运（neonatal transport，NT）的目的是安全地将高危新生儿转运到危重新生儿救治中心（newborn care center，NCC）的新生儿重症监护病房（neonatal intensive care unit，NICU）进行救治，充分发挥优质卫生资源的作用，是新生儿急救医疗工作的重要环节。即使是在同一医院内或同一级医院之间，因病情的需要需将患儿送到某一科室进行诊断和治疗也同样存在转运问题。新生儿转运有两种模式：单程转运和双程转运。单程转运是由基层单位直接转运患儿至 NICU；双程转运是由三级医院 NICU 到基层医院去接患儿。双程转运能更有计划、有组织地使基层医院与 NICU 建立关系，在 NICU 指导及参与下，就地抢救高危新生儿，待病情稳定后转入 NICU，能有效降低病死率及致残率。

【转运工作的实施】

1. 设备管理

转运车辆、设备和药品等由转运处统一管理，应每天检查物品完备完好。车辆设备应做好定期保养，发现故障隐患应及时维修，使其时刻处于良好备用状态。

过程管理：NCC 的 NICU 设有接受转出医院转诊的服务组织，由新生儿专家具体负责，指派参加转运的医生、护士。该组织应实行 24 小时值班制，及时合理调度车辆和人员。实行转运人员亲笔签到制度，以督导及时出发，与转运任务中相关人员保持随时联系以准确掌握动态。

2. 实施管理

NCC 的 NICU 接到要求转院的电话时，应了解转出医院的地址、患儿的初步诊断、处理、转诊理由及患儿的生命体征状况。在安排参加本次转运患儿的医师、护士及救护车的同时，根据初步了解到的患儿情况，提出具体建议对患者做转诊前病情稳定的处理。

转运前管理：在转运前应尽可能使患儿病情达到基本稳定状态，转出医院应执行NICU 专家的建议。具体负责转运的医师、护士抵达后应不急于立即转运患儿，而要先详细检查患儿，判断其生命体征及体内环境是否稳定，是否适于转运，并与患儿家属交代情况。在转运途中要对患儿进行监护和治疗，并随时与 NICU 联系，报告患儿情况，估计转运时间，便于 NICU 及早做出必要的准备。

【转运指征和知情同意】

（1）以实现分级诊疗为原则，依据 NCC 技术能力制订各层级 NCC 的转运指征。指征过严或过宽均不利于新生患儿的救治，应尽量保证每一个患儿都得到适宜的医疗护理服务。我国新生儿转运标准：①早产儿出生体重＜1500g 或胎龄＜32 周；②严重出生后窒息，复苏后仍处于危重状况；③严重呼吸窘迫、频发呼吸暂停需要辅助通气；④出生后发绀，且氧疗无改善、循环衰竭休克或有先天性心脏病；⑤先天畸形需要立刻外科手术；⑥严重感染、神经行为异常、频繁惊厥、严重黄疸需换血、急性贫血、频繁呕吐、腹泻、脱水等。

（2）转运前应充分评估转运的风险，原则上应创造条件积极转运。转运决策需由转出医疗机构主管医师和接收 NCC 专科医师共同商定，并且最终应由接收 NCC 主管医师决定，包括最终做出取消转运的决定。

（3）转运前应将患儿的病情、转运的必要性、潜在风险、转运和治疗费用告知家属，获取患儿父母的知情同意和合作，并在知情同意书上签字。家属有决定是否转运及向何处转运的权力。紧急情况下，为抢救患儿的生命，在法定监护人或被授权人无法及时签字的情况下，可由医疗机构法人或者授权的负责人签字。

【转运前处理及判断】

1. 转出医院的准备工作

符合转运指征者，转出医院主管医师应向拟转入 NCC 提出转运的请求，并负责完成以下工作：①保持与拟转入 NCC 联系畅通；②填写新生儿转运单；③告知家长转运的必要性，在转运途中患儿可能发生的危险，指导家长签转运同意书；④指导家长做经费准备；⑤再次通知拟转入 NCC，正式启动转运程序；⑥在转运队伍到达之前，对患儿进行初步复苏和急救，稳定病情。

2. 转运人员的准备工作

①转运医护人员应尽快熟悉患儿的产前、产时情况及诊治过程，评估目前的整体状况，进行危重评分，填写评分表格；②如需要，应积极进行转运前急救，处理方法参考 STABLE 程序。

3. 必要时转运前应对患儿采用 STABLE 模式

（1）S（sugar，血糖）　注意维持血糖稳定，采足跟血查快速血糖，必要时静脉滴注 10% 葡萄糖溶液，确保患儿血糖维持在 2.6 ~ 7.0mmol/L。

（2）T（temperature，体温）　保持体温稳定，确保患儿的体温维持在 36.5 ~ 37.2℃，在做各项操作及抢救时都应注意保暖，但也要防止过热。

（3）A（airway，气道）　保证呼吸道通畅，清除患儿呼吸道内的分泌物，视病情需要给氧，必要时行气管插管维持有效的通气，此时应适当放宽气管插管的指征。

（4）B（blood pressure，血压）　维持血压稳定，监测患儿的血压，心率及血氧饱和度，血压偏低时可使用生理盐水扩容，也可应用多巴胺及多巴酚丁胺维持血压。

（5）L（lab work，基本实验室检查）　注意监测患儿血气指标，根据结果进行纠酸和补液，确保水、电解质及酸碱平衡；如果血常规提示感染应尽早给予抗生素。

（6）E（emotional support，情感支持）　由医师向患儿的法定监护人讲明目前患儿病情及转运途中可能会发生的各种意外情况，稳定家属情绪，使其主动配合。

4. 高危产妇分娩

转运人员要提前到达转出医院，积极配合转出医院的产科医师、儿科医师到产房或手术室等待，患儿娩出后，视病情决定是否需要转运。

【转运途中及到达后处理】

1. 途中病情观察和护理

应注意预防各种"过低症"，如低体温、低血糖、低氧血症和低血压等，应注意以下几点。

①将患儿置于转运暖箱中保暖，注意锁定暖箱的箱轮，以减少颠簸对患儿脑部血流的影响。在车厢空调有效的环境里也可以由转运护士将患儿抱在怀中，这种方法不仅可以减少震动还能起到保暖的作用；②注意体位，防止颈部过伸或过曲，保持呼吸道通畅及防止呕吐和误吸；③连接监护仪，加强对体温、呼吸、脉搏、经皮血氧饱和度、血压、肤色、输液情况的观察；④如需机械通气，推荐使用 T - 组合复苏器或转运呼吸机，注意防止脱管和气胸等并发症；⑤控制惊厥、纠正酸中毒、低血糖等，维持患儿生命体征及内环境稳定；⑥如果出现病情变化，应积极组织抢救，如有必要应及时按交通规则妥善停驶车辆。同时与 NCC 取得联络，通知 NICU 值班人员做好各方面的抢救与会诊准备。

2. 转运外科疾病患儿时注意体位

①脑脊膜膨出、骶尾部畸胎瘤取俯卧位；②后鼻孔闭锁、小下颌畸形等引起呼吸道梗阻也取俯卧位；③食管闭锁、气管 - 食管瘘取半卧位；④膈疝取侧卧位，正常侧在上并抬高头部；⑤胃肠道梗阻及膈疝患儿应放鼻胃管以减压，隔 15 分钟抽取内容物一次；⑥食管闭锁者放引流管至食管盲端，应经常抽取内容物，口咽部亦要经常吸引，以避免吸入。

3. 填写转运途中记录单

转运人员必须填写完整的转运记录单，内容包括途中患儿的一般情况、生命体征、监测指标、接受的治疗、突发事件及处理措施。

4. 途中安全保障

在转运途中必须避免救护车发生交通事故，需要做到：①注意救护车的定期维护；②挑选经验丰富的司机并合理安排，避免疲劳驾驶和违章开车，特殊情况下需鸣笛超车或行驶应急车道；③强化医护人员的安全意识，每次转运都应系好安全带；④保证车内急救设备（如暖箱、监护仪、氧气管等）的固定和安全保护。

5. 到达接诊单位后

①患儿应由绿色通道直接入住 NICU，NICU 值班人员需按照先稳定患儿病情再办理住院手续的程序进行；②转运人员与 NICU 值班人员应全面交接患儿情况；③NICU 值班人员对患儿进行必要的处置，包括危重评分，进一步详细询问病史，完成各种知情同意书的告知并签字；④待患儿病情基本稳定后，协助监护人完成入院手续；⑤转运人员详细检查已使用过的转运设备，补充必要的急救用品，将转运设备放回转运处以备下一次使用。

【转运设备、药品及人员】

新生儿转运救护车内应设有：电源、转运暖箱、转运呼吸机、心电监护仪、脉搏血氧监护仪、微量血糖仪、氧气筒（大）、负压吸引器、便携氧气瓶、输液泵、T-组合复苏器、急救箱、空氧混合仪等。

1. 转运暖箱

是转运必不可少的设备，新生儿能否保持正常体温对预后有很大影响，转运暖箱应能很好地被固定在抢救车内，并有安装有呼吸器，心率、呼吸监护仪，输液泵等医疗器械的支架。转运暖箱应有蓄电池，应提前预热，超低出生体重儿的箱温调节到 35℃，箱温应根据不同出生体重来设置。

2. 便携设备

喉镜及各型号镜片、气管导管、吸痰管、胃管、吸氧管、复苏囊、各型号面罩、输液器、静脉注射针、胸腔闭式引流材料、备用电池、听诊器、固定胶带、体温计、无菌手套、吸氧头罩（面罩）以及喉罩。

3. 药品

5% 葡萄糖溶液、10% 葡萄糖溶液、生理盐水、5% 碳酸氢钠、硫酸阿托品、肾上腺素、呋塞米、多巴胺、多巴酚丁胺、利多卡因、苯巴比妥注射液、无菌注射用水、肝素、皮肤消毒制剂等。

4. 人员

（1）NCC 每天应设立专门的 NT 队伍，NT 小组由新生儿科医师、护士和司机组成，以保证转运工作及时和顺利完成为原则。

（2）新生儿科医师在转运小组中应起主导作用，是转运组织者和决策者。转运医师和护士应接受专业化的培训，不但要有丰富的专业知识和技能，还应具备良好的团队组织、协调和沟通能力。

（3）转运医师和护士必须掌握以下技术：①熟练掌握新生儿复苏技术；②能识别潜在的呼吸衰竭，掌握气管插管和 T-组合复苏器的使用技术；③熟练掌握转运呼吸机的使用与管理；④能熟练建立周围静脉通道；⑤能识别早期休克征象，掌握纠酸、扩容等技术；⑥能正确处理气漏、窒息、发绀、惊厥、低血糖、发热、冻伤、呕吐、腹泻、脱水、心律失常等常见问题；⑦能熟练掌握儿科急救用药的剂量和方法；⑧掌握转运所需监护、治疗仪器的应用和数据评估。

5. 通讯

转运服务处最少应设两条专线电话和一部移动电话，24 小时值班接收转运信息。转运医护人员分别配置移动电话一部，保证信息联络通畅。

转运患儿应填写转运患儿记录单（表 33 - 7）。

表 33 - 7 转运患儿记录单

日期： 年 月 日 转诊单位

医院

接转诊电话 点 分 抵达转诊单位 点 分

离转诊单位 点 分

返回医院： 点 分

患儿姓名： 性别： 日龄： 诊断：＿＿＿＿＿＿

	途中措施	出发时	返回时
患儿情况	皮肤温度	℃	℃
	暖箱温度	℃	℃
	体位		
	心率	次/分	次/分
	呼吸	次/分	次/分
	血糖	mmol/L	mmol/L
	血细胞压积	%	%
	PaO_2/$TcPO_2$	kPa	kPa
	$PaCO_2$/$TcPCO_2$	kPa	kPa
	$TcSaO_2$	%	%
	血压	kPa	kPa
脐带血气	pH		
	乳酸		
	BE		
呼吸管理	供氧方式　　鼻塞　　　　　　　口罩　　　　　　头罩		
	CPAP		
	FiO_2		
	呼吸器参数		
	频率　　次/分；流量　　L/min；压力（PIP/PEEP）　　kPa		
	吸:呼		
药物治疗	药名　　　　　剂量　　　　　途径		
	时间		
	1.		
	2.		
	3.		
小结			

签名：

第 三 篇
计划生育诊疗常规

第三十三章　避孕节育技术常规

第一节　女性甾体避孕药具

女用甾体避孕药具根据组分可分为：雌－孕激素复方制剂和单孕激素制剂；根据给药途径可分为口服制剂、肌内注射、皮下埋植、宫内缓释系统、阴道环、皮贴；根据时效可分为短效、长效和紧急避孕药。

一、复方短效口服避孕药

【适应证】

要求避孕育龄妇女，无使用甾体避孕药的禁忌证者。

1. 绝对禁忌证

（1）急、慢性肝、肾疾病，肝、肾功能异常者。

（2）血栓栓塞性疾病或病史者。

（3）心脑血管及其他血管疾病患者或病史。复杂性心脏瓣膜病，并发肺动脉高压、房颤及有亚急性细菌性心内膜炎病史者。

（4）高血压，血压≥21.3/13.3kPa（160/100mmHg）或伴血管疾病。

（5）糖尿病伴肾、视网膜、神经病变及其他心血管病，或患糖尿病＞20年。

（6）乳房或生殖器官恶性肿瘤患者；患有良、恶性肝脏肿瘤。

（7）不明原因的不规则阴道出血者。

（8）妊娠期、产后6周内母乳喂养。

（9）反复性发作的严重头痛及偏头痛者。

（10）癫痫病或精神抑郁症者。

（11）确诊或可疑雌激素依赖性肿瘤（子宫肌瘤除外）。

（12）年龄≥35岁的吸烟妇女（每天15支以上）

（13）经历大手术且长期不能活动者。

（14）系统性红斑狼疮抗磷脂抗体阳性或不清。

（15）已知与凝血相关的突变者（如Ⅴ因子雷登突变、凝血酶原突变等）

（16）具有冠状动脉疾病多重风险因素（老龄、吸烟、糖尿病、高血压、血脂异常）。

2. 相对禁忌证

（1）高血压，血压在（18.7～21.2）/（12～13.2）kPa〔（140～159）/（90～99）mmHg〕之间；高血压病史（不包括妊娠期高血压，目前血压测量正常）。

（2）患胆管（胆囊）疾病或有与服用口服避孕药相关的胆汁淤积症病史。

（3）年龄≥35 岁，吸烟每日 <15 支。

（4）持续的无局灶性神经症状的偏头痛、年龄 <35 岁或初发。

（5）无局灶性神经症状的偏头痛、年龄≥35 岁。

（6）服用利福平、巴比妥类及拉莫三嗪抗癫痫药。

（7）产后 42 天内且未哺乳。产后 6 周 ~6 个月且哺乳。

（8）乳腺癌病史，但近 5 年来未发病。

【用药常规】

（1）咨询指导，知情选择。

（2）详细询问病史，排除禁忌证。

（3）如无常规健康年检，必要时进行包括测体重、血压，乳房查体及妇科检查以及宫颈细胞学、HPV 检查和超声检查等。

（4）药物种类及使用方法（表 33 -1）。

表 33 -1 常用复方短效口服避孕药

药名	剂量（mg）/剂型	用法
复方炔诺酮片 （口服避孕片 1 号）	炔诺酮 0.6mg 炔雌醇 0.035mg 22 片/板	月经周期第 5 天开始用药，一天 1 片，连服 22 天，不能间断，服完等月经来潮第 5 天继续服药。一般停药 1 ~3 天来月经，如停药 7 天月经未来，确认未妊娠后可以开始服下个周期的避孕药。如停经 2 个月以上，应做相应检查并排除妊娠
复方醋酸甲地孕酮片 （口服避孕片 2 号）	醋酸甲地孕酮 1.0mg 炔雌醇 0.035mg 22 片/板	
复方左炔诺孕酮片	（1）左炔诺孕酮 0.15mg 炔雌醇 0.03mg 22 片/板 （2）激素活性片 21 片 （左炔诺孕酮 0.15mg 炔雌醇 0.03mg） 空白片 7 片 28 片/板	月经来潮的第 1 天开始用药，一天 1 片，连服 21 天含激素活性片后不能间断继续服 7 天空白片后进入第二个服药周期（无论月经是否干净）如果月经未来，确认未妊娠后可以于始服下个周期的避孕药
左炔诺孕酮炔雌醇 （三相）片	黄色 6 片（第 1 ~6 天）左炔诺孕酮 0.05mg 炔雌醇 0.03mg 白色 5 片（第 7 ~11 日）左炔诺孕酮 0.075mg 炔雌醇 0.04mg 棕色 10 片（第 12 ~21 天）左炔诺孕酮 0.125mg 炔雌醇 0.03mg 21 片/板	按药品包装上面箭头所指方向服用，首次服药从月经来潮的第 3 天开始，每晚 1 片，连续 21 天，先服黄色片 6 天，继服白片 5 天，最后服棕色片 10 天。一般停药 1 ~3 天，月经来潮。停药 7 天后，按上述顺序服用下一周期的药
去氧孕烯炔雌醇片	去氧孕烯 0.15mg 炔雌醇 0.03mg 或 0.02mg 21 片/板	月经来潮的第 1 天开始，每晚服 1 片，连续服药 21 天不间断。停药 7 天后，接着服第 2 个周期的药
屈螺酮炔雌醇片	屈螺酮 3mg 炔雌醇 0.03mg 21 片/板	

药名	剂量（mg）/剂型	用法
屈螺酮炔雌醇片（Ⅱ）	浅粉红色 24 片屈螺酮 3mg 炔雌醇 0.02mg 白色 4 片（空白片） 28 片/板	月经周期的第 1 天开始，每日服用 1 片浅粉红色药片，连续服用 24 天，随后在第 25~28 天每天服用 1 片白色无活性片。无论月经期是否已开始或仍在月经中，应在口服最后 1 片白色药片后次日开始服用浅粉红色片
复方孕二烯酮片	白色 21 片 孕二烯酮 0.075mg 炔雌醇 0.03mg 红色 7 片（空白片） 28 片/板	月经来潮的第 1 天开始，每晚服 1 片白色激素药片，连续服药 21 天后，再服 7 天红色空白片。服空白片时月经会来潮。服完空白片后，接着服第 2 个周期的药，中间不停药

【注意事项】

（1）告知可能发生的不良反应。常见的不良反应通常较轻，随着服用周期的增加，可缓解或消失；严重不良反应较罕见。

（2）建议每天相对固定时间服用，避免随意更改服药时间，以保障避孕效果和减少常见不良反应发生。漏服、迟服者发生妊娠可能性增加，应及时补服（表 33-2）。

（3）如在服药期间发生妊娠，立即停用。同时应告知目前无已知风险，是否继续妊娠自行决定。

（4）服用期间可定期随访或常规健康体检。吸烟妇女，应劝告戒烟。相对禁忌证者，服药期间应加强随访，如有异常及时诊治。

表 33-2 迟服或漏服复方口服避孕药的处理

迟服或漏服情况		处理
延迟服用 1 片含激素药物 <24 小时	在任 1 周迟服	尽快补服 1 片含激素药物并继续每天 1 片用药直至本周期用药结束
漏服 1 片以上含激素药物	在第 1 周，漏服≥1 片	尽快补服 1 片含激素药物并继续每天 1 片用药直至本周期用药结束。使用备用避孕方法 7 日，如果近 5 日内有无保护性生活，考虑紧急避孕
	在第 2 或第 3 周，漏服 <3 片	尽快补服 1 片含激素药物并继续每天 1 片用药直至本周期用药结束。丢弃所有不含激素药物，开始新的一个服药周期
	在第 2 或第 3 周，漏服 ≥3 片	尽快补服 1 片含激素药物并继续每天 1 片用药直至本周期用药结束。丢弃所有不含激素药物，开始新的一个服药周期。使用备用避孕方法 7 日，如果反复或持续漏服，可考虑紧急避孕

二、长效避孕针

【适应证】

（1）必须采取高效的避孕方法控制生育，并愿意选择注射方式避孕者。

（2）不能耐受或不能坚持服用口服避孕药，及放置宫内节育器易脱落者。

（3）不宜妊娠的慢性病者，注射避孕针对已有疾病无不良影响，并与治疗无相关作用，如结核病、智力低下等。

（4）贫血又须避孕者，对贫血有改善作用。

（5）产后哺乳者6周后、产后未哺乳者3周后、吸烟者、轻度子宫内膜异位症需避孕者（单孕激素制剂）。

【禁忌证】

1. 绝对禁忌证

（1）停药后1~2个月内计划妊娠者。

（2）不愿意或不可能按时接受注射者。

（3）甾体激素依赖性恶性肿瘤者，应听取肿瘤医师建议。

其余参照复方短效口服避孕药。

2. 相对禁忌证

参照复方短效口服避孕药。

3. 单孕激素制剂

除月经初潮至18岁前和大于45岁为相对禁忌，其他参照皮下埋植剂。

【种类与使用方法】

表33-3 避孕针剂及用法

名称	成分	剂量	用法
复方庚酸炔诺酮注射液	戊酸雌二醇 庚酸炔诺酮	5mg 50mg	初次使用时，于月经来潮的第5天肌内注射2支（或在月经来潮的第5天和第12天各注射1支），以后每个月在月经来潮的第10天或第12天注射1支（月经周期短者，在月经来潮后第10天注射；月经周期长者，在月经来潮后第12天注射）。如果注射后未来月经，可相隔28天注射1次
醋酸甲羟孕酮注射液	醋酸甲羟孕酮	150mg	初次使用时，于月经来潮的5天内；之后每3月注射1针

【注意事项】

（1）用药前应仔细向咨询对象说明针剂的优缺点及可能出现的不良反应。

（2）抽取药液时，应将药物摇匀并吸净。

（3）首次注射后，需要观察15分钟以上，无特殊情况方可离开，以防过敏反应。有过敏反应者应立即停药。

（4）如发生严重头痛、黄疸、视物模糊等症状，应及时就诊。

（5）使用中应定期做乳房检查，如出现肿块，立即停药。

三、缓释避孕系统

（一）左炔诺孕酮宫内缓释避孕系统

含左炔诺孕酮52mg，释放药量20μg/d。经期（非量多日子）放置，使用5年。

（二）Nura 阴道环

含依托孕烯11.7mg + 炔雌醇2.7mg，每月持续释放依托孕烯120μg和炔雌醇15μg，其活性代谢产物为去氧孕烯。月经周期的第1~5天放入，连续放置21天后取出。下一周期更换新的。

（三）皮下埋植

国内使用的常见皮下埋植避孕产品参见表33-4。

表 33 - 4 国内使用的皮下埋植避孕产品

	商品名	孕激素及含量	数量（根）	避孕有效期
进口产品	依伴依	依托孕烯 68mg	1	FDA/SFDA 批准 3 年
国内政府采购	左炔诺孕酮硅胶棒 I 型	左炔诺孕酮 216mg	6	说明书 5 年
	左炔诺孕酮硅胶棒 II 型	左炔诺孕酮 150mg	2	说明书 4 年

【适应证】

要求避孕育龄妇女且无禁忌证者，特别适用于下列情况。

（1）需要长期避孕的妇女者。

（2）IUD 反复脱落或带器妊娠者。

（3）生殖器官畸形、子宫肌瘤等导致宫腔变形，不宜放置 IUD 者。

（4）对服用含雌激素避孕药有禁忌证者。

（5）应用口服避孕药难以坚持者。

（6）已生育子女，需要长期避孕又不适宜绝育或对绝育有顾虑者。

（7）产后 6 周以上哺乳妇女。

【禁忌证】

（1）凝血功能障碍或严重贫血。

（2）其他参照口服避孕药。

【皮下埋植剂放置常规】

1. 埋植时间

（1）月经来潮 1~7 天内，依托孕烯埋植剂建议在月经 1~5 天植入。

（2）人工流产术后立即放置。

（3）母乳喂养者产后 6 周以后、非母乳喂养者产后即可埋植；月经未转经者，应排除妊娠后埋植。

2. 埋植部位

左上臂内侧为宜，左利者埋于右上臂内侧。

3. 麻醉

可选用 0.5% 利多卡因局部浸润麻醉。

4. 手术步骤

（1）手术在手术室进行，术者穿手术衣，戴帽子、口罩。

（2）受术者取平卧位，左（右）手臂外展外旋平放于托板上。

（3）打开消毒手术包，术者戴无菌手套。

（4）用 2.5% 碘酊和 75% 乙醇或 5% 碘伏消毒上臂皮肤，铺孔巾。

（5）打开皮下埋植剂［左炔诺孕酮埋植剂（6 根、2 根型）］的包装，置于手术台消毒巾上，清点埋植剂数目。

（6）于肘关节上 6~8cm，向上行扇形浸润麻醉。用尖刀切开皮肤真皮层，长 2~3mm。

（7）认清套管针的刻度，斜向刺入皮下组织内，轻轻将皮肤挑起，向扇形的一侧推进达第 2 或第 3 刻度处（视皮下埋植剂的类型而定），拔出针芯，放入 1 根埋植剂，用针芯将其推送，遇阻力时停止，并固定针芯，后退套管达第 1 刻度处，埋植剂即埋入皮下，6 根型每根以 15°角扇形排列；2 根型则呈 45°角排列。

（8）植入完毕，拔出套管针，消毒切口并以创可贴敷贴，外覆盖纱布，再用绷带包扎。

按产品说明书操作。放置方法由于是使用带有埋植剂的与注射器相似的专用的植入器，埋植剂置入操作略有不同。局部麻醉后不需要做皮肤切口，直接使用放置器穿刺植入。由于带有埋植剂装置是一次性使用，因此需要严格培训后再实施操作。

5. 注意事项

（1）术中注意事项

①麻醉剂须注入真皮下，分离真皮与皮下组织。

②套管针行进时，应将皮肤平行轻轻挑起，保证埋植剂埋植于紧贴真皮下的皮下组织内，避免误入深皮下组织或肌层。

③穿刺中如遇阻力，应改变方向，不可强行穿刺。

④每做下一次穿刺时，左手示指固定已植入的前一根胶棒，避免重叠或将其刺破。

⑤后退套管时，必须固定针芯，以免胶棒移位。

⑥术中若发现皮下出血较多，术毕应用绷带加压包扎，压迫止血。

（2）术后注意事项

①观察室观察 15 分钟，无不适可离院。术后可进行日常活动，但植入埋植剂的上肢应避免重力和过度活动，1 周门诊复查。

②加压包扎者术后 1 小时自行松解绷带。3 天后取下绷带，5 天后取下创可贴。一周内保持伤口干燥。

③伤口局部出现轻度肿胀、疼痛和轻度皮下瘀血，无须特殊处理。

④如无异常，每年随访一次。

⑤有以下情况时应随时就诊

a. 可疑妊娠或已确诊为妊娠。

b. 局部明显肿胀、瘀血、感染或埋植物脱出。

c. 持续性阴道多量出血。

d. 下腹剧烈疼痛或可疑异位妊娠。

e. 严重头痛、黄疸、乳房肿块、高血压或视觉障碍等特殊症状。

f. 体重大幅度增加。

g. 到期取出或因各种原因提前取出者，应到原埋植医院或开展皮下埋植手术的医院实施手术。

（3）如发生如下情况应立即取出

a. 首次发生偏头痛。反复发生异常剧烈的头痛。

b. 血栓性静脉炎或血栓栓塞症。

c. 血压明显升高。

d. 急性视觉障碍。

e. 肝病症状。

f. 乳腺癌。

g. 意外妊娠或可疑异位妊娠。

h. 长期卧床。

【皮下埋植剂取出常规】

1. 取出适应证

（1）埋植剂使用期已满，因各种原因要求取出。

（2）计划妊娠。

（3）不需要继续避孕。

（4）改换避孕方法。

（5）避孕失败。

2. 取出禁忌证

（1）疾病急性期（因皮下埋植剂引起严重不良反应除外），待病情稳定后再取。

（2）局部皮肤感染时，积极控制感染后再取。如感染系埋植剂引起，则在抗感染同时取出。

3. 取出手术步骤

（1）手术室进行操作，体位消毒及麻醉与埋植剂放置术相同。

（2）核查胶囊（棒）的分布、深浅及活动度。

（3）在胶囊（棒）近端下方注入麻醉剂 2 ~ 3ml。原手术瘢痕处切开皮肤 3 ~ 4mm。

（4）手指将接近切口的一根胶囊（棒）推向切口，暴露末端，小弯血管钳夹住，钝或锐性剥离胶囊（棒）表面的纤维，胶囊（棒）外露后再用另一把小弯钳将其抽出。同法再取出其余胶囊（棒），直到全部取出。如胶囊（棒）不易推向切口处，分离纤维膜后取出。全部取出后清点根数，确认埋植剂的完整性，核对每根长度，并记录埋植剂的外观和有无缺损。

（5）确认操作局部无活动性出血及血肿形成，术毕。伤口处理同放置术，加压包扎。

4. 注意事项

（1）尽量夹住胶囊（棒）末端，避免断裂，造成取出困难。

（2）取出困难时，不要勉强，必要时可行第二切口或 6 ~ 8 周后再行取出。等待再次手术时，应给予避孕指导。

（3）术后常规休息。加压包扎遵医嘱。术后 1 周内保持手术部位局部干燥，5 天后取下创可贴。

（4）指导避孕。

（5）术后 1 周复查。术后 3 ~ 6 月随访，了解月经情况。

四、紧急避孕药

紧急避孕是指在无保护性交后的一定时间内，采用服药以避免非意愿妊娠。

1. 适应证

（1）未采用任何避孕措施。

（2）避孕方法失败或使用不当。

①避孕套破裂、滑脱或使用不当。

②安全期计算错误，易受孕期禁欲失败。

③阴道隔膜或宫颈帽放置位置不当、破裂、撕脱或取出过早。

④体外排精失误，如阴道内或阴道口射精。

⑤外用杀精剂起效前性交或性交时间超过 30 分钟。

⑥单纯孕激素避孕针注射时间延误 2 周以上，如醋酸甲羟孕酮（DMPA）。

⑦雌 – 孕激素复合避孕针注射时间延误 3 天以上。

⑧阴道避孕环脱落超过 3 小时，复方阴道避孕环未按说明使用。

⑨IUC 脱落。

（3）遭受性暴力的伤害。

【种类与使用方法】

（1）米非司酮　目前仅限于国内使用。米非司酮 10mg 或 25mg，72 小时内服 1 片，也可在 12 小时后加服 1 片。

（2）左炔诺孕酮　国际通用。左炔诺孕酮 0.75mg，72 小时内服第 1 片，12 小时加服 1 片。

【注意事项】

①首次服药时间越早越好；②仅可能防护本次性生活，本周期内再有性生活仍需严格避孕；③与干扰肝酶代谢的药物同时服用，可能会影响避孕效果；④小于 20 岁和大于 40 岁者使用时，需要咨询专业医生；⑤服药后月经异常者，应继续随诊，注意排除妊娠；⑥紧急避孕药是补救措施，不应作为常规避孕措施使用。

五、甾体避孕药副反应处理

（一）雌激素引起的不良反应

表现为恶心、呕吐、乳房胀痛、乳房增大、周期性体重增加、白带增多、头痛、头晕等，常在用药前几个周期发生，随着用药时间延长可改善，个别患者可引起蝴蝶斑样色素沉着。类早孕反应轻微者常随服药时间延长而改善，伴有蝴蝶斑的妇女应减少日光浴，做好防晒，严重者可停药。

（二）孕激素引起的不良反应

随着避孕药中不同的孕激素而异。不良反应包括体重变化、抑郁、乏力、性欲、性快感减退或亢进、痤疮、脂溢性皮炎、乳房不适及血压升高等。血压超过 140/90mmHg，建议停药观察；使用复方短效口服避孕药者，可换用含屈螺酮或去氧孕烯的复方短效口服避孕药。

（三）单方孕激素避孕药具不良反应

此类药具为长效可逆避孕方法为主，其不常见的不良反应以出血模式改变为著。使用前应做好充分的咨询指导，告知其避孕的特点、优势、常见的不良反应以及临床上处置的方法。体重变化差异较大，与使用者年龄有一定相关。

第二节　宫内节育器

宫内节育器具（IUC）属于长效、可逆的避孕方法，安全、高效、简便。包括宫内节育器（IUD）及宫内缓释避孕系统（IUS），分为惰性和活性两大类，活性 IUD 能释放单一或混合的活性物质，以增强其避孕效果，降低不良反应。目前临床普遍使用的活性 IUC 包括释放铜离子的含铜 IUD、释放孕激素 IUS 以及同时释放吲哚美辛的含铜 IUD（仅为我国应用）。

一、宫内节育器放置常规

【适应证】

（1）育龄妇女自愿要求放置 IUC 且无禁忌证者。

（2）用于要求紧急避孕并愿意继续以 IUD 避孕且无禁忌证者。

【禁忌证】

（1）妊娠或可疑妊娠者。

（2）生殖器官炎症　如急、慢性盆腔炎，急性或亚急性宫颈炎症，阴道炎，性传播性感染等未经治疗或未治愈者。

（3）近 3 月月经频发、月经过多（IUS 除外）或有不规则阴道出血者。

（4）子宫颈内口过松，宫颈重度裂伤（固定式 IUD 除外）、重度狭窄者。

（5）子宫畸形。子宫脱垂Ⅱ度以上者。

（6）子宫腔小于 5.5cm 或大于 9.0cm（人流同时和有剖宫产史例外）者。

（7）人工流产后子宫收缩不良、出血多，有妊娠组织物残留或感染可能者。

（8）阴道分娩或剖宫产时，胎盘娩出后存在潜在感染或出血可能者。产后 42 天，子宫复旧不佳、恶露未净或子宫、会阴伤口未愈者应暂缓。

（9）合并各种较严重的全身急、慢性疾患，如心力衰竭、心瓣膜疾病、重度贫血、血液病和各种疾病的急性期。

（10）伴有铜或相关药物过敏史。

（11）严重痛经者（含吲哚美辛或含孕激素宫内节育器除外）。

（12）中度贫血，Hb <90g/L 者（含孕激素宫内节育器除外）。

（13）异位妊娠史和葡萄胎史未满 2 年者。

（14）生殖器肿瘤　多发或较大子宫肌瘤（导致宫腔变形）、卵巢肿瘤或恶性肿瘤。

【手术常规】

1. 放置时间

（1）非孕期，月经期第 3 天起至月经干净后 7 天内均可放置。含铜 IUD 选择月经干净后 3~7 天，左炔诺孕酮–IUS 多选择月经期放置。

（2）月经延期或哺乳期闭经者，应在排除妊娠后放置。

（3）人工流产负压吸宫术和钳刮术后、早孕期药物流产当日胎囊排出后立即清宫后亦可立即放置。中期妊娠引产流产后 24 小时内清宫术后可即时放置（移位概率偏高）。

（4）自然流产正常转经后、药物流产恢复 2 次正常月经后择期放置。

（5）剖宫产或阴道正常分娩胎盘娩出后即时放置（移位概率偏高）。

（6）产后 42 天恶露已净，子宫恢复正常者。根据会阴伤口和剖宫产瘢痕愈合情况选择放置。

（7）含铜 IUD 用于紧急避孕，不受月经周期时间限制，需在无保护性交后 5 天内放置。中期妊娠引产及自然分娩后、剖宫产术后，除在知情选择时要强调"移位概率偏高"，放置应由具有资质、有经验医师操作。

2. 术前准备

（1）询问病史和月经史　特别要了解高危情况，如哺乳期、多次人流史、近期人工流产或剖宫产史以及长期服用避孕药物史等。

（2）体格检查、妇科检查　进行血常规或血十四项、乙肝表面抗原和丙肝病毒抗原抗体、梅毒及 HIV 抗体检验。

（3）做好术前咨询　详细介绍该类避孕方法的特点、优势，IUC 预计的使用期限，放置操作和实际使用中可能发生手术风险和常见的不良反应等。受术者知情并签署同意书。

（4）术前测量血压、脉搏、体温　术前 24 小时内 2 次体温测量超过 37.5℃者暂不放置。

（5）受术者术前排空膀胱。

3. 放置步骤

（1）手术必须在手术室进行，术者应穿手术衣裤，戴帽子、口罩，常规刷手后戴无菌手套。

（2）受术者取膀胱截石位，常规消毒外阴及阴道。常规铺垫消毒治疗巾、套腿套、铺孔巾。

（3）内诊核查子宫大小、位置，倾屈度及附件情况后，更换无菌手套。

（4）应用窥器扩张阴道，暴露阴道和宫颈，拭净阴道内黏液，消毒阴道（包括阴道穹窿部）及宫颈。子宫颈钳钳夹宫颈前唇或后唇。拭净黏液后，消毒宫颈管。

（5）子宫探针沿子宫腔走向探测宫腔深度。遇有剖宫产史和子宫颈管异常或手术史，应探查子宫颈管长度。

（6）根据选用 IUC 的种类与型号和宫颈口的松紧，决定是否扩张宫颈口。

（7）将准备放置的 IUC 告知受术者，并示以实物。

（8）放置步骤参照 IUC 的相应产品说明书放置。

1）宫铜型 IUD——使用内藏式放置器放置

①手持带有宫铜型 IUD 放置器，取水平位，将套管上带有缺口的一面向下。

②将内杆向下拉，把 IUD 完全拉入套管内，然后缓缓上推内杆，待内杆上的小钩从缺口处自然脱落后，继续推进内杆（小钩会退入套管），使 IUD 露出套管顶端成圆钝状。

③将限位器上缘移至宫腔深度的位置。

④置入放置器达宫腔底部，固定内杆，后退套管，IUD 即置入宫腔内。

⑤放置器向上顶送 IUD 下缘后，退出放置器。

2）宫铜型 IUD——套管式放置叉放置

①将 IUD 横臂中点的下方嵌入套管的放置叉上，IUD 露在套管外。

②将套管叉上的限位器上缘移至宫腔深度的位置。

③带 IUD 的放置器沿宫腔方向轻柔通过宫颈口达宫腔底部。

④固定内杆，后退外套管，同时内杆向上推出套管叉上的 IUD，IUD 即置入宫腔，退下放置器于近内口处，再用放置器向上顶送 IUD 后，撤出放置器。

3）TCu 220C 或 TCu 380A IUD

①将 T 形 IUD 的双横臂轻轻下折，横臂下折时间不宜超过 3 分钟，并将双横臂远端插入放置管内。

②将套管上的限位器上缘移至宫腔深度的位置。

③将带 IUD 的放置器沿宫腔方向，送达宫腔底部。

④固定内芯，后退放置套管，使 IUD 的横臂脱出套管。

⑤再将套管上推 IUD 并稍待片刻，使 IUD 处在宫腔底部。

⑥先取出内芯，然后小心取出放置套管。

⑦测量阴道内尾丝长度，以核对 IUD 是否放置到位（阴道内尾丝长度 = 尾丝总长度 + IUD 长度 − 宫腔深度）。

⑧在宫颈外口 1.5 ~ 2cm 处剪去多余尾丝，记录留置尾丝的长度。

4）母体乐（MCu375）IUD

①将 IUD 放置器上的限位器上缘移至宫腔深度的位置。

②将带有 IUD 的放置管按 IUD 的平面与宫腔平面平行的方向置入宫腔内，直至宫腔底部，等待 1 ~ 2 分钟，抽出放置管。

③放置后，用探针检查宫颈管，以确认 IUD 纵臂末端已进入宫腔。

④测量阴道内尾丝长度，以核对 IUD 是否放置到位（阴道内尾丝长度 ≈ 尾丝总长度 + IUD 长度 − 宫腔深度）。

⑤在宫颈外口 1.5 ~ 2cm 处剪去多余尾丝，记录留置的尾丝长度。

5）γ（γ）型 IUD

①将套管式放置器上端弧形口的前后唇置于节育器中心硅胶处，限位器上缘移至宫腔深度的位置。

②将放置器沿宫腔方向快速通过宫颈内口后，轻轻送达宫腔底部，稍待片刻。

③固定内芯，后退套管，IUD 即置入宫腔。

④内芯向上顶送一次后，连同套管一起撤出放置器。

6）活性环形 IUD——一次性放置叉放置

①检查带 IUD 的放置叉，IUD 的上缘应处在套管叉上，下缘应被内杆的小钩拉住，环的结头在侧方。

②拉下内杆至缺口处，把缺口嵌入套管下缘，使 IUD 拉成长椭圆形，便于放置。

③将带 IUD 的放置叉上的限位器上缘移至宫腔深度的位置。

④将放置叉上的 IUD 轻轻置入宫腔达宫底。

⑤上推内杆，使 IUD 的下缘从内杆钩上脱落。

⑥后退放置器至近宫颈内口处，上推 IUD 的下缘，使 IUD 保持靠近宫底部后退出放置器。

7）活性环形 IUD——金属放环（器）叉放置

①避开 IUD 的结头，将 IUD 装在叉上。

②将放置叉上的限位器移至宫腔深度的位置。

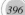

③沿宫腔方向将叉偏水平位通过宫颈管后转正，将 IUD 送达宫底。

④然后将放置叉退至子宫内口处，再推 IUD 下缘，使 IUD 靠近宫底部后退出放置器。

8）VCu200 IUD

①将已安装 IUD 的放置器上的限位器上缘移至宫腔深度的位置。

②沿子宫方向置入放置器达宫底，注意使 IUD 平面和宫腔平面平行。

③固定内芯，后退套管。

④先退出内芯，后取出放置套管。

⑤测量阴道内尾丝长度，以核对 IUD 是否放置到位（阴道内尾丝长度＝尾丝总长度－宫腔深度）。

⑥子宫颈口外 1.5 ~ 2.0cm 处剪去多余尾丝，记录留置的尾丝长度。

9）左炔诺孕酮 – IUD（LNG – IUS，曼月乐）

①打开无菌包装，取出带 IUS 的放置管，放开尾丝，确定滑块在滑槽的最上端。

②握住放置器的手柄，保持横臂与手柄处于同一水平位置。

③固定滑块，拉动尾丝，收拢 IUS 的横臂，使其进入放置管内，确认横臂末端的球形结节接近放置器的开放端，固定尾丝。

④将放置器上的限位器上缘移至宫腔深度。

⑤平稳握住放置器，固定滑块，缓慢推进放置器经宫颈进入宫腔，直至限位器距离宫颈 1.5 ~ 2cm 处。

⑥平稳握住放置器的同时，向后拉滑块至手柄的标记线处，等待 30 秒，以便 IUS 横臂充分打开。

⑦缓慢推动放置器直到定位块接触到宫颈，节育器到达宫底。

⑧牢牢握住放置器，并完全下拉滑块放出 IUS，尾丝将自动放出。

⑥从子宫内旋转撤出放置器。撤出放置器前，确保尾丝已经自动放出。

⑦距宫颈口外 2cm 或宫颈管内剪断尾丝，记录留置的尾丝长度。

10）Fix Cu – IUD（固定式 IUD）

①用示、中、拇三指稳稳把持套管末端和内芯，避免移动，从放置系统中取出。

②检查 IUD 顶端的线结是否挂在内芯尖端上，尾丝是否紧扣在内芯的柄上，然后移动限位器上缘至宫腔深度位置。

③持放置器轻柔通过宫颈入宫腔，直至宫底正中。

④一手持套管紧紧顶住宫底，另一手持内芯手柄向宫底肌层刺入 1cm。

⑤松下固定在内芯上的尾丝后，轻轻退出内芯，然后退出套管。

⑥轻拉尾丝有阻力，说明 IUD 已置入肌层。

⑦测量阴道内尾丝长度，以核对 IUD 是否放置到位（阴道内尾丝长度≈尼龙丝总长度－宫腔深度－1cm）。

⑧于宫颈口外 1.5 ~ 2cm 处或宫颈外口内剪去多余尾丝，记录留置的尾丝长度。

（9）取下宫颈钳，拭净血液，撤出窥器，手术完毕。部分 IUD 型号和参考值见表 33 – 5。

表 33 – 5　部分 IUD 型号（参考值）

IUD 种类	宫腔深度（cm）				建议使用年限（年）
	5.5 ~	6.0 ~	7.0 ~	7.5 ~ 9.0	
宫铜型节育器	20	22	22 或 24	24	10 ~ 15
TCu220C		28	30	32	10 ~ 15
TCu380A					
MCu375 母体乐	短杆型	短杆型	短杆或标准型	标准型	5 ~ 8
活性环形节育器	20	20 或 21	21	21 或 22	8 ~ 15
活性 γ 型节育器	24	24 或 26	26	28	5 ~ 8
VCu200 节育器	24	24 或 26	26	28	5 ~ 8
"V" 形节育器	S	S	S	M/L	10 ~ 15

【注意事项】

（1）酌情给予消炎药，告知放置节育器种类、使用年限、随访时间及注意事项。

（2）填写手术记录和登记本。

（3）几天内有少量阴道出血或下腹部不适，一般可自行恢复。如出血过多、腹痛剧烈及发热时应嘱患者随时就诊。

（4）休息 2 天，1 周内避免重体力劳动。

（5）2 周内禁性生活和盆浴。

（6）3 个月内注意节育器有无脱落。

（7）1、3、6 个月各随访一次，以后每年随访一次。随访内容包括主诉、月经情况，做妇科检查应注意检查节育器尾丝长度，无尾丝的 IUD 需做 X 线或 B 超检查。

（8）如伴有严重反应及并发症及时返诊。

二、宫内节育器取出常规

【适应证】

（1）因不良反应或并发症治疗无效者。

（2）带器妊娠（包括宫内孕或宫外孕）者。

（3）改换避孕措施者。节育器到期需更换或不需继续避孕者。

（4）伴有阴道异常出血。

（5）更年期月经紊乱，或闭经半年以上者。

（6）计划妊娠者。

【禁忌证】

（1）全身情况不良无法耐受，各种疾患的急性期暂不取节育器，待好转后择期。

（2）并发生殖道炎症时，需在抗感染治疗后再实施取出，考虑由 IUC 引起感染情况严重者可在积极抗感染同时取出节育器。

【手术常规】

1. 手术时机

（1）月经干净后 7 天内为宜，禁止性生活。

（2）如因子宫出血需用取出者，则随时可取，并酌情同时进行诊断性刮宫，刮出物送病理检查。

（3）带器早期妊娠，于人工流产手术同时取出。带器中、晚期妊娠时，在胎儿及附属物排出后应注意查找 IUC 是否随之排出，如未排出，应在超声引导下清宫并取出。

（4）带器异位妊娠，应在术中或术后出院前取出节育器，如病情危重，可在转经后择期取出。

2. 术前准备

（1）术前咨询，了解取器原因，受术者知情并签署同意书。

（2）取器前，应通过超声和 X 线影像学检查，对 IUD 做定位和种类诊断。

（3）常规测量体温、脉搏、血压并进行妇科检查。

（4）实验室检查，血常规、乙肝表面抗原或丙肝病毒抗体、梅毒及 HIV 抗体，阴道分泌物检查。

（5）心电图和与合并症的相关辅助检查。

（6）绝经 1 年以上妇女，宫颈防癌刮片正常，无雌激素禁忌证可于术前 7 天口服或阴道用雌激素，以改善宫颈和外生殖道的局部条件。

（7）术前测量体温（同放置术前体温要求），排空膀胱（术中超声监测例外）。

3. 操作步骤

手术必须在手术室进行。

（1）无尾丝 IUD

①探针探查宫腔深度，同时轻轻探查 IUC 在宫腔内的位置。

②根据宫颈口状况和所放置 IUC 的种类，酌情扩张宫颈口。

③用取出器（取环钩或取环钳）钩住 IUC 的下缘或钳住 IUC 的任何部位轻轻拉出，如遇困难，须扩张宫颈口，切勿强拉，以免损伤宫壁。

④必要时将带出的子宫内膜送病理检查。

⑤环形 IUC 部分嵌顿肌壁内，可牵拉金属环丝，见环结后剪断取出，以免部分残留。

⑥如 IUC 嵌顿、断裂、残留，可在超声波导视下利用取器钳、小号胎盘钳或无齿卵圆钳取出，亦可在宫腔镜下取出。

⑦IUC 异位于子宫外者，应在腹腔镜下或实施开腹手术取出。

（2）有尾丝 IUD

①用卵圆钳在近宫颈外口处夹住尾丝，轻轻向外牵拉取出 IUC。

②如尾丝断裂，按无尾丝 IUC 取出法取出。

③T 形节育器横臂或纵臂嵌顿在宫颈肌壁上造成取出困难时，可酌情扩张宫口，用取环钳或小号胎盘钳或无齿卵圆钳夹住节育器纵臂略上推，然后旋转同时牵拉出。

凡取出成拉丝状或断裂的 IUC 应核对是否完整。取出的 IUC 应示以受术者并告知。

【注意事项】

（1）术后 2 周内禁性生活及盆浴。

（2）需要继续避孕者，应尽快落实高效避孕措施。

（3）取器失败或断裂、残留病例建议住院实施再次取出手术。

第三节　输卵管绝育术常规

一、腹部小切口输卵管结扎术

【适应证】

（1）经充分咨询，知情选择自愿要求输卵管结扎且无禁忌者。

（2）因某种器质性疾病如心脏、肝、肾疾病以及某些遗传病不宜妊娠。

【禁忌证】

（1）感染　如腹部皮肤感染、生殖器官感染、盆腔感染性疾病（PID）等。

（2）全身状况虚弱，不能耐受手术者　如重度贫血（Hb＜60g/L）、凝血功能障碍，休克，心、肝、肾和其他疾病的急性阶段。

（3）各种全身性急性传染性疾病。

（4）严重神经官能症者。

（5）24小时内2次（间隔4小时）测量体温，超过37.5℃，暂缓手术。

【手术常规】

1. 手术时机

（1）非孕期，月经后3~7天为宜，应尽量避免经前期及经期手术。

（2）负压吸引术后、中期引产流产后、阴道分娩后即时或72小时内。剖宫产或剖宫取胎术术中。

（3）自然流产正常转经后，药物流产术后恢复两次正常月经后。

（4）哺乳闭经手术前必须排除早孕。

（5）宫内节育器取出后即时或带器输卵管妊娠手术同时。

2. 术前准备

（1）术前充分咨询，夫妻双方知情，签署同意书。

（2）与一般腹部手术相同。

3. 手术准备

（1）手术必须在手术室进行，术者要求同其他腹部手术。

（2）受术者术前排空膀胱，取平卧位或头低臀高位。

（3）常规消毒腹部皮肤，常规逐层铺单。消毒范围：上达剑突下水平，下至阴阜耻骨联合及腹股沟以下水平，至股上1/3，两侧达腋中线。

4. 麻醉

局部浸润麻醉，静脉强化麻醉，硬膜外或椎管内麻醉，全麻。

5. 手术步骤

（1）切口　可选纵切口或横切口，长度约2~3cm。非孕期月经后或早孕期人工流产术后，切口下缘距耻骨联合（上缘）上二横指（3~4cm）为宜。引术后或产后，明确宫底高度。按摩子宫使之收缩，切口上缘在宫底下2横切口上缘选在宫底下二横指。

（2）逐层切开皮肤、皮下脂肪，剪开腹直肌前鞘，钝性分离腹直肌。分离腹膜外脂肪，提起确认腹膜，将其切开后进入腹腔。常规检查双侧卵巢。

（3）寻找输卵管要稳、准、轻、细，尽量减少受术者痛苦。取管可采取以下方法之一。

①输卵管吊钩取管法　将输卵管吊钩沿膀胱子宫陷凹进入腹腔，紧贴子宫壁由峡部向子宫体方向滑动，当滑到子宫底部后方时沿一侧子宫角向子宫体后方旋转45°，钩住输卵管壶腹部轻轻上拉，感觉有一定张力表示已钩住输卵管，上提至切口处，在直视下，用长无齿平镊子夹住，暴露伞端，行结扎术（对侧同上）。

②卵圆钳取管术　如为后位子宫，复位到前位再夹取。将元齿卵圆钳两叶合拢，沿膀胱子宫陷凹滑入子宫体部，达宫底时将卵圆钳转向一侧，至宫角处，将卵圆钳与腹壁垂直，分开两叶夹住输卵管后，轻轻提出，应做虚夹，切忌扣合，上提卵管有一定张力，上提至切口处同样在直视下以长平镊将其夹住，暴露伞端后再行结扎。

③指板取管法术者以示指从子宫底部外沿子宫角便可触及输卵管，再将压板插入，将输卵管置位于压板与示指间，轻轻提出，适用于子宫前位者。如子宫为后位，可将子宫复成前位。

（4）须追溯到输卵管伞端，确认输卵管无误。

（5）阻断输卵管方法有多种，常用抽芯近端包埋法。

①抽芯近端包埋法　选择峡部外1/3无血管处，用两把组织钳相距1.5~2.0cm处夹住卵管，先于浆膜下注入少量生理盐水或普鲁卡因，使其膨起，纵行切开，游离出输卵管约2cm，两把文氏钳钳夹住两端，切除中间约1~1.5cm输卵管，断端分别用4号丝线结扎，用0号丝线间断缝合卵管系膜，将近端输卵管仔细包埋于输卵管系膜内，远端置于系膜之外。

②银夹法　将金属银夹置于上夹钳上，钳嘴对准提起的输卵管峡部，使峡部横径全部置于银夹两臂环抱中，缓缓紧压钳柄，压迫夹的上下臂，使银夹紧压在输卵管上，持续压迫1~2秒，然后放开上夹钳。

（6）检查操作部位以及腹腔和腹壁各层有无出血、血肿及组织损伤后术毕。

【注意事项】

1. 手术注意事项

（1）手术应在排卵前进行。如需宫腔操作则先行，然后再进行腹部操作。

（2）严格执行无菌操作，防止术后感染。

（3）不要盲目追求小切口及高速度，操作要稳、准、轻、细，防止损伤输卵管系膜、血管、肠管、膀胱或其他脏器。出血点应结扎仔细，以防出血及血肿形成。

（4）手术时思想要高度集中，并应避免语言不当对受术者造成的不良刺激。

（5）结扎线的粗细要按规定标准，结扎松紧要适度，以免造成输卵管瘘或滑脱。

（6）关腹前应核对手术器械及敷料数目，严防异物遗留腹腔。

（7）不宜与阑尾切除术同时进行。

2. 术后注意事项

（1）手术当日即可下床活动。4~6小时内注意排尿，避免尿潴留。

（2）保持伤口局部清洁卫生。非孕期，术后2周内禁止性生活；流产后或产后，术后1月内禁止性生活及盆浴。

（3）休假期内避免重体力劳动或剧烈劳动。

（4）术后1个月随诊。随访内容包括：主诉、月经情况、手术效果及检查手术切口愈合情况。

二、腹腔镜下输卵管绝育术

具有切口小、手术时间短、组织损伤少、疼痛轻及恢复快等优点，但需具备腹腔镜仪器设备，由掌握腔镜手术技术的医师操作。

临床常用的腹腔镜下绝育方法有高频电凝法、输卵管峡部部分切除法、机械套扎法、Nd：YAG 激光法等。

【适应证】

同腹部小切口输卵管结扎术。

【禁忌证】

同腹部小切口输卵管结扎术和腹腔镜禁忌证。

【手术常规】

1. 手术时机

以非孕期手术为宜，也可早孕期人工流产负压吸引术后。

2. 术前准备

和腹部小切口输卵管结扎术相同。腹部皮肤的术前准备重点为清洁脐窝内的污垢，并进行消毒。

3. 麻醉

可用全麻、连续硬膜外麻醉加基础麻醉。

4. 手术方式

（1）输卵管高频电凝绝育法　在输卵管近端约1/3处输卵管峡部水平，用单极或双极电凝输卵管管壁及其下附着的系膜，使输卵管破坏长度达3cm，亦可用剪刀剪断电凝部位的输卵管。

（2）输卵管峡部部分切除法　在输卵管峡部距离子宫角2.0cm处，用单极或双极电凝输卵管管壁及其下方输卵管系膜，用剪刀剪断电凝处输卵管，并向输卵管远端电凝并剪断，电凝长度达2.0cm，剪断输卵管峡部长约1.0cm。由于此术式选择峡部无血管区切除部分输卵管，方法简单、安全、避孕效果好，对输卵管损伤较小，若有生育要求行输卵管复通时手术难度小，手术效果好，是临床常用的绝育方法。

（3）腹腔镜输卵管机械套扎法　包括套圈结扎法、硅橡胶环法、Hulka 夹法、Filshie 夹法等。使用套圈套扎输卵管峡部，一般需要套扎2次，以免线圈滑脱，在距离套扎线结0.5cm处剪除被套扎的输卵管峡部管壁，电凝断端，而硅橡胶环法、Hulka 夹法、Filshie 夹法等是使用特定的器械和装置套扎或夹闭输卵管峡部阻断输卵管管腔。

第三十四章　人工终止妊娠

第一节　负压吸宫术常规

【适应证】

（1）妊娠 10 周以内要求终止妊娠而无禁忌证者。

（2）因某种疾病（包括遗传性疾病）不宜继续妊娠者。

【禁忌证】

（1）各种疾病的急性期。

（2）生殖器炎症，未经过治疗。

（3）全身情况不良，不能耐受手术。

（4）术前 2 次（间隔 4 小时）体温均体温在 37.5℃以上。

【手术常规】

1. 术前检查

（1）术前进行咨询宣教，说明负压吸宫术风险，受术者需签署知情同意书。

（2）详细询问病史、避孕生育史（包括相关手术操作史），特别注意高危情况，伴有高危因素的病例应按照高位手术管理。

（3）测量血压、测体温、心肺听诊、妇科检查。

（4）实验室检查　尿或血 hCG 检测，阴道分泌物常规检查，血常规、血型检查，乙型肝炎病毒表面抗原，丙型肝炎病毒、HIV、梅毒（RPR）抗体检测。

（5）辅助检查　心电图、超声检查。合并瘢痕子宫，尤其是伴有剖宫产史病例的超声影像学检查，可以提示瘢痕状态、胚囊与瘢痕关系、相关血流信号。

（6）根据病史和体检提示所涉及的相关检查。

（7）排空膀胱。

2. 术前准备

（1）测体温。

（2）排空膀胱。

（3）消毒外阴，灌洗阴道。

3. 手术步骤

（1）手术必须在手术室进行。术者应穿手术衣裤，戴帽子、口罩，常规刷手后戴无菌手套。

（2）受术者取膀胱截石位，常规消毒外阴及阴道。常规铺垫消毒治疗巾、套腿套、铺孔巾。

（3）内诊核查子宫大小、位置，倾屈度及附件情况后，更换无菌手套。

（4）应用窥器扩张阴道，暴露阴道和宫颈，拭净阴道内黏液，消毒阴道（包括阴道穹窿部及宫颈）。子宫颈钳钳夹宫颈前唇或后唇。拭净黏液后，消毒宫颈管。

（5）子宫探针沿子宫腔走向探测宫腔深度。遇有剖宫产史和子宫颈管异常或手术史，应探查子宫颈管长度。

（6）用宫颈扩张器以执笔式逐号从小到大轻轻扩张宫颈口（扩张程度比所用吸管号大半号到1号）。如宫颈内口扩张困难，应避免强行扩张，可使用润滑剂。

（7）吸引管及负压的选择，应根据孕周及宫腔深度，选择5～8号适当的吸管。负压一般在53～66kPa（400～500mmHg），胎囊吸出后，负压降至40kPa（300mmHg）以下。

（8）负压吸引术

①将吸管通过连接管与术前准备完毕的负压装置连接后，应先测试负压。

②依子宫方向将吸管轻轻送入宫腔（不带负压），达到宫底部退出1cm，寻找胚囊着床位置。

③待负压上升到需要的高度时，将吸引管沿宫壁顺时针或逆时针方向顺序转动并上下移动。感到有组织物流入吸管同时，有子宫收缩感和宫壁粗糙感时，可折叠捏住连接管阻断负压，撤出吸管。采用27～40kPa（200～300mmHg）负压，按前述方法再次吸引1～2次。

（9）必要时可用刮匙轻轻搔刮宫底及两侧宫角，检查是否吸净。检查宫颈口有无活动性出血。

（10）测量术后宫腔深度。如需放置宫内节育器可按常规操作放置。

（11）检查吸出物中胎囊及绒毛是否完整，是否符合孕周或超声提示。测量出血量。如发现异常情况或组织应送病理检查，并追访。

（12）确认手术无异常时，用纱布拭净阴道血液，除去宫颈钳，取出窥器，手术完毕。

（13）如遇持续性出血，需查清原因。可先予以缩宫剂或双合诊按摩子宫以加强子宫收缩。若子宫收缩好转后仍出血，应注意有无生殖道损伤和胚胎异常着床等可能。

（14）填写手术记录，术后可给予促宫缩和预防感染治疗。

【术后注意事项】

（1）在观察室休息0.5～1小时，注意有无出血、腹痛，无异常方可离院。

（2）术中未吸出绒毛、胎囊者应将吸出物送病理检查，术后复查妊娠试验。对尿妊娠试验仍阳性者应做重点随诊，动态观察血hCG结果及B超检查，警惕宫外孕、残角子宫妊娠及滋养细胞疾病。

（3）指导避孕方法。

（4）人工流产随诊

①人工流产后阴道多量出血、腹痛、发热应随诊。

②术后14天以上仍有阴道出血，则进一步检查治疗。

③术后1个月应随诊一次。

第二节　应用麻醉镇痛技术实施负压吸宫术常规

应用麻醉镇痛技术实施负压吸宫术，使受术者在手术时达到镇痛的目的。由专业麻醉医师实施麻醉并对受术者进行术中全程监护，保障麻醉手术顺利进行和受术者的安全。

【适应证】

（1）妊娠 10 周以内自愿要求麻醉镇痛终止妊娠者。

（2）因某些疾病（包括遗传性疾病）不宜继续妊娠，要求麻醉镇痛终止妊娠者。

（3）无负压吸宫术和麻醉药及全身麻醉禁忌证者。

（4）美国麻醉医师学会（ASA）术前情况评估标准Ⅰ～Ⅱ级者。

【禁忌证】

禁忌证参照本章第一节"负压吸宫术常规"禁忌证。其他禁忌证有麻醉禁忌证（过敏体质，过敏性哮喘史，麻醉药及多种药物过敏史者）及术前未禁食禁饮。

【手术常规】

1. 术前准备

术前准备参照本章"第一节 负压吸宫术常规"术前准备。其他术前准备如下。

（1）术前需签署负压吸引及麻醉知情同意书。

（2）受术者禁食固体食物（包括牛奶）8 小时，禁饮清凉饮料 4 小时。

（3）合并任一高危因素时，须住院接受该项手术。

2. 手术及麻醉步骤

（1）负压吸宫术操作步骤参照本章第一节"负压吸宫术常规"。

（2）由专业麻醉医师实施麻醉并全程监护。

（3）术中持续对受术者的心电图、血压、心率、呼吸及血氧饱和度进行监测。严密观察受术者对麻醉药的反应。术中须使受术者持续面罩吸氧，保持呼吸道通畅，密切注意呼吸是否抑制，持续监测血氧饱和度，必要时置入人工气道和辅助呼吸。

（4）做好心肺复苏的准备。

（5）麻醉医师按要求填写麻醉记录单。

【麻醉方法及药物种类】

（1）推荐应用丙泊酚静脉麻醉，不推荐吸入麻醉。

（2）建议静脉麻醉药与镇痛药物联合使用或镇静、镇痛药物复合局部麻醉。镇静、镇痛药物推荐使用曲马朵、咪达唑仑及芬太尼。

（3）静脉麻醉药、局部麻醉药、麻醉性镇痛药及镇静药物应符合"国家食品药品监督管理局"的有关规定和标准。

【术后处置及注意事项】

（1）麻醉医师须监护受术者至其定向力恢复，Aldrete 改良评分达 9 分或以上，转送到恢复室或观察室继续观察。

（2）由专职护士继续观察 2 小时。在判定受术者完全清醒后、可自行行走、生命指征平稳、无恶心呕吐和其他明显不适后，由手术医师和麻醉医师共同决定是否可以离院。

（3）受术者必须由家属陪伴离院，医师必须向受术者及其家属交代以下注意事项和出现紧急情况时的联系方式。

①术后如有异常，应与手术医院联系或尽快返回手术医院。

②术后 24 小时不能骑车、驾驶机动车或从事高空作业。

第三节　钳刮术常规

【适应证】

（1）妊娠 10 ~ 14 周以内，要求终止妊娠而无禁忌证者。

（2）因某种疾病（包括遗传性疾病）不宜继续妊娠者。

（3）其他人工流产方法引产失败者。

【禁忌证】

与负压吸引术相同。

【手术常规】

1. 术前准备

（1）需住院实施手术。

（2）术前准备同入院常规检查。

2. 宫颈准备

（1）机械扩张法　应用本法扩张宫颈，术前阴道擦洗上药 2 ~ 3 天。

术前 16 ~ 24 小时，用 16 ~ 18 号专用无菌导尿管 1 根，放入宫腔内，留下部分用无菌纱布卷住，置于阴道后穹窿处；或用灭菌宫颈扩张棒或亲水棒扩张宫颈。

（2）无药物禁忌证者可采用药物法准备宫颈（选其一）　①术前 2 小时口服或阴道后穹窿放置米索前列醇 200 ~ 400μg；②术前 1 ~ 2 小时阴道后穹窿放置卡前列甲酯栓 0.5 ~ 1mg。

3. 手术步骤

（1）前期手术步骤同本章第一节"负压吸宫术常规"手术步骤（1）~（6），核查已做过预处理后的宫颈松弛状态。

（2）用胎盘钳进入宫腔夹破羊膜，流尽羊水后。

（3）取胎盘　用胎盘钳沿子宫壁逐渐滑入越过胎体达到宫底后，退出 1cm，在子宫后壁、前壁、侧壁寻找胎盘附着部位，钳夹胎盘左右轻轻转动，使胎盘逐渐剥离，以便能完整地或大块将胎盘夹出。

（4）取胎体　应尽可能保持胎儿纵位为宜，避免胎儿骨骼伤及宫壁，亦可用 8 号吸管低负压将破碎胎体吸出。如妊娠月份较大，也可先取出胎体后取胎盘。

（5）用中号钝刮匙或用 6 ~ 7 号吸管低负压顺宫壁四周轻轻搔刮或吸净残留组织。测量术后宫腔深度。

（6）手术结束前核对胎儿是否完整，胎盘是否完整。

（7）观察有无活动性出血及宫缩情况。取出宫颈钳，检查钳夹部位有无出血，擦净阴道血迹，取下手术窥阴器。

（8）填写手术记录。

【术中注意事项】

（1）认真做好妇科检查，明确子宫位置，过度屈曲子宫予以手法纠正位置。切忌手术器械碰触阴道壁以防感染。

（2）夹破羊膜待羊水流尽，警惕羊水栓塞。

（3）胎儿骨骼通过颈管时不宜用暴力，尽量以纵轴钳出。

（4）子宫有活动性出血，应及时给予宫缩药，查找出血原因，必要时静脉给药或应用前列腺素加强宫缩，经处理无效，应考虑有无宫颈损伤。

（5）手术结束前常规核对胚胎及附属物，可疑残留（特别是骨质部分残留），应即时做超声检查。

【术后注意事项】

同本章第一节"负压吸宫术常规"。

第四节　米非司酮配伍前列腺素终止妊娠（药物流产）常规

药物流产（medicine abortion）是指使用药物而非手术的方法终止妊娠。目前终止妊娠常用的药物是米非司酮（Mifepristone）和前列腺素（Prostaglandins，PG）。药物流产应在具备抢救条件（如急诊刮宫、吸氧、输液、输血）的区、县级及以上医疗服务机构进行。实施药物流产的医疗服务机构以及相关医务人员，必须依法获得专项服务执业许可。

年龄 <18 岁或 >40 岁的孕妇要求药物终止妊娠，须住院实施。

一、米非司酮配伍前列腺素终止早期妊娠

【适应证】

（1）确诊为正常宫内妊娠，停经天数（从末次月经第 1 天算起）不超过 49 天，超声检查平均胎囊直径 ≤25mm，本人自愿要求使用药物终止妊娠的 18～40 岁健康妇女。

（2）机械手术流产操作困难或高风险的高危病例　如生殖道畸形（残角子宫例外），严重骨盆畸形，子宫极度倾屈，宫颈发育不良，坚韧、瘢痕子宫，哺乳期子宫，多次人工流产以及有宫腔粘连病史者等。

（3）对手术流产有顾虑或恐惧心理者。

（4）年龄 <18 岁或 >40 岁的孕妇要求药物终止妊娠且无禁忌证者，门诊人工流产手术失败的患者，带器妊娠患者，合并中重度贫血需住院实施药物流产的患者。

【禁忌证】

（1）米非司酮禁忌证　肾上腺、糖尿病、甲状腺等内分泌疾患，肝、肾功能异常，妊娠期皮肤瘙痒史，血液病和血管栓塞病史及与甾体激素有关的肿瘤。

（2）前列腺素禁忌证　心血管系统疾病（如二尖瓣狭窄、高血压、低血压）、青光眼、胃肠功能紊乱、哮喘、癫痫以及对前列腺素过敏者。

（3）异位妊娠或可疑病例 葡萄胎。

（4）如胎囊单一直径≥3.0cm，平均直径≥2.5cm，有胎芽、胎心搏动者不宜在门诊实施药物流产。

（5）妊娠剧吐者。

（6）吸烟超过15支/天或嗜酒且年龄≥35岁。

（7）长期使用下列药物 利福平、异烟肼、抗癫痫药、抗抑郁药、西咪替丁；前列腺素合成抑制剂药物；糖皮质激素药物；抗凝药物。

（8）经常出差、居住远离医疗单位或交通不便，不能及时就诊随访。

【操作手术常规】

1. 术前准备

（1）详细询问病史，行体格检查及妇科检查。介绍药物流产的效果、可能的不良反应和并发症、实施的程序和要求。

（2）实验室检查 阴道分泌物检查，尿、血 hCG，血常规及血型，乙肝病毒表面抗原，丙肝病毒抗体、梅毒及 HIV 抗体检测等。酌情检测凝血功能及血生化。

（3）辅助检查 心电图。超声检查确定宫内妊娠，胎囊大小，胎囊异常着床。

（4）填写病历，签署知情同意书。确定服药日期、随访日期，告知注意事项。

2. 用药方法

（1）米非司酮用法 总量150mg，首剂在门诊服用，观察30分钟无异常，其余可由受术者带药回家自行服用。

①顿服法 用药第1天空腹一次性服用米非司酮150mg，第3天加用前列腺素。

②分服法 用药第一日晨，空腹1~2小时服米非司酮50mg，8~12小时后再服25mg；用药第2日早晚相隔12小时各服米非司酮25mg；用药第3日，早7时左右空腹1~2h服米非司酮25mg，1小时后在原就诊医疗服务机构使用前列腺素。或第1日和第2日均早50mg、晚25mg口服米非司酮，第3日上午加用前列腺素。

（2）前列腺素用法 用药第3日晨空腹服米索前列醇600μg，于第3日阴道置卡前列甲酯1mg或米索前列醇400~600μg。

3. 用药后观察

（1）服用米非司酮后应注意观察药物可能引起的不良反应、阴道出血情况、有无组织物排出，嘱受术者将排出的组织物留置小瓶内，用乙醇浸泡，交予医师检查。阴道出血多余经量需及时就诊。

（2）用前列腺素后须留院观察6小时，观察一般情况、血压、脉搏，胃肠道反应（腹泻、腹痛等），药物过敏等不良反应，密切注意阴道出血及胎囊排出情况。

（3）胎囊排出后由医护人员核查排出物（有活动出血及时刮宫）观察1~2小时离院。离院前测血压及脉搏，观察出血状况，记录。并嘱随访日期及注意事项（流产后2周、6周）。肉眼不能确诊为绒毛胚囊应送病理检查。

（4）胎囊未排出且不伴有活动性出血者，观察6小时后可离院。预约1周后随诊，复查超声。观察期间如有组织物排出，应将组织物留置小瓶内，用乙醇浸泡，交医师检查。根据临床症状和超声检查证实，流产失败者，必须实施人工流产负压吸引术。

【随访】

1. 未排囊者 1 周后复诊

超声检查确诊为宫内妊娠继续或"胎停育"者，应行手术流产（负压吸引术或钳刮术）。

2. 排囊者 2 周后复诊

阴道出血少于经量，可根据情况继续观察；出血是多是少，应结合超声检查和血hCG测定，综合临床情况予以处置。需要刮宫手术者，刮出物应送病理检查。

3. 用药后 6 周随访

做药物流产效果评定、了解术后首次月经情况。

4. 药流后观察

发热、阴道大量出血、持续腹痛随时就诊。

【注意事项】

（1）药物流产必须在医护人员监护下进行，严密观察出血情况及不良反应的发生。医护人员应随时注意鉴别异位妊娠、葡萄胎及绒毛膜上皮癌等疾病，防止漏诊或误诊。

（2）药物流产后阴道出血过多或时间过长应随时就医。

【流产效果评定标准】

（1）完全流产用药后胎囊完整自行排出，或未见完整排出但经超声检查宫内无妊娠物且子宫恢复正常，出血自行停止，妊娠试验转为阴性，月经正常来潮。

（2）不全流产用药后胎囊自然排出，在随访过程中因出血过多或时间过长，而施行刮宫术，其病理检查提示绒毛组织。

（3）失败　用药第 8 天随访，未见胚囊排出，经超声检查提示胚胎继续发育或停止发育，为药流失败。应采用负压吸引术或钳刮术等手术方式终止妊娠。

二、米非司酮配伍前列腺素终止 8～16 周妊娠

【适应证】

（1）确诊为 8～16 周宫内妊娠者，均需住院。

（2）自愿要求使用药物流产、无禁忌证。

（3）手术流产高危对象。

【禁忌证】

（1）米非司酮禁忌证　肾上腺疾患、糖尿病等内分泌疾病；肝、肾功能异常，妊娠期皮肤瘙痒史，血液疾患和有血栓栓塞病史。

（2）前列腺素禁忌证　心脏病、哮喘、癫痫、青光眼和严重胃肠功能紊乱。①高血压者［收缩压 >130mmHg 和（或）舒张压 >90mmHg］为卡前列甲酯（PGF，卡孕栓）禁忌；②低血压者（收缩压 <90mmHg 和/或舒张压 <60mmHg）为米索前列醇（PGE）禁忌。

（3）中重度贫血。

（4）性传播疾病或外阴、阴道等生殖道炎症未规范治疗。

（5）胎盘附着位置异常者。

（6）特殊部位妊娠如剖宫产瘢痕妊娠、宫颈妊娠，确诊或可疑病例。

（7）过敏体质，有严重的药物过敏史者。

（8）吸烟超过 15 支/天或酗酒并且年龄≥35 岁。

（9）长期服用下列药物 利福平、异烟肼、抗癫痫药、抗抑郁药、西米替丁、前列腺素合成抑制剂药物、糖皮质激素药物、抗凝药物。

【手术常规】

1. 术前准备

（1）所有对象均需住院给药。

（2）全身体检（测体重、血压、脉搏、心肺听诊），做妇科检查。

（3）实验室检查 入院常规包括血常规、血型、凝血功能、血生化、尿常规、乙肝病毒五项、丙肝病毒抗体、梅毒及 HIV 抗体检测；阴道分泌物常规检查；根据病史和体检提示做其他相关检查。

（4）辅助检查 心电图、胸部平片、超声检查确定胎儿大小、胎囊位置或胎盘附着部位，特别是剖宫产术后再孕，需了解瘢痕愈合情况、胎盘与瘢痕的关系以及相关血流情况（CDFI）。

2. 用药方法

（1）米非司酮 米非司酮总量 200mg。分两天。例如：用药第 1、2 天早、晚各服米非司酮 50mg，或用药第 1、2 日米非司酮 100mg 顿服，或用药第 1 日一次顿服 200mg。

（2）前列腺素 用药第 3 天，阴道后穹窿放置卡前列甲酯栓 1.0mg，之后每隔 2 小时根据宫缩及宫颈评分重复给药，总量不超过 5mg。或晨起空腹服用米索前列醇 400～600μg，之后每隔 3 小时根据宫缩及宫颈评分重复给药，总量不超过 1800μg。

3. 用药后观察

（1）使用米非司酮期间 注意药物不良反应、阴道出血量，妊娠物的排出。

（2）使用前列腺素期间

①注意药物不良反应 恶心、呕吐、腹痛、腹泻、头晕及过敏征象，应警惕过敏性休克及喉头水肿等严重不良反应。

②严密观察受术者的血压、脉搏等生命体征以及阴道出血等，及时发现生产、流产过程中的异常情况。

（3）胎儿、胎盘娩出 检查娩出胎儿及附属物是否完整。流产清宫同时应检查宫颈及穹窿是否存在损伤，如不需清宫则应即时徒手阴道探查，以除外损伤的存在。

（4）在最后一次使用前列腺素后 24 小时内仍未排出妊娠物者，判断其失败。需要对受术者进行再评估，除外异常，酌情重复药物流产；再次失败，则须选用其他方法终止妊娠。

（5）服药期间如遇发生下列情况之一者，必须及时给予及时处理，必要时可考虑负压吸引术或钳刮术。

①用药后胚胎或胎儿、胎盘未排出，阴道流血量 > 100ml。

②胎儿排出后阴道流血量 > 100ml 或有活动性出血。

③胎儿排出后 1 小时胎盘未排出。

④胎盘排出后阴道流血量 >100ml。

⑤胎盘有明显缺损，缺损 >1/3 以上蜕膜及胎膜。

⑥对随诊有困难者，即使无阴道活动性出血，应放宽清宫指征。

（6）流产后做好避孕宣教，尽早落实避孕措施。可于流产后当日开始使用复方短效口服避孕药。

第五节　依沙吖啶羊膜腔内注射引产常规

【适应证】

妊娠 14～27 周要求终止妊娠，且无禁忌证。包括计划生育，因某种疾病或胎儿畸形不能继续妊娠。

【禁忌证】

1. 绝对禁忌证

（1）心、肝、肾、肺疾患活动期及肝、肾功能不全。

（2）各种疾病急性期。

（3）血液系统疾病。

（4）腹部穿刺部位皮肤有感染或有急性生殖道感染。

（5）术前 24 小时内 2 次体温在 37.5℃ 以上。

（6）依沙吖啶过敏试验阳性。

2. 相对禁忌证

（1）中央型胎盘前置状态，根据孕周、临床表征、超声波影像学检查等综合评估，在具有介入治疗（子宫动脉栓塞）设备和人员以及抢救条件的医疗机构实施。

（2）子宫瘢痕、宫颈有陈旧裂伤、宫颈手术后及子宫发育不良。

【手术常规】

1. 术前准备

（1）必须住院引产。

（2）询问病史（包括此次妊娠期间院外操作史），进行体格检查和妇科检查。

（3）完善入院前实验室常规检查。

（4）完善辅助检查　行心电图、胸片、妇产科超声波检查。剖宫产术后再孕，超声波可了解胎盘与瘢痕的关系及瘢痕的愈合情况，必要时做穿刺定位。

（5）向患者及家属交代引产可能发生并发症。孕妇及有关人员应签署手术知情选择同意书，填写详细住址、电话及联系人。

（6）依沙吖啶过敏试验。

（7）手术当日体温在 37.5℃ 以下。

2. 手术步骤

（1）手术操作应在手术室或分娩室进行。

（2）术者穿手术用衣裤、鞋，戴帽子、口罩，常规刷手，戴无菌手套。

（3）术前排空膀胱。取平卧位，腹部皮肤消毒，铺无菌孔巾。

（4）穿刺点选择在子宫底 2～3 横指（脐下三横指）下方中线上（中线两侧），选择囊性感最明显的部位或通过超声波导视下选择羊水最大的平面为穿刺点。

(5) 羊膜腔穿刺用 7 号或 9 号带芯的穿刺针，垂直快速刺入腹壁，进入羊膜腔后拔出针芯可见羊水溢出。

(6) 如见血液溢出，暂停注药，将针芯插回，调整穿刺部位或方向，重复穿刺不得超过 2 次。

(7) 注入含有依沙吖啶 50 ~ 100mg（最多不得超过 100mg）的药液。注药前回抽羊水，进一步确认针保持在羊膜腔内，然后注入药液。药液注毕后，回抽少量羊水洗冲净注射器中的药液后再注入。

(8) 插入针芯后迅速拔针。穿刺部位无菌纱布压迫覆盖。

(9) 重复穿刺需间隔 72 小时。两次引产失败，应改用其他方法终止妊娠。

(10) 依沙吖啶的用量为 100mg。体重在 45kg 以下或年龄小于 18 岁者剂量酌减为 50 ~ 80mg；或根据孕周及孕妇具体情况等酌情减量。

(11) 填写中期妊娠引产记录。

3. 用药后观察

(1) 穿刺后 24 小时内卧床休息，密切观察药物不良反应，并记录体温（每日 4 次）、一般情况和宫缩、阴道出血情况。

(2) 凡体温达 39℃ 或白细胞计数超过 20000/mm³ 时给予抗生素。

(3) 规律宫缩后，注意产程进展，临产前送入产房，消毒外阴，臀部铺无菌巾，待产。孕周较大注意保护会阴。

(4) 胎儿娩出后常规肌内注射缩宫素。半小时胎盘不娩出或阴道出血增多，应人工干预取出。

(5) 胎盘娩出后。应仔细检查其完整性，如有可疑部分胎盘残留、1/3 以上蜕膜及胎膜残留以及活动性出血等均应行清宫术。

(6) 流产后无论是否实施清宫术，应常规检查宫颈、阴道有无裂伤。发现裂伤及时缝合。

(7) 详细填写引产记录。

【注意事项】

(1) 流产后观察 1 小时，测血压、脉搏及阴道出血量。

(2) 每日观察记录体温、恶露性状、出血量、宫体有无压痛和子宫复旧状况。

(3) 应用抗生素预防感染，促宫缩和回乳处理。

(4) 1 个月内禁止性生活和盆浴，指导避孕方法。

(5) 1 个月后门诊随诊，如有异常情况随诊。

第 四 篇

辅助生殖技术诊疗常规

第三十五章　辅助生殖技术常规

第一节　夫精人工授精技术常规

夫精人工授精（artificial insemination with husband semen，AIH）技术是通过非性交的方法将丈夫精子置于女性生殖道内，使精子与卵子自然结合形成受精卵而达到妊娠目的的一种辅助生殖技术。机构设置、人员要求、场所设备等需具备法律、法规或主管机关要求的条件。

【适应证】

（1）免疫因素不育。

（2）男性因少精、弱精、液化异常、性功能障碍、生殖器畸形等不育。

（3）宫颈因素不育。

（4）原因不明的不育。

（5）子宫内膜异位症。

（6）生殖道畸形及心理因素导致性交不能等不育疾病。

【禁忌证】

（1）双侧输卵管梗阻。

（2）男女一方患有生殖泌尿系统急性感染或性传播疾病。

（3）一方患有严重的遗传、躯体疾病或精神、心理疾病。

（4）一方接触致畸量的射线、毒物、药品并处于作用期。

（5）一方有吸毒等严重不良嗜好。

【操作常规】

（1）实施人工授精前不育夫妇必须签订《夫精人工授精知情同意书》及《多胎妊娠减胎术知情同意书》。

（2）人工授精可在自然周期或药物促排卵周期下进行，但严禁以多胎妊娠为目的使用促排卵药。

（3）宫腔内人工授精（IUI）操作方法　患者取膀胱截石位，清洁外阴，生理盐水擦宫颈，用干棉球将阴道内多余液吸净，用移植管或其他导管吸取经处理的含精子的液体0.5~1ml，注入宫腔，休息15~30分钟。

（4）宫颈管内人工授精（ICI）操作方法　患者取膀胱截石位，清洁外阴，生理盐水擦宫颈，用干棉球将阴道内多余液吸净，用注射器吸取经处理的含精子的液体0.5~1ml，注入宫颈管内，休息15~30分钟。

（5）术后酌情应用黄体支持，14~16天后查尿妊娠试验或血hCG水平。随访同IVF。

第二节　供精人工授精技术常规

供精人工授精（artificial insemination by donor，AID）也称为异源人工授精，指通过非性交方式，于适宜时机将供精者的精子置入女性生殖道以达到妊娠的辅助生殖技术。实施供精人工授精的机构，必须具备法律、法规或主管机关的相关要求。只能从持有卫生部批准证书的人类精子库获得精源；严格控制每一位供精者的冷冻精液，最多只能使 5 名妇女受孕。

【适应证】

（1）不可逆的无精子症，严重的少精症、弱精症和畸精症。

（2）输精管复通失败。

（3）射精障碍。

（4）适应证（1）~（3）中，除不可逆的无精子症之外，其余需行供精人工授精技术的患者，医务人员必须向其交代清楚：通过卵胞浆内单精子显微注射技术也可能使其有自己血亲关系的后代，如果患者本人仍坚持放弃通过卵胞浆内单精子显微注射技术助孕的权益，则必须与其签署知情同意书后，方可采用供精人工授精技术助孕。

（5）男方和（或）家族有不宜生育的严重遗传性疾病。

（6）母儿血型不合不能得到存活新生儿。

【禁忌证】

（1）女方患有生殖泌尿系统急性感染或性传播疾病。

（2）女方患有严重的遗传、躯体疾病或精神疾患。

（3）女方接触致畸量的射线、毒物、药品，并处于作用期。

（4）女方有吸毒等不良嗜好。

【术前准备】

1. 女方

（1）采集病史及妇科体检。

（2）宫颈防癌刮片筛查。

（3）输卵管通畅检查报告。

（4）卵巢储备功能评估　基础性激素测定和超声检查。

（5）AID 术前化验　血常规、红细胞沉降率、尿常规、凝血功能、肝功能、肾功能、乙肝病毒抗原和抗体、HIV－抗体、HCV－抗体、梅毒血清学检查、血型。

2. 男方

（1）病史采集及一般体检。

（2）体貌登记　身高、体重、体型、肤色、头发颜色与质地、虹膜颜色及单睑或重睑等。

（3）至少两次近期精液常规报告。

（4）附睾、睾丸穿刺报告或睾丸活检报告。

（5）AID 术前化验　肝功能、乙肝病毒抗原和抗体、HIV－抗体、HCV－抗体、梅毒血清学检查、血型。

3. 签署供精人工授精知情同意书

供精人工授精知情同意书应在男女双方均在场的情况下签署，特别强调三胎妊娠必须减胎以及 AID 后代婚前排查事宜。男女双方和医生同时在供精人工授精知情同意书上签字并注明签署日期。

4. 审核证件，留存复印件

（1）男女双方的身份证。

（2）结婚证（包括有照片和姓名的两页）。

（3）承诺书（承诺符合计划生育要求）。

5. 存档

以上材料齐备后，由 AID 档案管理人员为夫妇病历存档建立 AID 档案，预约进入 AID 治疗周期时间。

【操作常规】

（1）女方于月经周期第 8~10 天来诊。

（2）进行妇科检查除外生殖系统急性感染。

（3）阴道 B 超监测卵泡发育情况。

（4）实施 AID 时间。①B 超确认排卵；②尿、血 LH 峰后 24 小时；③注射 hCG 后 36 小时。

（5）授精方式及次数　宫腔内人工授精（IUI）或宫颈管内人工授精（ICI），1~2 次。

（6）促排卵指征　①各种原因导致的排卵功能障碍；②卵泡发育不良史或卵巢储备功能低下。

（7）促排卵治疗注意事项　①避免以多胎为目的进行促排卵治疗；②AID 知情同意书中强调三胎以上妊娠必须减胎；③如果单个促排卵周期发育卵泡数≥4 个，则取消该治疗周期。

【术后注意事项】

（1）保持良好的心态，避免较重体力劳动。

（2）术后可用 hCG 和（或）孕酮进行黄体功能支持。

（3）AID 术后 16 天送尿或血检测 hCG 了解有无妊娠。

（4）AID 术后 35 天经阴道 B 超检测胎囊数、活胎数、是否异位妊娠等。

（5）指定专人随访，设立随访表，详细实时记录，存档保留备查，内容应至少包括患者姓名或编号、联系方式、最后诊断、治疗方案、治疗日期、解冻精子编号、冷冻日期与质量、精子处理方法、处理后精子质量、黄体支持方案与实施情况、生化妊娠、临床妊娠、胎儿发育、生产日以及新生儿基本情况等。

第三节　体外受精–胚胎移植技术常规

体外受精–胚胎移植（in vitro fertilization and embryo transfer，IVF–ET）俗称试管婴儿，即从不孕妇女体内取出卵子，在体外与精子受精后培养至早期胚胎，然后移植回妇女的子宫使其继续发育着床、生长成为胎儿的过程。

【适应证】

（1）女方各种因素导致的配子运输障碍。

（2）排卵障碍。

（3）子宫内膜异位症。

（4）男性少、弱精症。

（5）原因不明的不育。

（6）免疫性不育。

【禁忌证】

（1）男女任何一方患有严重的精神疾患、泌尿生殖系统急性感染、性传播疾病。

（2）患有《母婴保健法》规定的不宜生育的、目前无法进行胚胎植入前遗传学诊断的遗传性疾病。

（3）任何一方具有吸毒等严重不良嗜好。

（4）任何一方接触致畸量的射线、毒物、药品，并处于作用期。

（5）女方子宫不具备妊娠功能或严重躯体疾病不能妊娠。

【术前准备】

（1）详细询问女方病史，包括不育病史、检查及治疗经过、既往史及手术史等，进行全身检查及妇科检查。

（2）严格掌握适应证及禁忌证、输卵管因素不育者需有输卵管检查记录。

（3）月经周期第2~3天测基础女性性激素、盆腔B超检查、阴道分泌物检查。必要时行子宫内膜活检、宫颈细胞学检查。

（4）男方病史及体格检查，精液常规化验。

（5）夫妇双方乙肝表面抗原、丙肝抗体、艾滋病抗体、梅毒血清学、肝功能、血型、血常规、尿常规、凝血功能以及心电图等。

（6）向不育夫妇介绍 IVF－ET 的大致经过、费用、并发症和可能的危险性等，并签署相关知情同意书、多胎妊娠减胎术同意书。

（7）交验结婚证、身份证、承诺书，病历中保留复印件。

【控制超排卵方案】

医生根据患者年龄、月经情况、基础内分泌值以及卵巢基础状态等选择药物超排卵方案。

1. 长方案

拟超排卵的前一个周期的黄体中期使用 GnRH－a，月经来潮第2~3天开始进行促性腺激素（Gn）促排卵。第6~8天以后根据卵泡发育情况适当调整 Gn 用量。2个以上卵泡直径达18mm 时，结合血清 E_2、LH、P 水平决定 hCG 使用时间和用量（4000~10000IU）以诱导卵母细胞最后成熟。注射 hCG 后34~38小时取卵。

2. 短方案

于月经第1~2天开始使用 GnRH－a，余同长方案。

3. 超短方案

仅于月经第2、3、4天使用 GnRH－a，Gn 用药同上。

4. GnRH - 拮抗剂方案

固定方案或灵活方案加用拮抗剂。

【阴道 B 超引导下卵泡穿刺取卵术】

（1）取卵术前可用生理盐水冲洗阴道 1~2 次。

（2）术前排空膀胱，可选择静脉麻醉或仅予镇静剂或不用药。

（3）常规清洁外阴，窥器暴露阴道、宫颈，用生理盐水棉球擦洗清洁阴道，用干棉球蘸干盐水，取出窥器。

（4）采用 16G 或 17G 取卵专用穿刺针，阴道 B 超引导下，通过针导架沿引导线方向，选择距卵泡最近距离进针，注意避开血管、膀胱、肠管等。压力为 16kPa（120mmHg）；收集的卵泡液即刻送到实验室，注意保温。

（5）取卵结束时超声观察盆腔内液体量。窥器打开阴道了解出血情况，并做相应处理。

（6）术后观察 1~2 小时，观察患者主诉，观察血压、脉搏等生命体征及阴道出血情况和排尿情况。

（7）适当应用抗生素预防感染，必要时应用止血药。

【精液采集】

（1）核对确认患者夫妇姓名。取精日或前一日淋浴，彻底清洁外阴部，包皮过长者更应注意清洁。

（2）取精过程应在专用取精室完成，或在经专业人员允许的清洁环境中进行。

（3）取精液前清洗双手和外阴（避免使用消毒剂和较强的洗涤剂）；用无菌纱布彻底擦干双手及外阴部水迹；将一次性取精杯盖子松开备用，但暂不要完全打开以免尘埃落入。

（4）手淫法取精，精液射入取精杯内，注意尽量避免手、龟头和阴茎等接触杯内壁。

（5）取精时要注意避免阴毛、衣物上细小皮屑、纤维等落入取精杯内。

【黄体期支持】

根据个体情况选择个体化方案支持黄体功能。可应用以下方案。

（1）hCG + 孕酮。

（2）单纯孕酮。

（3）雌激素 + 孕酮。

【胚胎移植】

（1）取卵后 48~72 小时行分裂球期胚胎移植或取卵后第 5~6 天行囊胚移植。每周期移植胚胎总数不得超过 3 个，其中 35 岁以下妇女第一次 IVF 周期移植胚胎数不得超过 2 个。

（2）常规冲洗外阴，窥器暴露宫颈，用培养液或生理盐水擦拭宫颈和宫颈管。

（3）用带外套管的胚胎移植管移植时，先将移植外导管插入达宫颈内口以上水平，用内导管吸取胚胎，通过外导管插入至超过外导管 1.5~2.0cm 处，移植内管顶端应位于宫腔中部，将胚胎推入宫腔并停留片刻后取出移植管，送回胚胎实验室。

（4）在实体显微镜下冲洗并检查移植内管，确定有无胚胎遗漏。

（5）可行 B 超引导下胚胎移植。

（6）移植后患者可卧床休息半小时后离院。

【冻融胚胎移植子宫内膜准备方案】

（1）自然周期　根据排卵时间结合胚胎类型行解冻胚胎移植术。

（2）促排卵周期　促排卵，寻找排卵时间，结合胚胎类型行解冻胚胎移植术。

（3）人工内膜建立　雌激素、孕激素人工准备子宫内膜。

【妊娠管理】

（1）胚胎移植术后 14 天左右查尿妊娠试验或血 hCG 水平。如阳性，1 周后再复查血 hCG，至移植后 30 天行 B 超检查，了解孕囊数、妊娠部位、有无胎心搏动，注意排除宫内外多部位同时妊娠。

（2）血 hCG 升高且 B 超见胎囊者或临床见绒毛组织并经组织学检查证实者诊断为临床妊娠。若尿 hCG 一度阳性后转阴，血 hCG 水平逐渐下降或上升缓慢，超声未见胎囊则诊断为生化妊娠，不计算入临床妊娠率中。

（3）若多胎妊娠向患者及家属交代病情，双胎妊娠建议行阴道 B 超下减胎术，三胎妊娠必须行多胎妊娠减胎术。

（4）妊娠后继续应用黄体支持，孕 6 ~ 12 周黄体支持逐渐减量。

第四节　卵母细胞胞浆内单精子显微注射技术常规

卵母细胞胞浆内单精子显微注射技术（intra cytoplasmic sperm injection，ICSI）是指将单个精子通过显微注射的方法注入卵母细胞胞浆内，从而使精子和卵母细胞被动结合受精，形成受精卵并进行胚胎移植，达到妊娠目的。

【适应证】

（1）严重少、弱、畸精子症。

（2）梗阻性无精症。

（3）生精障碍但睾丸活检有精子者，排除遗传缺陷疾病所致。

（4）精子顶体异常。

（5）植入前胚胎遗传学诊断。

（6）体外成熟及冷冻的卵母细胞。

（7）ICSI 相对适应证　如前次体外受精精卵不结合或受精率低于 25%；可疑为免疫性不孕；相对少弱精子症。

【禁忌证】

同常规 IVF – ET。

【术前准备】

除常规 IVF – ET 所需准备外，男方可根据情况增加下列检查内容。

（1）染色体核型分析。

（2）性激素检查。

（3）无精症患者需行附睾穿刺或睾丸活检见成熟精子。

【睾丸精子和附睾精子的采集】

1. 经皮附睾穿刺取精

穿刺附睾尾部，逆行附睾管方向进针抽吸，见少许乳白色液体后出针，将此液体置于盛有培养液的平皿中，送至实验室，镜检发现有活精子，术毕。

2. 经皮针刺抽吸睾丸活检

手术侧精索阻滞麻醉后用特制活检针经阴囊皮肤穿刺抽吸少许睾丸组织，送至实验室，实体显微镜下用针头撕开曲细精管，倒置镜下看到精子，结束抽吸。若无精子则需改用小切口活检法。

3. 小切口睾丸活检

2.5% 碘伏消毒外阴，用生理盐水擦洗睾丸皮肤，铺巾，手术侧精索阻滞麻醉后，于睾丸皮肤无血管区顺皮纹切开皮肤约 0.5cm，逐层切开鞘膜，打开鞘膜腔，暴露白膜，切开 0.3cm，挤出少许睾丸组织用眼科剪剪下后立即置于培养液中，送至实验室检查。分别缝合白膜 1 针、鞘膜 1 针，无明显出血，对皮后即可包扎。

【其他处理】

均同常规 IVF – ET。

第五节　胚胎植入前遗传学检测技术常规

植入前遗传学检测（preimplantation genetic testing，PGT）是在胚胎着床之前即对配子或胚胎的遗传物质进行分析，检测配子或胚胎是否有遗传物质异常的一种早期产前诊断方法。通过 PGT，选择检测项目正常的胚胎进行移植。

【适应证】

（1）性连锁遗传病。

（2）单基因相关遗传病。

（3）染色体病　染色体数目和结构异常。

（4）可能生育异常患儿的高风险人群。

【PGT 遗传学材料的获取】

PGT 技术的关键是卵母细胞或胚胎的活检和活检材料的遗传学分析。PGT 遗传学诊断的材料可来源于 IVF 的各个阶段，包括极体活检、卵裂球活检、滋养层细胞活检。目前广泛应用的是囊胚滋养层细胞活检。

【活检材料的遗传学分析】

PGT 的分析材料来源极为有限，通常只有 1~2 个细胞，对诊断技术的敏感性和特异性要求高。在早期，用于 PGT 的遗传学分析技术主要为聚合酶链反应（polymerase chain reaction，PCR）和荧光原位杂交（fluorescence in situ hybridization，FISH），随着分子生物学技术的飞速发展，我们可对活检获得的 1~2 个细胞进行全基因组的 PCR 扩增或利用基因芯片技术来完成对染色体状况的分析。常用的基因芯片技术有比较基因组杂交芯片（array – CGH）和单核苷酸多态性芯片（SNP）。

【PGT 的准确性】

无论是极体还是卵裂球分析，应用于 PGT 分析的材料只有 1~2 个细胞，可能会出现转移细胞时丢失、FISH 杂交未出信号、PCR 扩增失败等情况，这些都将影响 PGT 最终的诊断。早期胚胎存在较高比例的嵌合也会导致误诊发生，如活检材料为极体，只能分析来自母方的遗传信息，如果活检的材料为囊胚期的外胚层细胞，虽然数目有所增加，但囊胚存在的嵌合现象也会影响 PGT 的准确性。据报道，五色 FISH 可发生约 15% 的诊断错误率。而单细胞 PCR 的诊断失败或错误主要由扩增失败、外源性 DNA 污染和等位基因脱扣（ADO）所致。

【PGT 结果的验证】

检测结果正常的胚胎移植后，获得妊娠的妇女应在孕 16~20 周进行羊膜腔穿刺，通过羊水细胞遗传学分析以明确诊断。

第三十六章　辅助生殖技术并发症

第一节　卵巢过度刺激综合征

卵巢过度刺激综合征（ovarian hyperstimulation syndrome，OHSS）是促排卵时药物刺激卵巢所发生的一种医源性疾病。卵巢过度刺激会产生大量雌激素，使毛细血管通透性增加，富含蛋白质的体液流向第三间隙，可引起血液浓缩。严重者出现腹腔积液、胸腔积液甚至心包积液，可出现少尿、电解质紊乱、血栓形成、急性呼吸窘迫综合征以及多器官功能衰竭，危及生命。

【诊断标准】

1. 病史

有药物促排卵治疗的病史。

2. 高危因素

年轻（<35岁）、瘦小患者，多囊卵巢综合征患者，应用hCG诱导排卵及黄体支持患者，雌二醇水平>4000pg/ml，卵泡数>30个者。

3. 临床表现

（1）胃肠道症状　恶心、呕吐等。

（2）腹腔积液、胸腔积液、心包积液、全身水肿、脑水肿。

（3）低血容量可以导致少尿、无尿，甚至出现肾功能异常。

（4）肝功能异常。

（5）心血管系统相关症状　包括低动脉压、循环血量下降、中心静脉压下降、心动过速、心排血量增加、外周血管阻力下降。

（6）并发症　动静脉血栓形成、ARDS、肾衰竭。

4. 体格检查

包括脉搏、呼吸、血压、体重、腹围等基础生命指标检查。注意腹部是否膨隆，是否有移动性浊音。

5. 辅助检查

做血常规、尿常规、凝血分析等检查了解血液浓缩的情况以及血液黏稠度；做肝、肾功能、血清电解质等检查明确机体状况；做超声检查评估卵巢大小、腹腔积液量、胸腔积液量、心包积液情况；如果有呼吸系统症状时应进行胸部B超、X线检查以及血气分析以便发现胸腔积液或肺栓塞；定期复查血β-hCG确定是否妊娠。

【分度】

根据OHSS发生的时间可分为早发型和迟发型。早发型通常指在注射hCG后3~7天发生，主要由外源性hCG所致。迟发型指应用hCG后12~17天发生，主要由于胚胎植入后产生的内源性hCG所致。根据OHSS症状及其程度，分为轻度、中度、重度（表36-1）。

表 36 - 1　OHSS Golan 分类

分类	卵巢大小（直径）	症状
轻度	5 ~ 10cm	1 级：腹胀和不适
		2 级：1 级症状加恶心、呕吐和（或）腹泻
中度	>10cm	3 级：2 级症状超声确定腹腔积液
		4 级：3 级症状加腹腔积液、胸腔积液的临床表现和呼吸困难
重度	>12cm	5 级：4 级症状加血液浓缩、血黏度增加，低血容量、肾灌注减少及少尿

【治疗原则】

OHSS 是一类自限性疾病。轻度予以密切观察，中度适当干预，重度积极治疗。在治疗过程中应监测各项临床指标，保持液体平衡，预防血栓形成。治疗腹腔积液，预防严重并发症的发生。

1. 一般治疗

测量体重、腹围，记录 24 小时出入量，注意出入量的平衡，检测外周血白细胞、血细胞比容、肝肾功能和尿量。

2. 纠正低血容量

根据尿液和血细胞比容来调整液体的入量。如果经晶体液治疗后，尿液增加不明显，血细胞比容仍提示血容量不足。应予羟乙基淀粉、低分子右旋糖酐、白蛋白、血浆等胶体液，提高血管内胶体渗透压。纠正电解质紊乱和酸碱平衡失调。

3. 胸腔积液、腹腔积液的处理

当患者由于大量胸腔积液、腹腔积液出现呼吸困难、腹部胀痛、严重不适等症状时，应及时在进行胸腔及腹腔穿刺，行胸腔积液、腹腔积液引流，以缓解症状。

4. 预防血栓形成

密切监测血液黏滞度，谨防血栓形成。高风险患者，可采用低分子肝素来降低血栓形成的风险。

5. 注意卵巢囊肿破裂等的发生

增大的卵巢可自行缩小，一般无须手术治疗，但需注意卵巢囊肿破裂、出血、扭转等发生，必要时手术治疗。

6. 病情加重者终止妊娠

经规范治疗仍病情加重，危及重要脏器功能的患者应终止妊娠。

【预防措施】

（1）OHSS 高危的患者应调整促排卵方案，减少促性腺激素的用量，并且在促排卵过程中严密监测 E_2 水平及卵泡的数量。

（2）一旦发现卵泡生长过多，有发生严重 OHSS 倾向，应向患者说明情况，终止促排卵治疗。使用 hCG 诱发排卵时，需要减少 hCG 剂量或者改用 GnRH - a 诱发排卵，也可以选择全胚胎冷冻保存。一般不使用 hCG 进行黄体支持。

（3）Coasting 法　超促排卵过程中，如果出现明显的 OHSS 倾向，可以停止应用促性腺激素。Coasting 法对卵泡发育和 IVF 结局是否有不良影响，尚有待于大样本的研究证实。

第二节　多胎妊娠

多胎妊娠可导致孕妇的妊娠期并发症及围生儿死亡率明显增加，导致新生儿不良结局，给家庭和社会增加负担。

【诊断标准】

1. 病史

常有接受辅助生殖技术助孕或诱导排卵治疗的病史，早孕反应可能较重，进入孕中期后，体重增加多，腹部增大明显。

2. 产科检查

（1）子宫体积明显大于相应孕周。

（2）触及 2 个或 2 个以上胎头，胎儿肢体多。

（3）在子宫不同部位闻及频率相差 10 次/分以上的胎心音；或胎心率虽相差不多，但两个胎心音之间相隔无音区。

3. 辅助检查

（1）超声检查　是目前诊断多胎妊娠最主要方法。在孕 6～7 周时，阴道 B 型超声显像仪可以显示宫腔内妊娠囊个数，妊娠囊内可以见到卵黄囊和胎芽，胎芽内出现有节律搏动的原始心管。应注意观察一个胎囊内的胎芽数，以防漏诊单卵双胎。

（2）多普勒超声检查　孕 12 周后，用多普勒胎心仪可听到频率不同的胎心音。

【治疗原则】

1. 预防

严格掌握促排卵药物应用的适应证。在诱导排卵周期中如有大于 3 个 1.5cm 的卵泡发育时，应取消该治疗周期。在辅助生殖技术中选择高质量胚胎，改进子宫内膜的容受性，减少胚胎移植的数目。

2. 减胎术

减胎术是多胎妊娠发生后的一种补救措施。减胎术包括经阴道和经腹部两种途径。对于较早期（孕 7 周左右）的胚胎采用经阴道 B 超引导下胚胎吸引；对于较大胚胎采用经腹部穿刺、胚心部位注射 10% KCl 致死的方法。妊娠物会逐步被完全吸收或者形成纸样儿，在分娩时排出。出现双胎输血综合征时，应及早行胎儿镜手术。

3. 妊娠期处理

孕期应加强营养，增加热量、蛋白质、矿物质、维生素及脂肪酸的摄入，并适当补充铁剂及叶酸。孕中期后，多卧床休息，可增进子宫血流量而增加胎儿体重，减低子宫颈承受的宫内压力而减少早产发生率。加强产前检查，及时发现与治疗并发症（如贫血、妊娠高血压综合征等）。

4. 分娩期处理

根据母体情况、胎位、胎儿体重、宫颈情况等综合分析后，决定分娩方式，降低围生儿死亡率。产后加强宫缩，预防产后出血。